方药速记手册

主　审　金世元

主　编　翟华强　韩永鹏

副主编　李丝雨　陈红梅　薛　颖　赵学龙　高　琰

人民卫生出版社
·北京·

图书在版编目（CIP）数据

方药速记手册 / 翟华强，韩永鹏主编 . —北京：人民卫生出版社，2024.5

ISBN 978-7-117-36303-7

Ⅰ. ①方… Ⅱ. ①翟… ②韩… Ⅲ. ①方剂–手册 Ⅳ. ①R289.2-62

中国国家版本馆 CIP 数据核字（2024）第 091714 号

人卫智网	www.ipmph.com	医学教育、学术、考试、健康，购书智慧智能综合服务平台
人卫官网	www.pmph.com	人卫官方资讯发布平台

方药速记手册
Fangyao Suji Shouce

主　　编：翟华强　韩永鹏

出版发行：人民卫生出版社（中继线 010-59780011）

地　　址：北京市朝阳区潘家园南里 19 号

邮　　编：100021

E - mail：pmph @ pmph.com

购书热线：010-59787592　010-59787584　010-65264830

印　　刷：廊坊一二〇六印刷厂

经　　销：新华书店

开　　本：850×1168　1/32　**印张：**20　**插页：**4

字　　数：557 千字

版　　次：2024 年 5 月第 1 版

印　　次：2024 年 7 月第 1 次印刷

标准书号：ISBN 978-7-117-36303-7

定　　价：79.00 元

打击盗版举报电话：010-59787491　**E-mail：**WQ @ pmph.com

质量问题联系电话：010-59787234　**E-mail：**zhiliang @ pmph.com

数字融合服务电话：4001118166　**E-mail：**zengzhi @ pmph.com

编　委（按姓氏笔画排序）

于　静（新疆医科大学）

王　辉（河南中医药大学）

王　腾（武汉大学人民医院）

王　璐（湖南中医药大学第一附属医院）

王加锋（山东中医药大学）

王吉刚（杭州市西湖区留下街道社区卫生服务中心）

王红丽（甘肃省中医院）

王宏蕾（首都医科大学附属北京中医医院）

王艳平（宁夏回族自治区中医医院）

王康海（浙江省宁海县中医医院）

毛　静（河南中医药大学）

方丽君（河南中医药大学）

方新华（杭州市中医院）

田　莉（新疆医科大学）

白卫国（中国中医科学院）

朱元珅（清华大学第一附属医院）

刘　欣（北京中医药大学）

刘　莉（成都中医药大学附属医院）

刘　颖（北京大学第三医院）

刘云峰（河南省巩义市公立中医院）

刘立萍（辽宁中医药大学）

刘国秀（北京中医药大学）

刘春宇（北京市朝阳区孙河社区卫生服务中心）

闫国强（河北省沧州中西医结合医院）

许　岩（山东新华制药股份有限公司）

方药速记手册

应用基层中医

二〇一四年一月

首届国医大师、北京中医药大学终身教授颜正华教授题词

前　　言

近年来,中医临床药学服务已有较为快速的发展,中医原创思维及中药资源宝库的融合创新,是我国中医药守正创新事业进步的必然要求。中药学、方剂学、中成药学作为中医药学的重要组成部分,不仅是辨证论治理论体系中的重要组成部分,还是实现中医药基础理论与临床经验紧密结合,集中体现理、法、方、药有机统一的重要中医药应用课程,也是各类中医药从业人员必学的专业课程。继承和发展中医药学,需要做到"医药圆融,方药互通"。中医药学科的突出特点是中医理论和中药应用水乳交融,历史上著名的张仲景、孙思邈、李时珍等皆是既精岐黄医术又熟谙方药的苍生大医良师。历代方药典籍浩繁众多、各种版本的方药歌括散见于诸多文献中,以图表、歌赋等形式简略明了地展示临床常用方药以及中成药的基本内容,促进中医药初学者和从业人员的学习和记忆。因此,编撰《方药速记手册》一书,具有重要的现实意义和科学价值。

本书分为总论和各论两部分。总论包括两章,第一章介绍中药的基本概念、中药的起源与发展,中药的产地、采集与贮藏,中药的炮制,中药的性能,中药的合理应用等基础知识;第二章介绍方剂与中成药的基础知识,包括方剂与中成药的基本概念、方剂与治法、方剂与中成药的分类、方剂组成的原则与变化以及中成药的合理应用。各论包括二十一章,详细介绍临床常用中药、方剂和中成药,采用"以药为纲,方剂成药为目"的编写体例,创新"一药一方一成药"模式。按照中药的章节分类,中药后列举一个以此中药为组成药的临床常用方剂,并且在方剂后面列出对应中成药的信息,便于读者系统学习中药、方剂与中成药。同时,本书根据执业药师考试中每种中药出现的频次将其分为三类——重点药、一般药和了解药,并按照重点药、一般药、了解药的顺序排序(同一类药物排序随机,不存在重点程度的差异），分别用★、▲和△不同符号进行标识，以便学习和记忆。中药分类讲授以歌诀、口诀形式着重于性味功效，从口诀、组成、方解、功效、选方要点、使用注意等方面重点介绍具体方剂的基础知识。在中药和方剂中均重点涵盖了临床应用中的使用注意事项，增强临床的实用性。

本书由全国40余所中医、西医院校、医疗机构和研究机构长期从事临床药学专业"医、教、研"一线工作的经验丰富的专家参与编写，得到了各参编单位领导的高度重视和支持。承蒙我国中药学学科创始人、首届国医大师颜正华题词推荐，国家非物质文化遗产传承人、国医大师金世元主审，"一药一方一成药"的编写体例亦得到金先生首肯褒奖。本书受到人力资源和社会保障部社会保障能力建设中心和国家中医药管理局中医药标准化工作办公室指导，得到了国家自然科学基金项目（82374055）、北京中医药科技发展资金项目（JJ2018-38）以及北京中医药大学课题（基层中医处方辅助系统研究）立项资助。同时，诸多学者参与了编写、校对、整理工作，谨此一并致谢！"校书如扫落叶，旋扫旋生。"我们虽勉力而为，但乖漏难免，抛砖引玉、祈方家教正。

《方药速记手册》编委会
于北京中医药大学中药调剂标准化研究中心
2024年2月

目 录

总 论

第一章 中药的基础知识 ……………………………………… 2

第一节 中药的基本概念 …………………………………… 2

第二节 中药的起源与发展 ………………………………… 3

第三节 中药的产地、采集与贮藏 ………………………… 5

第四节 中药的炮制 ………………………………………… 7

第五节 中药的性能 ………………………………………… 11

第六节 中药的合理应用 …………………………………… 14

第二章 方剂与中成药的基础知识 ………………………… 21

第一节 方剂与中成药的基本概念 ………………………… 21

第二节 方剂与治法 ………………………………………… 21

第三节 方剂与中成药的分类 ……………………………… 24

第四节 方剂组成的原则与变化 …………………………… 26

第五节 中成药的合理应用 ………………………………… 28

各 论

第一章 解表药 ……………………………………………… 34

第一节 发散风寒药 ………………………………………… 34

麻黄*（小青龙汤）【小青龙胶囊】………………………… 34

桂枝*（桂枝汤）【桂枝合剂】……………………………… 37

紫苏叶*（参苏饮）【参苏丸】……………………………… 39

生姜* ………………………………………………………… 41

荆芥★（止嗽散）【宣肺止嗽合剂】 ………………………………… 42

防风★（防风通圣散）【防风通圣丸】 …………………………… 44

羌活★（九味羌活汤）【九味羌活丸】 …………………………… 47

细辛★（独活寄生汤）【独活寄生丸】 …………………………… 49

白芷★（川芎茶调散）【川芎茶调颗粒】 ………………………… 52

香薷▲（香薷散）【暑湿感冒颗粒】 ……………………………… 54

藁本▲（羌活胜湿汤）【强力天麻杜仲丸】 ……………………… 56

苍耳子▲（苍耳散）【通窍鼻炎片】 ……………………………… 58

辛夷▲（辛夷散）【鼻渊丸】 ……………………………………… 60

其他常用中成药：感冒清热颗粒、表实感冒颗粒、正柴胡饮颗粒、
　　　荆芥颗粒、午时茶颗粒 ……………………………………… 62

第二节　发散风热药 ………………………………………………… 63

薄荷★（银翘散）【银翘解毒丸】 ………………………………… 63

牛蒡子★ ……………………………………………………………… 66

蝉蜕★（消风散）【银屑灵膏】 …………………………………… 67

桑叶★（桑杏汤）【桑姜感冒片】 ………………………………… 69

菊花★（桑菊饮）【桑菊感冒片】 ………………………………… 71

葛根★（葛根黄芩黄连汤）【葛根芩连丸】 ……………………… 73

柴胡★（小柴胡汤）【小柴胡颗粒】 ……………………………… 75

升麻▲（补中益气汤）【补中益气丸】 …………………………… 78

蔓荆子▲（益气聪明汤）【益气聪明丸】 ………………………… 80

其他常用中成药：连花清瘟胶囊、双黄连口服液、羚羊感冒片、
　　　保济丸、双清口服液 ………………………………………… 82

第二章　清热药 ……………………………………………………… 83

第一节　清热泻火药 ………………………………………………… 84

石膏★（白虎汤）【白虎合剂】 …………………………………… 84

知母★（白虎汤）【白虎合剂】 …………………………………… 86

天花粉★（消渴方）【消渴丸】 …………………………………… 86

栀子★（清瘟败毒饮）【清瘟解毒片】 …………………………… 88

夏枯草★（内消瘰疬丸）【夏枯草口服液】 ……………………… 91

芦根▲（连朴饮）【抗病毒口服液】 ……………………………… 93

淡竹叶▲（竹叶柳蒡汤）【消痤丸】 ·············· 95

决明子▲（决明子散）【石斛夜光丸】 ·············· 97

其他常用中成药：黄连上清片、一清颗粒、牛黄上清胶囊、清胃

黄连丸、导赤丸 ····························· 99

第二节　清热燥湿药 ······························ 100

黄芩★（黄芩汤）【加味香连丸】 ··············· 100

黄连★（黄连解毒汤）【黄连解毒丸】 ·············· 102

黄柏★（二妙丸）【四妙丸】 ···················· 104

龙胆★（龙胆泻肝汤）【龙胆泻肝丸】 ·············· 106

苦参★（消风散）【银屑灵膏】 ··················· 108

第三节　清热凉血药 ······························ 109

地黄★（炙甘草汤）【炙甘草合剂】 ··············· 109

玄参★（养阴清肺汤）【养阴清肺膏】 ·············· 111

牡丹皮★（桂枝茯苓丸）【桂枝茯苓丸】 ············ 114

赤芍★（补阳还五汤）【脑栓通胶囊】 ·············· 116

紫草★（生肌玉红膏）【生肌玉红膏】 ·············· 118

水牛角▲（犀角地黄汤）【犀角地黄丸】 ············ 119

第四节　清热解毒药 ······························ 121

金银花★（五味消毒饮）【拔毒膏】 ··············· 121

连翘★（银翘散）【银翘解毒丸】 ················· 123

蒲公英★（蒲公英汤）【蒲公英颗粒】 ·············· 124

大青叶★（犀角大青汤）【疏风颗粒】 ·············· 126

板蓝根★（神犀丹）【清开灵颗粒】 ··············· 127

牛黄★（安宫牛黄丸）【安宫牛黄丸】 ·············· 130

鱼腥草★ ································· 132

射干★（射干麻黄汤）【清咽润喉丸】 ·············· 133

白头翁★（白头翁汤）【白蒲黄片】 ··············· 135

败酱草★（薏苡附子败酱散） ·················· 136

青黛★（咳血方）【黛蛤散】 ···················· 138

重楼▲ ··································· 139

穿心莲▲ ································· 140

白鲜皮▲（白鲜皮汤）【湿毒清胶囊】 ·············· 141

山豆根▲（山豆根汤）【鼻咽灵片】 ……………………………… 143

大血藤▲ …………………………………………………………… 144

白花蛇舌草▲ ……………………………………………………… 145

野菊花▲（五味消毒饮）【拔毒膏】 ……………………………… 145

熊胆▲（梅花点舌丹）【梅花点舌丸】 …………………………… 146

其他常用中成药：牛黄解毒胶囊、牛黄至宝丸、新雪颗粒、芩连片、
　　　　　　　　板蓝根颗粒、清热解毒口服液、抗癌平丸、西黄
　　　　　　　　丸、冰硼散、桂林西瓜霜 ……………………… 149

第五节　清虚热药 ………………………………………………… 152

青蒿★（青蒿鳖甲汤）【青蒿鳖甲片】 …………………………… 152

地骨皮★（泻白散）【小儿肺咳颗粒】 …………………………… 153

白薇▲（加减葳蕤汤）【小儿退热颗粒】 ………………………… 155

银柴胡△（清骨散） ………………………………………………… 157

胡黄连▲（万应锭）【万应胶囊】 ………………………………… 158

第三章　泻下药 …………………………………………………… 161

第一节　攻下药 …………………………………………………… 161

大黄★（增液承气汤）【生脉增液通胶囊】 ……………………… 162

芒硝★（凉膈散）【凉膈丸】 ……………………………………… 164

芦荟▲（更衣丸）【更衣片】 ……………………………………… 166

其他常用中成药：通便宁片、当归龙荟丸、九制大黄丸 ……… 168

第二节　润下药 …………………………………………………… 169

火麻仁★（麻子仁丸）【麻仁胶囊】 ……………………………… 169

郁李仁▲（五仁丸）【五仁润肠丸】 ……………………………… 170

其他常用中成药：增液口服液、通便灵胶囊、苁蓉通便口服液 … 172

第三节　峻下逐水药 ……………………………………………… 173

甘遂★（十枣汤）【十枣丸】 ……………………………………… 173

巴豆★（三物备急丸） ……………………………………………… 175

京大戟▲（十枣汤）【十枣丸】 …………………………………… 176

红大戟▲（十枣汤）【十枣丸】 …………………………………… 177

牵牛子▲（舟车丸）【舟车丸】 …………………………………… 178

芫花▲（十枣汤）【十枣丸】 ……………………………………… 180

其他常用中成药:尿毒清颗粒 ·· 181

第四章　祛风湿药 ··· 182

独活*(独活寄生汤)【独活寄生丸】 ························· 183

威灵仙*(大活络丹)【大活络丸】 ························· 183

防己*(宣痹汤)【湿热痹片】 ······························· 187

秦艽*(独活寄生汤)【独活寄生丸】 ····················· 189

木瓜*(鸡鸣散)【木瓜丸】 ··································· 191

桑寄生*(独活寄生汤)【独活寄生丸】 ··················· 193

五加皮*(五加皮酒)【国公酒】 ··························· 193

蕲蛇*(大活络丹)【大活络丸】 ··························· 195

络石藤▲(阿胶鸡子黄汤) ··································· 196

桑枝▲(桑枝茅根汤) ··· 197

海风藤▲ ··· 198

川乌▲(小活络丹)【小活络丸】 ··························· 199

雷公藤▲ ··· 201

香加皮▲ ··· 202

其他常用中成药:风湿骨痛丸、痛风定胶囊、颈复康颗粒、天麻丸、

仙灵骨葆胶囊、尪痹颗粒、壮腰健肾丸 ··············· 203

第五章　芳香化湿药 ··· 205

苍术*(平胃散)【平胃片】 ··································· 205

厚朴*(五积散)【五积丸】 ··································· 208

广藿香*(藿香正气散)【藿香正气水】 ··················· 210

砂仁*(参苓白术散)【参苓白术散】 ····················· 213

白豆蔻*(三仁汤)【三仁合剂】 ··························· 215

佩兰▲ ··· 217

草果△(实脾散) ··· 218

其他常用中成药:甘露消毒丸、六合定中丸、十滴水、清暑益气丸 ··· 220

第六章　利水渗湿药 ··· 221

茯苓*(苓桂术甘汤)【苓桂术甘颗粒】 ··················· 221

薏苡仁★（三仁汤）【三仁合剂】·················223

泽泻★（五苓散）【五苓散】·················225

车前子★（龙胆泻肝汤）【龙胆泻肝丸】·················227

滑石★（六一散）【六一散】·················228

木通★（八正散）【八正合剂】·················230

金钱草★·················232

茵陈★（茵陈蒿汤）【茵栀黄颗粒】·················232

猪苓▲（当归拈痛汤）【当归拈痛合剂】·················234

通草▲（三仁汤）【三仁合剂】·················237

萆薢▲（萆薢分清饮）【萆薢分清丸】·················238

瞿麦▲（八正散）【八正合剂】·················239

萹蓄▲（八正散）【八正合剂】·················240

其他常用中成药:肾炎四味片、肾炎康复片、癃闭舒胶囊、三金片、
排石颗粒、癃清片、茵陈五苓丸、消炎利胆片、
香连化滞丸·················241

第七章　温里药·················244

附子★（四逆汤）【四逆汤】·················244

干姜★（理中丸）【理中丸】·················247

肉桂★（桂附地黄丸）【桂附地黄丸】·················249

吴茱萸★（四神丸）【四神丸】·················252

花椒▲（理中安蛔汤）·················254

丁香▲（苏合香丸）【苏合香丸】·················256

小茴香▲（还少丹）【还少丹】·················259

高良姜△（良附丸）【良附丸】·················261

其他常用中成药:香砂养胃颗粒、附子理中丸、香砂平胃丸·················263

第八章　理气药·················264

陈皮★（温胆汤）【安神温胆丸】·················264

枳实★（四逆散）【四逆散】·················266

木香★（香连丸）【香连丸】·················268

香附★（越鞠丸）【越鞠丸】·················270

沉香★（四磨汤）【四磨汤口服液】 ……………………… 272

川楝子★（金铃子散） …………………………………… 274

薤白★（枳实薤白桂枝汤） ……………………………… 276

青皮▲（木香槟榔丸）【木香槟榔丸】 …………………… 277

佛手▲ ……………………………………………………… 279

乌药▲（天台乌药散） …………………………………… 280

荔枝核▲（疝气汤） ……………………………………… 282

橘红△（二陈汤） ………………………………………… 283

枳壳△（茯苓丸）【指迷茯苓丸】 ………………………… 285

柿蒂△（丁香柿蒂汤） …………………………………… 287

青木香△（紫雪丹）【紫雪颗粒】 ………………………… 288

其他常用中成药：加味逍遥丸、柴胡舒肝丸、气滞胃痛颗粒、

　　胃苏颗粒、木香顺气丸 ………………………………… 290

第九章　消食药 ………………………………………… 292

山楂★（保和丸）【保和丸】 ……………………………… 292

麦芽★（枳实消痞丸）【枳实消痞丸】 …………………… 294

莱菔子★（顺气消食化痰丸）【顺气消食化痰丸】 ……… 297

鸡内金★（玉液汤）【玉液消渴颗粒】 …………………… 299

神曲▲（枳实导滞丸）【枳实导滞丸】 …………………… 301

其他常用中成药：六味安消散、开胃健脾丸、健脾消食丸 …… 303

第十章　驱虫药 ………………………………………… 304

使君子★（肥儿丸）【肥儿丸】 …………………………… 304

苦楝皮★（化虫丸）【化虫丸】 …………………………… 306

槟榔★（芍药汤） ………………………………………… 308

贯众★ ……………………………………………………… 310

第十一章　止血药 ……………………………………… 312

大蓟★（十灰散）【十灰散】 ……………………………… 312

小蓟★（小蓟饮子） ……………………………………… 314

地榆★（秦艽白术丸） …………………………………… 316

白茅根★（十灰散）【十灰散】·················318

白及★·················319

三七★·················320

茜草★（固冲汤）·················321

蒲黄★（少腹逐瘀汤）·················323

艾叶★（益元汤）·················325

槐花▲（槐花散）·················327

侧柏叶▲（四生丸）·················329

苎麻根▲（安胎饮子）·················331

仙鹤草▲·················332

炮姜▲（托里温中汤）·················333

棕榈炭△（如圣散）·················335

其他常用中成药：槐角丸、三七片、止血定痛片·················336

第十二章　活血化瘀药·················337

川芎★（川芎茶调散）【川芎茶调颗粒】·················338

延胡索★（橘核丸）·················339

郁金★（万氏牛黄丸）【万氏牛黄清心片】·················341

莪术★（牡丹皮散）·················343

丹参★（清营汤）·················345

虎杖★·················347

益母草★（天麻钩藤饮）【天麻钩藤颗粒】·················348

桃仁★（桃核承气汤）·················351

红花★（血府逐瘀汤）【血府逐瘀口服液】·················353

牛膝★（镇肝熄风汤）·················356

水蛭★（抵当丸）·················359

乳香▲（仙方活命饮）·················360

没药▲（仙方活命饮）·················363

姜黄▲·················363

三棱▲（散肿溃坚汤）·················364

鸡血藤▲（复方滇鸡血藤膏）【复方滇鸡血藤膏】·················366

川牛膝▲（天麻钩藤饮）【天麻钩藤颗粒】·················368

五灵脂▲（失笑散）【失笑散】 ············· 369

土鳖虫▲（大黄䗪虫丸）【大黄䗪虫丸】 ············· 371

血竭▲（七厘散）【七厘散】 ············· 373

刘寄奴▲（刘寄奴酒） ············· 375

穿山甲△（复元活血汤） ············· 377

其他常用中成药：复方丹参片、丹七片、血塞通颗粒、消栓通络胶囊、
逐瘀通脉胶囊、元胡止痛片、速效救心丸、冠心苏
合滴丸、心可舒胶囊、九气拈痛丸、麝香保心丸、
消栓胶囊、通心络胶囊、诺迪康胶囊、稳心颗粒、
参松养心胶囊、益心舒胶囊、人参再造丸、华佗
再造丸、抗栓再造丸、马应龙麝香痔疮膏、益母
草颗粒、云南白药 ············· 379

第十三章　化痰止咳平喘药

第十三章　化痰止咳平喘药 ············· 387

第一节　化痰药 ············· 387

半夏★（二陈汤）【二陈丸】 ············· 388

天南星★（清气化痰丸）【清气化痰丸】 ············· 389

芥子★（控涎丹）【控涎丸】 ············· 392

桔梗★（人参败毒散）【人参败毒胶囊】 ············· 394

旋覆花★（旋覆代赭汤） ············· 397

瓜蒌★（瓜蒌薤白半夏汤） ············· 399

川贝母★（二母宁嗽汤）【二母宁嗽丸】 ············· 401

浙贝母★（贝母瓜蒌散） ············· 403

竹茹★（温胆汤）【安神温胆丸】 ············· 405

白附子▲（牵正散）【复方牵正膏】 ············· 406

竹沥▲ ············· 408

白前▲（止嗽散）【宣肺止嗽合剂】 ············· 408

前胡▲（人参败毒散） ············· 409

昆布▲（橘核丸） ············· 410

海藻▲（橘核丸） ············· 411

天竺黄△（回春丹）【回春丹】 ············· 412

礞石△（礞石滚痰丸）【礞石滚痰丸】 ············· 414

其他常用中成药：橘贝半夏颗粒、复方鲜竹沥液、半夏天麻丸、

消瘿丸 ⋯⋯⋯⋯⋯⋯⋯⋯⋯⋯⋯⋯⋯⋯⋯⋯⋯⋯⋯ 417

第二节　止咳平喘药 ⋯⋯⋯⋯⋯⋯⋯⋯⋯⋯⋯⋯⋯⋯⋯⋯⋯ 418

苦杏仁★（杏苏散）【杏苏合剂】⋯⋯⋯⋯⋯⋯⋯⋯⋯⋯⋯ 418

百部★（止嗽散）【宣肺止嗽合剂】⋯⋯⋯⋯⋯⋯⋯⋯⋯⋯ 421

紫苏子★（苏子降气汤）【苏子降气丸】⋯⋯⋯⋯⋯⋯⋯⋯ 422

桑白皮★（华盖散）⋯⋯⋯⋯⋯⋯⋯⋯⋯⋯⋯⋯⋯⋯⋯⋯ 424

葶苈子★（梅花点舌丹）【梅花点舌丸】⋯⋯⋯⋯⋯⋯⋯⋯ 426

紫菀▲（止嗽散）【宣肺止嗽合剂】⋯⋯⋯⋯⋯⋯⋯⋯⋯⋯ 427

款冬花▲（定喘汤）⋯⋯⋯⋯⋯⋯⋯⋯⋯⋯⋯⋯⋯⋯⋯⋯ 428

枇杷叶▲（清燥救肺汤）【清燥润肺合剂】⋯⋯⋯⋯⋯⋯⋯ 430

马兜铃▲（补肺阿胶散）⋯⋯⋯⋯⋯⋯⋯⋯⋯⋯⋯⋯⋯⋯ 432

白果▲（定喘汤）⋯⋯⋯⋯⋯⋯⋯⋯⋯⋯⋯⋯⋯⋯⋯⋯⋯ 434

胖大海▲ ⋯⋯⋯⋯⋯⋯⋯⋯⋯⋯⋯⋯⋯⋯⋯⋯⋯⋯⋯⋯⋯ 435

其他常用中成药：通宣理肺丸、杏苏止咳颗粒、清肺抑火丸、蛇胆川

贝散、橘红丸、急支糖浆、强力枇杷露、川贝止咳露、

蜜炼川贝枇杷膏、桂龙咳喘宁胶囊、止嗽定喘口服

液、降气定喘丸、蠲哮片、人参保肺丸、七味都气丸、

固本咳喘片、蛤蚧定喘胶囊 ⋯⋯⋯⋯⋯⋯⋯⋯⋯⋯⋯ 436

第十四章　安神药 ⋯⋯⋯⋯⋯⋯⋯⋯⋯⋯⋯⋯⋯⋯⋯⋯ 440

第一节　重镇安神药 ⋯⋯⋯⋯⋯⋯⋯⋯⋯⋯⋯⋯⋯⋯⋯⋯ 440

朱砂★（朱砂安神丸）【朱砂安神丸】⋯⋯⋯⋯⋯⋯⋯⋯⋯ 441

磁石★（紫雪丹）【紫雪颗粒】⋯⋯⋯⋯⋯⋯⋯⋯⋯⋯⋯⋯ 443

龙骨★（金锁固精丸）【金锁固精丸】⋯⋯⋯⋯⋯⋯⋯⋯⋯ 444

琥珀▲（至宝丹）【局方至宝散】⋯⋯⋯⋯⋯⋯⋯⋯⋯⋯⋯ 446

珍珠▲（六神丸）【六神丸】⋯⋯⋯⋯⋯⋯⋯⋯⋯⋯⋯⋯⋯ 449

第二节　养心安神药 ⋯⋯⋯⋯⋯⋯⋯⋯⋯⋯⋯⋯⋯⋯⋯⋯ 451

酸枣仁★（酸枣仁汤）【酸枣仁合剂】⋯⋯⋯⋯⋯⋯⋯⋯⋯ 451

远志★（归脾汤）【归脾丸】⋯⋯⋯⋯⋯⋯⋯⋯⋯⋯⋯⋯⋯ 453

柏子仁▲（天王补心丹）【天王补心丸】⋯⋯⋯⋯⋯⋯⋯⋯ 456

首乌藤▲（天麻钩藤饮）【天麻钩藤颗粒】⋯⋯⋯⋯⋯⋯⋯ 458

其他常用中成药：柏子养心丸、养血安神丸、枣仁安神液、解郁

安神颗粒 ··· 459

第十五章 平肝息风药 ······································· 461

第一节 平抑肝阳药 ·· 462

石决明★（天麻钩藤饮）【天麻钩藤颗粒】 ······ 462

牡蛎★（牡蛎散） ·· 463

赭石★（镇肝熄风汤） ······································ 465

珍珠母▲（珠母补益方） ···································· 466

蒺藜▲（金锁固精丸）【金锁固精丸】 ··············· 468

第二节 息风止痉药 ·· 469

羚羊角★（紫雪丹）【紫雪颗粒】 ······················ 470

钩藤★（天麻钩藤饮）【天麻钩藤颗粒】 ············ 471

天麻★（天麻钩藤饮）【天麻钩藤颗粒】 ············ 472

全蝎★（牵正散）【复方牵正膏】 ······················ 473

蜈蚣★（蜈蚣饯） ·· 475

地龙★（小金丹）【小金丸】 ······························ 476

僵蚕▲（乌药顺气汤） ······································ 479

其他常用中成药：芎菊上清丸、正天丸、脑立清丸、松龄血脉康

胶囊 ·· 481

第十六章 开窍药 ·· 483

麝香★（紫金锭）【紫金锭】 ······························ 483

冰片★（六神丸）【六神丸】 ······························ 486

石菖蒲★（还少丹）【还少丹】 ·························· 487

苏合香▲（苏合香丸）【苏合香丸】 ··················· 489

安息香▲（至宝丹）【局方至宝散】 ··················· 491

其他常用中成药：紫雪散、局方至宝散、万氏牛黄清心丸 ······ 492

第十七章 补虚药 ·· 493

第一节 补气药 ·· 493

人参★（四君子汤）（八珍汤） ··························· 493

党参★ ·· 496

黄芪★（当归补血汤）【当归补血口服液】 ······ 497

白术★（玉屏风散）【玉屏风胶囊】 ············ 500

山药★（完带汤） ·································· 502

甘草★（养心汤） ·································· 504

西洋参▲（清暑益气汤） ·························· 507

太子参▲ ·· 508

大枣▲（大柴胡汤） ································ 509

白扁豆△（三物香薷饮） ·························· 511

蜂蜜△（蜜煎） ···································· 513

饴糖△（小建中汤）【小建中合剂】 ············ 514

其他常用中成药：六君子丸、香砂六君子丸、启脾丸、薯蓣丸、人参

固本丸、参芪降糖胶囊、养胃舒胶囊 ·········· 517

第二节　补阳药 ····································· 519

鹿茸★（补血荣筋丸） ···························· 519

肉苁蓉★（济川煎） ································ 521

淫羊藿★ ·· 523

杜仲★（独活寄生汤）【独活寄生丸】 ·········· 524

续断★（柏子仁丸） ································ 525

补骨脂★（四神丸）【四神丸】 ·················· 527

益智★（缩泉丸）【缩泉丸】 ····················· 529

蛤蚧★（人参蛤蚧散） ···························· 531

菟丝子★（左归饮）（左归丸）【左归丸】 ······ 532

巴戟天▲（地黄饮子） ···························· 536

锁阳▲ ·· 538

骨碎补▲ ·· 538

冬虫夏草▲ ·· 539

紫河车（河车大造丸） ···························· 540

沙苑子▲（金锁固精丸）【金锁固精丸】 ········ 542

其他常用中成药：五子衍宗丸、青蛾丸 ·········· 542

第三节　补血药 ····································· 543

当归★（生化汤）【生化丸】 ····················· 543

熟地黄★（六味地黄丸）【六味地黄丸】（四物汤）【四物合剂】 …… 546

何首乌★（七宝美髯丹）【七宝美髯丸】 …………………………… 550

白芍★（大定风珠） ………………………………………………… 552

阿胶★（阿胶鸡子黄汤） …………………………………………… 554

龙眼肉▲（归脾汤）【归脾丸】 ……………………………………… 555

其他常用中成药：乌鸡白凤丸 …………………………………… 556

第四节　补阴药 ……………………………………………………… 557

南沙参★（沙参麦冬饮） …………………………………………… 557

北沙参★（一贯煎） ………………………………………………… 559

麦冬★（麦门冬汤） ………………………………………………… 560

石斛★（白茯苓丸） ………………………………………………… 562

枸杞子★（右归饮）【右归丸】 ……………………………………… 563

龟甲★（大补阴丸）【大补阴丸】（龟鹿二仙胶）【龟鹿二仙膏】 …… 566

鳖甲★（青蒿鳖甲汤） ……………………………………………… 569

天冬▲（活血润燥生津饮） ………………………………………… 570

玉竹▲（加减葳蕤汤） ……………………………………………… 572

百合▲（百合固金汤） ……………………………………………… 573

桑椹▲（桑椹蜜膏） ………………………………………………… 574

其他常用中成药：知柏地黄丸、麦味地黄丸、杞菊地黄丸、玉泉丸、

　　人参养荣丸、十全大补丸、健脾生血颗粒、耳聋

　　左慈丸 …………………………………………………………… 576

第十八章　收涩药 …………………………………………………… 579

五味子★（生脉散）【生脉饮】 ……………………………………… 580

乌梅★（乌梅丸） …………………………………………………… 582

椿皮★（固经丸）【固经丸】 ………………………………………… 584

赤石脂★（桃花汤） ………………………………………………… 585

莲子肉★（清心莲子饮） …………………………………………… 587

山茱萸★（肾气丸） ………………………………………………… 589

桑螵蛸★（桑螵蛸散） ……………………………………………… 591

海螵蛸★（固冲汤） ………………………………………………… 592

诃子▲（诃子散） …………………………………………………… 593

肉豆蔻▲（健脾丸）【健脾康儿片】 ················· 595

芡实▲（八珍糕） ················· 597

覆盆子▲（白茯苓丸） ················· 598

浮小麦▲（甘麦大枣汤） ················· 599

五倍子△（固冲汤） ················· 601

麻黄根△（柏子仁丸） ················· 602

罂粟壳△（真人养脏汤） ················· 602

其他常用中成药：固本益肠片、妇科千金片 ················· 605

第十九章　涌吐药 ················· 606

常山△（达原饮） ················· 606

瓜蒂△（瓜蒂散） ················· 608

藜芦△（三圣散） ················· 610

第二十章　攻毒杀虫止痒药 ················· 612

雄黄★（紫金锭）【紫金锭】 ················· 612

硫黄★（黑锡丹）【黑锡丹】 ················· 613

白矾★（白金丸）【白金丸】 ················· 615

蛇床子▲（白茯苓丸） ················· 617

第二十一章　拔毒化腐生肌药 ················· 619

斑蝥★ ················· 619

蟾酥★（梅花点舌丹）【梅花点舌丸】 ················· 620

马钱子★（马钱子散）【马钱子散】 ················· 621

升药▲ ················· 623

其他常用中成药：紫草膏 ················· 623

参考文献 ················· 624

注："（ ）"中为包含所属中药方剂；"【 】"中为方剂对应中成药；★代表重点药，▲代表一般药，△代表了解药。

总　论

　　总论部分重点关注《中药学》《方剂学》《中成药学》基础知识，整体回顾中药的基本概念，中药的起源与发展，中药的产地、采集与贮藏，中药的炮制，中药的性能，中药的合理应用，方剂与中成药的基本概念，方剂与治法，方剂与中成药的分类，方剂组成的原则与变化以及中成药的合理应用等，旨在掌握中医药学基础理论知识，了解中药传统术语，以便临床工作有序有效开展。

第一章　中药的基础知识

中药学是研究中药的基本理论和常用中药的来源、产地、采集、炮制、性能、功效、临床应用规律等知识的一门学科，是中医药学宝库中的重要组成部分之一。明确中药的基本概念、历史脉络与基础理论，将有助于中医药初学者和从业人员更好地掌握核心知识与技能。

第一节　中药的基本概念

1. 中药　指中医药理论指导下，用于预防、治疗、诊断疾病并具有康复与保健作用的物质，主要包含中药材、中药饮片和中成药等。

2. 中药材　指在中医药理论指导下，所采集的植物、动物、矿物经产地加工后形成的原料药材，可供制成中药饮片、提取物及中成药。

3. 中药饮片　指中药材经过炮制后可直接用于中医临床或制剂生产使用的处方药品。

4. 中成药　指在中医药理论指导下，以中药饮片为原料，经过药学、药效、毒理与临床研究，获得国家药品主管部门的批准，按规定的处方、生产工艺和质量标准，加工制成一定的剂型，标明其成分、性状、功能主治、规格、用法用量、注意、不良反应、贮藏等内容，符合《中华人民共和国药品管理法》规定的中药成方制剂或单味制剂。

5. 本草　本草学的简称，古时药学著作的别称。

6. 生药　指纯天然未经过加工或者简单加工后的植物类、动物类和矿物类中药材。

第二节　中药的起源与发展

一、中药的起源

中药起源于劳动人民长期的生活实践和医疗实践。

1. 植物药　原始时代人们寻找食物的过程中,经过无数次的口尝身受逐步积累,无毒的植物用于食用和治疗,有毒的植物用于狩猎。

2. 动物药　渔猎时代人们开始发现一些动物具有治疗作用。

3. 矿物药　采矿和冶炼时代人们开始观察到某些矿石对人体有特殊的作用,并逐步应用于医疗领域。

二、中药的发展

总结	代表著作	作者	成书年代	载药	学术价值
第一次大总结	《神农本草经》	集体创作作者不详	东汉	365种	1. 我国现存最早的本草学专著。 2. 汉以前本草大总结
第二次大总结	《本草经集注》	陶弘景	约公元500年	730种	1. 按统一体例整编了混乱的早期重要本草。 2. 使《神农本草经》原有的理论纲领变得丰满,并创设了一些新的项目。 3. 把药物自然属性用于药物分类。 4. 注重对药物形态和产地的介绍。 5. 采用朱墨分书,小字增注文献出处的标示法,使药学内容源流清晰,是非各有所归

续表

总结	代表 著作	作者	成书 年代	载药	学术价值
第三次 大总结	《新修本草》	苏敬等	659年	844种	1. 世界第一部药典性本草，我国第一部官修本草。 2. 进一步完善本草编纂体例，首创正文、药图、图经三部分各自成册，相辅而行的做法。 3. 全面订正药物品种和其他内容。 4. 精选新药114种，增补了许多外来药，丰富了我国药物的品种和内容
第四次 大总结	《经史证类备急本草》	唐慎微	1108年	1 558种	1. 首载方剂（创方药兼收的编写体例）。 2. 首载医案（创本草著作记载医案的编写体例）
第五次 大总结	《本草纲目》	李时珍	1578年	1 892种	1. 内容丰富，文献量大，分类详明，实物考证确切。 2. 对植物、动物、矿物、农学、气象、化学、冶金等方面均有贡献
第六次 大总结	《本草纲目拾遗》	赵学敏	1765年	921种	1. 新增药物716种，补充了《本草纲目》的内容。 2. 创断代本草著作（16—18世纪）的编写体例
第七次 大总结	《中华本草》	国家中医药管理局《中华本草》编委会	1999年	8 980种	1. 反映20世纪中药学科发展水平的综合性本草巨著。 2. 全面继承传统本草学成就的基础上，增加了化学成分、药理、制剂、药材鉴定和临床报道等内容

第三节　中药的产地、采集与贮藏

一、中药的产地

古代医药学家经过长期使用、观察和比较，逐渐认识到自然条件的不同会导致各地所产药材的质量不同，由此逐渐形成了"道地药材"的概念。道地药材，又称地道药材，是优质纯真药材的专用名词，是指历史悠久、产地适宜、品种优良、产量宏丰、炮制考究、疗效突出、带有地域特点的药材。

道地药材的确定，与药材的产地、品种、质量等多种因素有关，而临床疗效则是其关键因素。常见的道地药材如甘肃的当归，宁夏的枸杞子，青海的大黄，内蒙古的黄芪，东北的人参、细辛、五味子，山西的党参，河南的地黄、牛膝、山药、菊花，云南的三七、茯苓，四川的黄连、川芎、贝母、乌头，山东的阿胶，浙江的贝母，江苏的薄荷，广东的陈皮、砂仁等。

二、中药的采集

中药的采集时节和方法是确保药物质量的重要环节之一。由于动植物在生长发育的不同时期，其药用部分所含的有效及有害成分各不相同，药物的疗效和毒副作用也往往有较大差异，按药用部位的不同可归纳如下所示。

采集原则	药材分类	采集时间	药材举例
1. 有效成分含量高。 2. 临床疗效好。 3. 不妨碍中药资源再生	根和根茎类	早春或深秋	如天麻、地骨皮等（但延胡索、半夏等宜夏季）
	全草类	植株充分生长、枝叶茂盛期	如麻黄、益母草等
	树皮、根皮类	多在春夏之间采剥，根皮以春秋采剥为好	如地骨皮、白鲜皮等

采集原则	药材分类	采集时间	药材举例
1. 有效成分含量高。 2. 临床疗效好。 3. 不妨碍中药资源再生	叶类	叶片茂盛,色青绿时采集为好	如荷叶、大青叶等(但桑叶应在秋季经霜后)
	果实、种子类	成熟或将熟期采收	如苦杏仁、五味子等(但青皮、枳实等采幼果)
	花类	多在花朵将开未开时采集	如金银花、款冬花等(有的须在花开放时采摘,如旋覆花、菊花等)
	动物昆虫类	根据生长和活动季节捕捉	1. 全蝎、蝉蜕宜在春夏秋三季捕捉。 2. 土鳖虫、地龙宜在夏秋季捕捉。 3. 斑蝥须在夏秋清晨露水重时捕捉。 4. 桑螵蛸须在秋末至春初采集

三、中药的贮藏养护原则

中药在运输、贮藏过程中,如果管理不当、养护不善,在外界条件和自身性质相互作用下,会逐渐发生物理、化学变化,出现发霉、虫蛀、变色、变味、泛油、风化等变异现象,直接影响药物的质量与疗效。中药的变异现象不仅与中药本身的性质相关,也与温度、湿度、空气、日光、微生物、虫害及鼠害等外界环境因素密切相关。

因此,中药的贮藏养护需遵循"干燥,低温,通风,卫生,安全"的整体原则,并根据中药的品种、特性、季节气温的变化采取不同的措施,对特殊中药应重点保护,做到科学养护、保证质量、降低损耗。

第四节　中药的炮制

炮制,古时又称"炮炙""修事""修治",是指中药在应用或制成各种剂型前,根据中医药理论,依照辨证施治用药的需要和药材自身性质,以及调剂、制剂的不同要求,而进行必要的加工处理的过程,它是我国的一项传统制药技术。由于中药材大都是生药,其中不少的药物必须经过一定的炮制处理,才能符合临床用药的需要。

一、炮制的目的
炮制的目的可以归纳为以下八方面。

1. 纯净药材,保证质量,分拣药物,区分等级。
2. 切制饮片,便于调剂制剂。
3. 干燥药材,利于储藏。
4. 矫味、矫臭,便于服用。
5. 降低或消除毒副作用,保证安全用药。
6. 增强药物功能,提高临床疗效。
7. 改变药物性能,扩大应用范围。
8. 引药入经,便于定向用药。

具体示例如下。

炮制目的		具体示例
减毒	降低或消除药物的毒性或副作用	1. 大戟、甘遂醋制后可降低毒性。 2. 柏子仁去油后可不致滑肠。 3. 何首乌酒蒸后可去除致泻作用
	矫味、矫臭	酒制蛇蜕、酒制胎盘、麸炒椿根皮等
	去除杂质和非药用部位	苦杏仁去皮,远志去心

续表

炮制目的		具体示例
增效	增强药物的功能	1. 延胡索醋制后能增强止痛作用。 2. 马兜铃蜜炙后可增强润肺止咳功效。 3. 淫羊藿用羊脂油制后能增强助阳作用
	改变药物的性能	1. 地黄生用清热凉血,制成熟地黄则滋阴补血。 2. 蒲黄生用行血破瘀,炒炭后可以止血
	引药入经	1. 知母、黄柏盐制以后可增强入肾经作用。 2. 柴胡、青皮醋制后可增强入肝经作用
其他	便于调剂和制剂	矿物类药材经过"煅""淬"等炮制加工,从而使质地变酥脆,有效成分便于煎出
	利于储藏,保存药效	药材的酒制品、醋制品皆具有防腐作用

二、炮制的方法

炮制方法一般来讲可以分为以下五类。

1. 修治　包括纯净、粉碎、切制药材三道工序,为进一步的加工、贮存、调剂、制剂和临床用药做好准备。

（1）纯净药材:原药材加工的第一道工序。借助一定的工具,用手工或机械的方法,如挑、筛、簸、刷、刮、挖、撞等方法,去掉泥土杂质、非药用部分及药效作用不一致的部分,使药物清洁纯净。

（2）粉碎药材:以捣、碾、研、磨、镑、锉等方法,使药材粉碎达到一定粉碎度,以符合制剂和其他炮制的要求,以便于有效成分的提取和利用。

（3）切制药材:用刀具采用切、铡的方法将药切成片、段、丝、块等一定的规格,使药物有效成分易于溶出,并便于进行其他炮制,也利于干燥、贮藏和调剂时称量。

2. 水制　用水或其他辅料处理药材的方法称为水制法。其目的主要是清洁药物、除去杂质、软化药物、便于切制、降低毒性及调整药性等。常见的方法有:漂洗、闷润、浸泡、喷洒、水飞等。

（1）漂洗：其方法是将药物置于宽水或长流水中，反复地换水，以除去杂质、盐味及腥味。

（2）浸泡：将质地松软或经水泡易损失有效成分的药物，置于水中浸湿立即取出，称为"浸"，又称"沾水"；而将药物置于清水或辅料药液中，使水分渗入，药材软化，便于切制，或用以除去药物的毒质及非药用部分，称为"泡"。

（3）闷润：根据药材质地的软坚、加工时的气温、工具的不同，而采用淋润、洗润、泡润、浸润、晾润、盖润、伏润、露润、复润、双润等多种方法，使清水或其他液体辅料徐徐渗入药物组织内部，至内外的湿度均匀，便于切制饮片。

（4）喷洒：对一些不宜用水浸泡，但又需潮湿者，可采用喷洒湿润的方法。而在炒制药物时，按不同要求，可喷洒清水、酒、醋、蜜水、姜汁等辅料药液。

（5）水飞：是借药物在水中的沉降性质分取药材极细粉末的方法。将不溶于水的药材粉碎后置乳钵、碾槽、球磨机等容器内，加水共研，然后再加入多量的水搅拌，粗粉即下沉，细粉混悬于水中，随水倾出，剩余粗粉再研再飞。倾出的混悬液沉淀后，将水除净，干燥后即成极细粉末。此法所制粉末既细，又减少了研磨中粉末的飞扬损失。

3. 火制　是将药物经火加热处理的方法。根据加热的温度、时间和方法的不同，可分为炒、炙、煅、煨等。

（1）炒：将药物置锅中加热不断翻动，炒至一定程度取出。根据炒法的操作及加辅料与否，可分为清炒法（单炒法）和加辅料炒法（合炒法）。清炒法依据加热程度不同可分为炒黄、炒焦、炒炭。加辅料炒法根据所加辅料的不同而分为麦麸炒、米炒、土炒、砂炒、蛤粉炒和滑石粉炒等法。

其中，加砂、蛤粉或滑石粉炒的方法也称"烫"，是先在锅内加热中间物体（如砂、蛤粉、滑石粉等），温度可达 150~300 ℃，用以烫制药物，使其受热均匀，质地酥脆或鼓起，烫毕，筛去中间物体，至冷即得。

（2）炙：将药物与液体辅料共置锅中加热拌炒，使辅料渗入药物组织内部或附着于药物表面，以改变药性，增强疗效或降低毒副作用的方法称炙法。常用的液体辅料有蜜、酒、醋、姜汁、盐水、童便等。

（3）煅：将药物用猛火直接或间接煅烧，使质地松脆，易于粉碎，便于有效成分的煎出，以充分发挥疗效。

（4）煨：将药物用湿面或湿纸包裹，置于热火灰中或用吸油纸与药物隔层分开进行加热的方法称为煨法。

4. 水火共制　这类炮制方法是既要用水又要用火，有些药物还必须加入其他辅料进行炮制。包括蒸、煮、炖、焯、淬等方法。

（1）煮：是将药物与水或辅料置锅中同煮的方法，可减低药物的毒性、烈性或附加成分，增强药物的疗效。

（2）蒸：是以水蒸气或附加成分将药物蒸熟的加工方法，分清蒸与加辅料蒸两种方法。

（3）炖：是蒸法的演变和发展，其方法是将药物置于钢罐中或搪瓷器皿中，同时加入一定的液体辅料，盖严后，放入水锅中炖一定时间。

（4）焯：是将药物快速放入沸水中短暂焯过，立即取出的方法。

（5）淬：是将药物煅烧红后，迅速投入冷水或液体辅料中，使其酥脆的方法。

5. 其他制法

（1）制霜：中药霜制品包括有药物榨去油质之残渣、多种成分药液渗出的结晶、药物经煮提后剩下的残渣研细等。

（2）发酵：在一定条件（温度等）下使药物发酵，从而改变原来药物的性质，可增强和胃消食的作用。

（3）发芽：将具有发芽能力的种子药材用水浸泡后，经常保持一定的湿度和温度，使其萌发幼芽的方法。

（4）精制：多为水溶性天然结晶药物，先经过水溶除去杂质，再经浓缩、静置后析出结晶即成。

（5）药拌：药物中加入其他辅料拌染而成。

第五节　中药的性能

中药的性能是对中药作用性质和特征的概括,是依据用药后的机体反应而归纳出来的,以人体为观察对象。研究药性形成的机制及其运用规律的理论称为药性理论,其基本内容包括四气五味、升降浮沉、归经、有毒无毒等。

性能	确定依据	举例	临床意义
四气	由药物作用于人体所产生的不同反应和所获得的不同疗效而总结出来的,以用药反应为依据,以病证寒热为基准	热者寒之——能够减轻或消除热证的药物,一般具有寒性或凉性,如黄芩、板蓝根对于发热口渴、咽痛等热证有清热解毒作用,表明这两种药物具有寒性。寒者热之——能够减轻或消除寒证的药物,一般具有温性或热性,如附子、干姜对于腹中冷痛、四肢厥冷、脉沉无力等寒证具有温中散寒作用,表明这两种药物具有热性	1. 温热性 (1)温里散寒:治疗里寒证及表寒证。 (2)补火助阳:治疗阳虚证。 (3)回阳救逆:治疗亡阳证。 (4)温通气血:治疗寒凝气滞血瘀证。 不良反应:伤阴液 2. 寒凉性 (1)清热泻火:治疗里热证及表热证。 (2)养阴:治疗阴虚内热证。 (3)凉血:治疗血热证。 不良反应:伤阳气
五味			1. 辛味 (1)能散 ● 散表邪(治表证,荆芥) ● 散内结(治痰核瘰疬,夏枯草) (2)能行 ● 行气(治气滞证,陈皮)

续表

性能	确定依据	举例	临床意义
五味	首先是用人的感觉器官辨别出来的;更重要是通过长期的临床实践观察,发现不同味道的药物作用于人体,产生不同的反应,获得不同的治疗效果。不仅是药物味道的真实反映,更是对药物作用的高度概括	药物真实滋味:黄连、黄柏之苦甘草、枸杞子之甘花椒、胡椒之辛乌梅、木瓜之酸芒硝、昆布之咸功效推定其味:葛根、皂角刺并无辛味,但前者有解表散邪作用,常用于治疗表证;后者有消痈散结作用,常用于痈疽疮毒初起或脓成不溃之证。二者的作用皆与"辛能散、能行"有关,故皆标以辛味	• 行血(治血瘀证,川芎) (3)能润 • 润肾燥(治肾虚证,菟丝子) 不良反应:耗气伤阴 2. 苦味 (1)能泄 • 清泄(清热泻火,治火热内炽证,栀子) • 通泄(通便泻下,治热结便秘证,大黄) • 降泄(降肺气,治喘咳,厚朴;降胃气,治呕恶,柿蒂) (2)能燥 • 清热燥湿(苦寒药治湿热证,黄连) • 燥湿散寒(苦温药治寒湿证,苍术) (3)能坚 • 黄柏坚肾阴,治肾阴虚相火妄动证 不良反应:伤津、败胃 3. 甘味 (1)能补养 • 补气(治气虚证,人参) • 补血(治血虚证,熟地黄) • 补阴(治阴虚证,麦冬) • 补阳(治阳虚证,巴戟天) (2)能缓急 • 缓和筋脉拘挛(治筋脉拘挛,甘草) • 缓和急躁易怒(治脏躁病,小麦)

续表

性能	确定依据	举例	临床意义
五味			（3）能调和 ● 调和药性,如甘草 （4）能解毒 ● 解食毒、药毒等,如甘草、绿豆 不良反应:腻膈滞胃 4. 酸味 （1）能收涩:治滑脱不禁证。 （2）能生津:治津亏口渴证。 不良反应:收敛邪气 5. 咸味 （1）能软坚:治癥瘕,如鳖甲; （2）能泻下:治燥屎内结,如 　　芒硝。 不良反应:脉凝涩
升降 浮沉	表示药物对人体的不同趋向性。升与浮、沉与降的趋向相类似,不易严格区分,故通常以"升浮""沉降"合称	升降浮沉临床使用原则: 逆病势（改善病理） 顺病位（直达病所） 1. 病势向上,用沉降药。 2. 病势向下,用升浮药。 3. 病位在上,用升浮药。 4. 病位在下,用沉降药	1. 升浮 （1）升阳发表。 （2）祛风散寒。 （3）涌吐。 （4）开窍。 2. 沉降 （1）泻下。 （2）利水。 （3）重镇安神。 （4）潜阳息风。 （5）降逆止呕。 （6）止咳平喘
归经	归经是指药物对于机体某部分的选择性作用——主要对某	1. 心主神志,当出现精神、思维、意识异常的证候表现,如错迷、癫狂、呆痴、健忘等,可以推断为	1. 脏腑与经络有区别也有联系。 2. 一药可以归一经乃至数经,归经越多,说明其作用范围越广泛。 3. 归经必须与四气五味、升降

续表

性能	确定依据	举例	临床意义
归经	经(脏腑及其经络)或某几经发生明显的作用,而对其他经作用较小,甚至没有作用	心的病变。能缓解或消除上述病变的药物,如开窍醒神的麝香、镇惊安神的朱砂、补气益智的人参皆入心经。 2. 桔梗、苦杏仁能止咳、平喘,归肺经。 3. 全蝎能止抽搐,归肝经	浮沉理论结合起来,才能较全面地认识药性。 4. 归经的作用部位指中医的脏腑经络,而非西医的解剖学概念。 5. 归经指药物在体内的效应所在的位置,而不一定是化学成分的体内分布
毒性	广义毒性: 1. 药物总称。 2. 药物偏性。 3. 药物毒副作用	引起中毒的原因: 1. 医师原因。用量过大,辨证失误,配伍不当,不明炮制对药性的影响等。 2. 药师原因。品种混乱,炮制不当,制剂不当,管理不当。 3. 患者原因。服用毒药,体质因素等	1. 了解药物有无毒性,以便正确运用。 2. 纠正"中药无毒"的不切实说法。 3. 通过炮制、配伍等以减毒,保证安全。 4. 以毒攻毒,治疗顽疾

第六节　中药的合理应用

一、中药的配伍

按照病情的不同需要和药物的不同特点,有选择地将两种或两种以上的药物配合在一起应用,称为配伍。

作用	七情	释义	举例
增效	单行（单方不用辅也）	单味药治疗某种病情单一的疾病	1. 清金散单用一味黄芩治轻度的肺热咳血。 2. 独参汤治疗产后失血
	相须（同类不可离也）	两种性能功效相类似的中药配合应用，可以增强原有功效	1. 石膏与知母配合，能增强清热泻火的治疗效果。 2. 大黄与芒硝配合，能增强攻下泻热的治疗效果。 3. 全蝎与蜈蚣同用，能明显增强止痉定搐的作用
	相使（我之佐使也）	在性能功效方面有某些共性的药物，或性能功效虽不相同，但治疗目的一致的中药配合应用，以一种药为主，另一种药为辅的形式配伍，两药合用，辅药能提高主药疗效	补气利水的黄芪与利水健脾的茯苓配合时，茯苓能提高黄芪补气利水的治疗效果
减毒	相畏（受彼之制也）	一种药物的毒性反应或副作用，能被另一种药物减轻或消除	生半夏和生天南星的毒性能被生姜减轻或消除
	相杀（制彼之毒也）	一种药物能减轻或消除另一种药物的毒性或副作用	生姜能减轻或消除生半夏和生天南星的毒性或副作用
减效	相恶（夺我之能也）	两药合用，一种药物能使另一种药物原有的功效降低，甚至丧失	人参恶莱菔子，因莱菔子能削弱人参的补气作用
增毒	相反（两不相合也）	两种药物合用能产生或增强毒性反应或副作用	"十八反""十九畏"

二、用药禁忌

中药的用药禁忌主要包括配伍禁忌、证候用药禁忌、妊娠禁忌和服药饮食禁忌四个方面。

1. 配伍禁忌　某些中药合用会产生或增强剧烈的毒副作用，或降低、破坏药物的疗效，因而临床应当避免配伍使用，如"十八反""十九畏"。

2. 证候用药禁忌　由于药物的药性不同，其作用各有专长和一定的适应范围，因此对于某类或某种病证，应当避免使用某类或某种药物，称证候用药禁忌，也称为病证用药禁忌。一般药物都有证候禁忌，其内容详见各论中每味药物的"使用注意"部分。

3. 妊娠禁忌　是指妇女妊娠期间治疗用药的禁忌。妊娠禁忌药专指妇女妊娠期除中断妊娠、引产外，不能使用的药物。

4. 服药饮食禁忌　是指服药期间对某些食物的禁忌，简称食忌，即日常所说的忌口。

四类用药禁忌具体示例如下所示。

分类		具体示例
配伍禁忌	十八反	**口诀：** 本草名言十八反， 半蒌贝蔹及攻乌。 藻戟遂芫俱战草， 诸参辛芍叛藜芦。 **具体内容：** 乌头反贝母、瓜蒌、半夏、白蔹、白及； 甘草反甘遂、大戟、海藻、芫花； 藜芦反人参、沙参、丹参、玄参、苦参、细辛、芍药
	十九畏	**口诀：** 硫黄原是火中精，朴硝一见便相争。 水银莫与砒霜见，狼毒最怕密陀僧。 巴豆性烈最为上，偏与牵牛不顺情。

续表

分类		具体示例
配伍禁忌	十九畏	丁香莫与郁金见,牙硝难合京三棱。 川乌草乌不顺犀,人参又忌五灵脂。 官桂善能调冷气,若逢石脂便相欺。 大凡修合看顺逆,炮爁炙煿莫相依。 **具体内容:** 硫黄畏朴硝;水银畏砒霜,狼毒畏密陀僧;巴豆畏牵牛子;丁香畏郁金;牙硝畏三棱;川乌、草乌畏犀角;人参畏五灵脂,官桂畏石脂
证候用药禁忌		除药性极为平和者无须禁忌,一般药物都有用药证候禁忌,详见每味药的使用注意部分,例:麻黄辛温,表虚自汗、阴虚盗汗、肺肾虚喘者禁止使用;黄精甘平但性质滋腻、易助湿邪,脾虚有湿、咳嗽痰多以及中寒便溏者不宜使用
妊娠禁忌	禁用药	大多是毒性强、药性峻猛,或堕胎作用强的药物。 1. 剧毒药(水银、砒霜、马钱子、轻粉、雄黄、斑蝥、甘遂、巴豆、商陆等)。 2. 药性峻猛药(麝香、水蛭、虻虫、三棱、莪术等)
	慎用药	包括化瘀通经、行气破滞、攻下导滞及辛热或滑利之品。 1. 辛热药(附子、肉桂、干姜)。 2. 滑利药(滑石、瞿麦、冬葵子)。 3. 破气药(青皮、枳实、苏木)。 4. 活血药(川芎、牛膝、桃仁、红花、五灵脂、穿山甲、乳香、没药)。 5. 泻下药(大黄、芒硝、芦荟、番泻叶)等
服药饮食禁忌	通忌	烟酒,油腻、腥膻、有刺激性的食物
	因病设忌	1. 热性病忌食辛辣、油腻、煎炸品。 2. 寒性病忌食生冷食物。 3. 脾胃病忌食生冷硬等难消化食物。 4. 皮肤病忌食鱼虾蟹、牛羊肉等发物
	因药设忌	如人参忌萝卜,土茯苓忌茶,茯苓忌醋,地黄、何首乌忌葱、蒜,桔梗忌猪肉等

三、用药剂量与用法

1. 确定剂量的依据

依据	具体示例
药物的性质（质量，质地，气味，毒性）	1. 剧毒药或作用峻烈的药物,应严格控制剂量,开始时用量宜轻,逐渐加量,一旦病情好转后,应当立即减量或停服,中病即止,防止过量或蓄积中毒。 2. 花、叶、皮枝等量轻质松及性味浓厚、作用较强的药物用量宜小。 3. 矿物介壳质重沉坠及性味淡薄、作用温和的药物用量宜大。 4. 鲜品药材含水分较多用量宜大（一般为干品的 2~4 倍）。 5. 干品药材用量当小。 6. 过于苦寒的药物也不要久服过量,免伤脾胃。 7. 如羚羊角、麝香、牛黄、猴枣、鹿茸、珍珠等贵重药材,在保证药效的前提下应尽量减少用量
用药方法（配伍,剂型,使用目的）	1. 单味药应用,其量应重,如蒲公英治疗疮痈,单用须 30g 以上,如配伍其他清热解毒药,其量只需 1g 左右。 2. 汤剂用量重于丸、散剂。 3. 主药用量应重于辅药。 4. 各种新鲜药材的用量要比干燥药材大。 5. 先煎的药物比后下的药物量要重
患者情况（体质,年龄,性别等）	1. 患者体质壮实者,用量宜稍重,体弱者宜轻。 2. 老年人及儿童用量当轻,尤以毒、烈药物更应慎重。 3. 儿童用药一般药量（毒剧药例外）: ■ 年龄在 10 岁以上用成人量的 2/3 ■ 5~10 岁用成人量的 1/2 ■ 2~5 岁用成人量的 1/3 ■ 1 岁以内用成人量的 1/6~1/4
疾病轻重	1. 病轻不宜用药过重,病轻药重,药力太过,反伤正气。 2. 病重药量可适当增加,病重药轻,药力不及,贻误病情

2. 特殊入药方法

方法	药物具体示例
先煎	1. 有效成分难溶于水的矿物、化石、介壳类药物,如磁石。 2. 毒性大的药物,如川乌
后下	1. 有效成分在煎煮中易于挥发的药,如薄荷。 2. 有效成分因久煎而易于被破坏的药,如钩藤
包煎	1. 花粉类药,如蒲黄。 2. 细小种子类药,如车前子。 3. 含黏液质、淀粉多的药,绒毛类药,如旋覆花。 4. 动物粪便,如五灵脂等
另煎	贵重药,如人参
烊化	1. 胶质类药,如阿胶。 2. 热汤可以溶解的药,如饴糖
冲服	1. 用量较轻的贵重药,如麝香。 2. 依据病情需要为提高药效而研末冲服的药,如用于止血的三七。 3. 高温易破坏药效或有效成分难溶于水的药,如朱砂。 4. 汁液性药,如竹沥汁
泡服	有效成分易溶于水的药或久煎煮降低药效的药,如西红花
煎汤代水	防止与其他药物同煎使煎液混浊,难于服用,如灶心土

3. 服药方法

方法	药物具体示例
空腹服	1. 峻下逐水药。 2. 攻积导滞药。 3. 驱虫药
饭前服	1. 补益药。 2. 治疗下焦病的药

续表

方法	药物具体示例
饭后服	1. 消食药。 2. 对胃肠有刺激的药。 3. 治上焦病和皮肤病的药
睡前服	安神药
发病前服	截疟药
不拘时服	治急重病的药

第二章　方剂与中成药的基础知识

方剂学是研究治法与方剂组方原理、配伍规律（特点）及其临证运用的一门学科。掌握方剂的组方原理与配伍法则，明确中成药的合理使用规范，将有助于中医药初学者和从业人员更好地分析、运用方剂，熟练地考证选方、变化成方与创制新方，促进方剂与中成药的临床合理使用。

第一节　方剂与中成药的基本概念

1. 方剂　在辨证审因、确定治法后，依据组方理论，选择适宜的药物，明确用量，并酌定剂型、用法而成的药物配伍组合，通常也被称为"成方"。

2. 中成药　指在中医药理论指导下，以中药饮片为原料，经过药学、药效、毒理与临床研究，获得国家药品主管部门的批准，按规定的处方、生产工艺和质量标准，加工制成一定的剂型，标明其成分、性状、功能主治、规格、用法用量、注意、不良反应、贮藏等内容，符合《中华人民共和国药品管理法》规定的中药成方制剂或单味制剂。

第二节　方剂与治法

一、方剂与治法的关系

方剂与治法皆为中医学理、法、方、药体系的重要组成部分。治法是在审明病因、辨清证候的基础上所制定的治疗方法。方剂则是在治法的指导下，按照组方理论配伍而成的药物组合。

治法是临床指导遣方用药的原则，也是指导方剂在临床中运用的方法。从中医学形成和发展的过程来看，治法是在方药运用经验的基础上,后于方药形成的一种理论。但当治法由经验上升为理论之后,就成为遣药组方和运用成方的指导原则。否则,辨证与治法不符,组方与治法脱节,必然治疗无效,甚至使病情恶化。简而言之,治法是用方或组方的依据,方剂是体现和完成治法的主要手段,二者相互依存,密不可分。

二、常用治法

目前常引用的"八法",是清代医家程国彭归类总结而来的。程氏在《医学心悟·医门八法》中说:"论病之源,以内伤、外感四字括之。论病之情,则以寒、热、虚、实、表、里、阴、阳八字统之。而论治病之方,则又以汗、和、下、消、吐、清、温、补八法尽之。"现将常用的八法内容,简要介绍如下。

1. 汗法　是通过宣发肺气、调畅营卫、开泄腠理等作用,使在表的外感六淫之邪随汗而解的一种治法。汗法不以汗出为目的,主要是汗出标志着腠理开、营卫和、肺气畅、血脉通,从而能祛邪外出。所以,汗法除了主要治疗外感六淫之邪所致的表证外,凡是腠理闭塞,营卫郁滞的寒热无汗,或腠理疏松,虽有汗但寒热不解的病证,皆可用汗法治疗。

2. 吐法　是通过涌吐的方法,使停留在咽喉、胸膈、胃脘的痰涎、宿食、毒物从口中吐出的一种治法。适用于中风痰壅,宿食壅阻胃脘,毒物尚在胃中,属于病位居上、病势急暴、内蓄实邪、体质壮实之证。但吐法易伤胃气,故体虚气弱者、新产的妇人、孕妇等均应慎用。

3. 下法　是通过荡涤肠胃、泻下积滞等作用,使停留于肠胃的宿食、燥屎、冷积、瘀血、结痰、停水等从下窍而出,以祛邪除病的一种治法。凡邪在肠胃而致大便不通、燥屎内结,或热结旁流,以及停痰留饮、瘀血积水形症俱实之证,均可使用。由于病情有寒热,正气有虚实,病邪有兼夹,所以下法又有寒下、温下、润下、逐水、攻补兼施之别,并与其他治法结合运用。

4. 和法　是通过和解或调和的方法,使半表半里之邪,或脏腑、阴阳、表里失和之证得以解除的一类治法。其中,和解法又称和解少阳法,主要适用于半表半里的少阳证。调和之法则内涵较为广泛。和法的应用范围较广,分类也多,其中主要有和解少阳、透达募原、调和肝脾、疏肝和胃、分消上下、调和肠胃等。

5. 温法　是通过温里祛寒、回阳救逆等作用,以治疗里寒证的一种治法。里寒证的成因,有外感内伤的不同,或由寒邪直中于里,或因失治误治而损伤人体阳气,或因素体阳气虚弱,以致寒从中生。寒证的部位,也有在中、在下、在脏、在腑以及在经络的不同。因此温法又有温中祛寒、回阳救逆和温经散寒的区别。

6. 清法　是通过清热、泻火、解毒、凉血等作用,以清除里热之邪的一种治法。适用于里热证、火证、热毒证以及虚热证等里热病证。由于里热证有热在气分、营分、血分、热壅成毒以及热在某一脏腑之分,因而在清法之中,又有清气分热、清营凉血、清热解毒、清脏腑热等不同。火热最易伤津耗液,大热又能伤气,所以清法中常配伍生津、益气之品。若温病后期,热灼阴伤,或久病阴虚而热伏于里,又当清法与滋阴并用,更不可纯用苦寒直折之法,热必不除。

7. 消法　是通过消食导滞、行气活血、化痰利水以及驱虫等方法,使气、血、痰、食、水、虫等渐积形成的有形之邪渐消缓散的一种治法。适用于饮食停滞、气滞血瘀、癥瘕积聚、水湿内停、痰饮不化、疳积虫积以及疮疡痈肿等病证。消法常与补法、下法、温法、清法等其他治法配合运用,但仍然是以消为主要目的。

8. 补法　是通过补益人体气血阴阳,以主治各种虚弱证候的一种治法。补法的目的,在于通过药物的补益作用,使人体气血阴阳虚弱或脏腑之间的失调状态得到纠正,复归于平衡。此外,在正虚不能祛邪外出时,也可以补法扶助正气,并配合其他治法,达到助正祛邪的目的。虽然补法有时可收到间接祛邪的效果,但一般是在无外邪时使用,以避免"闭门留寇"之弊。补法的具体内容甚多,既有补益气、血、阴、阳的不同,又有分补五脏之侧重,较常用的治法分类仍以补气、补血、补阴、补阳为主。在这些治法中,已包括了分补五脏之法。

上述八种治法,适用于表里、寒热、虚实等不同的证候。对于多数疾病而言,病情往往是复杂的,常需数种治法配合运用,才能治无遗邪,照顾全面,所以虽为八法,配合运用之后则变化多端。因此,临证处方,必须针对具体病证,灵活运用八法,使之切合病情,方能达到满意的疗效。

第三节　方剂与中成药的分类

一、方剂的分类

方剂的数目繁多,为了便于学习应用,历代医家,从不同角度,对方剂进行系统归纳,形成了各种分类方法,现简要分述如下。

1. "七方"说　始于《黄帝内经》,实质上是根据病邪的轻重、病位的上下、病势的缓急、体质的强弱以及治疗的需要,概括地说明组方的方法。金代的成无己在《伤寒明理论》中说"制方之用,大、小、缓、急、奇、偶、复七方是也",才明确提出"七方"的名称,并将《黄帝内经》的"重"改为"复",于是后人引申"七方"为最早的方剂分类法。

2. 病证分类法　首见于按书中收载方剂所治病名而来的《五十二病方》,该书记载了52类病证,医方283首。按病证分类方剂的代表作有:《伤寒杂病论》《太平圣惠方》《普济方》《张氏医通》《医方考》《类方准绳》《兰台轨范》等,并包括按临床科目分类的方书,如《汉书·艺文志》列为"经方十一家"之一的《妇人婴儿方》和按脏腑病证分类或病因分类的方书,这种分类方法便于临床以病索方。

3. 祖方(主方)分类法　是以《黄帝内经》《伤寒论》《金匮要略》《太平惠民和剂局方》以及后世医家的部分基础方剂,作为主方,用以归纳其他同类方剂的方法。这种分类方法,对归纳病机、治法具有共性的类方研究具有较好的作用,但有时也不能推本溯源,造成始末不清。例如以宋代《局方》二陈汤为祖方,而将唐代《千金要方》的温胆汤反作衍化方。

4. 功用分类法　始于北齐徐之才的《药对》,是针对药物按功用分类的一种方法,它将药物按功效归纳为宣、通、补、泄、轻、重、涩、滑、燥、湿十种。但世医家考虑不能完全概括常用方药,各有所增益,如徐思鹤的《医学全书》除"十剂"更是增加了调、和、解、利、寒、温、暑、火、平、夺、安、缓、淡、清等,按功用分类不多见,但十剂对临床组方用药具有指导意义,所以至今临床还在沿用和借鉴。

5. 治法分类法　明代张景岳共选集古方 1 516 首,自制新方 186 首,皆按八阵分类,除此之外,复列有妇人、小儿、豆疹、外科诸方;清代程国彭在《医学心悟》中提出"论治病之方,则又以汗、和、下、消、吐、清、温、补八法尽之",举例论八法,提出了"以法统方"的思想,也是对治法分类方剂的理论总结。

6. 综合分类法　首创于清代汪昂的《医方集解》,既体现了以法统方,又结合了方剂功用和证治病因,并兼顾临床科目,分为补养、发表、涌吐、攻里、表里、和解、理气、理血、祛风、祛寒、清暑、利湿、润燥、泻火、除痰、消导、收涩、杀虫、明目、痈疡、经产、救急等 22 类。这种分类法概念清楚,有纲有目,符合临床需要,便于学习掌握。

7. 笔画分类法　现代大型方剂辞书等为检索之便,以方名汉字笔画为纲进行分类。其中,《中医方剂大辞典》将古今 96 592 首方剂按名称首字的笔画数,依次排列诸方。这种分类方法便于查阅,利于鉴别同名异方。

二、中成药的分类

中成药分类方法是历代医家对中成药认识逐渐深入而不断归纳总结的过程,目前大致有以下几方面。

1. 按功效分类　如解表类、止咳祛痰类、清热降火类、调肝理气类、祛暑类、开窍类、补益类等。

2. 按治疗病证分类　如感冒类、咳嗽类、头痛类、胃痛类、食滞类、便秘类、腹泻类、眩晕类、失眠类等。

3. 按剂型分类　如糖浆剂类、丸剂类、洗剂类、软膏剂类、散剂类、颗粒剂类、药酒类、片剂类、胶囊剂类、栓剂类、搽剂类等。

4. 按作用范围及主要作用分类　如妇科类中成药、儿科类中成药、外科类中成药、皮肤科类中成药、眼科类中成药、耳鼻咽喉科类中成药、口腔科类中成药、骨伤科类中成药等。

5. 按临床应用管理分类　如处方药、非处方药、国家基本药物、国家基本医疗保险药物等。

第四节　方剂组成的原则与变化

一、组成原则

每一首方剂的组成,需要在辨证立法的基础上根据具体病情选择合适的药物,进行妥善的配伍。但在组织不同作用的药物时,还需遵循严格的原则。无论是《黄帝内经》,还是张元素、李东垣、何伯斋等,都对君、臣、佐、使的含义作了一定的阐发。今据各家论述及历代名方的组成规律,进一步分析归纳如下。

1. 君药　即针对主病或主证起主要治疗作用的药物,是方中不可或缺,且药力居首的药物。

2. 臣药　一是辅助君药加强治疗主病或主证的药物;二是针对兼病或兼证起主要治疗作用的药物,其在方中之药力次于君药。

3. 佐药　一是佐助药,即配合君、臣药以加强治疗作用,或直接治疗次要兼证的药物;二是佐制药,即用以消除或减弱君、臣药的毒性,或能制约君、臣药峻烈之性的药物;三是反佐药,即病重邪甚,可能拒药时,配用与君药性味相反而又能在治疗中起相成作用的药物,以防止药病格拒。其在方中药力小于臣药,且一般药量较轻。

4. 使药　一是引经药,即能引领方中诸药至特定病所的药物;二是调和药,即具有调和方中诸药作用的药物,其在方中药力较小,药量亦轻。

如上所述,除君药外,臣、佐、使药都具有两种以上的意义。在遣药组方时并没有固定的模式,既不是每一种意义的臣、佐、使药都必须具备,也不是每味药只任一职。每首方剂具体药味的多少,以及君、臣、佐、使是否齐备,全视具体病情以及所选药物的功能来决定。但是,任何方剂组成中,君药都不可缺少。

组方的核心原则是通过方中药物相互配伍,能最大限度地使每味药物与病证相宜之药力得以充分发挥。一般来说,从临床病证出发,选取针对主证及主要病机之药物,即"主病者"为君药,君药的药味较少,而且不论何药,在作为君药时其用量比作为臣、佐、使药应用时要大。

二、组成变化

方剂的组成既有严格的原则性,又有极大的灵活性。在临证运用成方时,应根据患者体质状况、年龄长幼、四时气候、地域差异以及病情变化而灵活加减,做到"师其法而不泥其方,师其方而不泥其药"。方剂的运用变化主要有以下形式。

1. 药味加减的变化　"方以药成",药物是决定方剂功用的主要因素。当方剂中的药物增加或减少时,必然要使方剂组成的配伍关系发生变化,并由此导致方剂功用的改变。这种变化主要用于临床选用成方,其目的是使之更加适合变化了的病情需要。在选用成方加减时一定要注意所治病证的病机、主证都与原方基本相符。同时对成方加减时,不可减去君药,否则就不能认定为某方加减,而是另组新方了。

2. 剂量增减的变化　剂量变化是指组成方剂的药物不变,但用药量有了改变。药物的用量直接决定药力的大小,某些方剂中用量比例的变化还会改变方剂的配伍关系,从而可能改变该方功用主治及证候的主要方面。

3. 剂型更换的变化　中药剂型种类较多,各有特点。同一方剂,由于剂型不同,其治疗作用也有区别。如理中丸是用于治疗脾胃虚寒的方剂,若改为汤剂内服,则作用快而力峻,适用于证情较急较重者;反之,若证情较轻或缓者,不能急于求效,则可以改汤为丸,取丸剂作用慢而力缓。这种以汤剂易为丸剂,意取缓治的方式,在方剂运用中极为普遍。

上述药味、药量、剂型等的变化形式,可以单独应用,也可以相互结合使用,有时很难截然分开。通过这些变化,能充分体现出方剂在临床中的具体运用特点,只有掌握这些特点,才能制裁随心,以应万变之病情,从而达到预期的治疗目的。

第五节　中成药的合理应用

中成药的合理应用也应考虑到"安全、有效、经济、适当"四个基本要素,还要认识到中成药是在中医药理论指导下应用的,在临床使用过程中应充分继承传统中医辨证论治的精髓,掌握中成药临床应用基本原则、使用禁忌、中成药的不良反应/不良事件等方面的知识,安全合理使用中成药。

一、中成药临床应用基本原则

1. 辨证用药　依据中医理论,辨认、分析疾病的证候,针对证候确定具体治法,依据治法,选定适宜的中成药。

2. 辨病、辨证结合用药　辨病用药是针对中医的疾病或西医诊断明确的疾病,根据疾病特点选用相应的中成药。临床使用中成药时,可通过中医辨证与中医辨病相结合、西医辨病与中医辨证相结合,选用相应的中成药,但不能仅根据西医诊断选用中成药。

3. 剂型的选择　应根据患者的体质强弱、病情轻重缓急及各种剂型的特点,选择适宜的剂型。

4. 使用剂量的确定　对于有明确使用剂量的,慎重超剂量使用。有使用剂量范围的中成药,老年人使用剂量应取偏小值。

5. 合理选择给药途径　能口服给药的,不采用注射给药;能肌内注射给药的,不选用静脉注射或滴注给药。

6. 使用中药注射剂还应做到:

(1) 用药前应仔细询问过敏史,过敏体质者应慎用。

(2) 严格按照药品说明书规定的功能主治使用,辨证施药,禁止超功能主治用药。

(3) 按照药品说明书推荐的剂量、调配要求、给药速度和疗程使用药品,不超剂量、过快滴注和长期连续用药。

（4）单独使用,严禁混合配伍,谨慎联合用药。对长期使用的,每疗程间要有一定的时间间隔。

（5）加强用药监护,用药过程中应密切观察用药反应,发现异常,立即停药,必要时采取积极救治措施;尤其对老年人、儿童、肝肾功能异常者等特殊人群和初次使用中药注射剂的患者应慎重使用,加强监测。

二、中成药的用药禁忌

在中成药使用过程中,为了保证疗效、避免对机体可能产生的不利影响,中成药的临床应用要有所避忌。中成药的使用禁忌可概括为以下四种情况。

1. 证候禁忌　辨证论治是指导中成药使用的首要原则,同一种病,证不同则药不同。因此,临床应用中成药要严格遵循证候禁忌。证候禁忌指某些证候禁止使用某一类治法的中成药。如外感风寒发热、头痛咳嗽者慎用辛凉解表药感冒清胶囊;寒闭神昏禁用安宫牛黄丸;月经期及颅内出血后尚未完全止血者禁用心脑舒通胶囊等。

2. 配伍禁忌　主要是指某些药物在配伍过程中能产生毒性或较强的副作用,或者使药物疗效降低,因此不能配伍使用。中医药在长期的医疗实践中形成了一套完整的配伍方法,也有着严格的配伍禁忌,并为广大医务人员所遵循,如无论是中成药之间的配伍、中成药与药引的配伍、中成药与汤剂之间的配伍,都应注意避免存在"十八反""十九畏"。在临床应用中成药时,严格遵循药物的配伍禁忌,注意不同的药物之间联用所产生的正负两面效应,合理利用以便提高临床治疗效果。

3. 妊娠禁忌　某些具有通经祛瘀、行气破滞、泻下逐水、辛热滑利等峻烈作用的中药具有伤胎儿或堕胎作用,会导致孕妇流产或胎儿损害的严重后果。凡影响胎儿正常发育,导致孕妇发生不良反应的中成药,均属妊娠禁忌范畴。凡属禁用的药物绝对不能服用;属忌用的原则上不能使用;属慎用的应根据孕妇具体情况谨慎使用。

4. 饮食禁忌　中成药在使用方法上讲究忌口。如在服用中成药期间，一般要求禁食生冷、油腻等不易消化及有特殊刺激性食物，热证忌食辛辣、油腻；寒证忌食生冷；水肿不宜吃盐；胃病反酸不宜食醋；麻疹初期忌食油腻酸涩之品；失眠不宜饮浓茶；某些皮肤病及疮疖肿毒忌食鱼虾、羊肉等。

除一般禁忌外，还有一些特殊的禁忌，如沉香化滞丸不宜与含人参成分药物同时服用；服用含有人参、西洋参的中成药不宜吃生萝卜等。加味逍遥丸切忌气恼劳碌；伤风感冒时停服补益药如龟苓膏和定坤丹等。

三、中成药的不良反应 / 不良事件

1. 中成药不良反应 / 不良事件发生的原因

归纳起来主要有三个方面：药物因素、机体因素和使用因素。

（1）药物因素

1）中药本身所含的成分：中药的不良反应 / 不良事件往往与其所含药物的化学成分直接相关。如马钱子中的士的宁、雷公藤中的雷公藤甲素等都是其毒性的来源，使用时都需要特别注意。

2）错用或误用：有些同名异物的中成药，临床错用或误用会引起药物不良反应 / 不良事件，甚至中毒。如宋代《三因极一病证方论》的鸡鸣散与明代《证治准绳·幼科》鸡鸣散，名同而药不同，功效完全不一样。

3）药材的质量：中成药的药材品种、产地、采收季节、药用部位、储运情况等均可影响药材的成分，因而同一种中药，不同批次所含的成分也可能出现较大的差异；生长环境污染与农药的应用，可使药材的重金属（铅、砷、汞、镉等）和有毒成分含量增加；另外，储运不当，可使药材的细菌和真菌繁殖，甚至变质。这些情况均可成为导致不良反应 / 不良事件的原因。

4）炮制或制备工艺不当：中药的炮制和制备工艺是否得当直接关系到其药效，一些毒性和烈性中药经合理炮制和正确加工，能使其毒性降低。反之，不按操作规程的炮制和制备，会导致中药不良

反应 / 不良事件的发生。

5）药品说明书不规范：使用药品时必须遵照药品说明书。但中成药说明书中存在一定缺陷，大多声明未发现不良反应，且禁忌证不明等，对患者容易形成误导甚至盲目使用，增加不良反应 / 不良事件发生的风险。

（2）机体因素

1）特殊人群：用药老年人、儿童由于机体耐受力差，对药物毒性的反应较成人敏感，妇女在月经期、妊娠期、哺乳期及更年期，对有毒药物的耐受力都较差。另外，肝肾功能不良的患者也容易发生药物不良反应 / 不良事件。

2）个体差异：由于个体之间存在遗传、新陈代谢、酶系统以及生活习惯与嗜好等方面存在差异，因而不同个体对同一剂量的相同药物有不同的生物学差异反应，表现为不同的个体在中药不良反应 / 不良事件方面也存在着个体差异。

（3）使用因素

1）辨证不当：辨证论治是中医临床用药的精髓，违反辨证论治基本原则，药不对证，轻则与病无益，重则可能出现不良反应 / 不良事件。

2）超剂量、超疗程用药：由于一些不恰当的认识，认为中药毒副作用小，在剂量方面要求不严，因而随意增加剂量，或长期服用，这样会造成蓄积，很容易出现肝肾方面的毒副作用。

3）药物配伍不当：中药绝大多数为配伍应用，大部分中成药由多种药物配伍制成。除中药与中药配伍不当引起不良反应 / 不良事件外，中成药与西药配伍不当引起的不良反应 / 不良事件也屡见不鲜。中西药合理的联合应用可协同增效，若配伍不当，则可起拮抗作用，降低药效，甚至产生不良反应 / 不良事件。

2. 应对中成药不良反应 / 不良事件的措施

（1）药证相符，对症用药：中成药虽然成分固定，其加减变化不如汤剂灵活，但仍然需要辨证论治，这是合理使用中成药的首要前提。中成药是根据各种病证研制的，各有其适应证，必须根据患者的证型、症状适当选用，才能有的放矢。

（2）了解中成药的主要药物组成、用法、用量、配伍宜忌：全面准确地了解中成药的药物组成及其作用，是合理使用中成药的必要前提。国家药品标准及中成药的药品说明书，标示了药品名称、主要成分、功能与主治、用法与用量、不良反应、禁忌证、注意事项、有效期、批准文号等，是了解药物作用和使用药物的法定依据。

（3）重视三因制宜：患者的性别、年龄和体质情况，季节变化和地域不同，在中成药的选用上也要有所区别。如男女性别不同，各有其生理特点，女性患者有月经、怀孕、产后等情况；又如年龄不同，则生理功能及病变亦随之不同，如老年人肾气不足，气衰血少，生机减退；小儿生机旺盛，但气血未充，脏腑娇嫩。在体质方面，由于每个人先天禀赋和后天调养不同，个人体质强弱不同，所患疾病虽然相同，但治法和用法当有所区别。从地域和季节上看，亦应因地、因时制宜，在中成药的选用上要有所区别。

（4）合理配伍：为了增强药效、适合复杂病情的需要、减少毒副作用等，临床上常常要将中成药与中成药或中成药与西药进行联用。在联用过程中，要充分了解中成药的配伍应用原则和相关的报道，避免不良反应/不良事件的发生。

（5）选择合适剂型，掌握合理剂量：同样的药物可因剂型或给药途径的不同而表现出不同的药理效应、适应范围及安全性。药物剂量是药物发生生物效应的重要影响因素，不同剂量的药物在吸收、分布、代谢和排泄上有不同特点，从而影响着药效的发挥。合理的药物剂量应该能充分发挥药效，同时又使不良反应/不良事件的发生率降至最低。

另外，还要提高中成药的质量，切实发挥遍布全国的药品不良反应监测网络的积极作用，加强相关信息的交流、研究等工作；完善监管药品不良反应法律法规的制定；重视和加大中药不良反应研究的力度。同时还要进一步推进中成药上市后的再评价工作，对中成药的安全性、有效性、经济性进行再认识，进一步提高中成药应用的安全性，促进合理用药，提高中医药的临床疗效。

各 论

　　各论详细介绍具体中药、方剂和中成药的知识,按照中药的章节分类,采用"一药一方一成药"的编写体例,中药后列举一个以此中药为组成药的临床常用方剂;在方剂后面列出对应中成药的信息,便于读者清晰地、系统地学习中药、方剂、中成药的基础知识,以亟达到"医药圆融,合理用药"的学习目的。

第一章　解表药

【含义】以**发散表邪**为主要功效,主治**外感表证**的药物,称解表药。

【分类】解表药分为发散风寒药和发散风热药两类。

【药性功效】本类药能外散表邪,治疗表证,故一般有**辛味**,归**肺、膀胱经**,并具有升浮之性。

分类	性味	功能	主治
发散风寒药	多辛温	**发散风寒,发汗力强**	**外感风寒表证**,兼治风寒湿痹、咳喘、水肿等
发散风热药	多辛凉	**疏散风热**,发汗力虽较缓和,但长于**透解表热**	**外感风热表证**,兼治风热咳嗽、麻疹不透、目赤多泪等

【适用范围】本类药主要适用于外感表证,症见恶寒,发热,脉浮者。

第一节　发散风寒药

【主要药物口诀】

麻黄桂枝紫苏叶,生姜香薷荆芥防。

羌活藁本和细辛,白芷辛夷苍耳子。

∽ 麻黄 ∽

【性味功效口诀】

神农本草记麻黄,辛温峻汗解表良。

喘平当需宣肺气,消肿连翘赤豆汤。

【功能主治与临床应用】

功效	主治	临床应用	配伍
发汗解表	风寒感冒	**发汗力强**,为**发汗解表之要药**,多用于**外感风寒表实证**	常与**桂枝**相须为用,以增强发汗散寒解表之力
宣肺平喘	胸闷咳喘	宣肺平喘力强,是治**肺气壅遏所致咳嗽**的要药	配伍**苦杏仁**,善宣肺降气而平喘止咳
利水消肿	风水浮肿	适用于**水肿**兼有表证者	配伍**生姜**、**白术**等,发汗解表、利水退肿疗效更佳

【**药性**】辛、微苦,温。归肺、膀胱经。

【**用法用量**】煎服,2~10g(为成人一日常用剂量,下同)。发汗解表多生用,平喘止咳多蜜炙用。多用于表证已解,气喘咳嗽;捣绒后作用较为缓和,小儿、老人及体虚者宜用麻黄绒。

【**使用注意**】本品发汗宣肺力强,凡表虚自汗、阴虚盗汗及肺肾虚喘者均当慎用。又本品对中枢神经系统有明显兴奋作用,并可使血压上升,故失眠及高血压患者慎用,运动员慎用。

小青龙汤

【**方药组成口诀**】

> 解表蠲饮小青龙,麻桂姜辛夏草从。
>
> 芍药五味敛气阴,表寒内饮最有功。

【**组成**】麻黄去节,一两　白芍三两　细辛三两　干姜三两　甘草炙,三两　桂枝去皮,三两　五味子半升　半夏洗,半升

【**方解**】

君	麻黄	药性辛温,开宣肺气以解喘咳之证	二者相须为君,发汗解表	
	桂枝	药性辛温,化气行水以利内饮之化		

续表

臣	干姜	行温肺化饮之功	协麻黄、桂枝解表祛邪	八味相伍,辛散与酸收和配,散中有收;温化与敛肺和伍,开中有阖;解表与化饮同施,表里双解
	细辛			
佐	半夏	辛苦而温,燥湿化痰,和胃降逆		
	五味子	敛肺止咳	二药与辛散之品相配,既令散中有收,以利肺气开阖,增强止咳平喘之功,又可防诸辛散温燥之药耗气伤津之虞	
	白芍	和营养血		
使	甘草	益气和中	调和辛散酸收之性	

【功能主治】本方为治疗外感风寒、寒饮内停而致喘咳之常用方。以恶寒发热,无汗,喘咳,痰多而稀,舌苔白滑,脉浮为辨证要点。

【临证加减】临证中见外寒内饮之证而以外寒为主者,重用麻、桂为君;若内饮为主,则宜重用干姜、细辛为君,可减桂枝、白芍、甘草,增入射干、款冬花、紫菀等药祛痰肃肺;二者俱重,则麻黄、干姜共为君药。

【临床常用中成药】

小青龙胶囊(合剂、颗粒、口服液)

解表化饮,止咳平喘。用于风寒水饮,恶寒发热,无汗、喘咳痰稀。

1. 小青龙胶囊　胶囊剂,一次 2~4 粒,一日 3 次。

2. 小青龙合剂　合剂,一次 10~20ml,一日 3 次,用时摇匀。

3. 小青龙颗粒　颗粒剂,开水冲化,无蔗糖者一次 6g,含蔗糖者一次 13g,一日 3 次。

4. 小青龙口服液　口服液剂,一次 10ml,一日 3 次。

【选方要点】恶寒发热,无汗而喘,脉浮紧。

【使用注意】

1. 本方是辛温发汗峻剂,中病即止,不可过服。

2. 忌烟、酒及辛辣、生冷、油腻食物。

3. 不宜在服药期间同时服用。

4. 内热咳喘及虚喘者不适用。

5. 年老体弱者或婴幼儿应选用麻黄绒。

∽ 桂枝 ∽

【性味功效口诀】

桂枝春发岭南苗,发汗解肌营卫调。

温经通脉暖四末,助阳化气水饮消。

【功能主治与临床应用】

功效	主治	临床应用	配伍
发汗解肌	风寒感冒	对**外感风寒,不论表实无汗、表虚有汗还是阳虚受寒者**皆宜	配伍**白芍**,共奏调和营卫、发汗解肌之功,治风寒表虚有汗;配伍**麻黄、附子、细辛**,发散风寒、温助阳气
温通经脉	脘腹冷痛、经闭痛经、关节痹痛等寒凝血滞诸痛证	辛散温通,可**温通经脉、散寒止痛**。用于**寒凝血滞诸证**	配伍**枳实、薤白**,用于胸阳不振,心脉瘀阻,胸痹心痛;配伍**附子**,用于风寒湿痹,关节疼痛;配伍**当归、吴茱萸**,用于经寒瘀滞,经闭,痛经
助阳化气	痰饮,水肿	本品甘温,可**温扶脾阳**以助水运,又可**温肾阳、逐寒邪**以助膀胱气化	配伍**茯苓、白术**,用于脾阳不运,水湿内停所致的痰饮眩晕、心悸、咳嗽者;配伍**茯苓、猪苓、泽泻**,用于膀胱气化不行,水肿、小便不利之蓄水证
平冲降逆	心悸,奔豚	助心阳,**通血脉,止悸动**	配伍**甘草、人参、麦冬**,用于心阳不振,不能宣通血脉所致的心悸动、脉结代

【**药性**】辛、甘、温。归心、肺、膀胱经。

【**用法用量**】煎服,3~10g。桂枝古方用老枝,去粗皮;今用嫩枝,不用去皮。

【使用注意】本品辛温助热,易伤阴动血,故外感热病、血热妄行、阴虚火旺者均当忌服,孕妇及月经过多者慎用。

桂枝汤

【方药组成口诀】

　　　　桂枝汤治太阳风,芍药甘草姜枣同。

　　　　解肌发表调营卫,表虚自汗服之宜。

【组成】桂枝去皮,三两　芍药三两　甘草炙,二两　生姜切,三两　大枣擘,十二枚

【方解】

君	桂枝	辛温,助卫阳,通经络,解肌发表而祛在表之风寒	桂枝、芍药等量配伍,既营卫同治,邪正兼顾,相辅相成;又散中有收,汗中寓补,相反相成	诸药合用,发中有补,散中有收,邪正兼顾,既调和营卫,又调和阴阳
臣	芍药	益阴敛营,敛固外泄之营阴		
佐	生姜	辛温发散,助桂枝散表邪,兼和胃止呕	姜枣相合,补脾和胃,化气生津,益营助卫	
	大枣	甘平滋润,助芍药益阴和营,兼健脾益气		
使	甘草	宜蜜炙,调和药性	合桂枝辛甘化阳以实卫,合芍药酸甘化阴以益营	

【功能主治】解肌发表,调和营卫。主治外感风寒表虚证,症见恶风发热,汗出头痛,鼻鸣干呕,苔白不渴,脉浮缓或浮弱。

【临证加减】若兼有喘咳,可加厚朴、苦杏仁以下气平喘;若兼见腹满而大便干者,可倍芍药,加大黄以通便除满,共奏表里双解之效。

【临床常用中成药】

桂枝合剂（颗粒）

解肌发表,调和营卫。用于外感风邪,头痛发热,鼻塞干呕,汗出恶风。

1. 桂枝合剂　合剂,一次 10~15ml,一日 3 次,摇匀后服。
2. 桂枝颗粒　颗粒剂,一次 5g,一日 3 次,开水冲服。

【选方要点】发热,恶风,汗出,舌淡红苔白,脉浮缓。

【使用注意】

1. 桂枝与白芍的用量比例为 1：1,两药用药量可根据病情需要适当加减,但用量比例不能变。配伍目的为解肌发表,敛阴和营,散收并用,调和营卫。

2. 本方主治证为风寒表虚证,不宜发汗太过;服药后不宜食用生冷、油腻食物及饮酒等。

3. 孕妇禁用;表实无汗或温病发热、口渴者禁服。

∽ 紫苏叶 ∽

【性味功效口诀】

紫苏辛温散表寒,宽中行气脾胃痉。

鱼蟹诸毒都能解,身怀六甲把胎安。

【功能主治与临床应用】

功效	主治	临床应用	配伍
解表散寒	风寒感冒	辛散性温,用于**风寒表证**而兼气滞胸闷,恶心呕逆或咳嗽痰多	常配伍**前胡、苦杏仁、桔梗**等
行气宽中	脾胃气滞,妊娠呕吐	用于脾胃气滞所致的胸闷不舒、恶心呕吐;胎气上逆、**妊娠恶阻、胎动不安证**	常与砂仁、陈皮同用
解鱼蟹毒	鱼蟹中毒所致腹痛呕吐	**食鱼蟹中毒**而致腹痛吐泻者	配伍生姜、陈皮、广藿香,以增强温胃止呕之功

【药性】辛,温。归肺、脾、胃经。

【用法用量】煎服,5~10g。发散风寒宜用紫苏叶,行气宽中宜用紫苏梗。

【使用注意】

1. 本品辛散耗气,气虚或表虚者不宜用。

2. 本品发汗解表散寒之力缓和,轻证可以单用,重证须与其他发散风寒药合用。

参苏饮

【方药组成口诀】

参苏饮内用陈皮,枳壳前胡半夏宜。

干葛木香甘桔茯,内伤外感此方推。

【组成】人参_{三分} 紫苏叶_{三分} 干葛_{洗,三分} 半夏_{汤洗七次,姜汁制,炒} 前胡_{去苗,三分} 茯苓_{去皮,三分} 枳壳_{去瓤,麸炒} 桔梗_{去芦,半两} 木香_{半两} 陈皮_{去白,半两} 甘草_{炙,半两}

【方解】

君	紫苏叶	辛温,归肺、脾经,功擅发散表邪,又能宣肺止咳,行气宽中	紫苏叶、葛根得人参相助,则无发散伤正之虞,大有启门驱贼之势	诸药合用,散补同用,燥行合法,散不伤正,补不留邪,气顺痰消
臣	葛根	解肌发汗		
	人参	益气扶正,以助祛邪		
佐	半夏	燥湿化痰	三药同用,止咳化痰,宣降肺气	
	前胡	降气化痰		
	桔梗	宣肺、祛痰、利咽		
	木香	醒脾畅中	三药同用,理气宽胸,醒脾畅中	
	枳壳	理气宽中,行滞消胀		
	陈皮	主理脾肺之气,长于理气调中、燥湿化痰		

续表

佐	茯苓	健脾渗湿以助消痰	化痰与理气兼顾,既寓"治痰先治气"之意,又使升降复常,有助于表邪之宣散、肺气之开阖	
佐使	甘草	宜蜜炙,补气安中,兼和诸药		

【功能主治】益气解表,理气化痰。主治气虚外感风寒,内有痰湿证。恶寒发热,无汗,头痛,鼻塞,咳嗽痰白,胸脘满闷,倦怠无力,气短懒言,苔白脉弱。

【临床常用中成药】

参苏丸(胶囊、片、口服液)

益气解表,疏风散寒,祛痰止咳。用于身体虚弱,感受风寒所致的感冒。

1. 参苏丸　丸剂,一次6~9g,一日2~3次。

2. 参苏胶囊　胶囊剂,一次4粒,一日2次。

3. 参苏片　片剂,一次3~5片,一日2~3次。

4. 参苏口服液　口服液剂,一次10ml,一日3次。

【选方要点】咳嗽痰白,胸脘满闷,倦怠无力,气短懒言,苔白脉弱。

【使用注意】

1. 风热感冒者及孕妇慎用。

2. 服药期间忌烟酒及辛辣、生冷、油腻食物。

生姜

【性味功效口诀】

生姜本是寻常物,散寒温中效却殊。

止呕消痰开胃气,除却半夏南星毒。

【功能主治与临床应用】

功效	主治	临床应用	配伍
解表散寒	风寒感冒	**外感风寒**,恶寒发热,头痛鼻塞等	多作为辅助之品,配伍**桂枝、羌活**
温中止呕	脾胃寒证、胃寒呕吐	**胃寒呕吐证**	配伍**半夏**,治痰饮呕吐;配伍**竹茹、枇杷叶、黄连**,治胃热呕吐
化痰止咳	寒痰咳嗽	风寒客肺、咳嗽痰多证	常配伍其他散寒止咳药**紫苏叶、苦杏仁、紫菀、陈皮**等同用,以加强疗效
解鱼蟹毒	鱼蟹中毒	**解鱼蟹毒及半夏、天南星的毒性**	配伍**紫苏叶**

【药性】辛,微温。归肺、脾、胃经。

【用法用量】煎服,3~10g,或捣汁服。杀生半夏、生南星之毒。

【使用注意】本品伤阴助火,故阴虚火旺及疮疡热毒之证忌用。

荆芥

【性味功效口诀】

　　　　荆芥祛风能解表,透疹消疮痒能疗。

　　　　性平止血疗吐衄,此效为炭药须炮。

【功能主治与临床应用】

功效	主治	临床应用	配伍
解表散风	外感表证	**感冒,头痛**。本品微温不烈,药性平和,为发散风寒药中药性最为平和之品,针对外感表证,无论风寒、风热或寒热不明显者,均可广泛使用	治疗风寒表证,症见恶寒发热、头痛、无汗者,常配伍**防风、羌活**;治风热表证,症见发热头痛、咽喉肿痛或目赤者,常配伍**薄荷、连翘、金银花**

续表

功效	主治	临床应用	配伍
透疹消疮	麻疹不透,风疹瘙痒,疮疡初起兼有表证	治麻疹透发不畅,以及风疹瘙痒等	常与**蝉蜕、牛蒡子、薄荷、银花**等配伍,以达宣散透疹、祛风止痒之效
止血	吐衄下血	**衄血,吐血,便血,崩漏**等证 炒炭有止血之功,可用于各种出血证	配伍**槐花、柏叶、枳壳**,可治便血;配伍**小蓟、地黄、藕节、滑石、通草、蒲黄**等,配伍**阿胶、艾叶、甘草**等,可治崩漏下血

【药性】辛,微温。归肺、肝经。

【用法用量】煎服,5~10g,不宜久煎。荆芥穗发汗之力大于荆芥;无汗生用,有汗炒用,止血炒炭用。

【使用注意】

1. 药性和缓,为辛温解表药中药性最为平和之品。

2. 对于外感表证,无论风寒、风热或寒热不明显者,均可广泛使用。

止嗽散

【方药组成口诀】

止嗽散中用白前,陈皮桔梗草荆添。

紫菀百部同蒸用,感冒咳嗽此方先。

【组成】桔梗_{炒,二斤} 荆芥_{二斤} 紫菀_{蒸,二斤} 百部_{蒸,二斤} 白前_{蒸,二斤} 甘草_{炒,十二两} 陈皮_{水洗,去白,一斤}

【方解】

君	紫菀	化痰止咳	功擅化痰止咳,新久咳嗽皆宜,共用为君	
	百部	化痰止咳润肺止咳		

续表

臣	桔梗	善于宣肺止咳	两药相伍,一宣一降,以复肺气之宣降,与君药合用则止咳化痰之力尤佳,共为臣药	诸药配伍,肺气得宜,外邪得散,则咳痰咽痒得瘥
	白前	长于降气化痰		
佐	荆芥	疏风解表,以祛未尽之余邪		
	陈皮	理气化痰		
佐使	甘草	利咽止咳	甘草合桔梗以利咽止咳,兼能调和诸药,司佐使之职	

【功能主治】宣利肺气,疏风止咳。主治风邪犯肺之咳嗽。咳嗽咽痒,咯痰不爽,或微恶风发热,舌苔薄白,脉浮缓。

【临床常用中成药】

宣肺止嗽合剂

疏风宣肺,止咳化痰。用于咳嗽属风邪犯肺证,症见咳嗽、咽痒、鼻塞流涕、恶寒发热、咯痰。

宣肺止嗽合剂,一次 20ml,一日 3 次。

【选方要点】咳嗽咽痒,咯痰不爽,或微恶风发热,舌苔薄白,脉浮缓。

【使用注意】

1. 忌烟酒及辛辣、生冷、油腻食物。

2. 不宜在服药期间同时服用滋补性中药。

3. 本品不宜长期服用。运动员慎用。

❧ 防风 ❧

【性味功效口诀】

此物祛风解表能,本草乃予防风名。

胜湿止痛行着痹,更兼止痒止痉功。

【功能主治与临床应用】

功效	主治	临床应用	配伍
祛风解表	外感表证,风疹瘙痒	**感冒头痛**,本品甘缓微温不峻,功善**祛风胜湿而发表**,为**治风通用药**	配伍**荆芥**,相须为用,用于**风热表证**
胜湿止痛	风湿痹痛	**风寒湿痹、肢节疼痛、筋脉拘挛**	配伍**羌活、当归**等,用治风寒湿痹,肢节疼痛
止痉	破伤风	本品在外可辛散外风,又能息内风以止痉,故多用于**破伤风**	配伍**天麻、天南星、白附子**等,祛风解痉,用治破伤风

【药性】辛、甘,微温。归膀胱、肝、脾经。

【用法用量】煎服,5~10g。发表宜生用,止血炒炭用。

【使用注意】

1. 阴虚火旺、无风寒湿邪者不宜服。

2. 祛风要药,内风、外风均可治疗。

防风通圣散

【方药组成口诀】

防风通圣大黄硝,荆芥麻黄栀芍翘。

甘桔芎归膏滑石,薄荷芩术力偏饶。

表里交攻阳热盛,外疡疮毒总能消。

【组成】防风半两　川芎半两　当归半两　芍药半两　大黄半两　薄荷叶半两　麻黄半两　连翘半两　芒硝半两　石膏一两　黄芩一两　桔梗一两　滑石三两　甘草二两　荆芥一分　白术一分　栀子一分

【方解】

君	麻黄	宜生用,取其辛散微苦温通,善发汗解表、宣散肺气之功	四药合用,既能使外邪从汗而解,又能散风止痒	

续表

君	荆芥穗	宜生用,取其辛香微温,善散风解表、止痒之功	四药合用,既能使外邪从汗而解,又能散风止痒	诸药合用,汗下与清利共施,共奏解表通里、清热解毒之功,故善治外寒内热、表里俱实之证而见上述证候者
	防风	宜生用,取其辛散微温,甘缓不峻,善祛风解表胜湿之功		
	薄荷	宜生用,取其辛凉芳香,善疏风解表、清利头目与咽喉之功		
臣	大黄	宜生用,取其苦寒泄降,善泻下攻积、泻火解毒	四药合用,既清热泻火,使里热从内而解,又通利二便,使里热从二便分消	
	芒硝	宜生用,取其咸软寒清降泄,善泻热通便		
	滑石	宜生用,取其甘寒清利,善利水渗湿、清解暑热		
	栀子	宜生用,取其苦寒清降泄利,善清热泻火利湿		
	石膏	宜生用,取其辛甘大寒,清泄透解,善清热泻火	四药合用,善清热泻火、解毒散结,兼助君药透散表邪	
	黄芩	宜生用,取其苦寒清泄,善清热燥湿、泻火解毒		
	连翘	宜生用,取其苦寒清解,善清热解毒、疏散风热,兼散结利尿		
	桔梗	宜生用,取其辛散苦泄,善开宣肺气、利咽		
佐	当归	宜生用,取其甘温补润,辛温行散,善补血活血	四药合用,既养血活血、健脾和中,又祛风除湿。与君臣药同用,则发汗而不伤正,清下而不伤里,从而达到疏风解表、泻热通便之效	
	白芍	宜生用,取其酸甘微寒,善养血敛阴,兼能散血之功		
	川芎	宜生用,取其辛温行散,能活血行气、祛风止痛之功		
	白术	宜麸炒,取其甘温苦燥,善健脾燥湿之功		
使	甘草	宜生用,其性甘平,取其清热解毒并调和诸药之功	配伍桔梗能清热解毒利咽	

【功能主治】解表通里,清热解毒。主治外寒内热,表里俱实,恶寒壮热,头痛咽干,小便短赤,大便秘结,瘰疬初起,风疹湿疮。

【临床常用中成药】

防风通圣丸

解表通里,清热解毒。外寒内热,表里俱实,恶寒壮热,头痛咽干,小便短赤,大便秘结,瘰疬初起,风疹湿疮。

防风通圣丸,丸剂,水丸一次 6g,一日 2 次;浓缩丸一次 8 丸,一日 2 次。

【选方要点】外寒内热,表里俱实,憎寒壮热、口苦咽干、二便秘涩、苔黄、脉浮数。

【使用注意】

1. 孕妇及虚寒证者慎用。

2. 服药期间,忌烟酒及辛辣、生冷、油腻食物。

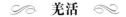

羌活

【性味功效口诀】

羌活其物状若蚕,解表散寒太阳端。

疗痹祛风胜湿药,能解肢节疼痛难。

【功能主治与临床应用】

功效	主治	临床应用	配伍
解表散寒	风寒感冒	辛温苦燥,升浮发散之力强,尤善发散太阳经风寒湿邪,故善治太阳头痛和风寒感冒夹湿肢体酸痛者	配伍防风、细辛、白芷,治疗外感风寒夹湿证
祛风胜湿	风寒湿痹	上半身疼痛	配伍防风、姜黄、当归,善治上半身疼痛
止痛	善于治疗腰以上的风湿痹痛	主散肌表游风及寒湿而通利关节止痛,作用偏上偏表,常用于上半身风湿痹痛	若风寒、风湿所致的头风痛,可与川芎、白芷、藁本等药配伍

【药性】辛、苦,温。归膀胱、肾经。

【用法用量】煎服,3~10g。

【使用注意】

1. 本品辛香温燥之性较烈,故阴血亏虚者慎用。

2. 用量过多,易致呕吐,脾胃虚弱者不宜服。

九味羌活汤

【方药组成口诀】

九味羌活用防风,细辛苍芷与川芎。

黄芩地黄同甘草,三阳解表益姜葱。

【组成】羌活一两半 防风一两半 苍术一两半 细辛五分 川芎一两
香白芷一两 生地黄一两 黄芩一两 甘草一两

【方解】

君	羌活	宜生用,辛温苦燥,上行发散,善除在表之风寒湿邪而解表通痹止痛		诸药合用,发中有补,散中有收,邪正兼顾,既调和营卫,又调和阴阳
臣	防风	宜生用,辛甘微温发散,善祛风发表、胜湿止痛	二药同用,既助君药散风寒湿解表之力,又通痹止痛	
	苍术	宜生用,辛散苦燥温化,善祛风湿、解表		
佐	细辛	辛温走窜,善祛风散寒、通窍止痛	五药同用,既助君臣药散风寒湿而通痹止痛,又清热生津而除口苦、口渴,并防辛温苦燥伤津	
	川芎	辛温行散,善祛风活血止痛		
	白芷	辛香温燥发散,善散风寒发表、通窍止痛		
	黄芩	苦寒清泄而燥,善清热燥湿		
	地黄	甘苦而寒,善清热凉血、滋阴生津		
使	甘草	宜蜜炙,调和药性		

【功能主治】发汗祛湿,兼清里热。主治外感风寒湿邪,内有蕴热证。恶寒发热,无汗,头痛项强,肢体酸楚疼痛,口苦微渴,舌苔白或微黄,脉浮。

【临床常用中成药】

九味羌活丸(颗粒、口服液)

疏风解表,散寒除湿。用于外感风寒夹湿所致的感冒,症见恶寒、发热、无汗、头重而痛、肢体酸痛。

1. 九味羌活丸　水丸剂,姜葱汤或温开水送服,一次3~4.5g,一日2~3次。

2. 九味羌活颗粒　颗粒剂,姜葱汤或温开水冲服,一次15g,一日2~3次。

3. 九味羌活口服液　口服液剂,一次20ml,一日2~3次。

【选方要点】恶寒发热,无汗,舌苔白或微黄,脉浮。

【使用注意】

1. 本药有伤阴劫液之弊,故风热表证和里热亢盛以及阴虚内热者不宜使用。

2. 不宜在服药期间同时服用滋补性中药,忌食辛辣、生冷、油腻食物。

❧ 细辛 ❧

【性味功效口诀】

细辛解表能散寒,温肺化饮本领强。

祛风止痛通鼻窍,有毒须慎不过钱。

【功能主治与临床应用】

功效	主治	临床应用	配伍
解表散寒	风寒感冒	尤宜**鼻塞、头痛、肢体疼痛**较甚者及**阳虚感冒**	配伍羌活、**防风、白芷**,宜于外感风寒,头身疼痛较甚者;配伍**麻黄、附子**,用治阳虚外感,恶寒发热、无汗、脉反沉者

续表

功效	主治	临床应用	配伍
祛风止痛	头痛、牙痛、风湿痹痛	善祛风散寒、通窍止痛,为治**寒湿头痛、鼻塞、头痛**之良品	配伍**独活、川芎**,治疗少阴头痛,足寒气逆,脉沉细者
通窍	鼻渊	**通窍**,治疗鼻塞流涕,鼻衄,鼻渊	配伍**辛夷、白芷、苍耳子**
温肺化饮	肺寒咳喘	温散肺寒、化痰饮,为治**寒饮伏肺**之要药	配伍**麻黄、桂枝、干姜**,治疗外感风寒,水饮内停

【药性】辛,温。有小毒。归心、肺、肾经。

【用法用量】

1. 煎服,1~3g。

2. 研末,每次 0.5~1g。

3. 外用适量。

【使用注意】

1. 古有单用细辛研末服用不可过一钱之说,过多则令人闷塞不通致死,故用时宜慎。

2. 反藜芦。

3. 本品能耗散正气,伤阴助火,故凡气虚多汗、阴虚火旺、血虚内热,以及干咳无痰之证,均应忌用。

独活寄生汤

【方药组成口诀】

　　独活寄生艽防辛,芎归地芍桂苓均。

　　杜仲牛膝人参草,冷风顽痹屈能伸。

【组成】独活三两　桑寄生　杜仲　牛膝　细辛　秦艽　茯苓　肉桂心　防风　川芎　人参　甘草　当归　芍药　干地黄各二两

【方解】

君	独活	辛苦微温,善治伏风,长于祛下焦风寒湿邪而除痹痛		诸药合用,辛温行散则风寒湿邪俱除,甘温滋柔则肝肾强健,气血充盛,如此邪正兼顾,诸症自缓
臣	细辛	发散阴经风寒,搜剔筋骨风湿	助君药祛风胜湿,宣痹止痛,共为臣药	
	防风	祛风胜湿,活络舒筋		
	秦艽	祛风胜湿,活络舒筋		
	肉桂	温里祛寒,通行血脉		
佐	桑寄生	补肝肾,祛风湿,壮筋骨		
	牛膝	补肝肾,祛风湿,壮筋骨		
	杜仲	补肝肾,祛风湿,壮筋骨		
	当归	养血活血	寓"治风先治血,血行风自灭"之意	
	芍药	养血活血		
	地黄	养血活血		
	川芎	养血活血		
	人参	补气健脾		
	茯苓	补气健脾		
佐使	甘草	调和诸药		

【功能主治】痹证日久,肝肾两虚,气血不足证。腰膝疼痛,肢节屈伸不利,或麻木不仁,畏寒喜温,心悸气短,舌淡苔白,脉细弱。

【临床常用中成药】

独活寄生丸(合剂、颗粒)

养血舒筋,祛风除湿。用于风寒湿痹,腰膝冷痛,屈伸不利。

1. 独活寄生丸 丸剂,一次 6g,一日 2 次。

2. 独活寄生合剂　合剂，一次 15~20ml，一日 3 次；用时摇匀。

3. 独活寄生颗粒　颗粒剂，一次 1 袋，一日 3 次。

【选方要点】腰膝疼痛，肢节屈伸不利，或麻木不仁，畏寒喜温，心悸气短，舌淡苔白，脉细弱。

【使用注意】孕妇及严重心、肝、肾功能损害者慎用。

∽ 白芷 ∽

【性味功效口诀】

白芷解表散寒灵，祛风止痛发痈脓。

燥湿止带妇人病，功在阳明鼻窍通。

【功能主治与临床应用】

功效	主治	临床应用	配伍
解表散寒	风寒感冒	**外感风寒，头身疼痛、鼻塞流涕**等	配伍**防风、羌活、川芎**，治疗风寒感冒
祛风止痛	头痛、眉棱骨痛、牙痛、风湿痹痛	长于止痛，且善入足阳明胃经，故**阳明头痛，眉棱骨痛，鼻渊头痛，牙痛**常用	配伍**防风、细辛、川芎**，用于外感风寒头痛者；配伍**薄荷、菊花、蔓荆子**，用于外感风热者
宣通鼻窍	鼻衄，鼻渊，鼻塞流涕	辛散温燥，芳香通窍，外散风寒而解表，**上通鼻窍而止痛**	配伍**苍耳子、辛夷**等
燥湿止带	带下证	用于**湿热带下或寒湿下注**，白带过多者	配伍**车前子、黄柏**，用于湿热下注，带下黄赤者；配伍**鹿角霜、白术、山药**，用于寒湿下注，白带过多者
消肿排脓	疮疡肿痛	辛温发散，可散结消肿止痛	配伍**金银花、当归、穿山甲**，治疗疮疡初起，红肿热痛；配伍人参、**黄芪、当归**，治疗脓成难溃

【药性】辛，温。归肺、胃、大肠经。

【用法用量】煎服，3~10g。外用适量，研末敷。

【使用注意】

1. 本品辛散温燥，能耗血散气，阴虚血热者忌服。

2. 痈疽溃后宜渐减去。

川芎茶调散

【方药组成口诀】

川芎茶调散荆防，辛芷薄荷甘草羌。

目昏鼻塞风攻上，偏正头痛悉能康。

【组成】薄荷叶_{不见火，八两}　川芎_{四两}　荆芥_{去梗，四两}　细辛_{去芦，一两}　防风_{去芦，一两半}　白芷_{二两}　羌活_{二两}　甘草_{爁，二两}

【方解】

君	川芎	为"诸经头痛之要药"，善于祛风活血而止头痛，长于治少阳、厥阴经头痛（头顶或两侧痛）	君臣相合，疏散上部风邪而止头痛	诸药合用，共奏疏风止痛之效
臣	薄荷叶	清利头目，消散上部风热		
	荆芥	轻而上行，疏风止痛，并能清利头目		
佐	羌活	疏风止痛，长于治太阳经头痛（后脑牵连项痛）	各药协助君、臣以增强疏风止痛之效	
	白芷	疏风止痛，长于治阳明经头痛（前额及眉心痛）		
	细辛	散寒止痛，并长于治少阴经头痛		
	防风	辛散上部风邪		
	茶叶	用时以茶清调下，苦凉而降，既可上清头目，又能制约风药的过于温燥与升散，寓降于升		
佐使	甘草	益气和中	调和诸药	

【功能主治】疏风止痛。主治外感风邪头痛，或偏或正，或颠顶作痛，作止无时，或见恶寒发热，目眩鼻塞，舌苔薄白，脉浮者。

【临床常用中成药】

川芎茶调颗粒（散、丸、片、口服液、滴丸）

疏风止痛。用于风邪头痛,或有恶寒,发热,鼻塞。

1. 川芎茶调颗粒 颗粒剂,一次 1 袋,一日 2 次。

2. 川芎茶调散 散剂,一次 3~6g,一日 2 次。

3. 川芎茶调丸 丸剂,水丸一次 3~6g,一日 2 次;浓缩丸一次 8 丸,一日 3 次。

4. 川芎茶调片 片剂,一次 4~6 片,一日 3 次。

5. 川芎茶调口服液 口服液剂,一次 10ml,一日 3 次。

6. 川芎茶调滴丸 滴丸剂,一次 1 袋,一日 3 次。

【选方要点】外感风邪头痛,作休无时,或见恶寒发热,目眩鼻塞,舌苔薄白,脉浮。

【使用注意】

1. 孕妇慎服,儿童、哺乳期妇女、年老体弱者应在医师指导下服用。

2. 久痛气虚、血虚,或因肝肾不足,阳气亢盛之头痛不宜应用。

❧ 香薷 ❧

【性味功效口诀】

夏月麻黄是香薷,解表功强自不俗。

化湿和胃同中异,水气能消肿能除。

【功能主治与临床应用】

功效	主治	临床应用	配伍
发汗解表	外感风寒,内伤暑湿,恶寒发热,头痛无汗,腹痛吐泻,咳嗽气喘	夏季乘凉饮冷、阳气被阴邪所遏制之**阴暑证**	配伍**厚朴、扁豆**,用于风寒感冒而兼脾胃湿困者
化湿和中			
利水消肿	水肿,小便不利,脚气浮肿	宣肺气启上源,通畅水道,以利水消肿,多用于**水肿而有表证者**	配伍**白术、茯苓**,增强健脾利水之功

【药性】辛,微温。归肺、胃、脾经。

【用法用量】煎服,3~10g。

【使用注意】

1. 用于发表,量不宜过大,且不宜久煎。

2. 用于利水消肿,量宜稍大,且须浓煎。

3. 本品辛温发汗之力较强,表虚有汗及暑热证当忌用。

香薷散

【方药组成口诀】

三物香薷豆朴先,散寒化湿功效兼。

若益银翘豆易花,新加香薷祛暑煎。

【组成】香薷去土,一斤　　白扁豆微炒,半斤　　厚朴去粗皮,姜汁炙熟,半斤

【方解】

君	香薷	辛温芳香,解表散寒,祛暑化湿,以祛在表之寒湿,是夏月祛暑解表要药	辛温芳香以解表,苦温燥化以和中	三药合用,共奏祛暑解表,化湿和中之效
臣	厚朴	辛香温燥,行气化湿而解胸闷		
佐	白扁豆	甘淡性平,健脾和中,兼能渗湿解暑为佐药		
使	酒	入酒少许同煎,意在温通经脉,助药力畅达周身		

【功能主治】祛暑解表,化湿和中。主治阴暑。恶寒发热,头重身痛,无汗,腹痛吐泻,胸脘痞闷,舌苔白腻,脉浮。

【临床常用中成药】

暑湿感冒颗粒

清暑祛湿,芳香化浊。用于暑湿感冒,症见胸闷呕吐,腹泻便溏,发热,汗出不畅。

暑湿感冒颗粒　颗粒剂,一次 1 袋,一日 3 次,小儿酌减。

【选方要点】恶寒发热,头重身痛,无汗,舌苔白腻,脉浮。

【使用注意】

1. 服药期间忌服滋补性中药,饮食宜清淡,以免助热生湿。

2. 孕妇慎用。

3. 若表虚有汗或中暑发热汗出,心烦口渴者不宜使用。

∽ 藁本 ∾

【性味功效口诀】

藁本擅疗颠顶痛,药有发表散寒功。

风寒湿气杂成痹,此药除湿亦祛风。

【功能主治与临床应用】

功效	主治	临床应用	配伍
祛风散寒	风寒感冒,颠顶疼痛	风寒表证,颠顶疼痛	与羌活、苍术、川芎等祛风湿、止痛药同用,常用治太阳风寒,循经上犯,症见头痛、鼻塞、颠顶痛甚者;配伍羌活、独活、防风等,以祛风散寒、除湿止痛
除湿止痛	风寒湿痹	风寒湿痹	配伍羌活、防风、苍术,治疗风湿相搏,一身尽痛

【药性】辛,温。归膀胱经。

【用法用量】煎服,3~10g。外用适量,煎汤洗或研末敷。

【使用注意】本品辛温香燥,凡阴血亏虚、肝阳上亢、火热内盛之头痛者忌服。

羌活胜湿汤

【方药组成口诀】

羌活胜湿羌独芎,甘蔓藁本与防风。

湿气在表头腰重,发汗升阳有奇功。

【组成】羌活_一钱_　独活_一钱_　藁本_五分_　防风_五分_　甘草_炙,五分_
蔓荆子_三分_　川芎_二分_

【方解】

君	羌活	善祛上部风湿	合而用之,则发散一身上下风湿之邪,通利关节而止痹痛	独取辛温行散之法,量小轻扬微汗蠲痹
	独活	善祛下部风湿		
臣	防风	散风胜湿而治一身之痛	共助君药散邪通痹止痛之力	
	川芎	上行头目,旁通络脉,既可疏散周身风邪,又能活血行气而止头身之痛		
佐	藁本	疏散太阳经之风寒湿邪,且善达颠顶而止头痛	防风、藁本祛风除湿,发汗止痛;蔓荆子治头风疼痛	
	蔓荆子	亦轻浮,上行,主散头面之邪,并可清利头目		
佐使	甘草	宜蜜炙,缓诸药辛散之性,并调和诸药		

【功能主治】祛风胜湿止痛。主治风湿在表之痹证。肩背痛不可回顾,头痛身重,或腰脊疼痛,难以转侧,苔白,脉浮。

【临证加减】若湿邪较重,肢体酸楚甚者,可加苍术、细辛以助祛湿通络;郁久化热者,宜加黄芩、黄柏、知母等清里热。

【临床常用中成药】

强力天麻杜仲丸(胶囊)

散风活血,舒筋止痛。用于中风引起的筋脉掣痛,肢体麻木,行走不便,腰腿酸痛,头痛头昏等。

1. 强力天麻杜仲丸　丸剂,一次 12 丸,一日 2~3 次。
2. 强力天麻杜仲胶囊　胶囊剂,一次 2~3 粒,一日 2 次。

【选方要点】头痛身重,肩背痛,难以转侧,苔白,脉浮。

【使用注意】

1. 风湿热及素体阴虚者应慎用。

2. 孕妇慎用。

∽ 苍耳子 ∽

【性味功效口诀】

苍耳遍地莫需寻,通窍疗渊却如神。

祛风散寒能解表,痹痛能除炒用真。

【功能主治与临床应用】

功效	主治	临床应用	配伍
散风寒	头痛鼻塞,风寒感冒	用治**外感风寒,恶寒发热,头身疼痛,鼻塞流涕**者	配伍**白芷、辛夷**,用于鼻渊头痛,不闻香臭,时流浊涕等证
通鼻窍	鼻渊,鼻衄,鼻塞流涕	治**鼻渊**之良药	配伍**防风、白芷、藁本**,用于风寒头痛
祛风湿	湿痹拘挛	用治**风湿痹症,关节疼痛,四肢拘挛**	配伍**威灵仙、川芎、苍术**,用于风湿痹痛、四肢拘挛
止痛	风疹瘙痒,湿疹	**止痒**,治风湿、疮疹瘙痒	配伍**刺蒺藜、地肤子、白鲜皮**,用于风疹湿疹

【药性】辛、苦,温。有毒。归肺经。

【用法用量】煎服,3~10g。

【使用注意】

1. 本品辛温有毒,过量服用易致中毒,引起呕吐、腹痛、腹泻等,故用量不宜过大。

2. 血虚头痛者不宜服。

苍耳散

【方药组成口诀】

苍耳散专治鼻渊,白芷辛夷薄荷添。

研末葱茶汤送下,升清达窍病能安。

【组成】辛夷仁半两　苍耳子二钱半　白芷一两　薄荷叶半钱

【方解】

君	苍耳子	温和疏达,味辛散风,苦燥湿浊,善通鼻窍以除鼻塞		诸药相合,共奏疏风散邪、升阳通窍之功
臣	辛夷	宣利肺气,升阳通窍	祛风疏表,宣通鼻窍,进一步加强了苍耳子的作用	
	白芷			
佐	薄荷	辛凉疏散,轻扬升浮,芳香通窍	既可助上三药祛风通窍,又能制其辛燥化热之弊,还可宣散壅遏之热邪	
使	葱白	散邪通阳,清茶以降助升,清利头目		

【功能主治】祛风通窍。用于鼻渊初起,症见鼻塞不闻香臭,流浊涕不止,前额头痛,舌苔薄白或白腻,脉浮。

【临床常用中成药】

通窍鼻炎片(颗粒、胶囊)

散风固表,宣肺通窍。用于风热蕴肺,表虚不固所致的鼻塞时轻时重、鼻流清涕或浊涕、前额头痛;慢性鼻炎、过敏性鼻炎、鼻窦炎见上述证候者。

1. 通窍鼻炎片　片剂,一次 5~7 片,一日 3 次。

2. 通窍鼻炎颗粒　颗粒剂,一次 1 袋,一日 3 次。

3. 通窍鼻炎胶囊　胶囊剂,一次 4~5 粒,一日 3 次。

【选方要点】鼻渊初起,舌苔薄白或白腻,脉浮。

【使用注意】

1. 鼻渊久治不愈,转为虚证者不宜使用。
2. 忌烟酒及辛辣、鱼腥食物。
3. 不宜在服药期间同时服用滋补性中药。
4. 本品不宜长期服用。

辛夷

【性味功效口诀】

辛夷树上木兰花,花蕾入药本一家。

鼻渊能通芳香味,散去风寒此效佳。

【功能主治与临床应用】

功效	主治	临床应用	配伍
散风寒	风寒感冒,头痛鼻塞	风寒头痛	配伍荆芥、防风,用于风寒所致头痛鼻塞等症
通鼻窍	鼻衄,鼻渊,鼻塞流涕	鼻流浊涕	配伍白芷、细辛、苍耳子,用于风寒流涕;配伍薄荷、连翘、黄芩等,治疗风热流涕

【药性】辛,温。归肺、胃经。

【用法用量】

1. 煎服,3~10g。
2. 本品有毛,易刺激咽喉,入汤剂宜用纱布包煎。
3. 外用适量,烘干研细粉吹鼻。

【使用注意】阴虚火旺者忌服。

辛夷散

【方药组成口诀】

辛夷散里藁防风,白芷升麻与木通。

芎细甘草茶调服,鼻生息肉此方攻。

【组成】辛夷仁　藁本_{去芦}　防风_{去芦}　白芷　升麻　木通_{去节}
川芎　细辛　甘草_{炙,各等分}（研细末,每服 6g）

【方解】

君	辛夷	辛温,散风寒、通鼻窍	引胃中清阳上行于脑,共为君药	方中既有辛燥之药利窍升清、散热除湿又有木通苦寒泻火,引脾胃湿热下行,甘草和中
	升麻	辛散发表,升举阳气		
	白芷	宣利肺气,升阳明清气,通鼻窍而止疼痛		
臣	防风	解表祛风、胜湿	入颠顶以祛风燥湿	
	藁本	辛温发散,善达头之颠顶,祛风除湿		
	细辛	散寒通窍		
	川芎	散郁而助阳气上行,祛风止痛		
佐	木通	清热利水,泻火下行		
佐使	甘草	缓和他药辛散之性,调和诸药		

【功能主治】利窍升清,散热除湿。用于肺虚又感风寒湿热之气证。症见鼻内壅塞,涕出不止;或鼻生息肉,气息不通,不闻香臭。

【临床常用中成药】

鼻渊丸（片）

祛风宣肺,清热解毒,通窍止痛。用于鼻塞鼻渊,通气不畅,流涕黄浊,嗅觉不灵,头痛,眉棱骨痛。

1. 鼻渊丸　丸剂,一次 12 丸,一日 3 次。

2. 鼻渊片　片剂,一次 6~8 片（糖衣片,片重 0.32g）,或一次 3~4 片（薄膜衣片,片重 0.515g）,一日 3 次。

【选方要点】鼻内壅塞,涕出不畅;或鼻生息肉,气息不通,不闻香臭,脉浮。

【使用注意】

1. 食后用茶清调服;阴虚火旺者忌服;孕妇慎用。
2. 鼻渊之属风寒表虚、表实者,不宜使用。
3. 忌辛辣厚味。
4. 含有苍耳子,不宜过量、长期服用。

其他常用中成药

药名	组成	功用	主治	用法用量	剂型规格
感冒清热颗粒（口服液）	荆芥穗、薄荷、防风、柴胡、紫苏叶、葛根、桔梗、苦杏仁、白芷、苦地丁、芦根	疏风散寒,解表清热	风寒感冒	口服。颗粒剂:一次1袋,开水冲化,一日2次。口服液:一次10ml,一日2次	颗粒剂:含蔗糖者每袋装12g,无蔗糖者每袋装6g,含乳糖者每袋装3g。口服液:每支装10ml
表实感冒颗粒	紫苏叶、葛根、白芷、麻黄、防风、桔梗、桂枝、甘草、陈皮、生姜、炒苦杏仁	发汗解表,祛风散寒	感冒风寒表实证	口服。一次10~20g,一日2~3次;小儿酌减	每袋装10g
正柴胡饮颗粒	柴胡、陈皮、防风、甘草、赤芍、生姜	发散风寒,解热止痛	外感风寒所致的感冒	口服。含蔗糖者一次10g,不含蔗糖者一次3g,开水冲化,一日3次。小儿酌减或遵医嘱	含蔗糖者每袋装10g,无蔗糖者每袋装3g

续表

药名	组成	功用	主治	用法用量	剂型规格
荆芥颗粒（合剂）	荆芥、防风、羌活、独活、柴胡、前胡、川芎、枳壳、茯苓、桔梗、甘草	解表散寒，祛风胜湿	外感风寒夹湿所致的感冒	口服。颗粒剂：开水冲化，一次 15g，一日 3 次。合剂：一次 10~20ml，一日 3 次，用时摇匀	颗粒剂：每袋装 15g；合剂：每支装 10ml
午时茶颗粒	苍术、柴胡、羌活、防风、白芷、川芎、广藿香、前胡、连翘、陈皮、山楂、枳实、炒麦芽、甘草、桔梗、紫苏叶、厚朴、红茶、六神曲（炒）	祛风解表，化湿和中	外感风寒内伤食积证	口服。开水冲化，一次 6g，一日 1~2 次	每袋装 6g

第二节　发散风热药

【主要药物口诀】

发散风热第二类，牛蒡葛根与升麻。

薄荷菊花和柴胡，蝉蜕桑叶蔓荆子。

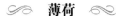 **薄荷**

【性味功效口诀】

苏地薄荷药芬芳，散风透热赖辛凉。

头目清利暑秽祛，疏肝利咽透疹常。

【功能主治与临床应用】

功效	主治	临床应用	配伍
疏散风热	外感风热证	用治风热感冒或温病初起,邪在卫分,发热、微恶风寒、头痛等症	配伍金银花、连翘、牛蒡子等,用治风热感冒或温病初起,邪在卫分
清利头目	风热上攻,头痛眩晕,目赤多泪	疏散上焦风热,用治风热上攻,头痛眩晕	配伍川芎、石膏、白芷等祛风、清热、止痛药,用治风热上攻,头痛眩晕
利咽,透疹	喉痹,咽喉肿痛,口舌生疮,麻疹透发不畅,风疹瘙痒	疏散风热,宣毒透疹,祛风止痒之功	配伍蝉蜕、牛蒡子、柽柳,用治风热束表,麻疹不透
疏肝行气	肝郁气滞,胸闷胁痛	入肝经,能疏肝行气	配伍柴胡、白芍、当归等疏肝理气调经之品等,治疗肝郁气滞,胸胁胀痛,月经不调

【药性】辛、凉。归肺、肝经。

【用法用量】煎服,3~6g。宜后下。薄荷叶长于发汗解表,薄荷梗偏于行气和中。炒用减少辛散之功,适用于有汗者。

【使用注意】本品芳香辛散,发汗耗气,故体弱汗多者不宜服;入煎剂宜后下。

银翘散

【方药组成口诀】

　　　　银翘散主上焦医,竹叶荆牛薄荷豉。

　　　　甘桔芦根凉解法,风温初感此方宜。

【组成】连翘一两　金银花一两　苦桔梗六钱　薄荷六钱　牛蒡子六钱　淡竹叶四钱　荆芥穗四钱　淡豆豉五钱　生甘草五钱

【方解】

君	金银花	既能疏散风热,清热解毒,又可辟秽化浊	既能疏风散热,清热解毒,又可辟秽化浊,在透散卫分表邪的同时,兼顾温热病邪易蕴而成毒及多挟秽浊之气的特点	全方辛凉,与辛温配伍,主以辛凉;疏散与清解相配,疏清兼顾
	连翘	能透表解肌,清热逐风,又为治风热要药		
臣	薄荷	疏散风热,解毒利咽	辛凉,疏散上焦风热,兼清利头目,解毒利咽	
	牛蒡子	疏散风热,清利头目		
	荆芥穗	解表散风,透疹	辛温发散,且温而不燥,配入辛凉解表方中,既可加强本方辛散透表之力,又无温燥伤津之弊	
	淡豆豉	协君药开皮毛以解表散邪		
佐	芦根	清热生津	清热生津	
	淡竹叶	清热泻火,除烦		
	桔梗	开宣肺气,止咳利咽	合牛蒡子宣肃肺气而止咳利咽	
使	甘草	清热解毒,护胃安中,调和药性	合桔梗利咽止痛,兼调和药性	

【功能主治】辛凉透表,清热解毒。主治温病初起。症见发热,微恶风寒,无汗或有汗不畅,头痛口渴,咳嗽咽痛,舌尖红,苔薄白或薄黄,脉浮数。

【临床常用中成药】

银翘解毒丸(颗粒、片、胶囊)

疏风解表,清热解毒。用于风热感冒,症见发热、头痛、咳嗽、口干、咽喉疼痛。

1. **银翘解毒丸**　丸剂,用芦根汤或温开水送服,一次1丸,一日

2~3 次。

2. 银翘解毒颗粒　颗粒剂,开水冲服,一次 15g 或 5g(含蔗糖),一日 3 次,重症者加服 1 次。

3. 银翘解毒片　片剂,一次 1 片,一日 2~3 次。

4. 银翘解毒胶囊　胶囊剂,一次 4 粒,一日 2~3 次。

【选方要点】发热,微恶风寒,咽痛,口渴,脉浮数。

【使用注意】

1. 风寒感冒者不宜使用。

2. 儿童、孕妇、哺乳期妇女、年老体弱者及脾虚便溏者应在医师指导下服用。

✥　牛蒡子　✥

【性味功效口诀】

大力牛子擅疏风,散热透疹解毒功。

利咽消肿须留意,滑肠便溏莫妄行。

【功能主治与临床应用】

功效	主治	临床应用	配伍
疏散风热	外感风热,温病初起,咳嗽痰多	风热感冒而见咽喉红肿疼痛,或咳嗽痰多不利者	配伍金银花、连翘、牛蒡子、荆芥等,用于风热感冒而见咽喉红肿疼痛,或咳嗽痰多不利者
解毒透疹	麻疹不透,风热疹痒	麻疹初起,透发不畅;风疹瘙痒	配伍薄荷、柽柳、淡竹叶等,用治麻疹不透或透而复隐;配伍荆芥、蝉蜕、苍术,用治风湿浸淫血脉而致疮疥瘙痒
利咽消肿	热毒痈肿,咽痛,痄腮,丹毒	疮痈肿毒等热毒病症	配伍玄参、黄芩、板蓝根,还可用治瘟毒发颐、痄腮喉痹等热毒之证

【药性】辛、苦,寒。归肺、胃经。

【用法用量】煎服,6~12g。入汤剂宜捣碎,炒用寒性及滑肠之性略减。

【使用注意】本品性寒滑利,气虚便溏者慎用。

蝉蜕

【性味功效口诀】

蝉蜕药是知了衣,疏风散热透疹疾。

目翳睛赤功不逊,止痉赖以把风息。

【功能主治与临床应用】

功效	主治	临床应用	配伍
疏散风热	外感风热;温病初起	风热感冒而见**声音嘶哑、咽喉红肿疼痛**,或咳嗽痰多不利者	配伍**薄荷、牛蒡子、前胡**,用治风热感冒或温病初起,发热恶风、头痛口渴
利咽开音	咽痛音哑	长于疏散肺经风热以**宣肺利咽、开音疗哑**	配伍**薄荷、牛蒡子、金银花**等,治疗风热火毒上攻,咽喉红肿疼痛、声音嘶哑
透疹	麻疹透发不畅;风热瘙痒	**麻疹初起,透发不畅**;风疹瘙痒	配伍**麻黄、牛蒡子、升麻**,治疗风热外束,麻疹不透,配伍**荆芥、防风、苦参**等,用治风湿浸淫肌肤血脉,皮肤瘙痒
明目退翳	风热目赤,翳膜遮睛	风热上攻或肝火上炎治目赤肿痛,翳膜遮睛等证	配伍**菊花、白蒺藜、决明子**
息风止痉	肝经风热;小儿惊啼;破伤风	治小儿急慢惊风,小儿夜啼不安,破伤风证	配伍**全蝎、天南星、天麻、天竺黄**

【药性】甘、寒。归肺、肝经。

【用法用量】煎服,3~6g;或研末冲服。

【使用注意】孕妇慎用。

消风散

【方药组成口诀】

消风散内用荆防,蝉蜕胡麻苦参苍。

石知蒡通归地草,风疹湿疹服之康。

【组成】荆芥—钱 防风—钱 牛蒡子—钱 蝉蜕—钱 苍术—钱 苦参—钱 石膏—钱 知母—钱 当归—钱 地黄—钱 胡麻—钱 木通五分 生甘草五分

【方解】

君	荆芥	辛散以达邪,疏风以止痒	痒自风来,止痒必先疏风,四药均能疏散风热,蝉蜕又能止痒,共为君药	诸药合用,消风散热。辛散苦燥甘润相伍,外疏清利之中寓润养之法
	防风	祛风解表		
	牛蒡子	疏散风热,解毒透疹		
	蝉蜕	疏散风热		
臣	苍术	祛风除湿	风湿相搏而致水液流溢,苍术祛风除湿,苦参清热燥湿,木通渗利湿热,俱为臣药	
	苦参	清热燥湿		
	木通	渗利湿热		
	石膏	清热泻火		
	知母	清热泻火		
佐	当归	养血活血,滋阴润燥	寓"治风先治血,血行风自灭"之意	
	地黄	清热凉血,养阴生津		
	胡麻	活血润燥		
使	甘草	宜用生品,取其清热解毒,调和药性		

【功能主治】疏风除湿,清热养血。主治风疹、湿疹。皮肤瘙痒,疹出色红,或遍身云片斑点,抓破后渗出津水,苔白或黄,脉浮数。

【临床常用中成药】

银屑灵膏(颗粒)

清热燥湿,活血解毒。用于银屑病。
1. 银屑灵膏 膏剂,口服。一次 33g,一日 2 次;或遵医嘱。
2. 银屑灵颗粒 颗粒剂,一次 20g,或遵医嘱,一日 2 次。
【选方要点】皮肤瘙痒,疹出色红,苔白或黄,脉浮数。
【使用注意】
1. 服药期间,不宜饮食辛辣、鱼腥、浓茶等。
2. 孕妇慎用。

∽ 桑叶 ∽

【性味功效口诀】

陌上桑叶处处生,疏风散热把金清。

凉血止血温家喜,平肝能还目珠明。

【功能主治与临床应用】

功效	主治	临床应用	配伍
疏散风热	风热感冒,温病初起	用于风热感冒,或温病初起,温热犯肺,发热、咽痒、咳嗽等症	常与菊花相须为用
清肺润燥	肺热咳嗽;燥热咳嗽	用于肺热或燥热伤肺,咳嗽痰少,色黄而黏稠,或干咳少痰,咽痒等症	轻者配伍苦杏仁、沙参、贝母,重者配伍麦冬、生石膏、阿胶
平抑肝阳,清肝明目	肝阳上亢;目赤肿痛;目暗昏花	兼入肝经,有平降肝阳之效	配伍菊花、石决明、夏枯草,善治肝热引起的头昏、头痛;配伍黑芝麻,治肝肾亏虚视物昏花兼肠燥便秘者尤宜
凉血止血	血热吐血	血热妄行之咳血、吐血、衄血	与其他凉血止血药同用,如地黄、小蓟

【药性】甘、苦,寒。归肺、肝经。

【用法用量】煎服,5~10g。一般生用;如肺燥咳嗽宜蜜炙用,蜜炙能增强润肺止咳的作用。

桑杏汤

【方药组成口诀】

桑杏汤中象贝宜,沙参栀豉与梨皮。

身热咽干咳痰少,辛凉甘润燥能医。

【组成】桑叶—钱　苦杏仁—钱五分　沙参二钱　象贝(浙贝)—钱　香豉—钱　栀皮—钱　梨皮—钱

【方解】

君	桑叶	轻清宣散,甘寒清润,长于疏散风热,宣肺清热,解温燥之	苦杏仁与桑叶为君,清热润燥、平喘止咳	辛凉甘润,透散温燥而不伤津,凉润肺金而不滋腻
	苦杏仁	苦温润降,功善肃降肺气而止咳		
臣	淡豆豉	辛凉透散,助桑叶奏轻宣发表之效	配伍君药,意在透散温燥、理肺化痰	
	象贝	化痰止咳		
佐	沙参	养阴生津,润肺止咳	佐以清热润燥,止咳生津之品	
	梨皮	甘凉,益阴降火,生津润肺		
	栀皮	质轻而寒,入上焦清泄肺热		

【功能主治】清宣温燥,润肺止咳。主治外感温燥证。症见身热不甚,口渴,咽干鼻燥,干咳无痰或痰少而黏,舌红,苔薄白而干,脉浮数而右脉大者。

【临床常用中成药】

桑姜感冒片

散风清热,宣肺止咳。用于外感风热、痰浊阻肺所致的感冒,症见发热头痛、咽喉肿痛、咳嗽痰白。

桑姜感冒片　片剂,一次 3~4 片,一日 3 次。

【选方要点】舌红,苔薄白而干,脉浮数而右脉大者。

【使用注意】

1. 因本方证邪气轻浅,故诸药用量较轻,且煎煮时间也不宜过长。

2. 忌烟酒及辛辣、生冷、油腻食物。

⤮ 菊花 ⤮

【性味功效口诀】

白菊九九映重阳,疏风清热常伴桑。

平肝明目眩晕定,热毒清解愈痈疮。

【功能主治与临床应用】

功效	主治	临床应用	配伍
疏风清热	风热感冒,温病初起	**发热、微恶风寒、头痛**	常与**桑叶**相须为用,用治风热感冒,温病初起,温邪犯肺
平抑肝阳	头痛眩晕,肝阳上亢	**头痛眩晕,肝风实证**	配伍**羚羊角、钩藤、桑叶**等,治疗肝火上攻而眩晕、肝经热盛,热急动风
清肝明目	目赤肿痛,眼目昏花	**肝经风热**,或肝火上攻所致**目赤肿痛**	配伍**枸杞子、熟地黄、山茱萸**,用于肝肾亏虚,目失所养,视物昏花
清热解毒	疮痈肿毒	**疮痈肿毒**	配伍**金银花、生甘草**

【药性】甘、苦，微寒。归肺、肝经。

【用法用量】煎服，5~10g。或入丸、散，或泡茶饮。疏散风热宜用黄菊花，平肝、清肝明目宜用白菊花。

桑菊饮

【方药组成口诀】

桑菊饮中桔梗翘，杏仁甘草薄荷饶。

芦根为饮轻清剂，热盛阳明入母膏。

【组成】桑叶_二钱五分_　菊花_一钱_　苦杏仁_二钱_　连翘_一钱五分_
薄荷_八分_　苦桔梗_二钱_　生甘草_八分_　苇根_二钱_

【方解】

君	桑叶	甘苦性凉，善走肺络，疏散风热，又清宣肺热而止咳	二药相须、直走上焦，协同为用，以疏散肺中风热见长，共为君药	诸药相伍，使上焦风热得以疏散，肺气得以宣降，则表证解、咳嗽止
	菊花	辛甘性寒，疏散风热，又清利头目而肃肺		
臣	苦杏仁	肃降肺气	相须为用，一宣一降，以复肺之宣降功能而止咳，共为臣药	
	桔梗	辛散，开宣肺气		
佐	薄荷	辛香凉散，能疏风、散热、止痛	薄荷以助君药疏散风热之力	
	连翘	苦微寒清泄升浮，善疏散风热、清热解毒、散结利尿	二药相合，既助君臣药清透上焦热邪，又防热伤津液，还能导热邪从小便出，故为佐药	
	芦根	甘寒质轻，善清热生津利尿，兼透散表邪		
使	甘草	祛痰、调和诸药	配伍桔梗能宣肺祛痰、清利咽喉，并调和诸药	

【功能主治】疏风清热,宣肺止咳。主治风温初起,邪客肺络。症见咳嗽,身热不甚,口微渴,脉浮数。

【临床常用中成药】

桑菊感冒片

疏风清热,宣肺止咳。用于风热感冒初起,头痛,咳嗽,口干,咽痛。

桑菊感冒片　片剂,一次 4~8 片,一日 2~3 次。

【选方要点】咳嗽,身热不甚,微渴,脉浮数。

【使用注意】

1. 本方为风热咳嗽轻证的常用方,风寒咳嗽不宜使用。

2. 所用药物均系轻清之品,不宜久煎。

3. 服药期间,忌食辛辣、油腻食物。

❧ 葛根 ❧

【性味功效口诀】

野葛粉葛状不同,解肌退热一般功。

透疹生津能止渴,升阳止泻热痢停。

【功能主治与临床应用】

功效	主治	临床应用	配伍
解肌退热	外感发热头痛,项背强痛	既能辛散发表以退热,又长于缓解外邪郁阻、经气不利、筋脉失养所致的**颈背强痛**	配伍**麻黄、桂枝**,用治风寒感冒、表实无汗、恶寒、项背强痛
透疹	麻疹透发不畅	**麻疹不透**	配伍**升麻、芍药、甘草**,治疗表邪外束,疹出不畅
生津止渴	热病口渴,消渴	清热之中又能鼓舞脾胃清阳之气上升,而有**生津止渴**之功	配伍**天花粉、鲜地黄、麦冬**,治疗消渴证属阴津不足;配伍**芦根、天花粉、知母**,用治热病伤津口渴

续表

功效	主治	临床应用	配伍
升阳止泻	热泄热痢，脾虚泄泻	能升发清阳，鼓舞脾胃清阳之气上升而奏止泻痢之效	配伍**黄芩、黄连、甘草**,可用治表证未解,邪热入里,身热,下利臭秽,肛门有灼热感,苔黄脉数,或湿热泻痢,热重于湿;配伍**人参、白术、木香**,治疗脾虚泄泻
通经活络	中风偏瘫，胸痹心痛，眩晕头痛	**中风偏瘫,高血压病颈项头痛**	配伍**三七、丹参、川芎**等活血化瘀药,用治中风偏瘫,胸痹心痛,眩晕头痛
解酒毒	酒毒伤中	**酒毒伤中、恶心呕吐,脘腹痞满**	配伍**陈皮、白豆蔻、枳椇子**等理气化湿、解酒毒药

【药性】甘、辛,凉。归脾、胃、肺经。

【用法用量】煎服,10~15g。解肌退热、透疹、生津止渴、通经活络、解酒毒宜生用,升阳止泻宜煨用。葛花性味甘平,归脾、胃经,功能解酒毒,醒脾和胃,常用量3~15g。

葛根黄芩黄连汤

【方药组成口诀】

　　葛根黄芩黄连汤,再加甘草共煎尝。

　　邪陷阳明成热痢,清里解表保安康。

【组成】葛根半斤　甘草炙,二两　黄芩三两　黄连三两

【方解】

君	葛根	甘辛而凉,主入阳明经,外解肌表之邪,内清阳明之热,又升发脾胃清阳而止泻升津,使表里和	重用葛根解肌发表以散热,升发脾胃清阳之气而止利,使表解里和	四药合用,外疏内清,表里同治,使表解里和,热利自愈
臣	黄芩	苦寒清热,坚阴止利	因里热已炽,故用黄芩、黄连以清里热,厚肠止利,苦以坚阴	
	黄连			
使	甘草	甘缓和中,调和诸药	调和诸药	

【功能主治】解表清里。主治协热下利。身热下利,胸脘烦热,口干作渴,喘而汗出,舌红苔黄,脉数或促。

【临床常用中成药】

葛根芩连丸(片)

解肌透表,清热解毒,利湿止泻。主治湿热蕴结所致的泄泻腹痛、便黄而黏、肛门灼热;以及风热感冒所致的发热恶风、头痛身痛。

1. 葛根芩连丸　丸剂,一次 3g;小儿一次 1g,一日 3 次;或遵医嘱。

2. 葛根芩连片　片剂,一次 3~4g,一日 3 次。

【选方要点】胸脘烦热,口干作渴,喘而汗出,舌红苔黄,脉数或促。

【使用注意】

1. 脾胃虚寒腹泻、慢性虚寒性痢疾慎用。

2. 服药期间,忌食辛辣、油腻食物。不可过量,久用。

3. 严重脱水者,应采取相应的治疗措施。

∽ 柴胡 ∽

【性味功效口诀】

和解退热少阳家,升阳举陷东垣夸。

疏肝解郁逍遥叹,柴胡功著效须察。

【功能主治与临床应用】

功效	主治	临床应用	配伍
疏散退热	伤寒邪在少阳经	善于祛邪解表退热和疏散少阳半表半里之邪。对于外感表证发热,无论**风热**、**风寒表证**,皆可使用	配伍**黄芩**,用治伤寒邪在少阳,寒热往来、胸胁苦满、口苦咽干、目眩

续表

功效	主治	临床应用	配伍
疏肝解郁	肝郁气滞,胸胁胀痛,月经不调	疏肝解郁要药,性善条达肝气,**疏肝解郁**	配伍**香附**、**川芎**、**白芍**,治疗肝失疏泄,气机郁滞所致的胸胁或少腹胀痛、情志抑郁、月经失调、痛经等症
升举阳气	气虚下陷;脏器脱垂,久泻脱肛	可用治中气不足,气虚下陷所致的**脘腹重坠作胀,食少倦怠**,久泻脱肛,子宫下垂,肾下垂等**脏器脱垂**	配伍**人参**、**黄芪**、**升麻**,治中气不足,气虚下陷

【药性】苦、辛,微寒。归肝、胆、肺经。

【用法用量】煎服,3~10g;或入丸、散。解表退热宜生用。疏肝解郁宜醋炙,升阳可生用或酒炙。

【使用注意】本品具有升发之性,故凡虚而气逆不降,或阴虚火旺,气机上逆者,均宜忌用或慎用。伞形科植物大叶柴胡 *Bupleurum longiradiatum* Turcz. 的干燥根茎,表面密生环节,有毒,不可当柴胡用。

小柴胡汤

【方药组成口诀】

小柴胡汤和解功,半夏人参甘草从。

更用黄芩加姜枣,少阳百病此为宗。

【组成】柴胡半斤　黄芩三两　人参三两　甘草炙,三两　半夏半升,洗　生姜三两,切　大枣擘,十二枚

【方解】

君	柴胡	辛散苦泄微寒,入肝、胆经,既善透泄少阳之邪而和解退热,又能疏泄气机	二者合用,疏散与清里并用,使少阳之邪外透内清以解表散热
臣	黄芩	苦寒清泄,善清少阳之热	

续表

佐	生姜	和胃降逆止呕	二者合用,和胃降逆止呕	诸药合用,以和解少阳为主,兼和胃气,使邪气得解,枢机得利,胃气调和,则诸症自除
	半夏	降逆止呕		
	人参	益气健脾,扶正以祛邪	二者益气健脾,既扶正祛邪,又御邪内传	
	大枣	益气健脾		
佐使	甘草	宜蜜炙,调和诸药	助人参、大枣扶正,且能调和诸药,为佐使药	

【功能主治】和解少阳。主治包括:

1. 伤寒少阳证。往来寒热,胸胁苦满,默默不欲饮食,心烦喜呕,口苦,咽干,目眩,舌苔薄白,脉弦者。

2. 热入血室证。妇人伤寒,经水适断,寒热发作有时。

3. 黄疸、疟疾以及内伤杂病而见少阳证者。

【临床常用中成药】

小柴胡颗粒

解表散热,疏肝和胃。用于外感病邪犯少阳证,症见寒热往来、胸胁苦满、食欲不振、心烦喜呕、口苦咽干。

小柴胡颗粒　颗粒剂,开水冲化,一次 1~2 袋,一日 3 次。

【选方要点】往来寒热,胸胁苦满,默默不欲饮食,心烦喜呕,口苦,咽干,苔白,脉弦。

【使用注意】

1. 因方中柴胡升散,黄芩、半夏性燥,故对阴虚血少者禁用。

2. 风寒感冒者慎用。

3. 服药期间,饮食宜清淡,忌食辛辣食物。

4. 过敏体质者慎用。

❧ 升麻 ❧

【性味功效口诀】

鬼脸升麻貌不殊,清热能解斑疮毒。

解表透疹发不畅,升阳能举陷气出。

【功能主治与临床应用】

功效	主治	临床应用	配伍
发表透疹	风热感冒,发热头痛,麻疹透发不畅	**风热感冒**,温病初起,发热头痛;**风寒感冒**,恶寒发热;**麻疹初起,透发不畅**	配伍桑叶、菊花、薄荷,用于风热感冒;配伍麻黄、紫苏叶、白芷,用于风寒感冒;配伍葛根、白芍、甘草,用于麻疹不畅
清热解毒	斑疹,齿痛,口疮,咽喉肿痛,阳毒发斑	热毒证所致的多种病证,如**齿痛口疮,咽喉肿痛,皮肤疮毒**	配伍生石膏、黄连,治疗牙龈肿痛,口舌生疮,配伍黄芩、玄参、板蓝根,治疗风热疫毒上攻之大头瘟,头面红肿、咽喉肿痛
升举阳气	气虚下陷,脏器脱垂,崩漏下血	中气不足,气虚下陷所致的**脏器脱垂,崩漏下血**	配伍柴胡、黄芪、桔梗,治疗胸中大气下陷,气短不足以息,配伍人参、白术,治疗气虚下陷,月经量多或崩漏

【药性】辛、微甘,微寒。归肺、脾、胃、大肠经。

【用法用量】煎服,3~10g。发表透疹解毒宜生用;升举中气宜炙。

【使用注意】本品升散力强,凡阴虚火旺、麻疹已透、肝阳上亢,以及气逆不降等证,均当忌用。

补中益气汤

【方药组成口诀】

补中参草术归陈,芪得升柴用更神。

劳倦内伤功独擅,气虚发热亦堪珍。

【组成】黄芪一钱　甘草炙,五分　人参去芦,三分　当归酒焙干或晒干,二分　陈皮不去白,二分　升麻二分　柴胡二分　白术三分

【方解】

君	黄芪	补中气,固表气,且升阳举陷	黄芪补表气,人参补里气,甘草补中气;三药相配,即可大补一身之气	诸药合用,共奏补气升阳、甘温除热之功
臣	人参	大补元气		
	甘草	宜蜜炙,补脾和中,调和诸药		
	白术	补气健脾,助脾运化,以资气血生化之源	以增强黄芪补益中气之功	
佐	当归	养血和营	协人参、黄芪以补气养血	
	陈皮	理气行滞	使诸药补而不滞	
使	升麻	升阳举陷,透表退虚热,且引黄芪、人参走外以固表	协助君药,升提下陷之中气	
	柴胡			

【功能主治】补中益气,升阳举陷。主治包括:

1. 脾虚气陷证。饮食减少,体倦肢软,少气懒言,面色㿠白,大便稀溏,舌淡,脉大而虚;以及脱肛,子宫脱垂,久泻久痢,崩漏等。

2. 气虚发热证。身热自汗,渴喜热饮,气短乏力,舌淡,脉虚大无力。

【临床常用中成药】

补中益气丸(口服液、颗粒)

补中益气,升阳举陷。用于脾胃虚弱、中气下陷所致的泄泻、脱肛、阴挺,症见体倦乏力,食少腹胀,便溏久泻,肛门下坠或脱肛、子宫脱垂。

1. 补中益气丸　丸剂,小蜜丸一次 9g,大蜜丸一次 1 丸,水丸一次 6g,一日 2~3 次。

2. 补中益气口服液　口服液剂,一次 10ml,一日 2~3 次。

3. 补中益气颗粒　颗粒剂,一次 3g,一日 2~3 次。

【选方要点】体倦乏力,少气懒言,面色萎黄,脉虚软无力。

【使用注意】

1. 本方甘温升散,故对阴虚火旺及内热炽盛者忌用。

2. 不宜与感冒药同时使用。

3. 服药期间,忌食生冷、油腻、不易消化食物。

蔓荆子

【性味功效口诀】

蔓荆不与诸子同,此药独升擅疏风。

散热能把头目利,目赤耳鸣此君功。

【功能主治与临床应用】

功效	主治	临床应用	配伍
疏散风热	风热感冒头痛	辛能散风,微寒清热,轻浮上行,解表之力较弱,偏于清利头目、疏散头面之邪	配伍**薄荷**、**菊花**,用于风热感冒而头昏头痛者;配伍**川芎**、**白芷**、**细辛**,用于风邪上攻之偏头痛
清利头目	目赤多泪,齿龈肿痛,头痛眩晕	治风热上攻,目赤肿痛,目昏多泪,牙龈肿痛	配伍**菊花**、**蝉蜕**、**白蒺藜**,若肝肾不足,配伍**枸杞子**、**熟地黄**等补肝肾、明目药
祛风止痛	风湿痹痛	风湿痹痛	配伍**羌活**、**独活**、川芎等

【药性】辛、苦,微寒。归膀胱、肝、胃经。

【用法用量】煎服,5~10g。煎服或浸酒,或入丸、散用。

【使用注意】本品辛苦微寒,故血虚有火之头痛目眩及胃虚者慎服。

益气聪明汤

【方药组成口诀】

益气聪明汤蔓荆,升葛参芪黄柏并。

再加芍药炙甘草,耳聋目障服之清。

【组成】黄芪半两　甘草半两　人参半两　升麻三钱　葛根三钱　蔓荆子一钱半　白芍一钱　黄柏酒制,锉,炒黄,一钱

【方解】

君	人参	甘温,补脾胃之气	三药重用以益气补中	诸药合用,共奏益气升阳,聪耳明目之功效
	黄芪	补中益气		
	甘草	益气补中		
臣	葛根	升清举陷	升发清阳之气,鼓舞胃气上行头目,补中有散,升中寓降,则五官通利,耳聪目明	
	升麻	升阳举陷		
	蔓荆子	疏散风热,清利头目		
佐	白芍	养血敛阴	敛阴降火	
	黄柏	敛阴降火		

【功能主治】益气升阳,聪耳明目。主治因饮食不节,劳役形体,而致脾胃不足,清阳不升,白内障,耳鸣,或多年目暗,视物不能,舌淡苔薄白,脉细弱。

【临床常用中成药】

益气聪明丸

具有益气升阳,聪耳明目的功效,用于耳聋耳鸣,视物昏花。

益气聪明丸　丸剂,一次9g,一日1次。

【选方要点】目内生障,视物昏花,耳鸣耳聋,舌淡苔薄白,脉细弱。

【使用注意】

1. 忌食油腻、生冷、不易消化之物。

2. 血虚肝热之目疾、肝胆湿热之耳鸣、耳聋,均当禁用。

其他常用中成药

药名	组成	功用	主治	用法用量	剂型规格
连花清瘟胶囊（颗粒）	连翘、金银花、炙麻黄、炒苦杏仁、石膏、板蓝根、绵马贯众、鱼腥草、广藿香、大黄、红景天、薄荷脑、甘草	清瘟解毒、宣肺泄热	流行性感冒属热毒袭肺证，症见发热或高热、恶寒、肌肉酸痛、鼻塞流涕、咳嗽、头痛、咽干咽痛、舌偏红、苔黄或黄腻	口服。胶囊剂：一次4粒，一日3次。颗粒剂：1次1袋，1日3次	胶囊剂，每粒装0.35g；颗粒剂，每袋装6g
双黄连口服液	金银花、黄芩、连翘	疏风解表、清热解毒	外感风热所致的感冒，症见发热、咳嗽、咽痛	口服。一次20ml，一日3次；小儿酌减或遵医嘱	口服液，每支装10ml或20ml
羚羊感冒片	羚羊角、牛蒡子、淡豆豉、金银花、荆芥、连翘、淡竹叶、桔梗、薄荷素油、甘草	清热解表	用于流行性感冒，症见发热恶风、头痛头晕、咳嗽、胸闷、咽喉肿痛	口服。一次4~6片，一日2次	每片重0.3g，薄膜衣片每片重0.32g
保济丸	钩藤、菊花、蒺藜、厚朴、木香、苍术、广藿香、天花粉、葛根、化橘红、白芷、薏苡仁、稻芽、薄荷、茯苓、广东神曲	解表、祛湿、和中	暑湿感冒，症见发热头痛、腹痛腹泻、恶心呕吐、肠胃不适；亦可用于晕车晕船	口服。一次1.85~3.7g，一日3次	丸剂，每瓶装1.85g或3.7g
双清口服液	金银花、连翘、郁金、大青叶、石膏、广藿香、知母、地黄、桔梗、甘草、蜂蜜	疏透表邪、清热解毒	风温肺热，卫气同病，症见发热、微恶风寒、咳嗽、痰黄、头痛、口渴、舌红苔黄或白苔相兼；急性支气管炎见于上述证候者	口服。一次20ml，一日3次	口服液，每支装10ml

第二章 清热药

【含义】凡以**清解里热**为主要功效,常用于治疗**里热证**的药物,称为清热药。

【分类】清热药分为清热泻火药、清热燥湿药、清热凉血药、清热解毒药和清虚热药五类。

【药性功效】本类药药性偏**寒**,味多**苦**,作用趋向偏于**沉降**,其中鸦胆子、山豆根、重楼有毒。本章药物都具有清热作用,可以治疗里热证,其具体清热功效又有泻火、凉血、解毒、退虚热等不同。

【适用范围】本类药适用于里热证。根据具体功效的不同可以治疗温热病气分热证、营分热证和血分热证,内科杂病中的脏腑气分热证和血热妄行证,各种湿热证和热毒证,以及阴虚内热证。

分类	性味	功能	主治
清热泻火药	多苦寒或甘寒	**清泄气分邪热**	**热病邪入气分**而见高热、口渴、汗出、烦躁甚或神昏谵语、舌红苔黄、脉洪数实者
清热燥湿药	多苦寒	苦能燥湿,寒能清热,以**清热燥湿**为主要作用	**湿热证,湿热内蕴**,多见发热、苔腻、尿少等症状
清热凉血药	多甘苦寒或咸寒,多归心、肝经	**清解营分、血分热邪**	**营分、血分**等实热证;亦用于其他疾病引起的**血热出血证**
清热解毒药	多苦寒	**清热解毒**	**热毒炽盛之痈肿疮疡**等证
清虚热药	多寒凉,多归肝、肾经	**清虚热、退骨蒸**	**肝肾阴虚,虚火内扰**而致夜热早凉、热退无汗、舌质红绛、脉细数等**虚热证**

第一节　清热泻火药

【主要药物口诀】

清热泻火多寒凉,知母石膏夏枯草。

芦根栀子决明子,花粉竹叶功效佳。

～ 石膏 ～

【性味功效口诀】

石膏白虎大青龙,煅用敛疮疡科能。

除烦止渴逐狂热,清热泻火将勋功。

【功能主治与临床应用】

功效	主治	临床应用	配伍
生用: 清热泻火, 除烦止渴	肺胃气分实热证;肺热喘咳,胃热呕吐,胃火头痛,牙龈肿痛,口疮	用于外感热病,**高热烦渴,肺热喘咳,胃火亢盛,头痛牙痛**	配伍**知母**,治温热病邪在气分之壮热、烦渴、汗出、脉洪大;配伍**麻黄**、**苦杏仁**,**甘草**,治邪热壅肺,咳逆喘促、发热口渴;配伍**黄连**、**升麻**,治胃火上攻之牙龈肿痛
煅用: 敛疮,止血,收湿,生肌	煅后外用治疮疡不敛;湿疹;烫伤	外治**溃疡不敛,湿疹瘙痒,水火烫伤,外伤出血**	配伍**黄柏**,治疗湿疹瘙痒;配伍**青黛**,治疗烧烫伤

【药性】甘、辛,大寒。归肺、胃经。

【用法用量】生石膏煎服,15~60g,宜打碎先煎。煅石膏适量外用,研末撒敷患处。

【使用注意】脾胃虚寒及阴虚内热者忌用。

白虎汤

【方药组成口诀】

白虎汤用石膏偎,知母甘草粳米陪。

亦有加入人参者,躁烦热渴舌生苔。

【组成】石膏_{碎,一斤}　知母_{六两}　甘草_{炙,二两}　粳米_{六合}

【组成】石膏碎,一斤　知母六两　甘草炙,二两　粳米六合

【方解】

君	石膏	其辛甘大寒,主入肺胃气,分善清阳明气分大热,清热而不伤阴,并能止渴除烦	石膏配知母相须为用,清热除烦、生津止渴之力尤强,为治气分大热之最佳配伍	四药配伍,重用辛寒清气,伍以苦寒质润,少佐甘温和中,则清不伤阴,寒不伤中,共奏清热除烦、生津止渴之效
臣	知母	苦寒质润,又滋阴润燥,救已伤之阴津,以止渴除烦		
佐	粳米	益胃生津	缓石膏、知母苦寒重降之性,可防大寒伤中之弊,并留恋药气	
佐使	甘草	调和诸药		

【功能主治】气分热盛证。壮热面赤,烦渴引饮,汗出恶热,脉洪大有力。

【临床常用中成药】

白虎合剂

具有清热生津的功效。用于高热大汗,口干舌燥,烦渴引燥。

白虎合剂　合剂,一次 20~30ml,一日 3 次。

【选方要点】壮热面赤,烦渴引饮,汗出恶热,脉洪大有力。

【使用注意】

1. 伤寒脉浮,发热无汗,其表不解者,不可与也。

2. 脉浮弦而细者,不可与也;脉沉者,不可与也。

3. 不渴者,不可与也;汗不出者不可与也。

∽ 知母 ∽

【性味功效口诀】

　　知母去毛肉宜肥,清热泻火气分归。

　　滋阴润燥除蒸热,消烦止渴润津亏。

【功能主治与临床应用】

功效	主治	临床应用	配伍
清热泻火	在外治外感热病,高热烦渴;在内治肺热咳嗽,中治胃热消渴,下治阴虚骨蒸	外感热病、**高热烦渴**;**肺热咳嗽**;**阴虚燥咳**;**骨蒸潮热**	配伍**石膏**,善治外感热病,高热烦渴者;配伍**贝母**,用治阴虚燥咳,干咳少痰;配伍**黄柏**、**地黄**,入肾经而能滋肾阴、泻肾火、退骨蒸
滋阴润燥	上养肺阴,中益胃阴,下滋肾阴	**内热消渴**、**肠燥便秘**	配伍**天花粉**、**葛根**,用治内热津伤,口渴引饮之消渴证

【药性】苦、甘,寒。归肺、胃、肾经。

【用法用量】煎服,6~12g。生知母泻火功效较强,宜用于肺胃实热;盐知母微咸入肾,长于滋阴降火,宜用于肾阴不足,相火浮动及骨蒸劳热等证。

【使用注意】知母苦寒滋阴、缓泻,故脾虚便溏者不宜使用。

白虎汤及白虎合剂

见"石膏"项下。

∽ 天花粉 ∽

【性味功效口诀】

　　胸胃烦热赖之清,生津止渴肺金行。

　　消肿排脓结可散,蒌根花粉物相同。

【功能主治与临床应用】

功效	主治	临床应用	配伍
清热泻火	肺热燥咳,热病伤津,口渴	**热病烦渴,肺热燥咳**	配伍**沙参、麦冬、玉竹**,治燥伤肺胃,津液亏损,咽干口渴,干咳少痰
生津止渴	内热消渴	积热内蕴,化燥伤津之**消渴证**	配伍**麦冬、芦根、白茅根**,若内热消渴,气阴两伤者,则配伍**人参**
消肿排脓	疮疡肿毒	**疮疡肿毒**	配伍**金银花、白芷、穿山甲**,治疮疡初起之红肿热痛,未成脓者可使之消散,脓已成者可溃疮排脓

【药性】苦、微甘,微寒。归肺、胃经。

【用法用量】煎服,10~15g。外用适量。

【使用注意】孕妇慎用;不宜与川乌、制川乌、草乌、制草乌、附子同用。

消渴方

【方药组成口诀】

消渴方中花粉连,藕汁地汁牛乳研。

或加姜蜜为膏服,泻火生津益血痉。

【组成】黄连末　天花粉末　藕汁　生地黄汁　人乳汁亦可牛乳代替(原书无剂量,按常规剂量酌定各药用量)

【方解】

君	黄连	清泻胃热,泻心火	三药分清三焦气分血分之热,合用诸汁以润燥生津、通利三焦	诸药合用,泻火生津,益血润燥,使胃热得清,消渴得解
	天花粉	生津止渴,清热润燥		
臣	地黄	滋阴清热,尤善滋肾水	滋阴与泻火合用,相得益彰,消渴证得愈	
	藕汁	降火生津		
	牛乳	补血润燥		
佐	生姜汁	和胃降逆,鼓舞胃气		

【功能主治】泻火生津，益血润燥。胃热消渴。症见善消水谷，多食易饥，口渴欲饮等。

【临床常用中成药】

消渴丸

滋肾养阴，益气生津。用于气阴两虚所致的消渴病，症见多饮，多尿，多食，消瘦，体倦乏力，眠差，腰痛；2型糖尿病见上述证候者。

消渴丸　丸剂，一次5~10丸，一日2~3次。或遵医嘱。

【选方要点】善消水谷，多食易饥，口渴欲饮，舌边尖红，脉细弦。

【使用注意】

1. 本品服用量应根据病情从每次5丸起逐渐递增。每次服用量不超过10丸，每日不超过30丸；至疗效满意时，可逐渐减少每次服用量或减少服用次数至每日2次的维持剂量。每日服用2次时，应在早餐及午餐前各服用1次，晚餐前尽量不服用。请在医生指导下，进行服量控制。

2. 年龄超过65岁的糖尿病患者对低血糖耐受差，对此类糖尿病患者用药时应密切注意避免低血糖反应。其血糖控制标准略宽于正常人，空腹血糖<7.8mmol/L（140mg/dl），餐后2小时血糖<11.1mmol/L（200mg/dl）即可。

3. 本品不宜与其他磺胺类药物合用。

❧ 栀子 ❧

【性味功效口诀】

栀子花开结子成，泻火清热配豉功。

凉血解毒吐衄已，利湿清热便淋通。

【功能主治与临床应用】

功效	主治	临床应用	配伍
泻火除烦	热病心烦，高热烦躁	为治**热病心烦**、**躁扰不宁**之要药	配伍**黄芩、黄连、黄柏**，治热病火毒炽盛，三焦俱热而见高热烦躁、神昏谵语

续表

功效	主治	临床应用	配伍
清热利湿	湿热黄疸，淋证涩痛	善于清利下焦肝胆湿热，治肝胆湿热之黄疸	配伍**茵陈**，清热利湿退黄力强，治湿热黄疸效佳；配伍**木通、车前子、滑石**等，善清利下焦湿热而通淋
凉血解毒	血热吐衄，目赤肿痛	**血热吐衄，目赤肿痛，火毒疮疡**	配伍**大黄、白茅根、侧柏叶**等，用治血热妄行之吐血、衄血
外用消肿止痛	热毒疮疡，扭挫伤痛	**热毒疮疡，扭挫伤痛**	治疗前者配伍**金银花、连翘、蒲公英**；治疗后者，配伍**生栀子粉、黄酒**，调成糊状，外敷患处

【药性】苦，寒。归心、肺、三焦经。

【用法用量】煎服，6~10g。外用生品适量，研末调敷。外热用皮，内热用仁；生用清热，炒焦及炒炭凉血止血，姜汁炒止呕除烦。

【使用注意】本品苦寒伤胃，脾虚便溏者不宜用。

清瘟败毒饮

【方药组成口诀】

清瘟败毒地连芩，丹膏栀草竹叶并。

犀角玄翘知芍桔，清热解毒亦滋阴。

【组成】石膏_{大剂六至八两,中剂二至四两,小剂八钱至一两二钱} 生地黄_{大剂六钱至一两,中剂三至五钱,小剂二至四钱} 乌犀角_{(水牛角代)大剂六至八钱,中剂三至四钱,小剂二至四钱} 黄连_{大剂四至六钱,中剂二至四钱,小剂一钱至一钱半} 栀子_{三钱} 桔梗_{一钱半} 黄芩_{三钱} 知母_{三钱} 赤芍_{三钱} 玄参_{三钱} 连翘_{三钱} 淡竹叶_{三钱} 甘草_{三钱} 牡丹皮_{三钱}

【方解】

君	石膏	清热泻火、除烦止渴、主清肺胃热，使其敷布于十二经，退其淫热	重用石膏配伍知母、甘草，取法白虎汤，意在清气分之热而保津

续表

臣	黄连	泻心肺火于上焦	仿黄连解毒汤之意,以通泻三焦火热	取白虎汤、犀角地黄汤、黄连解毒汤三方之义,气血两清,泻火解毒,以辛寒大清气分为主
	栀子	清泻心火		
	黄芩	清泻上焦之火		
	牡丹皮	泄肝经之火	即犀角地黄汤,是为清热解毒、凉血散瘀而设	
	犀角	清热凉血		
	赤芍	清热凉血		
佐	地黄	抑阳扶阴,泄其亢甚之火,而救欲绝之水		
	玄参	清热凉血	以助清热凉血	
	连翘	轻清宣透,清心除烦	以助清气分之热	
	淡竹叶	清热除烦,生津利尿		
	桔梗	火性炎上,载药上行		
	知母	清热泻火,生津润燥		
使	甘草	解热毒,调和诸药和胃	调和诸药	

【功能主治】清热解毒,凉血泻火。温疫热毒,气血两燔证。大热渴饮,头痛如劈,干呕狂躁,谵语神糊,视物昏瞀,或发斑疹,或吐血、衄血,四肢或抽搐,或厥逆,舌绛唇焦,脉沉细而数,或沉数,或浮大而数。

【临床常用中成药】

清瘟解毒片

清瘟解毒。用于时疫感冒,发热,怕冷,无汗头痛,口渴咽干,四肢酸痛,痄腮肿痛。

清瘟败毒片　片剂,一次3片,一日2~3次。

【选方要点】大热渴饮,头痛如劈,干呕狂躁,谵语神糊,舌绛唇焦,脉沉数。

【使用注意】素体阳虚、脾胃虚弱者不宜使用。

∽ 夏枯草 ∽

【性味功效口诀】

万木葱茏夏草枯,清肝泻火明目珠。

独走厥阴肝阳降,散结堪医瘰疬毒。

【功能主治与临床应用】

功效	主治	临床应用	配伍
清热泻火,明目	肝火上炎之目赤肿痛	**目赤肿痛,头痛眩晕,目珠夜痛**	配伍**地黄、当归、白芍、菊花**
散结消肿	瘰疬,瘿瘤,乳痈	**瘰疬、瘿瘤、乳痈、乳房胀痛**	配伍**海藻、浙贝母、玄参**

【药性】苦、辛,寒。归肝、胆经。

【用法用量】煎服,9~15g,熬膏或入丸、散。外用适量,煎水洗或捣敷。

【使用注意】脾胃虚寒者慎用。

内消瘰疬丸

【方药组成口诀】

内消瘰疬夏枯藻,枳桔玄贝蔹荷翘。

归地大黄花粉草,海粉玄明青盐消。

【组成】夏枯草八两三钱　玄参五两　天花粉一两　甘草一两　青盐五两　白蔹一两　当归一两　海藻一两　枳壳一两　桔梗一两　川贝母一两　制大黄一两　薄荷一两　连翘一两　蛤壳粉一两　生地黄一两　玄明粉一两

【方解】

君	夏枯草	软坚散结,清热解毒	纵观全方具有很好的清热解毒、理气化痰、软坚散结之功效
	玄参		
	白蔹		
	蛤壳		
	连翘		
臣	薄荷	增强清热解毒之功	
	天花粉		
	浙贝母	化痰利水、消毒散结	
	海藻		
佐	大黄	泻火、软坚、祛瘀,增强软坚散结之效	
	玄明粉		
	枳壳	行气解郁、除痞消痰	
	桔梗		
	当归	补血活血,凉血养阴	
	生地黄		
使	甘草	调和诸药	

【功能主治】软坚散结,化痰消瘿。主治瘿瘤,瘰疬,痰核,伴见舌淡苔白,脉濡缓。临床主要用于治疗颈淋巴结结核、颅内结核瘤、肛瘘等病症。

【临床常用中成药】

夏枯草口服液

解表剂,具有清火,散结,消肿之功效。主治火热内蕴所致的头痛,眩晕,瘰疬、瘿瘤、乳痈肿痛;甲状腺肿大、淋巴结核、乳腺增生病见上述证候者。

夏枯草口服液　口服液剂,一次 10ml,一日 2 次。

【选方要点】瘰疬肿大,按之软或坚实有疼痛,或瘿瘤按之软或坚,伴有低热。

【使用注意】

1. 本品为苦寒泻火之剂,气血亏虚所致的眩晕头痛忌用。
2. 孕妇慎用。
3. 服药期间宜进清淡易消化之品,忌食辛辣油腻。

∾ 芦根 ∾

【性味功效口诀】

芦根清热水畔生,除烦止呕润降行。

清肺上焦痈疡愈,利尿下元热淋通。

【功能主治与临床应用】

功效	主治	临床应用	配伍
除烦,生津止渴	热病烦渴	**热病伤津,烦热口渴**	配伍麦冬、天花粉
止呕	胃热呕哕	清胃热而止呕逆	配伍竹茹、生姜
清热泻火	肺热咳嗽,肺痈吐脓	**肺热咳嗽,肺痈咳吐脓痰腥臭**	配伍黄芩、浙贝母、瓜蒌
利尿	热淋涩痛	**热淋涩痛,小便短赤**	配伍白茅根、车前子、木通

【药性】甘,寒。归肺、胃经。

【用法用量】煎服,干品15~30g(剂量宜大),鲜品30~60g,如单用捣汁者,宜适当增大剂量。

【使用注意】脾胃虚寒者忌服。

连朴饮

【方药组成口诀】

连朴饮用香豆豉,菖蒲半夏焦山栀。

芦根厚朴黄连入,湿热霍乱此方施。

【组成】制厚朴二钱　川黄连姜汁炒,一钱　石菖蒲一钱　制半夏一钱　淡豆豉炒,三钱　焦栀三钱　芦根二两

【方解】

君	黄连	苦寒,清热燥湿,且为治湿热泻痢要药,用姜制又增和胃止呕	黄连配厚朴,苦辛寒温并进,清热不凉遏,燥湿不碍热,共为君药	苦辛合法,寒温并进,清化降利以和中
	厚朴	苦辛而温,宣畅气机,化湿行滞,为消胀除满要药		
	芦根	淡而寒,清热和胃,除烦止呕,生津行水	其清热止呕除烦,兼具利小便而导湿热	
臣	石菖蒲	芳香化湿醒脾	增强君药化湿和胃止呕之功	
	半夏	降逆和胃止呕,增强君药化湿和胃止呕之功		
佐	栀子	清泻三焦,导湿热之邪从小溲而出		
	淡豆豉	宣郁止烦	合栀子以清宣郁热而除烦	

【功能主治】湿热霍乱。胸脘痞闷,恶心呕吐,口渴不欲多饮,心烦溺赤,泄泻,或霍乱吐泻,舌苔黄腻,脉濡数。

【临床常用中成药】

抗病毒口服液(颗粒、胶囊)

清热祛湿,凉血解毒。用于风热感冒,流感。

1. 抗病毒口服液　口服液剂,一次 10ml,一日 2~3 次。

2. 抗病毒颗粒　颗粒剂,一次 12~24g,一日 3 次。

3. 抗病毒胶囊　胶囊剂,成人一次 4~6 粒,三至七岁一次 2 粒,

二岁以下一次 1 粒,一日 3 次。

【选方要点】以呕吐泄泻,胸脘痞闷,舌苔黄腻,脉濡数为辨证要点。

【使用注意】孕妇、哺乳期妇女禁用;糖尿病患者禁用。

淡竹叶

【性味功效口诀】

淡竹叶是草本源,功用颇似竹叶堪。

淡竹利尿效更好,竹叶清心擅除烦。

【功能主治与临床应用】

功效	主治	临床应用	配伍
清热泻火	热病烦渴	善清心火而除烦,入胃经能泻胃火以止渴	配伍石膏、知母、芦根,用治热病伤津,心烦口渴
除烦止渴,利尿通淋	利尿,导心火下行	性寒能清心降火,甘淡能渗湿利尿	配伍木通、滑石、灯心草,用治心火上炎之口舌生疮,或心火下移小肠之小便短赤涩痛

【药性】甘、淡,寒。归心、胃、小肠经。

【用法用量】煎服,干品 6~10g,鲜药用量可加倍, 15~30g。

【使用注意】阴虚火旺,骨蒸潮热者不宜使用。

竹叶柳蒡汤

【方药组成口诀】

阎氏升麻葛根汤,芍药甘草合成方。

麻疹初期发不透,解肌透疹此为良。

【组成】西河柳五钱　荆芥穗一钱　葛根一钱五分　蝉蜕一钱　薄荷叶一钱　牛蒡子炒,研,一钱五分　知母蜜炙,一钱　玄参二钱　甘草一钱　麦冬去心,三钱　淡竹叶三十片

【方解】

君	西河柳	为麻疹透发不出的要药	辛凉宣透,清热开泄,解肌发表	诸药合用,发散而无助热伤津之扰,清里而无凉伏气血之虞,相辅相成,相得益彰,是透疹的良方
	淡竹叶	清心利尿,导热下行,具有清上导下之功		
	牛蒡子	疏散风热,解表		
臣	蝉蜕	散风除热,利咽透疹	辛泄透热,开宣肺气	
	荆芥穗	祛风胜湿,透疹		
	薄荷叶	宣散风热,透疹		
	葛根	解肌退热,透疹,生津止渴		
佐	知母	滋阴清热	三药合用,使热去则烦闷躁乱之证除,阴充则唇干口渴之证愈	
	玄参	清热泻火		
	麦冬	清泄肺胃		
使	甘草	清热解毒,调和诸药		

【功能主治】透疹解表,清热生津。痧疹初起,透发不出,症见喘嗽,鼻塞流涕,恶寒轻,发热重,烦闷躁乱,咽喉肿痛,唇干口渴,苔薄黄而干,脉浮数。

【临证加减】甚者加石膏五钱、冬米一撮。

【临床常用中成药】

消痤丸

清热利湿,解毒散结。用于湿热毒邪聚结肌肤所致的粉刺,症见颜面皮肤光亮油腻,黑头粉刺,脓疱,结节,伴有口苦,口黏,大便干;痤疮。

消痤丸　丸剂,一次 30 粒,一日 3 次。

【选方要点】恶寒轻,发热重,烦闷躁乱,咽喉肿痛,唇干口渴,苔薄黄而干,脉浮数。

【使用注意】麻疹热不甚,阴津未伤者,不宜使用,恐有邪毒内遏之弊。

∽ 决明子 ∽

【性味功效口诀】

马蹄如豆是决明,清热能疗肿痛睛。

润滑通便肠中燥,炒用芬芳效胜生。

【功能主治与临床应用】

功效	主治	临床应用	配伍
清热明目	目赤肿痛,羞明多泪,目暗不明,头痛眩晕	清肝火,且略能益阴而明目,善治肝火上犯、肝热目赤及肝肾亏虚之目暗不明,又能清泻肝火而平抑肝阳	配伍桑叶、菊花、木贼,用于治风热上攻之头痛目赤肿痛,羞明多泪;配伍山茱萸、熟地黄、枸杞子,用于肝肾阴亏,视物昏花、目暗不明者;配伍菊花、夏枯草、钩藤,治肝火上攻或肝阳上亢之头痛眩晕
润肠通便	肠燥便秘	内热肠燥或津亏肠燥,大便秘结	配伍瓜蒌子、火麻仁、郁李仁

【药性】甘、苦、咸,微寒。归肝、大肠经。

【用法用量】煎服,9~15g;用于润肠通便,不宜久煎。

【使用注意】气虚便溏者慎用。

决明子散

【组成】黄芩—两　甘菊花去枝梗,一两　木贼—两　决明子—两　石膏—两　赤芍—两　川芎—两　川羌活去芦,一两　石决明—两　甘草—两　蔓荆子—两

【方解】

君	决明子	清热明目,润肠通便
臣	石膏	清热泻火,除烦止渴
	甘菊花	疏散风热,平抑肝阳,清肝明目,清热解毒
	黄芩	清热燥湿,泻火解毒,止血,安胎
佐	木贼	疏散风热,明目退翳
	赤芍	清热凉血,散瘀止痛
	川芎	活血行气,祛风止痛
	川羌活	解表散寒,祛风除湿,止痛
	石决明	平肝潜阳,清肝明目
使	甘草	补脾益气,清热解毒,祛痰止咳,缓急止痛,调和诸药
	蔓荆子	疏散风热,清利头目

【功能主治】风热毒气上攻,眼目肿痛,或卒生翳膜,或眦出胬肉,或痒或涩,羞明多泪,或始则昏花,渐成内障,以及一切暴风客热。

【临床常用中成药】

石斛夜光丸（颗粒）

滋阴补肾,清肝明目。用于肝肾两亏,阴虚火旺,内障目暗,视物昏花。

1. 石斛夜光丸　丸剂,水蜜丸1次7.3g,大蜜丸1次1丸或2丸,小蜜丸1次9g,1日2次。

2. 石斛夜光颗粒　颗粒剂,1次1袋,1日2次。

【选方要点】内障目暗,视物昏花,舌质红苔少,脉弦细。

【使用注意】

1. 肝经风热、肝火上攻实证者慎用。

2. 脾胃虚弱,运化失调者慎用。

3. 孕妇慎用。

其他常用中成药

药名	组成	功用	主治	用法用量	剂型规格
黄连上清片	黄连、栀子(姜制)、连翘、蔓荆子(炒)、防风、荆芥穗、白芷、黄芩、菊花、薄荷、酒大黄、黄柏(酒炒)、桔梗、川芎、石膏、旋覆花、甘草	散风清热,泻火止痛	用于风热上攻、肺胃热盛所致的头晕目眩、暴发火眼、牙齿疼痛、口舌生疮、咽喉肿痛、耳痛耳鸣、大便秘结、小便短赤	口服。一次6片,一日2次	薄膜衣片,每片重0.31g。糖衣片,片芯重0.3g
一清颗粒	黄连、大黄、黄芩	清热泻火解毒,化瘀凉血止血	用于火毒血热所致的身热烦躁、目赤口疮、咽喉牙龈肿痛、大便秘结、吐血、咯血、衄血、痔血;咽炎、扁桃体炎、牙龈炎见上述证候者	开水冲服。一次1袋,一日3~4次	每袋装7.5g
牛黄上清胶囊	人工牛黄、薄荷、菊花、荆芥穗、白芷、川芎、栀子、黄连、黄柏、黄芩、大黄、连翘、赤芍、当归、地黄、桔梗、甘草、石膏、冰片	清热泻火、散风止痛	用于热毒内盛、风火上攻所致的头痛眩晕、目赤耳鸣、咽喉肿痛、口舌生疮、牙龈肿痛、大便燥结	口服。一次3粒,一日2次	每粒装0.3g

续表

药名	组成	功用	主治	用法用量	剂型规格
清胃黄连丸	黄连、石膏、桔梗、甘草、知母、玄参、地黄、牡丹皮、天花粉、连翘、栀子、黄柏、黄芩、赤芍	清胃泻火,解毒消肿	用于肺胃火盛所致的口舌生疮,齿龈、咽喉肿痛	口服。大蜜丸:一次1~2丸,一日2次。水丸:一次9g,一日2次	大蜜丸:每丸重9g。水丸:每袋装9g
导赤丸	连翘、黄连、栀子(姜炒)、关木通、玄参、天花粉、赤芍、大黄、黄芩、滑石	清热泻火,利尿通便	用于火热内盛所致的口舌生疮、咽喉疼痛、心胸烦热、小便短赤、大便秘结	口服。水蜜丸一次2g,大蜜丸一次1丸,一日2次;周岁以内小儿酌减	水蜜丸:每10粒重1g。大蜜丸:每丸重3g

第二节　清热燥湿药

【主要药物口诀】

十四清热燥湿药,五味中药有黄芩。

黄连黄柏龙胆草,苦参燥湿疗效好。

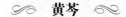

黄芩

【性味功效口诀】

黄芩清热并燥湿,解毒消散痈肿炽。

止血炒炭个中妙,热伤胎动至贵时。

【功能主治与临床应用】

功效	主治	临床应用	配伍
清热燥湿	湿温暑湿,胸闷呕恶,湿热痞满,黄疸泻痢	善清肺、胃、胆及大肠之湿热,尤长于**清中上焦湿热**	配伍**黄连、白芍**,治疗湿热泻痢,配伍**茵陈、栀子**,治疗湿热黄疸
泻火解毒	肺热咳嗽,高热烦渴	主入肺经,善清泻肺火及上焦实热,用治肺热壅遏所致**咳嗽痰稠**	配伍**瓜蒌、桑白皮、苦杏仁**,治疗痰热喘咳;配伍**知母、麦冬**,治疗肺热咳嗽
止血	血热吐衄,痈肿疮毒	火毒炽盛之**痈肿疮毒**	配伍**大黄**,治疗热盛迫血妄行之吐血、衄血;配伍**地榆、槐花**,治疗血热便血
安胎	胎动不安	**崩漏、胎热不安**	配伍**白术、当归**

【药性】苦,寒。归肺、胆、脾、大肠、小肠经。

【用法用量】煎服,3~10g。生用清热,炒用安胎,生用解毒,酒制清上焦热,炒炭止血。传统将黄芩分为枯芩与子芩,枯芩(片芩)为生长年久的宿根,中空而枯,体轻主浮,善清上焦肺火,主治肺热咳嗽痰黄;子芩(条芩)为生长年少的子根,体实而坚,质重主降,善清大肠之火、泄下焦湿热,主治湿热泻痢、黄疸尿赤。

【使用注意】苦寒伤胃,脾胃虚寒者不宜。

黄芩汤

【方药组成口诀】

黄芩汤用甘芍并,二阳合利枣加烹。

此方遂为治痢祖,后人加味或更名。

【组成】黄芩_{三两} 芍药_{二两} 甘草_{炙,二两} 大枣_{擘,十二枚}

【方解】

君	黄芩	清热燥湿		四药合用,为治疗热痢腹痛之良方,有"治痢祖方"之称
臣	白芍	泄热敛阴,缓急止痛	治腹挛痛且缓急迫	
佐	大枣	缓急止痛	甘柔用以和太阴经	
使	甘草	益气和胃,调和诸药		

【功能主治】清热止痢,和中止痛。主治泄泻或痢疾。症见下痢脓血,身热不恶寒。心下痞,腹痛,口苦,舌红苔腻,脉弦数。

【临床常用中成药】

加味香连丸

清热剂,具有清热祛湿,化滞止痛之功效。用于大肠湿热所致的痢疾,症见大便脓血、腹痛下坠、里急后重。

加味香连丸　丸剂,一次 6g,一日 3 次。

【选方要点】身热口苦,舌红苔腻,脉弦数。

【使用注意】

1. 无口苦思冷者,忌之。

2. 慢性虚寒性泻痢者慎用。

3. 服药期间饮食宜清淡,忌食辛辣、油腻、生冷之品。

4. 本药苦寒,易伤胃气,中病即止,不可过服、久服。

黄连

【性味功效口诀】

黄连泻火能解毒,体阴质燥湿气除。

心烦可解郁火退,疮痈肿消散热毒。

【功能主治与临床应用】

功效	主治	临床应用	配伍
清热燥湿	湿热下痢,痞满呕恶,泻痢	长于清中焦湿热,治湿热阻滞中焦,气机不畅所致**脘腹痞满、恶心呕吐**;善去脾胃大肠湿热,为治**泻痢**要药	配伍**紫苏叶**,用治湿热痞满、呕吐吞酸
泻火解毒	胃火牙痛,消渴,心烦不寐,神昏谵语,耳目肿痛,湿疹湿疮	善清泻心经实火,可用治**心火亢盛**所致神昏、烦躁之证;清胃火而可用治**胃火炽盛,消谷善饥之消渴证**	配伍**黄芩、黄柏、栀子**等,用治高热神昏,心烦不寐,血热吐衄;配伍**麦冬**,用治消渴

【药性】苦,寒。归心、脾、胃、肝、胆、大肠经。

【用法用量】煎服,2~5g。

1. 酒黄连清上焦火热,用于目赤肿痛、口疮。

2. 姜黄连清胃热、和胃止呕,用于寒热互结,湿热中阻,痞满呕吐。

3. 萸黄连疏肝和胃、止呕,用于肝胃不和的呕吐吞酸。

【使用注意】

1. 大苦大寒,过服久服伤脾胃,脾胃虚寒者忌用。

2. 苦燥易伤阴津,阴虚津伤者慎用。

黄连解毒汤

【方药组成口诀】

> 黄连解毒汤四味,黄芩黄柏栀子备。
>
> 躁狂大热呕不眠,吐衄斑黄皆可为。

【组成】黄连三两　　黄芩二两　　黄柏二两　　栀子擘,十四枚

【方解】

君	黄连	清热泻火解毒,尤善泻上焦心火	黄连入上焦以清泻心火,盖因心为君火之脏,泻火必先清心,心火宁,则诸经之火自降;又中焦,泻中焦之火	四味同用,苦寒直折,共奏泻火解毒之功
臣	黄芩	清泻上焦之火		
佐	黄柏	泻火解毒,尤善泻下焦之火		
佐使	栀子	通泻三焦之火,导热以下行		

【功能主治】泻火解毒。三焦火毒热盛证。大热烦躁,口燥咽干,错语不眠;或热病吐血、衄血;或热甚发斑,或身热下痢,或**湿热黄疸**;或外科痈疡疔毒,小便黄赤,舌红苔黄,脉数有力。

【临床常用中成药】

黄连解毒丸

泻火,解毒,通便。用于三焦积热所致的口舌生疮,目赤头痛,心胸烦热,热痢泄泻,咽痛衄血,疮疖痔血。

黄连解毒丸　丸剂,一次 3g,一日 1~3 次,小儿酌减。

【选方要点】小便黄赤,舌红苔黄,脉数有力。

【使用注意】孕妇忌服;脾胃虚寒忌服。

❧ 黄柏 ❧

【性味功效口诀】

苦寒黄柏分川关,泻阴火并救水残。

燥湿清热解火毒,骨蒸劳热苦来坚。

【功能主治与临床应用】

功效	主治	临床应用	配伍
清热燥湿	湿热泻痢,黄疸,带下阴痒,热淋涩痛,脚气痿躄	长于清泻下焦湿热。用治**湿热下注**之带下黄浊臭秽;善除大肠湿热以治**泻痢**	配伍**苍术、牛膝**,既清热又燥湿,且走下焦治湿热诸证,尤宜于下焦湿热证;配伍**白头翁、黄连、秦皮**,用治湿热泻痢,黄疸
泻火解毒	痈肿疮毒,湿疹湿疮	**疮疡肿毒,湿疹瘙痒**	配伍**黄芩、黄连、栀子**(内服)、**大黄、黄连**(外用),治疗疮疡肿毒(内服)
除骨蒸	骨蒸劳热,盗汗,遗精	入肾经而善泻相火、退骨蒸,用治**阴虚火旺,潮热盗汗,腰酸遗精**	配伍**知母**,用治骨蒸劳热,盗汗,遗精

【药性】苦,寒。归肾、膀胱经。

【用法用量】煎服,3~12g。生用降实火,酒制治阴火上炎,盐制治下焦之火,姜制治中焦痰火,姜汁炒黑治湿热,盐酒炒黑治虚火,附子汁制治阴虚火盛,面赤戴阳。

【使用注意】苦寒伤胃,脾胃虚寒者忌用。

二妙丸

【方药组成口诀】

二妙丸中苍柏煎,若云三妙膝须添。

痿痹足疾堪多服,湿热全除病自瘥。

【组成】黄柏炒　苍术米泔水浸,炒各等分

【方解】

君	黄柏	苦寒,清热燥湿	二药相合具有清热燥湿之效,湿去热清,诸症自除
臣	苍术	苦温,燥湿健脾	

【功能主治】清热燥湿。主治湿热气盛或湿热下注证。症见全身骨酸,股膝无力,足踝痿弱(下肢痿软无力);或足膝红肿热痛。或湿热带下,或下部湿疮,小便短赤,舌苔黄腻等。

【临证加减】表实体壮者,加酒少许佐之。若气虚者加补气药,血虚者加补血药,痛甚者加生姜汁,热服。

【临床常用中成药】

四妙丸

清热利湿。用于湿热下注所致的痹病,症见足膝红肿、筋骨疼痛。

四妙丸　丸剂,一次 6g,一日 2 次。

【选方要点】全身骨酸,湿热带下,小便短赤,舌苔黄腻。

【使用注意】每服 3~9g,日服二次,用沸汤加姜汁送服。孕妇慎用。

龙胆

【性味功效口诀】

龙胆沉阴味最劣,可燥下元蕴湿邪。

目赤头痛耳窍肿,苦寒善清肝胆热。

【功能主治与临床应用】

功效	主治	临床应用	配伍
清热燥湿	湿热黄疸,阴肿阴痒,带下,湿疹瘙痒	尤善清下焦湿热,常用治下焦湿热所致诸证	配伍苦参、栀子、大黄、白茅根,治湿热黄疸;配伍泽泻、木通、车前子,治疗湿热下注,带下黄臭、阴肿阴痒、湿疹瘙痒
泻肝胆火	肝火头痛,目赤肿痛,胁痛口苦,耳鸣耳聋,强中,惊风抽搐	善泻肝火胆实,治肝经热盛,惊痫狂躁,惊风抽搐	配伍柴胡、黄芩、栀子等,用治肝火头痛、目赤耳聋、胁痛口苦

【药性】苦,寒。归肝、胆经。

【用法用量】煎服,3~6g。

【使用注意】脾胃寒者不宜用,阴虚津伤者慎用。

龙胆泻肝汤

【方药组成口诀】

龙胆泻肝栀芩柴,生地车前泽泻偕。

木通甘草当归合,肝经湿热力能排。

【组成】龙胆酒炒　黄芩炒　栀子酒炒　泽泻　木通　车前子　当归酒洗　生地黄酒炒　柴胡　生甘草(经查原著,本方未载剂量)

【方解】

君	龙胆	主入肝胆二经,既泻肝胆实火,又祛肝经湿热	大苦大寒,上泻肝胆实火,下清下焦湿热	全方配伍,苦寒清利,泻利兼补,共奏疏肝利胆、清热除湿之功
臣	黄芩	性味苦寒,清热燥湿	二者配伍以加强君药泻火除湿之力,用以为臣	
	栀子	性味苦寒,清热利湿		
佐	泽泻	利小便,清湿热	三药合用清热利湿,导湿热下行而从小便出	
	木通	泻火行水		
	车前子	宜盐炙,利水渗湿		
	当归	宜酒炙,补血活血	滋阴养血,使邪去而肝之阴血不伤	
	地黄	清热凉血、养阴生津		
	柴胡	和解表里,疏肝,升阳	热或湿热内郁肝胆,易致肝胆之气不舒,故佐以柴胡疏畅肝胆气机	
佐使	甘草	宜蜜炙,甘平,既和中缓急,又调和诸药		

【功能主治】清泻肝胆实火,清利肝经湿热。主治包括:

1. 肝胆实火上炎证。头痛目赤,胁痛,口苦,耳聋,耳肿,舌红苔黄,脉弦数有力。

2. 肝经湿热下注证。阴肿,阴痒,筋痿,阴汗,小便淋浊,妇女带下黄臭等,舌红苔黄腻,脉弦数有力。

【临床常用中成药】

龙胆泻肝丸(颗粒、口服液)

清肝胆,利湿热。用于肝胆湿热所致的头晕目赤、耳鸣耳聋、耳肿疼痛、胁痛口苦、尿赤涩痛、湿热带下。

1. 龙胆泻肝丸　丸剂,水丸一次 3~6g,大蜜丸一次 1~2 丸,一日 2 次。

2. 龙胆泻肝颗粒　颗粒剂,一次一袋,温开水冲化,一日2次。

3. 龙胆泻肝口服液　口服液剂,一次10ml,一日3次。

【选方要点】口苦,耳聋,耳肿,舌红苔黄,脉弦数有力。

【使用注意】

1. 孕妇、脾胃虚寒及体弱年老者慎用。

2. 服药期间,忌食辛辣、油腻食物。

3. 对于体质壮实者,应中病即止,不可久用。

4. 高血压剧烈头痛,服药后头痛不见减轻,伴有呕吐、神志不清,或口眼㖞斜、瞳仁不等高血压危象者,应立即停药并采取相应急救措施。

❧　苦参　❧

【性味功效口诀】

清热燥湿亦祛风,苦参效而可杀虫。

利尿概因湿热阻,疥癣瘙痒皮科灵。

【功能主治与临床应用】

功效	主治	临床应用	配伍
清热燥湿	黄疸,泻痢,带下,阴痒	用于热痢、**便血、黄疸尿闭、赤白带下、阴肿阴痒**	配伍龙胆、栀子,用于湿热黄疸;配伍蛇床子,用于湿热带下、阴肿阴痒
祛风杀虫	皮肤瘙痒,湿疹湿疮,疥癣	**湿疹湿疮、皮肤瘙痒、疥癣**	配伍黄柏、蛇床子,用于湿疹湿疮;配伍防风、蝉蜕、荆芥,用于风疹瘙痒
利尿	湿热淋痛,尿闭不通	**湿热小便不利**	配伍石韦、车前子、栀子,用于湿热蕴结之小便不利

【药性】苦,寒。归心、肝、胃、大肠、膀胱经。

【用法用量】煎服,4.5~9g。皮肤病的常用药,外用适量。

【使用注意】脾胃虚寒及阴虚津伤者忌用或慎用。反藜芦。

消风散及银屑灵膏

见"蝉蜕"项下。

第三节　清热凉血药

【主要药物口诀】

> 十二清热凉血药，六味中药有紫草。
> 生地玄参水牛角，还有丹皮和赤芍。

～ 地黄 ～

【性味功效口诀】

> 地黄怀庆府为佳，生品甘寒养阴华。
> 清热凉血温家用，生津能润便肠滑。

【功能主治与临床应用】

功效	主治	临床应用	配伍
清热凉血	热入营血，温毒发斑，血热出血	为清热、凉血、止血之要药，又其性甘寒质润，能清热生津止渴	配伍玄参、连翘、黄连，治温热病热入营分，发热烦渴、神昏舌绛；配伍水牛角、赤芍、牡丹皮，治疗热入血分，身热发斑，色紫暗者；配伍侧柏叶、荷叶、艾叶，用治血热妄行之吐血、衄血
养阴生津	热病伤阴，内热消渴，阴虚发热，骨蒸劳热，津伤便秘	入肾经而滋阴降火，养阴津而泄伏热	配伍知母、麦冬、地骨皮，治疗阴虚内热，骨蒸劳热；配伍山药、黄芪、葛根，治疗阴虚内热之消渴；配伍玄参、麦冬，治疗阴虚津伤，肠燥便秘

【药性】甘，寒。归心、肝、肾经。

【用法用量】煎服，10~15g。鲜品用量加倍，或以鲜品捣汁入药。

【使用注意】脾虚湿滞，腹满便溏者不宜使用。

炙甘草汤

【方药组成口诀】

炙甘草汤参姜桂,麦冬生地火麻仁。

大枣阿胶加酒服,虚劳肺痿效如神。

【组成】甘草炙,四两　生姜切,三两　桂枝去皮,三两　人参二两　生地黄一斤　阿胶二两　麦冬去心,半升　火麻仁半升　大枣擘,三十枚

【方解】

君	生地黄	滋阴养血	二者相合,气血并补	气血阴阳并补,补中寓通,滋而不腻,温而不燥,阴血足而血脉充,阳气旺而心脉通,气血充足,阴阳调和
	甘草	宜蜜炙,补脾和胃,益气养心		
臣	人参	大补元气,补脾益肺	合炙甘草,温养阳气	
	麦冬	滋养心阴	助地黄滋补阴血之力	
	阿胶	养血滋阴,润燥		
	火麻仁	滋阴润燥		
佐	大枣	补中益气、养血	二药合用,养血润燥	
	桂枝	温通经脉,宣通心阳	温通经脉,宣通心阳,并可制约君臣药滋腻之性	
	生姜	温中和胃,具宣通之性		
佐使	清酒	助桂姜温通血脉以行药势,为佐使药		

【功能主治】滋阴养血,益气温阳,复脉定悸。主治包括:

1. 阴血不足,阳气虚弱证。脉结代,心动悸,虚羸少气,舌光少苔,或舌干而瘦小者。

2. 虚劳肺痿。咳嗽,涎唾多,形瘦短气,虚烦不眠,自汗盗汗,咽

干舌燥,大便干结,脉虚数。

【临床常用中成药】

炙甘草合剂

益气滋阴,通阴复脉。用于气虚血少,心动悸,脉结代。

炙甘草合剂　合剂,一次 15~25ml,一日 3 次。

【选方要点】舌光少苔,或舌干而瘦小者,自汗盗汗,咽干舌燥,大便干结,脉虚数。

【使用注意】

1. 煎熬时应注意加酒,切不可轻而视之。《伤寒论》"炙甘草汤"方后有云:"清酒七升,水八升,先煮八味,取三升,去滓。"其用酒之量较大,因为酒可通阳,且酒可对抗大剂量地黄之滋腻,又可帮助全方剂有效成分的溶出,可谓一举多得,切不可轻而视之。根据临床体会,所谓的清酒,以选黄酒为妥。

2. 宜用小火久煎,不可大火快煎、速煎。

✤ 玄参 ✤

【性味功效口诀】

　　　　玄参润降归下元,清热滋阴养营干。

　　　　泻火解毒消瘰疬,干咳咽肿温毒斑。

【功能主治与临床应用】

功效	主治	临床应用	配伍
清热凉血	热入营血,温毒发斑	温邪入营,内陷心包,温毒发斑	配伍生地黄、丹参、连翘,治温病热入营分,身热夜甚、心烦口渴、舌绛脉数;配伍连翘心、竹叶卷心、连心麦冬,治温病热陷心包。神昏谵语;配伍石膏、知母、升麻,治温热病。气血两燔

续表

功效	主治	临床应用	配伍
滋阴降火	热病伤阴,舌绛烦渴,津伤便秘,骨蒸劳嗽,目赤肿痛,咽喉肿痛	**热病伤阴,津伤便秘,骨蒸劳嗽,目赤咽痛**	配伍**生地黄**、**麦冬**,治疗阴虚津伤、肠燥便秘,配伍**百合**、**生地黄**、**麦冬**,治肺肾阴亏、虚火上炎,骨蒸劳嗽
解毒散结	痈肿疮毒,瘰疬,白喉	热毒炽盛,疮痈肿毒	配伍**黄芩**、**连翘**、**板蓝根**,治热毒内盛,咽喉肿痛,白喉;配伍**金银花**、**连翘**、**蒲公英**,治痈肿疮毒;配伍**浙贝母**、**牡蛎**等,可用治痰火郁结之瘰疬

【**药性**】甘、苦、咸,微寒。归肺、胃、肾经。

【**用法用量**】煎服,9~15g。

【**使用注意**】

1. 脾胃有湿及脾虚便溏者不宜服用。

2.《本草经集注》记载"恶黄芪、干姜、大枣、山茱萸"。

3. 反藜芦。

养阴清肺汤

【**方药组成口诀**】

养阴清肺是妙方,玄参草芍冬地黄。

薄荷贝母丹皮入,时疫白喉急煎尝。

【**组成**】大生地二钱　麦冬一钱二分　生甘草五分　元参钱半　贝母去心,八分　牡丹皮八分　薄荷五分　炒白芍八分

【**方解**】

君	生地黄	既能滋肾水而救肺燥,又能清热凉血而解疫毒	标本兼治,统领全方	甘寒辛凉并用,清解之中

续表

臣	麦冬	养阴润肺清热,益胃生津润喉	三药共助地黄养阴清热、凉血解毒	寓以宣散之法,养阴扶正与清肺解毒相合,正邪并治,标本兼顾
	玄参	清热解毒散结,启肾水上达于咽喉		
	白芍	敛阴和营泄热		
佐	牡丹皮	凉血活血消肿		
	贝母	润肺化痰散结		
	薄荷	辛凉宣散利咽,使药力升浮		
佐使	甘草	清热解毒,调和药性		

【功能主治】养阴清肺,解毒利咽。阴虚肺燥之白喉。喉间起白如腐,不易拭去,咽喉肿痛,初起或发热或不发热,鼻干唇燥,或咳或不咳,呼吸有声,似喘非喘,脉数无力或细数。

【临床常用中成药】

养阴清肺膏(糖浆、口服液、丸)

养阴润燥,清肺利咽。用于阴虚燥咳,咽喉干痛,干咳少痰,或痰中带血。

1. 养阴清肺膏　煎膏剂,一次 10~20ml,一日 2~3 次。

2. 养阴清肺糖浆　糖浆剂,一次 20ml,一日 2 次。

3. 养阴清肺口服液　口服液剂,一次 10ml,一日 2~3 次。

4. 养阴清肺丸　丸剂,水蜜丸一次 6g,大蜜丸一次 1 丸,一日 2 次。

【选方要点】喉间起白如腐,不易拭去,咽喉肿痛,鼻干唇燥。

【使用注意】

1. 痰湿壅盛患者不宜服用,其表现为痰多黏稠,或稠厚成块。

2. 风寒咳嗽者不宜服用,其表现为咳嗽声重,鼻塞流清涕。

3. 脾虚便溏者慎用。孕妇慎用。

4. 服药期间,忌食辛辣、生冷、油腻食物。

❧ 牡丹皮 ❧

【性味功效口诀】

丹皮凉血清热功,活血散瘀亦堪能。

无汗骨蒸可除散,血虚经多慎而行。

【功能主治与临床应用】

功效	主治	临床应用	配伍
清热凉血	温毒发斑,血热吐衄,温邪伤阴,阴虚发热,夜热早凉,无汗骨蒸	入心肝血分,善**清营分、血分实热**;入血分而善于**清透阴分伏热**,为治无汗骨蒸之要药	配伍**水牛角、生地黄、赤芍**,治温病热入营血,迫血妄行所致发斑、吐血、衄血,配伍**鳖甲、知母、地黄**,温病后期,邪伏阴分,夜热早凉,热退无汗
活血化瘀	血滞经闭痛经,跌扑伤痛,痈肿疮毒	**血滞经闭,痛经,跌打伤痛**	配伍**桃仁、川芎、桂枝**,治血滞经闭、痛经;配伍**红花、乳香、没药**,治跌扑肿痛;配伍**大黄、白芷、甘草**,**治热毒痈肿疮毒**

【药性】苦、辛,微寒。归心、肝、肾经。

【用法用量】煎服,6~12g。清热凉血宜生用,活血祛瘀宜酒炙用,止血宜炒炭用。

【使用注意】

1. 血虚有寒及月经过多者不宜使用,孕妇慎用。

2.《本经逢原》记载,"自汗多者勿用,为能走泄津液也"。痘疹初起勿用,为其性专散血,不无根脚散阔之虑。

桂枝茯苓丸

【方药组成口诀】

《金匮》桂枝茯苓丸,芍药桃仁和牡丹。

等分为末蜜丸服,活血化瘀癥块散。

【组成】桂枝　茯苓　牡丹皮_{去心}　桃仁_{去皮尖,熬}　芍药_{各等分}

【方解】

君	桂枝	辛散通利,甘温散寒,善温经通脉、行散瘀滞		诸药合用,温通活血之中寓凉血养血之法,消补并行,共奏活血化瘀、缓消癥块之功,使瘀化瘢消,诸症皆愈
臣	桃仁	苦泄性平,善祛瘀破血,以消癥瘕	活血破瘀,散结消癥,且漏下之症用行血之品,亦含通因通用之意	
	牡丹皮	苦泄辛散微寒,能凉血以清瘀久所化之热		
佐	芍药	养血和血,使破瘀而不伤正,并能缓急止痛	芍药配合祛瘀药以助消癥,并健脾益胃,以扶正气	
	茯苓	甘淡渗利,渗湿健脾,以消痰利水		
使	白蜜	缓和诸破泄药之力		

【功能主治】活血化瘀,缓消癥块。主治瘀阻胞宫证。妇人妊娠,漏下不止,或胎动不安,血色紫黑晦暗,腹痛拒按,或经闭,或产后恶露不尽而腹痛拒按,舌质紫暗或有瘀点,脉沉涩。

【临床常用中成药】

桂枝茯苓丸

活血,化瘀,消癥。妇人宿有癥块,或血瘀经闭,行经腹痛,以及产后恶露不尽等。

桂枝茯苓丸　丸剂,一次 1 丸,一日 1~2 次。

【选方要点】少腹宿有瘕块,腹痛拒按,或下血色晦暗而夹有瘀块,舌质紫暗,脉沉涩。

【使用注意】

1. 孕妇慎用。

2. 素有癥瘕、妊娠后漏下不止、胎动不安者需遵医嘱,以免误用伤胎。经期及经后 3 天禁用。服药期间,忌食生冷、肥腻、辛辣食物。

3. 中病即止,不可久服。

赤芍

【性味功效口诀】

凉血清热赤芍能,祛瘀止痛血气通。

发斑吐衄温家病,跌打痈肿此药功。

【功能主治与临床应用】

功效	主治	临床应用	配伍
清热凉血	温毒发斑,血热吐衄	善清泻肝火,泄血分郁热而凉血、止血	配伍**水牛角、牡丹皮、生地黄**,治温热病热入营血,迫血妄行之吐血衄血、斑疹紫暗
散瘀止痛	肝郁胁痛,经闭痛经,跌打损伤,痈肿疮疡,癥瘕腹痛	入肝经血分,有活血散瘀止痛之功,治**肝郁血滞之胁痛**	配伍**柴胡、牡丹皮、郁金**,治肝郁血滞之胁痛;配伍**金银花、天花粉、乳香**,治热毒壅盛,痈肿疮疡

【药性】苦、微寒。归肝经。

【用法用量】煎服,6~12g。

【使用注意】

1. 反藜芦。

2. 大量服用,可能会导致出血。

3. 血寒经闭者不宜使用,孕妇慎服。

补阳还五汤

【方药组成口诀】

补阳还五赤芍芎,归尾通经佐地龙。

四两黄芪为主药,血中瘀滞用桃红。

【组成】黄芪_{生,四两} 归尾_{二钱} 赤芍_{钱半} 地龙_{去土,一钱} 川芎_{一钱} 红花_{一钱} 桃仁_{一钱}

【方解】

君	黄芪	补益元气,意在气旺则血行,瘀去络通	大补脾胃之元气,令气旺血行,瘀去络通,为君药	大量补气药与少量活血药相配,使气旺则血行,活血而不伤正,共奏补气活血通络之功
臣	当归尾	活血通络而不伤血		
佐	赤芍	清热凉血,散瘀止痛	助当归尾以活血祛瘀	
	川芎	活血行气,祛风止痛		
	桃仁	活血祛瘀		
	红花	活血通经,散瘀止痛		
佐使	地龙	通经活络,力专善走,周行全身,以行药力	引诸药之力直达络中	

【功能主治】补气,活血,通络。主治中风之气虚血瘀证。半身不遂,口眼㖞斜,语言謇涩,口角流涎,小便频数或遗尿失禁,舌暗淡,苔白,脉缓无力。

【临床常用中成药】

脑栓通胶囊

活血通络,祛风化痰。用于风痰瘀血痹阻脉络引起的缺血性中风病中经络急性期和恢复期。症见半身不遂,口舌㖞斜,语言不利或失语,偏身麻木,气短乏力或眩晕耳鸣,舌质暗淡或暗红,苔薄白或白腻,脉沉细或弦细、弦滑。脑梗死见上述表现者。

脑栓通胶囊 胶囊剂,一次3粒,一日3次。

【选方要点】半身不遂,口眼㖞斜,舌暗淡,苔白,脉缓无力。

【使用注意】

1. 使用本方需久服才能有效,愈后还应继续服用,以巩固疗效,防止复发。

2. 中风后遗半身不遂属阴虚阳亢,痰阻血瘀,若舌红苔黄、脉洪大有力者,则非本方所宜。

紫草

【性味功效口诀】

软硬紫草分二品,解毒疗疮病血分。

活血可消营热斑,凉血兼透温邪疹。

【功能主治与临床应用】

功效	主治	临床应用	配伍
清热凉血,透疹消斑	血热毒盛,斑疹紫黑,麻疹不透,湿疹	入肝经血分,既能凉血活血,又善解毒透疹	配伍赤芍、蝉蜕、甘草,治温毒发斑,血热毒盛,斑疹紫黑者;配伍牛蒡子、薄荷、山豆根,可治麻疹不透,疹色紫暗,兼咽喉肿痛
活血解毒	疮疡,水火烫伤	甘寒能清热解毒,咸寒能清热凉血,并能活血消肿	配伍金银花、连翘、蒲公英,治痈肿疮疡;配伍黄连、黄柏、苦参,可治湿疹;配伍黄柏、大黄,麻油熬膏外搽,治烧烫伤,也可将本品用植物油浸泡,滤取油液,外涂患处

【药性】甘、咸,寒。归心、肝经。

【用法用量】煎汤,5~10g;或入散剂;外用适量,熬膏或制油涂。

【使用注意】本品性寒而滑利,有轻泻作用,脾虚便溏者忌服。

生肌玉红膏

【组成】白芷　甘草　归身　瓜儿血竭　轻粉　白占　紫草　麻油

【方解】

君	轻粉	祛痰消积,逐水通便
臣	白芷	祛风除湿,通窍止痛,消肿排脓
	白占	收涩,敛疮,生肌,止痛
	紫草	凉血,活血,解毒透疹

续表

佐	当归身	补血活血,调经止痛,润肠通便
	瓜儿血竭	散瘀定痛,止血生肌
使	甘草	补脾益气,清热解毒,祛痰止咳,缓急止痛,调和诸药

【功能主治】活血祛腐,解毒生肌。治痈疽、发背等疮,溃烂流脓,以及疗疮、疔根脱出需长肉收口者。

【临床常用中成药】

生肌玉红膏

活血祛腐,解毒生肌。主治痈疽、发背等疮,溃烂流脓,以及疗疮、疔根脱出需长肉收口者。

生肌玉红膏　膏剂,疮面洗清后外涂本膏,一日1次。

【选方要点】痈疽、发背等疮,溃烂流脓,以及疗疮、疔根脱出。

【使用注意】忌食辛辣、刺激性食物。

水牛角

【性味功效口诀】

水牛角代犀角行,功似要知量须增。

解毒消斑疮疡痛,温热入血赖此清。

【功能主治与临床应用】

功效	主治	临床应用	配伍
清热凉血,定惊	温病高热,神昏谵语、惊风、癫狂,血热毒盛,发斑发疹,吐血衄血	清热凉血,泻火解毒,定惊	配伍牛黄、珍珠母、黄芩,治热病神昏或中风偏瘫,神志不清;配伍石菖蒲、郁金、连翘,用治癫狂;配伍生地黄、牡丹皮、赤芍,用治血热毒盛,发斑发疹,吐血衄血

续表

功效	主治	临床应用	配伍
解毒	痈肿疮疡,咽喉肿痛	凉血解毒,又能治疗**痈疽疮疡、慢性溃疡、阴痒、湿疹**等	配伍**黄连、黄芩、连翘**,用治热毒疮痈,咽喉肿痛

【**药性**】苦,寒。归心、肝经。

【**用法用量**】煎汤,5~10g;或入散剂;宜先煎 3 小时以上。水牛角浓缩粉冲服,每次 1.5~3g,一日 2 次。本品功用与犀角相似而药力较弱,现作为犀角的代用品使用。外用适量,熬膏或制油涂。

【**使用注意**】本品性寒而滑利,脾虚便溏者忌服。

犀角地黄汤

【**方药组成口诀**】

犀角地黄芍药丹,血升胃热火邪干。

斑黄阳毒皆堪治,或益柴芩总伐肝。

【**组成**】芍药_{三分}　地黄_{半斤}　牡丹皮_{一两}　犀角屑_{水牛角代,一两}

【**方解**】

君	犀角(水牛角代)	直入血分,凉血清心解毒,使热清血自宁,又可治神昏谵语		四药相配,共成清热解毒,凉血散瘀之剂,全方咸苦甘寒,直入血分,清中有养,无耗血之弊;凉血散血,无留瘀之患
臣	地黄	甘苦性寒,清热凉血,养阴生津	可助犀角(水牛角代)清热凉血,解血分之热,又能止血;二可复已失之阴血	
佐	牡丹皮	清热凉血,活血散瘀,既凉血以止血,又止血不留瘀		
佐	白芍	养血敛阴	助地黄清热凉血,和营泄热	

【**功能主治**】清热解毒,凉血散瘀。主治热入血分证。

1. 热扰心神,身热谵语,舌绛起刺,脉细数。

2. 热伤血络,斑色紫黑、吐血、衄血、便血、尿血等,舌红绛,脉数。

3. 蓄血瘀热,喜忘如狂,漱水不欲咽,大便色黑易解等。

【临床常用中成药】

犀角地黄丸

清热凉血。主治肺胃积热,肝经火旺,咳嗽吐血,鼻孔衄血,烦躁心跳。

犀角地黄丸　丸剂,一次 1~2 丸,一日 2 次。

【选方要点】失血,斑色紫黑,神昏谵语,身热舌绛。

【使用注意】本方药性寒凉,对于阳虚或气虚之失血,脾胃虚弱者忌用。

【使用注意】

1. 忌辛辣食物;孕妇忌服。

2. 本药物为寒凉之品,长期过量使用易耗伤人体阳气出现怕冷、肢凉、精神萎靡等症状。

3. 易伤及脾胃,加重胃肠道不适反应,可能会出现腹泻便溏、恶心等症状。

第四节　清热解毒药

【主要药物口诀】

> 牛黄熊胆板蓝根,青叶青黛穿心莲。
> 公英舌草白头翁,败酱重楼白鲜皮。
> 血藤豆根菊射干,腥草连翘金银花。

∽ 金银花 ∽

【性味功效口诀】

> 金银双花含苞成,火毒能解热能清。
> 风温善疏表邪散,凉血止痢热毒痈。
> 风湿热散肿毒消,便是花藤又一功。

【功能主治与临床应用】

功效	主治	临床应用	配伍
清热解毒	痈肿疔疮,喉痹,丹毒,热毒血痢	为治一切热毒壅盛之**内痈外痈、喉痹、丹毒**,还可**止痢**	配伍**野菊花、蒲公英、紫花地丁**,治疗疔疮肿毒,坚硬根深;配伍**鱼腥草、芦根、薏苡仁**,治疗肺痈咳吐脓血;配伍**黄连、黄芩、白头翁**,用治热毒血痢、下痢脓血
疏散风热	外感风热,风温初起	善散肺经热邪,透热达表,用于**温热病**	配伍**连翘、薄荷、牛蒡子**,治温病初起,身热头痛,咽痛口渴;配伍**生地黄、玄参**,治热入营分,身热夜甚,神烦少寐;配伍**连翘、生地黄**,治热入血分,高热神昏,斑疹吐衄

【药性】甘,寒。归肺、心、胃经。

【用法用量】煎服,6~15g。疏散风热、清泄里热以生品为佳;炒炭宜用于热毒血痢;露剂多用于暑热烦渴。

【使用注意】脾胃虚寒者及气虚疮疡脓清者忌用。

五味消毒饮

【方药组成口诀】

> 五味消毒疗诸疔,银花野菊蒲公英。
>
> 紫花地丁天葵子,煎加酒服效非轻。

【组成】金银花三钱　野菊花一钱二分　蒲公英一钱二分　紫花地丁一钱二分　紫背天葵子一钱二分

【方解】

君	金银花	既清热解毒,又消散痈疮,清宣透邪,外清气分之毒,内清血分之毒		独取苦寒,相须为用,药简力专,共奏清热解毒、消散疔疮之功
臣	蒲公英	长于清热解毒,兼能消痈散结	二者相配,助君药清热解毒、消散痈肿之力	
	紫花地丁	清热解毒,凉血消痈		

续表

佐	野菊花	尤专于治"痈肿疔毒,瘰疬眼瘜"	清热解毒而治痈疮疔毒
	紫背天葵子	清热解毒而治痈疮疔毒	
佐使	酒	加酒少量同煎,以助药势,宣通血脉,为佐使之用	

【功能主治】清热解毒,消散疔疮。主治火毒结聚之疔疮。疔疮初起,发热恶寒,疮形似粟,坚硬根深,状如铁钉,以及痈疡疖肿,局部红肿热痛,舌红苔黄,脉数。

【临床常用中成药】

拔毒膏

清热解毒,活血消肿。多用于治疗疖疔痈发、有头疽之初期或化脓期等病。

拔毒膏　膏剂,加热软化,贴于患处,隔日换药一次,溃脓时每日换药一次。

【选方要点】疮疡初起,疮形如粟,坚硬根深,状如铁钉,以及痈疡疖肿,红肿热痛,舌红苔黄,脉数。

【使用注意】

1. 本方煎服加酒,煎后热服,且应"被盖出汗为度"方可效佳。

2. 运动员慎用,或在医师指导下使用;孕妇慎用。

∽ 连翘 ∽

【性味功效口诀】

清热解毒连翘能,疏风清热亦堪称。

疮家圣药肿结消,老翘功逊小翘青。

【功能主治与临床应用】

功效	主治	临床应用	配伍
清热解毒	口舌生疮,咽喉肿痛,热淋涩痛	既能清心火,又可解疮毒,消散痈肿结聚,有"疮家圣药"之称	与**金银花**相须为用,治疗外感风热及温热病;配伍**夏枯草、浙贝母、玄参**,治痰火郁结,瘰疬痰核;配伍**车前子、白茅根、淡竹叶**,治湿热壅滞所致小便不利或淋沥涩痛
消肿散结	痈疽,瘰疬,乳痈,丹毒		
疏风散热	风热表证及温病发热、发斑	散上焦风热,用于**风温初起,热入营血、高热烦渴、神昏发斑**	配伍**金银花、薄荷、牛蒡子**,治疗外感风热或温病初起,发热,咽痛口渴

【药性】苦,微寒,归肺、心、小肠经。

【用法用量】煎服,6~15g。青翘清热解毒之力较强;老翘长于透热达表,疏散风热;连翘心长于清心泻火,常用治邪入心包之高热烦躁、神昏谵语等症。

【使用注意】

1. 连翘、连翘壳、连翘(生用),清热解毒。

2. 朱砂拌连翘,清心安神,治热病烦躁不安。

3. 脾胃虚寒及气虚脓清者不宜用。

银翘散及银翘解毒丸

见"薄荷"项下。

❧　蒲公英　❧

【性味功效口诀】

公英黄花一地丁,矮草天涯处处生。

利水通淋湿家盛,热毒清解擅消痈。

【功能主治与临床应用】

功效	主治	临床应用	配伍
清热解毒,消肿散结	痈肿疔疮,乳痈,肺痈,肠痈,瘰疬,毒蛇咬伤	既能清泻火热毒邪,又能泄降滞气,为**清热解毒**、**消痈散结**之佳品,**乳痈**之要药	配伍**金银花**、**野菊花**、**紫花地丁**,治疗痈肿疔疮;配伍**板蓝根**、**玄参**,可解毒散结,用治咽喉肿痛
利湿通淋	湿热黄疸,热淋涩痛	对湿热引起的**淋证**、**黄疸**等有较好的疗效	配伍**栀子**、**茵陈**、**大黄**,用治湿热黄疸;配伍**白茅根**、**金钱草**、**车前子**,用治热淋涩痛

【药性】苦、甘,寒。归肝、胃经。

【用法用量】煎服,10~15g。外用鲜品适量,捣敷;或煎汤熏洗患处。

【使用注意】用量过大,可致缓泻,故脾虚便溏者慎用。

蒲公英汤

【方药组成口诀】

蒲公英苦,溃坚消肿。

结核能除,食毒堪用。

【组成】鲜蒲公英四两(根、叶、茎、花皆用)

【方解】

君	蒲公英	本品苦寒,清热解毒,消痈散结,用治内外热毒疮痈诸证。兼能通经下乳,为治乳痈之要药

【功能主治】清热解毒。主治眼疾肿痛,胬肉遮睛,赤脉络目,目疼连脑,羞明多泪等一切虚火实热之证。

【临床常用中成药】

蒲公英颗粒

清热消炎。用于上呼吸道感染,急性扁桃体炎,疖肿,乳腺炎。

蒲公英颗粒　颗粒剂,一次 15g,一日 3 次。

【选方要点】目赤肿痛,羞明多泪。

【使用注意】用量过大,可致缓泻,故脾虚便溏者慎用。

❧ 大青叶 ❧

【性味功效口诀】

大青叶有解毒能,性寒清热能凉血。

斑疹热痢可治疗,流行感冒常用它。

【功能主治与临床应用】

功效	主治	临床应用	配伍
清热解毒	热入营血,神昏发斑发疹	善**解心胃二经实火热毒**,又入血分而能**凉血消斑**,气血两清	配伍**水牛角、玄参、栀子**,用治温热病心胃火热毒盛,热入营血,高热神昏,发斑发疹
凉血消斑	喉痹,口疮,痄腮,丹毒,痈肿	既能清心胃实火,又善解瘟疫时毒,有解毒利咽,凉血消肿之效	配伍**地黄、大黄、升麻**,治疗心胃火盛,咽喉肿痛,口舌生疮

【药性】苦、寒。归心、胃经。

【用法用量】煎服,9~15g。外用适量。

【使用注意】本品苦寒,故脾胃虚寒者慎服。

犀角大青汤

【组成】犀角屑　大青叶　玄参　甘草　升麻　黄连　黄芩　黄柏　黑山栀各一钱五分

【方解】

君	犀角屑	清热凉血,解毒
	大青叶	清热解毒,凉血消斑

续表

臣	玄参	清热凉血,滋阴降火,解毒散结
	黄连	清热燥湿,泻火解毒
	黄芩	清热燥湿,泻火解毒,止血,安胎
佐	黄柏	清热燥湿,泻火解毒,除骨蒸
	栀子	泻火除烦,清热利湿,凉血解毒
	升麻	发表透疹,清热解毒,升举阳气
使	甘草	补脾益气,清热解毒,祛痰止咳,缓急止痛,调和诸药

【功能主治】清热解毒,凉血化斑。治伤寒,斑出已盛,心烦大热,错语呻吟不得眠,或咽痛不利。

【临床常用中成药】

疏风颗粒

清热解毒,宣泄肺胃。用于小儿急性上呼吸道感染属风热证,症见发热、鼻塞、咽痛、流涕、口渴、咳嗽、汗出、舌红或苔薄黄。

疏风颗粒 颗粒剂,1岁以下,一次3g;1~3岁,一次6g;4~6岁,一次9g;7岁以上,一次12g;一日3次。

【选方要点】斑出已盛,心烦大热,错语呻吟不得眠,或咽痛不利。

【使用注意】

1. 宜饭后服用,禁与茶及含鞣酸类药合用。

2. 肝功能严重损害者禁用。

3. 体弱者慎用。

板蓝根

【性味功效口诀】

清热解毒板蓝根,来源功效似青叶。

性寒凉血又利咽,可治痄腮及喉痹。

【功能主治与临床应用】

功效	主治	临床应用	配伍
清热解毒,凉血	温毒发斑,大头瘟疫,丹毒,痄腮,烂喉丹痧,痈肿温疫时毒	时行温病,**发斑发疹**,舌绛紫暗者	配伍**地黄**、**紫草**、黄芩治时行温病,温毒发斑,舌绛暗紫;配伍**牛蒡子**、**黄芩**、**黄连**,治丹毒、痄腮、烂喉丹痧,大头瘟疫,头面红肿、咽喉不利
利咽	发热咽痛	功效与大青叶相似,但长于**解毒利咽**	配伍**金银花**、**连翘**、**薄荷**,用于风温初起;配伍**玄参**、**马勃**、**牛蒡子**,用于风热上攻,咽喉肿痛

【药性】苦、寒。归心、胃经。

【用法用量】煎服,10~15g。

【使用注意】脾胃虚寒者慎用。

神犀丹

【方药组成口诀】

神犀丹中犀玄参,芩蒲地银板蓝根。

翘豉金汁天花粉,紫草合治热毒深。

【组成】犀角_{水牛角代,磨汁,六两}　鲜地黄_{绞汁,一斤}　香豉_{八两}　连翘_{十两}　黄芩_{六两}　板蓝根_{九两}　金银花_{一斤}　元参_{七两}　花粉_{四两}　石菖蒲_{六两}　紫草_{四两}　玄参_{七两}　天花粉_{四两}　紫草_{四两}

【方解】

君	犀角（水牛角代）	清心凉血解毒		诸药相配,共奏清热开窍,凉血解毒之功
臣	金银花	清热解毒,凉散风热	清热解毒	
	紫草	凉血,活血,解毒		
	板蓝根	宜蜜炙,取其调和药性,又可使汗出不致过猛而耗伤正气		

续表

臣	黄芩	清热燥湿,泻火解毒	清热泻火	
	连翘	清热解毒,消肿散结		
	金汁	清热解毒,凉血消斑	即粪清,取其镇心安神之功,今已不用	
佐	地黄	清热凉血,养阴生津	养阴生津	
	玄参	凉血滋阴,泻火解毒		
	天花粉	清热生津		
	石菖蒲	开窍醒神		
	淡豆豉	宣发郁热,引内陷之邪热外透	宣发郁热,清心除烦	

【功能主治】清热解毒,凉血开窍。主治温热鼠疫,邪入营血,热深毒重,耗液伤阴。高热昏谵,斑疹色紫,口咽糜烂,目赤烦躁,舌质紫绛。

【临床常用中成药】

清开灵颗粒(胶囊、注射液、口服液、片)

清热解毒,镇静安神。用于外感风热时毒、火毒内盛所致高热不退,烦躁不安,咽喉肿痛,舌质红绛,苔黄,脉数;上呼吸道感染,病毒性感冒,急性扁桃体炎,急性咽炎,急性气管炎,高热等症属上述证候者。

1. 清开灵颗粒 颗粒剂,一次 3~6g(一次 1~2 袋),一日 2~3 次。儿童酌减或遵医嘱。

2. 清开灵胶囊 胶囊剂,一次 2~4 粒,一日 3 次。儿童酌减或遵医嘱。

3. 清开灵注射液 注射剂,肌内注射,一日 2~4ml。重症患者静脉滴注,一日 20~40ml,以 10% 葡萄糖注射液 200ml 或 0.9% 氯化钠注射液 100ml 稀释后使用。

4. 清开灵口服液　口服液剂,一次 20~30ml,一日 2 次。

5. 清开灵片　片剂,一次 1~2 片,一日 3 次。

【选方要点】高热神昏、谵语痉厥、斑疹色紫、舌质紫绛。

【使用注意】脾胃虚寒者慎用。方中原有金汁一药,现已不用,犀角可用水牛角代替。

∽ 牛黄 ∽

【性味功效口诀】

> 牛黄一药自是珍,息风止痉可安神。
> 豁痰开窍有神力,清热解毒内外真。

【功能主治与临床应用】

功效	主治	临床应用	配伍
清热解毒	咽喉肿痛,口舌生疮,痈肿疔疮	善**清上焦热毒**,以及**痈肿疮毒**等	配伍**珍珠**,清热解毒生肌力强;配伍**栀子、郁金、朱砂**,可清热解毒、开窍安神
豁痰开窍	热病神昏,中风痰迷,惊痫抽搐,癫痫发狂	**中风、癫痫**等痰热蒙蔽心包之**神昏、口噤、喉中痰鸣**等	配伍**珍珠**,清心泻肝、化痰开窍力强

【药性】甘,凉。归肝、心经。

【用法用量】不宜入汤剂。入丸、散,每次 0.15~0.35g。

【使用注意】非实热证不宜用。孕妇慎服。

安宫牛黄丸

【方药组成口诀】

> 安宫牛黄丸最精,芩连栀子郁砂并。
> 更加雄角珠冰麝,退热清心力更宏。

【组成】牛黄一两　郁金一两　犀角水牛角代,一两　黄连一两　朱砂一两　冰片二钱五分　麝香二钱五分　珍珠五钱　山栀子一两　雄黄一两　黄芩一两

【方解】

君	牛黄	苦凉,清心解毒,豁痰开窍	三药合用,善清热解毒、开窍醒神、息风定惊,凉血解毒	全方配伍,苦寒清泄与芳香开窍并用,共奏清热解毒、镇惊开窍之功
	麝香	芳香走窜,通达十二经,芳香开窍醒神		
	犀角(水牛角代)	辛香走窜,温通行散,善开窍通闭,为开窍醒神之良药,又可清心凉血解毒		
臣	黄连	清热燥湿,泻火解毒	以增牛黄、犀角(水牛角代)清解热毒之力	
	黄芩	清热燥湿,泻火解毒		
	栀子	苦寒清利,善清热泻火、解毒利尿,导热下行		
佐	冰片	辛苦微寒,芳香走窜,善清热开窍	芳香辟秽,通窍开闭,以加强麝香开窍醒神之功	
	郁金	辛散苦泄寒清,善凉血清心、解郁启闭		
	雄黄	辛散温燥,善燥湿祛痰、解毒辟秽	三药相合,可助君臣药清热解毒、镇心安神,故共为佐药	
	朱砂	甘寒质重有毒,善清热解毒、镇心安神定惊		
	珍珠	甘咸性寒质重,善安神镇惊、清热解毒		
	金箔	取其重镇安神之效		

【功能主治】清热解毒,豁痰开窍。主治邪热内陷心包证。高热烦躁,神昏谵语,或舌謇肢厥,舌红或绛,脉数有力。亦治中风昏迷,小儿惊厥,属邪热内闭者。

【临床常用中成药】

安宫牛黄丸（胶囊、片、栓）

清热解毒，镇惊开窍。用于热病，邪入心包，高热惊厥，神昏谵语；中风昏迷及脑炎、脑膜炎、中毒性脑病、脑出血、败血症见上述证候者。

1. 安宫牛黄丸　丸剂，一次 1 丸，一日 1 次。小儿三岁以内一次 1/4 丸，四岁至六岁一次 1/2 丸，一日 1 次，或遵医嘱。

2. 安宫牛黄胶囊　胶囊剂，一次 2 粒，一日 1 次。小儿酌减，或遵医嘱。

3. 安宫牛黄片　片剂，一次 5~6 片；3 岁以内小儿一次 1~2 片；4~6 岁，一次 3 片；一日 1 次，或遵医嘱。

4. 安宫牛黄栓　栓剂，直肠给药，小儿 3 岁以内，一次 0.75g，4~6 岁一次 1.5g，成人一次 3g，一日 1 次；或遵医嘱。

【选方要点】高热烦躁，神昏谵语，舌红或绛，脉数。

【使用注意】

1. 孕妇禁用。

2. 寒闭神昏者不宜使用。因其含有毒的朱砂、雄黄，故不宜过量或久服，肝肾功能不全者慎用。

3. 服药期间，忌食辛辣食物。在治疗过程中如出现肢寒畏冷、面色苍白、冷汗不止、脉微欲绝，由闭证变为脱证者应立即停药。

4. 高热神昏、中风昏迷等口服本品困难者，当鼻饲给药。

❧ 鱼腥草 ❧

【性味功效口诀】

清热解毒鱼腥草，消痈排脓入肺好。

利尿通淋清下元，疮毒外敷鲜药捣。

【功能主治与临床应用】

功效	主治	临床应用	配伍
清热解毒	肺痈吐脓，痰热喘咳	辛寒质轻，专入肺经，为治**肺痈咳吐脓血**之要药	配伍**桔梗、芦根、瓜蒌**，治痰热壅肺，胸痛，咳吐脓血腥臭
消痈排脓	痈肿疮毒	用于各种实热性的**痈毒肿痛**等症	配伍**野菊花、蒲公英、金银花**，治疗热毒疮疡
利尿通淋	热淋，热痢	为治**热淋涩痛**所常用	配伍**车前草、白茅根、海金沙**

【药性】辛，微寒。归肺经。

【用法用量】煎服，不宜久煎，15~25g，鲜品加倍，水煎或捣汁服。外用适量，捣敷或煎汤熏洗患处。

【使用注意】虚寒证及阴性疮疡者忌服。

⚬⚬ 射干 ⚬⚬

【性味功效口诀】

射干之药善清咽，热毒能解可消痰。

上焦结邪力可破，微毒须知莫妄言。

【功能主治与临床应用】

功效	主治	临床应用	配伍
清热解毒	热毒痰火郁结	用于感受风热，或痰热壅盛所致的**咽喉肿痛**等症	配伍山豆根、升麻、甘草
消痰，利咽	痰涎壅盛，咳嗽气喘，咽喉肿痛	清肺热而消痰涎，用治**咳嗽痰喘**	配伍**桑白皮、马兜铃、桔梗**，治疗肺热咳喘，痰黄质稠；配伍**麻黄、细辛、半夏**，治疗寒痰咳喘，痰多清稀；配伍**薄荷、牛蒡子、连翘**，治疗外感风热，咽痛音哑

【药性】苦，寒。归肺经。

【用法用量】水煎服，3~10g。

【使用注意】脾虚便溏者不宜使用。孕妇慎用。

射干麻黄汤

【方药组成口诀】

> 射干麻黄紫菀辛,款冬半味姜枣群。
>
> 寒饮咳喘不平卧,喉中痰鸣水鸡声。

【组成】射干三两　麻黄四两　生姜四两　细辛三两　紫菀三两　款冬花三两　五味子半升　大枣七枚　半夏大者,洗,半升

【方解】

君	射干	降逆气,利咽喉,开痰结		诸药合用,体现宣中有敛,开中有阖,寒热并用的配伍特点
臣	麻黄	宣肺散寒		
	细辛	温肺散寒		
	生姜	散寒行水		
	半夏	降逆化痰		
佐	紫菀	润肺化痰,理气止咳	温润除痰,下气止咳	
	款冬花	润肺下气,止咳化痰		
	五味子	收敛肺气	与臣药诸辛散之药配伍,使散中有收,不致耗损正气	
使	大枣	益脾养胃	安中,调和诸药,去邪而不伤正	

【功能主治】宣肺祛痰,降气止咳。主治痰饮郁结,气逆喘咳证。咳而上气,喉中有水鸡声者。

【临床常用中成药】

清咽润喉丸

清热剂,具有清热利咽,消肿止痛之功效。主治风热外袭,肺胃

热盛所致的胸膈不利,口渴心烦,咳嗽痰多,咽部痰多,咽部红肿,咽痛,声音嘶哑。

清咽润喉丸　丸剂,水蜜丸一次4.5g,大蜜丸一次2丸,一日2次。

【选方要点】咳而上气,喉中有水鸡声者。

【使用注意】忌食辛辣食物。

∽ 白头翁 ∽

【性味功效口诀】

白头翁药白头生,清解热毒凉血能。

止痢妙药君须记,截疟用之亦可行。

【功能主治与临床应用】

功效	主治	临床应用	配伍
清热解毒,凉血止痢	热毒血痢,阴痒带下	善除大肠热毒蕴结而凉血止痢,为**热毒血痢**要药	配伍**黄连、黄柏、秦皮**,治疗热毒血痢,发热腹痛,里急后重;配伍**苦参、白鲜皮、秦皮**,用治下焦湿热所致阴痒、带下

【药性】苦,寒。归胃、大肠经。

【用法用量】煎服,9~15g。外用适量,煎汤外洗。

【使用注意】虚寒泻痢者忌服。

白头翁汤

【方药组成口诀】

白头翁汤治热痢,黄连黄柏佐秦皮。

清热解毒并凉血,赤多白少脓血医。

【组成】白头翁_{二两}　黄柏_{三两}　黄连_{三两}　秦皮_{三两}

【方解】

君	白头翁	味苦性寒,善入大肠血分,清解大肠热毒,凉血止痢		全方药仅四味,配合有度,共奏清热解毒,凉血止痢之效
臣	黄连	苦寒,清热解毒,燥湿厚肠为治痢要药	两药共助君药清热解毒,燥湿治痢,为臣药	
	黄柏	苦寒,善清下焦湿热		
佐使	秦皮	苦涩而寒,清热燥湿,兼以收涩止血、止痢		

【功能主治】清热解毒,凉血止痢。主治热毒痢疾,腹痛,里急后重,肛门灼热,下痢脓血,赤多白少,渴欲饮水,舌红苔黄,脉弦数。

【临床常用中成药】

白蒲黄片(胶囊)

清热剂,具有清热燥湿,解毒凉血之功效。用于大肠湿热、热毒壅盛所致的痢疾、泄泻。

1. 白蒲黄片　片剂,一次 3~6 片,一日 3 次。
2. 白蒲黄胶囊　胶囊剂,一次 4 粒,一日 3 次。

【选方要点】下痢赤多白少,腹痛,里急后重,舌红苔黄,脉弦数。

【使用注意】脾胃虚弱者慎服。

❧ 败酱草 ❧

【性味功效口诀】

败酱嗅之如败酱,清解热毒肺痈肠。

排脓祛瘀兼止痛,血滞不通骨筋伤。

【功能主治与临床应用】

功效	主治	临床应用	配伍
清热解毒 消痈排脓	肠痈,肺痈	治**肠痈**之要药	配伍**桃仁**、**牡丹皮**、**金银花**,用于肠痈初起,腹痛,未化脓者;配伍**鱼腥草**、**桔梗**、**芦根**,用于肺痈咳吐脓血
祛瘀止痛	血滞之胸腹疼痛	**血滞胸痛腹痛,产后瘀阻腹痛**	配伍**五灵脂**、**香附**、**当归**

【药性】辛、苦,微寒。归胃、大肠、肝经。

【用法用量】煎服,6~15g。外用适量。

【使用注意】脾胃虚弱、食少泄泻者不宜服用。

薏苡附子败酱散

【方药组成口诀】

薏苡附子败酱散,解毒散结力不缓。

肠痈成脓宜急投,脓泻肿消腹自软。

【组成】薏苡仁十分　附子二分　败酱草五分

【方解】

君	薏苡仁	利湿退肿	两药合用,旨在使脓溃结散痈消	三药合用,清热排脓而不伤阳气,温阳扶正而不炽热毒,共奏清热排脓消痈,扶正助阳驱邪之功
臣	败酱草	清热活血,排脓消痈		
佐	附子	辛热,助阳行郁	并防服寒药后更伤中阳	

【功能主治】排脓消痈,温阳散结。主治肠痈内已成脓,身无热,肌肤甲错,腹皮急,如肿状、按之软,脉数。

青黛

【性味功效口诀】

青黛体轻易飞扬,清热解毒功效佳。

性寒凉血能定惊,温毒能解惊痫镇。

【功能主治与临床应用】

功效	主治	临床应用	配伍
清热解毒,凉血消斑	温毒发斑,血热吐衄,喉痹口疮,痄腮,火毒疮疡,肝火犯肺,咳嗽胸痛,痰中带血	**血热吐衄,胸痛咳血,痄腮口疮,喉痹**	配伍**生地黄、白茅根**,治血热妄行的吐血、衄血;配伍**板蓝根、甘草**,治热毒炽盛,喉痹,咽喉肿痛者;配伍**海蛤壳**,治肝火犯肺,咳嗽胸痛,痰中带血
泻火定惊	小儿惊痫	清泻肝经实火,有**息风定惊止痉之功**	配伍**钩藤、牛黄**,治小儿惊风抽搐;配伍**甘草、滑石**,治暑热惊痫

【药性】咸,寒。归肝经。

【用法用量】宜入丸、散用,1~3g。外用适量。

【使用注意】胃寒者慎用。

咳血方

【方药组成口诀】

咳血方中诃子收,瓜蒌海石山栀投。

青黛蜜丸口嚼化,咳嗽痰血服之廖。

【组成】青黛　瓜蒌子　诃子　海粉　栀子(经查原著,本方未载剂量)

【方解】

君	青黛	清肝泻火凉血	两药合用,澄本清源,共为君药	诸药合用,共奏清肝宁肺、于清泻之中求止血之功,使木不刑金、肺复宣降,痰化咳平,其血自止
	栀子	泻心肺之火,凉血除烦,且导热下行		
臣	瓜蒌子	清热化痰,润肺止咳	佐以诃子清降敛肺,化痰止咳	
	海粉	清肺降火,软坚化痰		
佐	诃子	清降敛肺,化痰止咳		

【功能主治】清肝宁肺,凉血止血。主治肝火犯肺之咳血证。症见咳嗽痰稠带血,咳吐不爽,心烦易怒,胸胁作痛,颊赤便秘,舌红苔黄,脉弦数。

【临床常用中成药】

黛蛤散

清肝泻肺,化痰止咳。主治肝火犯肺之咳嗽。咳痰带血、心烦易怒、眩晕耳鸣、舌红苔黄、脉数。或咳嗽日久,面鼻发红;或血虚受热、咳嗽声嘶。临床上用于支气管扩张、气管炎、百日咳、肺结核等属肝火犯肺者。

黛蛤散 散剂,一日 1 次,一次 6g,布包水煎服,或温水调服,或随处方入煎剂。

【选方要点】咳痰带血,胸胁作痛,舌红苔黄,脉弦数。

【使用注意】因本方属寒凉降泄之剂,故肺肾阴虚及脾虚便溏者,不宜使用。

∽ 重楼 ∽

【性味功效口诀】

七叶一花号重楼,君家芳名是蚤休。

清解热毒消肿痛,凉肝定惊止风抽。

【功能主治与临床应用】

功效	主治	临床应用	配伍
清热解毒	痈肿疔疮,毒蛇咬伤,咽喉肿痛	为治痈肿疔毒,毒蛇咬伤的常用药	配伍**黄连、赤芍、金银花**,用于痈肿疔疮;配伍**牛蒡子、连翘、板蓝根**,用于咽喉肿痛,痄腮,喉痹
消肿止痛	跌扑伤痛	跌打损伤,瘀血肿痛,外伤出血	配伍**三七、血竭、自然铜**
凉肝定惊	惊风抽搐	小儿热极生风,手足抽搐	配伍**钩藤、菊花、蝉蜕**

【药性】苦,微寒。有小毒。归肝经。

【用法用量】煎服,3~9g。外用适量,研末调敷。

【使用注意】

1. 有小毒,用量不宜过大。

2. 孕妇、体虚之人、无实火热毒者及患阴证疮疡者不宜服用。

∽ 穿心莲 ∽

【性味功效口诀】

清热解毒穿心莲,性寒能清肺胃热。

味苦能燥大肠湿,透散表证解蛇毒。

【功能主治与临床应用】

功效	主治	临床应用	配伍
清热解毒	感冒发热,痈疮疔肿,肺痈吐脓	用于**外感风热、温病初起或肺热、肺火诸症**	配伍**金银花、连翘、薄荷**,治疗风热感冒或温病初起,发热头痛;配伍**黄芩、桑白皮、地骨皮**,治疗痰热壅肺,喘粗气急,顿咳劳嗽;配伍**鱼腥草、桔梗、冬瓜仁**,治疗肺痈吐脓咳血
凉血,消肿	痈肿疮疡,蛇虫咬伤	**热毒壅聚,痈肿疮毒**	配伍**半边莲、白花蛇舌草**,治疗蛇虫咬伤

续表

功效	主治	临床应用	配伍
燥湿	湿热泻痢,热淋涩痛,湿疹瘙痒	凡湿热诸证均可使用	配伍苦参、木香,治疗胃肠湿热,腹痛泄泻,下痢脓血;配伍车前子、白茅根、黄柏,治疗膀胱湿热,小便淋沥涩痛

【药性】苦,寒。归肺、心、大肠、膀胱经。

【用法用量】煎服,6~9g。煎剂易致呕吐,故多作丸、散、片剂。外用适量。

【使用注意】不宜多服久服;脾胃虚寒者不宜使用。

白鲜皮

【性味功效口诀】

清热燥湿白鲜皮,疮毒癣癞概能医。

祛风解毒行皮表,可疗黄疸湿热痹。

【功能主治与临床应用】

功效	主治	临床应用	配伍
清热燥湿	感冒发热,肺热咳喘,痈疮疖肿,毒蛇咬伤	湿热疮毒,黄水淋漓,湿疹,风疹,疥癣疮癞	配伍苍术、苦参、连翘、防风
祛风解毒	湿热黄疸,风湿热痹	本品能利小肠水气,通利关节而退黄、止痹痛	配伍苍术、黄柏、茵陈

【药性】苦,寒。归脾、胃、膀胱经。

【用法用量】煎服,5~10g。外用适量,煎汤洗,研末敷或调涂。

【使用注意】脾胃虚寒者忌服。

白鲜皮汤

【方药组成口诀】

白鲜皮汤用荆防,银翘木通苦参苍。

生何首乌同甘草,湿疹脓窠是妙方。

【组成】白鲜皮　金银花　连翘　荆芥　防风　苍术　苦参生何首乌　木通　甘草（经查原著,本方未载剂量）

【方解】

君	白鲜皮	热解毒、除湿祛风	
臣	金银花	清热解毒	具有清热解毒,除湿祛风之功效。主治湿热风毒,遍身脓窠,黄水淋漓,肌肉破烂等证
	连翘	清热解毒	
	荆芥	祛风除湿	
	防风	祛风除湿	
	苍术	祛风除湿	
	苦参	祛风除湿	
佐	何首乌	解毒消肿	
	木通	清热利湿	
佐使	甘草	解毒消肿,调和诸药	

【功能主治】具有清热解毒,除湿祛风之功效。主治湿热风毒,遍身脓窠,黄水淋漓,肌肉破烂等证。

【临床常用中成药】

湿毒清胶囊(片)

补血剂,具有养血润肤,祛风止痒之功效。主治血虚风燥所致的风瘙痒。

1. 湿毒清胶囊　胶囊剂,一次 3~4 粒,一日 3 次。

2. 湿毒清片　片剂,一次 3~4 片,一日 3 次。

【选方要点】皮肤干燥、脱屑、瘙痒,伴有抓痕、血痂、色素沉着;皮肤瘙痒症见上述证候者。

【使用注意】

1. 忌烟酒及辛辣、油腻、腥发食物。

2. 用药期间不宜同时服用温热性药物。

山豆根

【性味功效口诀】

> 山豆根药味最苦,清热能解火气毒。
>
> 消肿利咽行结滞,性寒败胃虚家勿。

【功能主治与临床应用】

功效	主治	临床应用	配伍
清热解毒	火毒蕴结,乳蛾喉痹,咽喉肿痛	清泄力强,善清肺胃之火,为治火毒蕴结所致**乳蛾喉痹、咽喉红肿热痛之要药**	配伍**射干、金银花、麦冬**,治乳蛾喉痹
消肿利咽	齿龈肿痛,口舌生疮	**牙龈肿痛、口舌生疮**	配伍**石膏、黄连、升麻**,治疗胃火上攻所致的牙龈肿痛、口舌生疮

【药性】苦,寒。有毒。归肺、胃经。

【用法用量】煎服,3~6g。外用适量。

【使用注意】内服不宜过量,脾胃虚寒者慎用。

山豆根汤

【组成】山豆根二分　射干二分　猪牙皂角二分　苦杏仁去皮尖,十粒

【方解】

君	山豆根	苦寒,泻心肺之火,功可清热解毒利咽	二药相配,共奏清泄内热之功,热散则上炎之火去	如此配伍,则壅里之邪热得泄,
臣	射干	去心肾之火,清解热毒,除痰散结消肿		

续表

佐	皂角	行肝木之郁,散心火之结,荡除秽浊,破肿消坚,涌吐痰涎,通关利窍		痰结得散,且缓缓咽之,则药之津液常清润患处
	苦杏仁	降逆气,润心肺,宣肺利咽		

【功能主治】清热泄火,散结利咽。主治喉痹。

【临床常用中成药】

鼻咽灵片

清热剂,具有解毒消肿,益气养阴之功效。主治火毒蕴结,耗气伤津所致的口干,咽痛,咽喉干燥灼热,声嘶,头痛,鼻塞,流脓涕或涕中带血;急慢性咽炎、口腔炎、鼻咽炎见上述证候者。亦用于鼻咽癌放疗、化疗辅助治疗。

鼻咽灵片　片剂,一次5片,一日3次。

【选方要点】咽喉肿痛,痰黄色稠。

【使用注意】

1. 孕妇及儿童慎用。

2. 忌食辛辣等刺激性食物及油炸食物。

～ 大血藤 ～

【性味功效口诀】

红藤常与败酱伍,功效相近须清楚。

清热解毒肠痈用,祛瘀止痛解苦楚。

【功能主治与临床应用】

功效	主治	临床应用	配伍
清热解毒	肠痈	**肠痈腹痛,热毒疮疡,**为治肠痈之要药	配伍桃仁、大黄

续表

功效	主治	临床应用	配伍
活血,祛风止痛	风湿痹痛,跌扑伤痛,妇女痛经	**风湿痹痛,跌打损伤,痛经经闭**	配伍**独活、牛膝、防风**,用于风湿痹痛;腰腿疼痛;配伍**骨碎补、续断、赤芍**,用于跌打损伤,瘀血肿痛

【药性】苦,平。归大肠、肝经。

【用法用量】煎服,9~15g。

【使用注意】孕妇慎用。

∽ 白花蛇舌草 ∽

【性味功效口诀】

白花蛇舌草利湿,热淋水停可用之。

清热解毒疮痈已,癌肿蛇毒莫稽迟。

【功能主治与临床应用】

功效	主治	临床应用	配伍
清热解毒	肠痈,疮毒,毒蛇咬伤,咽喉肿痛	**痈肿疮毒,肠痈腹痛,咽喉肿痛,毒蛇咬伤**	配伍**红藤、败酱草、牡丹皮**,用于肠痈腹痛;配伍**金银花、连翘、野菊花**,用于疮痈肿毒
利湿通淋	水肿,小便不利,热淋尿痛	**膀胱湿热,小便热淋涩痛**	配伍**白茅根、车前草、石韦**

【药性】微苦、甘,寒。归胃、大肠、小肠经。

【用法用量】煎服,15~60g,鲜品加倍;或鲜品绞汁。外用适量。

【使用注意】阴疽及脾胃虚寒者忌服。

∽ 野菊花 ∽

【性味功效口诀】

野菊花开解热毒,风热感冒咽喉肿。

热毒疮痈首选药,头痛眩晕平肝阳。

【功能主治与临床应用】

功效	主治	临床应用	配伍
清热解毒	疗疮痈肿,咽喉肿痛	为治外科疗痈之良药	配伍**蒲公英**、**紫花地丁**、**金银花**,治疗热毒蕴结,疗疖丹毒,痈疽疮疡,咽喉肿痛
泻火平肝	目赤肿痛,头痛眩晕	用治风热上攻之目赤肿痛;肝阳上亢之头痛眩晕	配伍**金银花**、**密蒙花**、**夏枯草**,用于风热上攻,目赤肿痛;配伍**决明子**、**钩藤**,用于肝阳上亢,头痛眩晕

【药性】苦、辛,微寒。归心、肝经。

【用法用量】煎服,9~15g。外用适量,煎汤外洗或制膏外涂。

【使用注意】脾胃虚寒者慎服。

五味消毒饮及拔毒膏

见"金银花"项下。

❧ 熊胆 ❧

【性味功效口诀】

熊胆出自棕熊胆,清肝明目治目疾。

息风止痉防抽搐,多入丸散可外敷。

【功能主治与临床应用】

功效	主治	临床应用	配伍
清热解毒	热毒疮痈,咽喉肿痛,痔疮	常用于热毒蕴结所致之**疮疡痈疽,痔疮肿痛、咽喉肿痛**	配伍**牛黄**、**冰片**、**珍珠**,治疗热毒咽喉肿痛
清肝明目	目赤云翳肝热目赤	肝热**目赤肿痛,羞明流泪,目生翳膜**	配伍**石决明**、车前子,治疗肝热目赤肿痛,羞明多泪,目生翳膜

续表

功效	主治	临床应用	配伍
息风止痉	热盛惊风，癫痫抽搐	主治肝火炽盛，热极生风所致的**高热惊风、癫痫、手足抽搐**	配伍**钩藤、羚羊角、牛黄**

【药性】苦，寒。归肝、胆、心经。

【用法用量】内服，0.25~0.5g，入丸、散，不入汤剂。由于本品有腥苦味，口服易引起呕吐，故宜用胶囊剂。外用适量，调涂患处。

【使用注意】本品苦寒，故脾胃虚寒者慎服。

梅花点舌丹

【方药组成口诀】

梅花点舌用三香，冰片硼珠朱二黄。

没药熊孝蟾血竭，一丸酒化此方良。

【组成】熊胆一钱　冰片一钱　雄黄一钱　硼砂一钱　血竭一钱　葶苈子一钱　沉香一钱　乳香一钱　没药一钱　珍珠二钱　牛黄二钱　麝香二钱　蟾酥二钱　朱砂二钱

【方解】

君	蟾酥	酥散邪消肿，解疔疮之毒	
臣	乳香	竭行瘀活血止痛	痈疽疔毒，诸疮肿痛属阳为本方主证
	没药		
	血竭		
	冰片	清热解毒消肿	
	朱砂		
	雄黄		
	硼砂	散瘀解疮毒	
	麝香	止疔毒疼痛，托里消肿	
	珍珠		

续表

佐	沉香	行气止痛	
	葶苈子	利水泻热	
	牛黄	清心肝烦热,凉血解毒	
	熊胆		

【功能主治】清热解毒,消肿止痛。主治疔毒恶疮,无名肿痛。症见红肿痈疖,乳蛾,咽喉肿痛。

【临床常用中成药】

梅花点舌丸(片、胶囊)

清热解毒,消肿止痛的功效。用于火毒内盛所致的疔疮痈肿初起、咽喉牙龈肿痛、口舌生疮。

1. 梅花点舌丸　丸剂,口服,一次 3 丸,一日 1~2 次;外用,用醋化开,敷于患处。

2. 梅花点舌片　片剂,口服,一次 3 片,一日 1~2 次;外用,用醋化开,敷于患处。

3. 梅花点舌胶囊　胶囊剂,口服,一次 1 粒,一日 1~2 次。外用,将胶囊内容物用醋化开,敷于患处。

【选方要点】红肿痈疖,乳蛾,咽喉肿痛。

【使用注意】

1. 肝肾功能不全者、造血系统疾病者、孕妇及哺乳期妇女禁用。

2. 本品含朱砂、雄黄,不宜长期服用;本品为处方药,必须在医生指导下使用。

3. 儿童一般不宜使用,对高热急惊患者要严格控制疗程。

4. 服用本品超过 1 周者,应检查血、尿中汞、砷、铅离子浓度,检查肝、肾功能,超过规定限度者立即停用。

5. 疮肿已清者,切勿再敷用。

其他常用中成药

药名	组成	功用	主治	用法用量	剂型规格
牛黄解毒胶囊	人工牛黄、雄黄、石膏、大黄、黄芩、桔梗、冰片、甘草	清热解毒	用于火热内盛，咽喉肿痛，牙龈肿痛，口舌生疮，目赤肿痛	口服。一次 2 粒〔规格（1）〕，或一次 3 粒〔规格（2）〕，一日 2~3 次	（1）每粒相当于饮片 0.78g 每粒装 0.3g，每粒装 0.4g，每粒当 0.5g。（2）每粒装 干饮片 0.52g 每粒装 0.3g
牛黄至宝丸	连翘、栀子、大黄、芒硝、石膏、青蒿、陈皮、木香、广藿香、人工牛黄、冰片、雄黄	清热解毒、泻火通便	用于胃肠积热所致的头痛眩晕，目赤耳鸣，口燥咽干，大便燥结	口服。一次 1~2 丸，一日 2 次	每丸重 6g
新雪颗粒	磁石、石膏、滑石、硝石、芒硝、栀子、竹心、广升麻、穿心莲、珍珠层粉、沉香、人工牛黄、冰片	清热解毒	用于外感热病、热毒壅盛证，症见高热、烦躁；扁桃体炎、上呼吸道感染、气管炎，感冒见上述证候者	口服。一次 1 袋（瓶），一日 2 次	每袋(瓶)装（1）1.5g；（2）1.53g（薄膜衣粒）;（3）每装装 1.7g
芩连片	黄芩、连翘、黄连、黄柏、赤芍、甘草	清热解毒、消肿止痛	用于脏腑蕴热，头痛目赤，口鼻生疮，热痢腹痛，湿热带下，疮疖肿痛	口服。一次 4 片，一日 2~3 次	每片重 0.55g

续表

药名	组成	功用	主治	用法用量	剂型规格
板蓝根颗粒	板蓝根	清热解毒,凉血利咽	用于肺胃热盛所致的咽喉肿痛,口咽干燥,腮部肿胀;急性扁桃体炎、腮腺炎见上述证候者	开水冲服。一次5~10g(含蔗糖),或一次3~6g(无蔗糖),一日3~4次	(1)每袋装5g(相当干饮片7g); (2)每袋装10g(相当干饮片14g); (3)每袋装3g(无蔗糖,相当干饮片7g); (4)每袋装1g(无蔗糖,相当干饮片7g)
清热解毒口服液	石膏、金银花、玄参、地黄、连翘、栀子、甜地丁、黄芩、龙胆、板蓝根、知母、麦冬	清热解毒	用于热毒壅盛所致的发热面赤、烦躁口渴、咽喉肿痛;流感、上呼吸道感染见上述证候者	口服。一次10~20ml(1~2支),一日3次;儿童酌减,或遵医嘱	每支装10ml
抗癌平丸	珍珠菜、藤梨根、香茶菜、肿节风、蛇莓、半枝莲、白花蛇舌草、石上柏、蟾酥	清热解毒、散瘀止痛	用于热毒瘀血壅滞而致的胃癌、食道癌、贲门癌、直肠癌等消化系统肿瘤的治疗	口服。一次0.5~1g,一日3次。饭后半小时服,或遵医嘱	每袋装1g

续表

药名	组成	功用	主治	用法用量	剂型规格
西黄丸	牛黄、麝香、乳香(醋制)、没药(醋制)	清热解毒、消肿散结	用于痈疽疔毒、瘰疬、流注、癌肿	口服。一次 3g,一日 2 次	每 20 丸重 1g
冰硼散	冰片、硼砂(煅)、朱砂、玄明粉	清热解毒、消肿止痛	用于热毒蕴结所致的咽喉疼痛、牙龈肿痛、口舌生疮	吹敷患处,每次少量,一日数次	(1)每瓶装 2g;(2)每瓶装 3g
桂林西瓜霜	西瓜霜、硼砂(煅)、黄柏、黄连、山豆根、射干、浙贝母、青黛、冰片、无患子果(炭)、大黄、黄芩、甘草、薄荷脑	清热解毒、消肿止痛	用于风热上攻、肺胃积热所致的乳蛾、喉痹、口糜,症见咽喉肿痛、喉核肿大、口舌生疮、慢性咽痛或出血;急、慢性扁桃体炎、口腔炎、口腔溃疡、牙龈炎见上述证候者及轻度烫伤(表皮未破)者	外用,喷、吹或敷于患处,一次适量,一日数次;重症者兼服,一次 1~2g,一日 3 次	每瓶装 3.5g

第五节　清虚热药

【主要药物口诀】

青蒿透散阴份热,凉血解暑又截疟。

地骨皮凉血退蒸,清肺生津血妄行。

白薇清热效全占,疳热银柴胡黄连。

∽∽　青蒿　∽∽

【性味功效口诀】

青蒿截疟往来行,此药本经已留名。

清芳除蒸退虚热,解暑凉血止血能。

【功能主治与临床应用】

功效	主治	临床应用	配伍
清热截疟	温邪伤阴、夜热早凉;疟疾寒热	治疗温病后期,余热未清,阴液已伤;治疟要药,尤宜于疟疾兼有暑热者	配伍鳖甲、知母、牡丹皮,用于夜热早凉,热退无汗,或低热不退;配伍柴胡、黄芩、草果
清虚热除蒸	阴虚发热之夜热早凉,骨蒸	阴虚发热、骨蒸劳热、五心烦热、舌红少苔者	配伍银柴胡、胡黄连、鳖甲
解暑热	暑热外感、发热烦渴	外感暑热,头痛发热、发热口渴	配伍西瓜翠衣、茯苓、滑石
退黄	湿热黄疸	治疗湿热黄疸,见一身面目俱黄、黄色鲜明、舌苔黄腻者	配伍茵陈、大黄、栀子等清热利湿退黄之品

【药性】苦、辛,寒。归肝、胆经。

【用法用量】煎汤或鲜用捣烂绞汁服。后下。6~12g。

【使用注意】本品苦寒,脾胃虚弱、肠滑泄泻者忌用。

青蒿鳖甲汤

【方药组成口诀】

青蒿鳖甲知地丹,阴分热伏此方攀。

夜热早凉无汗者,从里达表服之安。

【组成】青蒿二钱　鳖甲五钱　细生地四钱　知母二钱　牡丹皮三钱

【方解】

君	青蒿	苦辛而寒,其气芳香,清中有透散之力,清热透络,引邪外出	两药相配,滋阴清热,内清外透,使阴分伏热有外达之机	诸药合用,滋中有清,清中有透,邪正兼顾,先入后出,共奏养阴透热之功
	鳖甲	咸寒,直入阴分,滋阴退热		
臣	生地黄	甘寒,滋阴凉血	共助鳖甲以养阴退虚热	
	知母	甘寒质润,滋阴降火		
佐	牡丹皮	辛苦性凉泄血中伏火	助青蒿清透阴分伏热	

【功能主治】养阴透热。温病后期,邪伏阴分证。夜热早凉,热退无汗,舌红苔少,脉细数。

【临床常用中成药】

青蒿鳖甲片

养阴清热。用于温病后期,夜热早凉,阴虚低热,热退无汗。

青蒿鳖甲片　片剂,一次 4~6 片,一日 3 次。

【选方要点】夜热早凉,热退无汗,舌红少苔,脉细数者。

【使用注意】阴虚欲作动风者不宜使用。

∽ 地骨皮 ∾

【性味功效口诀】

地骨本自枸杞根,最宜阴虚劳热人。

清降肺火咳喘用,凉血除热效亦真。

【功能主治与临床应用】

功效	主治	临床应用	配伍
凉血退蒸	阴虚潮热、骨蒸盗汗,小儿疳热	为**凉血退热除蒸**之佳品,治疗**阴虚发热,骨蒸潮热、盗汗**	配伍**银柴胡、知母、鳖甲**
清肺降火	肺热咳嗽,血热咳血衄血,内热消渴	治疗**肺火郁结,气逆不降之咳血;血热妄行之咳血、吐血、尿血;内热消渴**	配伍**桑白皮、甘草**,用于肺热咳嗽;配伍**小蓟、侧柏叶**,用于咳血尿血;配伍**天花粉、地黄、麦冬**,用于内热消渴

【药性】甘,寒。归肺、肝、肾经。

【用法用量】煎服,9~15g。

【使用注意】本品性寒,外感风寒发热或脾虚便溏者不宜服用。

泻白散

【方药组成口诀】

泻白桑皮地骨皮,甘草粳米四般宜。

参茯知芩皆可入,肺热喘嗽此方施。

【组成】地骨皮洗去土,焙　桑白皮细锉炒黄,各一两　甘草炙,一钱

【方解】

君	桑白皮	甘寒性降,专入肺经,善清肺热,泻肺气,平喘咳	君臣相合,清泻肺中伏火,以复肺金肃降之权	四药合用,甘寒清降,泻中寓补,培土生金,共奏泻肺清热,止咳平喘之功
臣	地骨皮	甘寒入肺,可助君药清降肺中伏火		
佐	甘草	养胃和中,以扶肺气,兼调药性		
	粳米			

【功能主治】清泻肺热,止咳平喘。肺热喘咳证。气喘咳嗽,皮肤蒸热,日晡尤甚,舌红苔黄,脉细数。

【临床常用中成药】

小儿肺咳颗粒

健脾益肺,止咳平喘。用于肺脾不足,痰湿内壅所致咳嗽或痰多稠黄,咳吐不爽,气短,喘促,动辄汗出,食少纳呆,周身乏力,舌红苔厚,小儿支气管炎见以上证候者。

小儿肺咳颗粒　颗粒剂,开水冲服。周岁以内一次 2g,一至四岁一次 3g,五至八岁一次 6g,一日 3 次。

【选方要点】气喘咳嗽,皮肤蒸热,舌红苔黄,脉细数。

【使用注意】本方药性平和,尤宜于正气未伤,伏火不甚者。风寒咳嗽或肺虚喘咳者不宜使用。

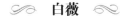

白薇

【性味功效口诀】

白薇清热可除蒸,入营凉血益阴能。

利水因之消癃淋,并而疗疮解毒功。

【功能主治与临床应用】

功效	主治	临床应用	配伍
清热凉血	阴虚发热,骨蒸劳热,产后血虚发热;温邪伤营发热	本品苦咸性寒,善入血分,治疗阴虚发热,骨蒸潮热;产后血虚发热、低热不退;温病后期,余热未尽,耗伤阴液;治疗阴虚外感、发热咽干,口渴心烦	配伍玉竹、生地黄、知母、地骨皮,用于阴虚发热;配伍当归、人参,用于产后血虚发热;配伍生地黄、玄参、青蒿,用于温邪伤营发热;配伍玉竹、薄荷、淡豆豉,治疗阴虚外感
利尿通淋	热淋,血淋	热淋,血淋	配伍滑石、车前子、木通
解毒疗疮	疮疡肿毒,毒蛇咬伤	热毒疮痛,热毒壅盛,咽喉肿痛	配伍金银花、蒲公英、连翘

【药性】苦、咸,寒。归肝、胃、肾经。

【用法用量】煎服,5~10g。外用适量。

【使用注意】脾虚食少便溏者不宜服。

加减葳蕤汤

【方药组成口诀】

加减葳蕤用白薇,豆豉生葱桔梗随。

草枣薄荷共八味,滋阴发汗此方魁。

【组成】生葳蕤二钱至三钱　生葱白二枚至三枚　桔梗一钱至钱半　东白薇五分至一钱　淡豆豉三钱至四钱　苏薄荷一钱至钱半　炙甘草五分　红枣二枚

【方解】

君	玉竹(即葳蕤)	甘平滋润,滋阴润燥	二者配伍,滋阴解表	辛凉与甘寒合法,汗不伤阴,滋不碍邪
	薄荷	疏散风热、清利咽喉		
臣	葱白	解表散邪	助薄荷以逐表邪	
	淡豆豉	宣发郁热		
佐	白薇	善于清热而不伤阴,于阴虚有热者甚宜	桔梗、大枣合白薇以滋阴液	
	桔梗	宣肺止咳		
	大枣	甘润养血		
使	甘草	调和药性		

【功能主治】滋阴解表。主治素体阴虚,外感风热证。头痛身热,微恶风寒,无汗或有汗不多,咳嗽,心烦,口渴,咽干,舌红,脉数。

【临床常用中成药】

小儿退热颗粒(口服液)

疏风解表,解毒利咽。用于小儿外感风热所致的感冒,症见发热恶风、头痛目赤、咽喉肿痛;上呼吸道感染见上述证候者。

1. 小儿退热颗粒　颗粒剂,开水冲服。五岁以下小儿一次 5g,五至十岁一次 10~15g,一日 3 次;或遵医嘱。

2. 小儿退热口服液　口服液剂,口服,五岁以下每次 10ml;五岁至十岁每次 20~30ml,一日 3 次。

【选方要点】心烦,口渴,咽干,舌红,脉数。

【使用注意】外感初起,兼阴虚者宜用,若无阴虚症候不宜使用,否则表邪难除。

银柴胡

【性味组成口诀】

> 银州地产银柴胡,清热能疗热蒸骨。
>
> 成人劳热此药愈,小儿疳热并能除。

【功能主治与临床应用】

功效	主治	临床应用	配伍
清虚热	阴虚发热,骨蒸劳热	为退虚热、除骨蒸要药	配伍**地骨皮、青蒿、鳖甲**,用于阴虚发热、骨蒸劳热
除疳热	小儿疳热	小儿食滞或虫积所致疳积发热、口渴消瘦、毛发干枯	配伍**胡黄连、鸡内金、使君子**,用于小儿疳积

【药性】甘,微寒。归肝、胃经。

【用法用量】煎服,3~10g,或入丸、散。

【使用注意】外感风寒及血虚无热者忌用。

清骨散

【方药组成口诀】

> 清骨散用银柴胡,胡连秦艽鳖甲辅。
>
> 地骨青蒿知母草,骨蒸劳热保无虞。

【组成】银柴胡—钱五分　胡黄连　秦艽　鳖甲醋炙　地骨皮　青

蒿　知母各一钱　甘草五分

【方解】

君	银柴胡	味甘微寒,清虚热,除骨蒸		全方共奏补肾而滋阴液,使骨蒸潮热得以清退
臣	知母	性寒质润,滋阴泻火而清虚热	三药配伍,清阴分虚火,退骨蒸潮热	
	胡黄连	味苦寒,入血分,退虚热,除骨蒸		
	地骨皮	甘寒清润,清肝肾之虚热,凉血退蒸,善治有汗之骨蒸		
佐	青蒿	清透虚热,除骨蒸	二药皆辛散透热之品,能透虚热从外而解,除肝胆之热	
	秦艽	退虚热,除骨蒸		
	鳖甲	咸寒,滋阴液,退虚热		
使	甘草	调和诸药		

【功能主治】清虚热,退骨蒸。主治肝肾阴虚,虚火内扰证。骨蒸潮热,或低热日久不退,形体消瘦,唇红颧赤,困倦盗汗,或口渴心烦,舌红少苔,脉细数。

【选方要点】口渴心烦,舌红少苔,脉细数。

【使用注意】若血虚者,加当归、熟地黄、白芍以养血;若咳嗽,加桔梗、五味子、阿胶、麦冬以润肺止咳。

∝ 胡黄连 ∝

【性味功效口诀】

　　　　胡黄连能清湿热,泻痢黄疸痔下血。

　　　　骨蒸发热小儿疳,用之得宜诸症可。

【功能主治与临床应用】

功效	主治	临床应用	配伍
清湿热	湿热泻痢,黄疸尿赤痔疮肿痛	善清下焦,功似黄连而力逊	配伍黄柏、白头翁,用于湿热泻痢;配伍茵陈、栀子、大黄,用于湿热黄疸;配伍当归、人参,用于产后血虚发热;配伍槐角、黄连,用于痔疮
除骨蒸消疳热	阴虚发热,骨蒸潮热,小儿疳热	阴虚发热,骨蒸潮热,小儿疳积发热,腹胀消瘦、低热不退	配伍鳖甲、知母、地骨皮;用于阴虚发热;配伍山楂、党参、白术,用于小儿疳积发热

【药性】苦,寒。归肝、胃、大肠经。

【用法用量】煎服,3~10g。

【使用注意】本品苦寒,脾胃虚寒者慎用。

万应锭

【组成】川黄连　胡黄连　明乳香　净没药　孩儿茶　生大黄　延胡索各二两　麒麟竭　明天麻　真熊胆各一两　陈京墨四两　自然铜五钱　梅花冰片　原麝香各二分

【方解】

君	孩儿茶	活血止痛,止血生肌,收湿敛疮,清肺化痰
	麝香	开窍醒神,活血通经,消肿止痛
臣	川黄连	清热燥湿,泻火解毒
	胡黄连	退虚热,除疳热,清湿热
	明乳香	活血定痛,消肿生肌
	净没药	活血定痛,消肿生肌
	大黄	泻下攻积,清热泻火,凉血解毒,止血,逐瘀通经,利湿退黄

续表

	延胡索	活血,行气,止痛
	麒麟竭	活血定痛,化瘀止血,生肌敛疮
	明天麻	息风止痉,平抑肝阳,祛风通络
佐	熊胆	清热解毒,息风止痉,清肝明目
	自然铜	散瘀止痛,续筋接骨
	梅花冰片	开窍醒神,清热止痛
使	陈京墨	调和诸药

【功能主治】清热解毒,行血化瘀,息风开窍。痰火中风,半身不遂;湿疹,伤寒,中暑,痢疾,霍乱,瘟毒,黄病,疟疾;小儿痘疹,惊风;妇人经行腹痛;疔毒归心,痔疮,漏疮,喉闭,乳蛾,牙痛,牙疳;无名肿毒。

【临床常用中成药】

万应胶囊(颗粒)

清热,解毒,镇惊。用于邪毒内蕴所致的口舌生疮、牙龈咽喉肿痛、小儿高热、烦躁易惊。

1. 万应胶囊 胶囊剂,口服。一次 0.3~0.6g,一日 2 次,三岁以内小儿酌减。

2. 万应颗粒 颗粒剂,口服,1 次 2~4 粒;三岁以内小儿 1 次 1 粒。1 日 1~2 次,外用醋调或捣碎涂患处。

【使用注意】

1. 孕妇慎用。

2. 运动员慎用。

第三章　泻下药

【含义】凡能引起腹泻，或润滑大肠，以**泻下通便**为主要功效，常以治疗**里实积滞证**的药物，称为泻下药。

【分类】泻下药分为攻下药、润下药和峻下逐水药。

【药性功效】本类药能泻下通便，以排除胃肠积滞、燥屎及有害物质（毒、瘀、虫等）；或清热泻火，使实热壅滞通过泻下而清解；或逐水退肿，使水湿停饮从大小便排除，达到祛除停饮、消退水肿之目的。部分药还兼有解读、活血祛瘀等作用。

【适用范围】本类药主要适用于大便秘结、胃肠积滞、实热内结及水肿停饮等里实证。

分类	药性	泻下作用	兼有功效	主治
攻下药	苦寒沉降	较强（稀便）	清热泻火	实热积滞，大便秘结，燥屎坚结（壮年用）
润下药	味甘质润	较缓（软便）	润燥	老年人、儿童、孕妇等肠燥便秘
峻下逐水药	苦寒有毒	峻猛（水样便）	利尿	全身水肿、胸腹积水

第一节　攻下药

【主要药物口诀】

> 苦寒沉降攻下药，常用中药共三味。
> 大黄沉降势下行，此外芒硝和芦荟。

大黄

【性味功效口诀】

大黄沉降势下行，泻火通便解毒功。

祛瘀推荡邪结闭，生熟二军莫等同。

【功能主治与临床应用】

功效	主治	临床应用	配伍
泻下攻积	湿热积滞便秘	治疗**积滞便秘之要药**，又因其苦寒沉降，善能泄热，故**实热积滞之便秘尤为适宜**	常与**芒硝、厚朴、枳实**配伍，用于阳明腑实证；若大黄用量较轻，则泻下力缓和，与**火麻仁、苦杏仁、蜂蜜**等同用；配伍**麦冬、生地黄、玄参**，用于热结津伤者；**配伍附子、干姜**，用于脾阳不足，冷结便秘
清热泻火，凉血止血，解毒	血热吐衄，目赤咽肿，牙龈肿痛；痈肿疔疮，肠痈腹痛；烧烫伤	治疗**血热妄行之吐血、衄血、咳血，火邪上炎**；治疗**热毒痈肿疔疮；烧烫伤**	配伍**黄连、黄芩**，用于血热妄行之吐血、衄血、咳血；配伍**黄芩、栀子**，用于火邪上炎所致的目赤、咽喉肿痛、牙龈肿痛；单用粉或配**地榆粉**，麻油调敷患处，用于烧烫伤
逐瘀通经	瘀血经闭，产后瘀阻，跌打损伤	既可**下瘀血**，又**清瘀热**，为治疗**瘀血证的常用药物**	配伍**桃仁、土鳖虫**，用于妇女产后瘀阻腹痛、恶露不尽；配伍**桃仁、桂枝**，用于妇女瘀血经闭；配伍**当归、红花、穿山甲**，用于跌打损伤，瘀血肿痛
利湿退黄	实热痢疾，黄疸尿赤，淋证，水肿	**泻热通便，能导湿热外出**	配伍**黄连、黄芩、芍药**，用于肠道湿热积滞之痢疾；配伍**茵陈、栀子**，用于肝胆湿热蕴结之黄疸、尿赤；配伍**木通、车前子、栀子**，用于湿热淋证，水肿，小便不利

续表

功效	主治	临床应用	配伍
破痰实	老痰壅塞,喘逆不得平卧,大便秘结		

【药性】苦,寒。归脾、胃、大肠、肝、心包经。

【用法用量】煎服,3~15g。外用适量,研末于患处。生大黄泻下力较强,欲攻下者宜生用,入汤剂不宜久煎,或用开水泡服,久煎则泻下力减弱。酒大黄善清上焦血分热毒,用于目赤咽肿,齿龈肿痛。熟大黄泻下力缓,减轻腹痛之副作用,增强活血祛瘀、泻火解毒之功,用于瘀血病证及火毒疮疡。大黄炭凉血化瘀止血,用于血热有瘀出血证。

【使用注意】

1. 本品为峻烈攻下、破瘀之品,易伤正气,如非实证,不宜妄用。

2. 孕妇,以及月经期、哺乳期妇女均当慎用或忌用。

3. 取其急下,宜生用、后下、配芒硝;取其缓下,宜制用、久煎、配甘草。

4. 本品苦寒,易伤胃气,脾胃虚弱者宜慎用。

增液承气汤

【方药组成口诀】

增液承气玄地冬,加入硝黄效力增。

热结阴亏大便秘,增水行舟肠腑通。

【组成】玄参一两 麦冬连心,八钱 大黄三钱 芒硝一钱五分 生地黄八钱

【方解】

君	玄参	甘咸性寒,滋阴降火,性热软坚	三者相合即增液汤,滋阴增液,泄热降火,共奏滋阴增液之功	诸药合伍,重用甘寒,佐以苦寒,寓攻下于增水行舟之中,攻补兼施,
臣	麦冬	甘寒质润		
	地黄			

续表

佐使	大黄	泄热通便,软坚润燥		使阴液得复,热结得除,诸症可愈
	芒硝			

【功能主治】阴明热结阴亏证。大便秘结,下之不通,脘腹胀满,口干唇燥,舌红苔黄,脉细数。

【临床常用中成药】

生脉增液通胶囊

滋阴益气,润肠通便。适用于气阴两虚、肠燥津亏之虚性便秘。

生脉增液通胶囊 胶囊剂,口服,一次4粒,一日3次。

【选方要点】以燥屎不行,下之不通,口干唇燥,苔黄,脉细数为辨证要点。

【使用注意】不宜久服,中病即止。

⁓ 芒硝 ⁓

【性味功效口诀】

咸以软坚苦泻能,燥矢夹热胃家停。

峻逐推荡芒硝力,外用能止疮毒疼。

【功能主治与临床应用】

功效	主治	临床应用	配伍
泻下通便	实热积滞,腹满胀痛,大便燥结	泻下攻积	与大黄相须为用,增强泻下通便作用
润燥软坚	肠痈腹痛	治疗肠痈腹痛	配伍大黄、牡丹皮、桃仁,用于肠痈腹痛;配伍大黄、大蒜,用于肠痈初起

续表

功效	主治	临床应用	配伍
清火消肿	痔疮肿痛，咽痛口疮，目赤肿痛	治疗乳痈初起；痔疮肿痛；咽喉肿痛，口舌生疮；目赤肿痛	配伍**硼砂、冰片、朱砂**等，用于咽喉肿痛，口舌生疮

【药性】咸、苦，寒。归胃、大肠经。

【用法用量】6~12g，一般不入煎剂，待汤剂煎好后，溶入汤液中服用。外用适量。

【使用注意】孕妇、哺乳期妇女慎用；不宜与硫黄、三棱同用。

凉膈散

【方药组成口诀】

凉膈硝黄栀子翘，黄芩甘草薄荷饶，

竹叶蜜煎疗膈上，中焦燥实服之消。

【组成】川大黄 朴硝 甘草_炙，各二十两 山栀子 薄荷叶_{去梗} 黄芩各十两 连翘二斤半

【方解】

君	连翘	苦、微寒，归心、肺、小肠经，轻清透散，长于清热解毒，透散上焦之热		全方配伍，清上之中寓泻下之法，以泻代清，共奏泻火通便、清上泄下之功
臣	大黄	泻火通便，荡涤中焦燥热内结	助君药清解上焦之邪热	
	芒硝			
佐	黄芩	清胸膈郁热		
	栀子	通泻三焦，以引火下行		
	薄荷	清头目，利咽喉	二药轻清疏散，助连翘、黄芩清泄上焦郁热	
	竹叶	清上焦之热		
使	甘草		既能缓和硝、黄峻泻之力，又能生津润燥，调和诸药	
	白蜜			

【功能主治】泻火通便，清上泄下。主治上中二焦火热证。烦躁口渴，面赤唇焦，胸膈烦热，口舌生疮，睡卧不宁，谵语狂妄，或咽痛吐衄，便秘溲赤，舌红苔黄，脉滑数。

【临床常用中成药】

凉膈丸

消炎解热，消火凉膈。本品用于上焦热盛，咽喉不利，牙齿疼痛，大便秘结，小便赤黄。

凉膈丸　丸剂，口服，一次 6g，一日 1 次。

【选方要点】胸膈烦热，面赤唇焦，烦躁口渴，舌红苔黄，脉数。

【使用注意】

1. 忌烟酒及辛辣、油腻食物。

2. 服药后大便次数每日 2~3 次者，应减量；每日 3 次以上者，应停用并向医师咨询。

3. 小儿、年老体弱者及脾胃虚寒者慎用。

芦荟

【性味功效口诀】

芦荟品种分新老，泻下通便效果好。

苦寒入肝清肝热，外用适量顽癣消。

【功能主治与临床应用】

功效	主治	临床应用	配伍
泻下通便	热结便秘	治热结便秘，兼见心、肝火旺，烦躁失眠之证	配伍朱砂同用
清肝泻火	惊痫抽搐	治疗肝经火盛的便秘溲赤、头晕头痛、烦躁易怒、惊痫抽搐	配伍龙胆、栀子、青黛同用

续表

功效	主治	临床应用	配伍
杀虫疗疳	小儿疳积；癣疮	治疗**虫积腹痛、面色萎黄、形瘦体弱的小儿疳积症**	以**芦荟**与**使君子**等份为末，米饮调服；配伍**人参**、**白术**等益气健脾之品

【药性】苦，寒。归肝、胃、大肠经。

【用法用量】2~5g，宜入散剂。外用适量，研末敷患处。

【使用注意】孕妇、哺乳期妇女及脾胃虚弱者、食少便溏者慎用。

更衣丸

【方药组成口诀】

更衣利便治津干，芦荟朱砂滴酒丸。

脾约别行麻杏芍，大黄枳朴蜜和丸。

【组成】朱砂五钱　芦荟七钱

【方解】

君	朱砂	苦寒，泻下通便，兼清肝火	合用而有泻火、通便、安神之功
臣	芦荟	甘寒生津，宁心安神	

【功能主治】泻火通便。主治肠胃津伤便秘，症见大便不通，心烦易怒，睡眠不安。

【临床常用中成药】

更衣片（胶囊）

润肠通便。用于病后津液不足，肝火内炽，便秘腹胀。

1. 更衣片　片剂，口服，一次3~5片，一日1~2次。

2. 更衣胶囊　胶囊剂，口服，一次3~6粒，一日1~2次，饭前服用。

【选方要点】大便不通，心烦易怒。

【使用注意】

1. 孕妇及下部有出血倾向者忌服。

2. 本品含朱砂，不宜久服。

其他常用中成药

药名	组成	功用	主治	用法用量	剂型规格
通便宁片	番泻叶干膏粉、牵牛子、白豆蔻、砂仁	宽中理气，泻下通便	实热便秘	口服。一次4片，一日1次	每片重0.48g
当归龙荟丸(片、胶囊)	当归、龙胆、大栀子、黄连、黄柏、黄芩、大黄、芦荟、青黛、木香、麝香	泻火通便	肝胆实火，头痛而赤，目赤晕眩，胸胁疼痛，惊悸抽搐，甚则躁扰狂越，便秘尿赤，或肝火犯肺之咳嗽	口服。丸剂：每服二十丸，生姜汤送下。片剂：一次4片，一日2次。胶囊剂：一次3粒，一日2次	丸剂：如小豆大，小儿如麻子大。片剂：每片重0.5g。胶囊剂：每粒装0.4g
九制大黄丸	大黄	通便润燥，消食化滞	胃肠积滞，口渴不休，停食停水，胸热心烦，大便燥结，小便赤黄	口服。一次6g，一日1次	每袋装6g

第二节　润下药

【主要药物口诀】

　　　　润下药属第五类,辨证能治巧应用。

　　　　两味中药为种仁,火麻仁和郁李仁。

∽ 火麻仁 ∽

【性味功效口诀】

　　　　麻仁通便可润肠,能治脾约与津伤。

　　　　泽枯润燥宣利导,过用须防便中溏。

【功能主治与临床应用】

功效	主治	临床应用	配伍
润肠通便	血虚津亏,肠燥便秘	本品甘平,质润多脂,能润肠通便,且兼有滋养补虚作用。适用于老人、产妇、体弱者等津血不足的肠燥便秘	配伍郁李仁、瓜蒌子、紫苏子、苦杏仁等润肠通便药;配伍大黄、厚朴,用以加强通便作用

【药性】甘、平。归脾、胃、大肠经。

【用法用量】煎服,10~15g。

【使用注意】本品作用缓和,适用于病后体虚及胎前产后的肠燥便秘。

麻子仁丸

【方药组成口诀】

　　　　麻子仁丸小承气,杏芍麻仁治便秘。

　　　　胃热津亏解便难,润肠通便脾约济。

【组成】火麻仁_{二升}　芍药_{半斤}　枳实_{炙,半斤}　大黄_{去皮,一斤}　厚朴_{炙,去皮,一尺}　苦杏仁_{去皮尖,熬,别作脂,一升}

【方解】

君	火麻仁	质润多脂,润肠通便	诸药合用,泻下与润下相伍,泻而不峻,下不伤正,使燥热去,腑气通,阴液复,脾津布,而大便自调
臣	苦杏仁	上肃肺气,下润大肠	
	芍药	养血敛阴,缓急止痛	
佐	大黄	苦寒沉降,泻热通便以通腑	
	枳实	行气破结消滞,以助腑气下行而通便	
	厚朴		
使	蜂蜜	蜜润燥滑肠,调和诸药	

【功能主治】润肠泄热,行气通便。主治脾约证。大便干结,小便频数,脘腹胀痛,舌红苔黄,脉数。

【临床常用中成药】

麻仁胶囊(软胶囊、丸)

润肠通便。用于肠热津亏所致的便秘,症见大便干结难下、腹部胀满不舒;习惯性便秘见上述证候者。

1. 麻仁胶囊　胶囊剂,一次 2~4 粒,早、晚各一次,或睡前服用。

2. 麻仁软胶囊　软胶囊剂,一次 3~4 粒,早、晚各一次;小儿服用减半,并搅拌溶解在开水中加适量蜂蜜后服用。

3. 麻仁丸　丸剂,水蜜丸一次 6g,小蜜丸一次 9g,大蜜丸一次 1 丸,一日 1~2 次。

【选方要点】大便干结,小便频数,舌红苔黄,脉数。

【使用注意】

1. 年老体虚者不宜久服。

2. 忌食生冷、油腻、辛辣食物。

❧ 郁李仁 ❧

【性味功效口诀】

郁李常并火麻从,润泽通便复肠津。

下气利尿水气癃,妇人怀妊莫妄行。

【功能主治与临床应用】

功效	主治	临床应用	配伍
润肠通便	津枯肠燥,食积气滞,腹胀便秘	质润多脂,**润肠通便**作用类似火麻仁而力较强,且**润中兼可行大肠之气滞**	配伍**火麻仁、柏子仁、苦杏仁**等润肠通便药
下气利水	水肿,脚气浮肿,小便不利	治疗**水肿胀满,小便不利;脚气肿痛**	配伍**桑白皮、赤小豆**,用于水肿胀满,小便不利;配伍**木瓜、蚕沙**,用于脚气肿痛

【药性】辛、苦、甘,平。归脾、大肠、小肠经。

【用法用量】煎服,6~10g。

【使用注意】孕妇慎用。

五仁丸

【方药组成口诀】

五仁柏子杏仁桃,松子陈皮郁李饶。

炼蜜为丸米饮下,润肠通便效力高。

【组成】桃仁 苦杏仁麸炒,去皮尖,各一两 松子仁一钱二分半 柏子仁半两 郁李仁炒,一钱 陈皮另研末,四两

【方解】

君	苦杏仁	滋肠燥,降肺气,利大肠传导之职,通大便气秘	
臣	桃仁	润燥滑肠,通大便血秘	五仁合用,主以质润,润中寓行,肠肺同调,润肠通便不伤津液,用治津枯肠燥之便秘
佐	松子仁	润五脏,治大肠便秘	
	柏子仁	性多润滑	
	郁李仁	质润性降,润滑肠道,专治肠胃燥热、大便秘结	
	陈皮	理气行滞,使气行则大肠得以运化	

【功能主治】润肠通便。

【临床常用中成药】

五仁润肠丸

润肠通便。用于老年体弱便秘。

五仁润肠丸　丸剂,口服,一次 1 丸,一日 2 次。

【选方要点】本方为润肠通便之常用方。以大便秘结,口干渴饮,舌燥少津,脉细涩为辨证要点。

【使用注意】

1. 孕妇慎用。

2. 忌食生冷、油腻、辛辣食物。

3. 年轻体壮者便秘时不宜用本药。

其他常用中成药

药名	组成	功用	主治	用法用量	剂型规格
增液口服液	玄参、山麦冬、地黄	养阴生津,增液润燥	高热后,阴津亏损所致的便秘	口服。一次 20ml,一日 3 次,或遵医嘱	每支装10ml
通便灵胶囊	番泻叶、当归、肉苁蓉	泻热导滞,润肠通便	热结便秘,长期卧床便秘,一时性腹胀便秘,老年习惯性便秘	口服。一次 5~6 粒,一日 1 次	每粒装0.25g
苁蓉通便口服液	肉苁蓉、何首乌、枳实（麸炒）、蜂蜜	滋阴补肾,润肠通便	中老年人、病后产后者等虚性便秘及习惯性便秘	口服。一次 10~20ml,一日 1 次。睡前或清晨服用	每支装10ml

第三节　峻下逐水药

【主要药物口诀】

峻下逐水苦寒毒,六味中药有甘遂。

巴豆性烈气雄刚,芫花大戟牵牛子。

∽ 甘遂 ∽

【性味功效口诀】

甘遂有功洁净府,邪水直逐饮留处。

消肿散结亦能效,毒峻醋制莫唐突。

【功能主治与临床应用】

功效	主治	临床应用	配伍
泻水逐饮,消肿散结	水肿胀满,胸腹积水,痰饮积聚,气逆咳喘,二便不利	本品苦寒性降,泻水逐饮力峻,药后可连续泻下,使潴留水饮排出体外。凡水肿、大腹鼓胀、胸胁停饮,正气未衰者,均可用之	可单用研末服,或与牵牛子同用;配伍大戟、芫花为末,枣汤送服;配伍大黄、阿胶,用于妇人少腹如敦状,小便微难而不渴
逐痰涎	风痰癫痫	外用能消肿散结	

【药性】苦,寒。有毒。归肺、肾、大肠经。

【用法用量】0.5~1.3g。炮制(醋炙减低毒性)后多入丸散用。外用适量,生用。

【使用注意】孕妇及虚弱者禁服。不宜与甘草同用。

十枣汤

【方药组成口诀】

十枣逐水效堪夸,大戟甘遂与芫花。

悬饮内停胸胁痛,大腹肿满用无差。

【组成】芫花_熬　甘遂　大戟_{各等分}（经查原著，本方未载剂量）

【方解】

君	甘遂	善行经隧水湿	三药峻烈,各有所长,合而用之,峻泻攻逐,可将胸腹积水迅速逐出体外	四药合用,共成峻下逐水之剂
臣	大戟	泄脏腑水湿		
	芫花	消胸胁伏饮痰癖		
佐	大枣	大枣煎汤送服,取其益脾缓中,防止逐水伤及脾胃,并缓和诸药毒性,使邪去而不伤正,且寓培土制水之意		

【功能主治】攻逐水饮。主治悬饮和水肿,症见咳唾胸胁引痛,心下痞硬胀满,干呕短气,头痛目眩,或胸背掣痛不得息,舌苔滑,脉沉弦;或一身悉肿,尤以身半以下为重,腹胀喘满,二便不利,脉沉实。

【临床常用中成药】

十枣丸

攻逐水饮。用于水饮积滞,腹水肿胀,胁下疼痛,喘逆气急。

十枣丸　丸剂,口服,一次 3g,一日 1~2 次;或遵医嘱。

【选方要点】咳唾胸胁引痛,或水肿腹胀,二便不利,脉沉弦。

【使用注意】

1. 本方服法乃"三药"为散,枣汤送服,"平旦"空腹服之。

2. 从小剂量始,据证递加;"得快下利后",停后服,"糜粥自养"。

3. 因其逐水之力峻猛,只宜暂用,不可久服。

4. 年老体弱者慎用,孕妇忌服。

巴豆

【性味功效口诀】

巴豆性烈气雄刚,逐水退肿力贯肠。

泻下冷积行无阻,祛痰利咽锐难当。

内服大毒制霜用,炒炭反止泻过常。

【功能主治与临床应用】

功效	主治	临床应用	配伍
泻下寒积	寒凝便秘,小量消积	本品生用能峻下寒积,开通闭塞,荡涤肠胃之沉寒痼冷、宿食积滞,有斩关夺门之功。压油取霜(巴豆霜)则药力较缓,可温通去积、推陈致新	治寒积便秘,常配干姜、大黄等同用;治腹水水肿,可与苦杏仁等同用
祛痰利咽	喉痹欲死	喉痹痰阻,寒实结胸	常配合桔梗、贝母等同用
疗疮祛腐	恶疮	痈肿脓成未溃,疥癣恶疮。外用有蚀腐肉、疗疮毒作用	以巴豆配伍乳香、没药、蓖麻子等,外贴患处,能腐蚀皮肤,促使溃破
炒炭止泻	冷泻		

【药性】辛,热。有大毒。归胃、大肠经。

【用法用量】

1. 内服入丸、散(用巴豆霜)。

2. 外用适量,研末或捣泥或榨油外敷患处。

【使用注意】

1. 孕妇及虚弱者禁服。

2. 巴豆畏牵牛子。

3. 本品专供外用,不作内服。

三物备急丸

【方药组成口诀】

三物备急巴豆研,干姜大黄炼蜜丸,

猝然腹痛因寒积,速投此方急救先。

【组成】大黄_{一两}　干姜_{一两}　巴豆_{去皮、心,熬,外研如脂,一两}

【方解】

君	巴豆	辛热峻下		诸药合用,苦寒泻下与辛热峻下合法,相反相成,共成温下峻剂
臣	干姜	辛温,温中兼能散结,助巴豆辛热峻下,攻逐肠胃冷积		
佐	大黄	荡涤胃肠积滞,推陈致新	大黄苦寒之性,既为巴豆、干姜辛热所制,又能监制巴豆辛热之毒,乃相反相成之伍	

【功能主治】攻下寒积。主治寒实腹痛。症见猝然心腹胀痛,痛如锥刺,气急口噤,大便不通。

【选方要点】猝然心腹胀痛,大便不通,苔白,脉沉实。

【使用注意】

1. 巴豆毒性较大,对胃肠刺激较强,当依据病情轻重选择剂量。

2. 孕妇、年老体弱者,均当慎用。

3. 若服用本方后泻下较剧烈,可以服冷粥止泻。

❧ 京大戟 ❧

【性味功效口诀】

大戟科中京大戟,峻下逐水消肿宜。

苦寒有毒反甘草,痰核瘰疬俱散消。

【功能主治与临床应用】

功效	主治	临床应用	配伍
泻水逐饮	水肿胀满,胸腹积水,痰饮积聚,气逆咳喘,二便不利	治疗水肿、鼓胀而正气未衰者	配伍**甘遂**、**芫花**等药
消肿散结	痈肿疮毒,痰核瘰疬	能**消肿散结**,内服外用均可	配伍**夏枯草**、**玄参**、**浙贝母**等,用于痰火凝聚的瘰疬痰核

【药性】苦,寒。有毒。归肺、脾、肾经。

【用法用量】煎服,1.5~3g;入丸、散,1g。因有毒性,应醋制后内服;外用适量,生用。

【使用注意】

1. 本品峻泻有毒,故孕妇及虚寒阴水者忌服,体弱者慎服,不可连续或过量服用。又对消化道有较强的刺激性,服后易出现恶心呕吐、腹痛等副作用,用枣汤送服或研末装胶囊吞服,可减轻反应。

2. 反甘草,不宜与甘草同用。

十枣汤及十枣丸

见"甘遂"项下。

∽ 红大戟 ∽

【性味功效口诀】

大戟科中红大戟,峻下逐水消肿宜。

苦寒有毒反甘草,痰核瘰疬俱散消。

【功能主治与临床应用】

功效	主治	临床应用	配伍
泻水逐饮	水肿,腹水	**水肿胀满,胸腹积水,痰饮积聚,气逆咳喘,二便不利**	多与**甘遂**、**芫花**等同用
消肿散结	痈肿疮毒	**瘰疬痰核,痈肿疮毒**	

【药性】苦,寒。有小毒。归肺、脾、肾经。

【用法用量】煎服,1.5~3g;入丸、散,1g。因有毒性,应醋制后内服。

【使用注意】本品峻泻有毒,故体虚者慎服,孕妇忌服。不宜与甘草同用。

十枣汤及十枣丸

见"甘遂"项下。

∞ 牵牛子 ∞

【性味功效口诀】

巴豆性烈畏牵牛,黑丑白丑逐水留。

泻下去积肠中秘,虫积腹痛妙用周。

【功能主治与临床应用】

功效	主治	临床应用	配伍
泻下通便	水肿胀满、二便不通	能通利二便以排泄水湿,以水湿停滞,正气未衰者为宜	治水肿胀满、二便不利者,单用研末服;配伍甘遂、京大戟、芫花,以增强泻水逐饮之力
消痰涤饮	痰饮积聚,气逆咳喘	治疗肺气壅滞,痰饮咳喘,面目浮肿	常配伍槟榔、大黄等同用
杀虫攻积	虫积腹痛	治疗蛔虫,绦虫及虫积腹痛	配伍槟榔、使君子

【药性】苦,寒。有毒。归肺、肾、大肠经。

【用法用量】煎服,3~6g;入丸、散,1.5~3g。本品炒用药性减缓。

【使用注意】

1. 体虚慎用,孕妇禁服。

2. 不宜与巴豆、巴豆霜同用。

舟车丸

【方药组成口诀】

> 舟车牵牛及大黄,遂戟芫花又木香。
>
> 青皮橘皮加轻粉,燥实阳水却相当。

【组成】黑丑_{头末,四两} 甘遂_{面裹煮,一两} 芫花_{一两} 大戟_{俱醋炒,一两} 大黄_{二两} 青皮_{五钱} 陈皮_{五钱} 木香_{五钱} 槟榔_{五钱} 轻粉_{一钱}

【方解】

君	黑牵牛子	苦寒以通利二便,下气行水	君臣相配,使水湿从二便分消而去	诸药相配,共奏行气逐水消肿之功
臣	大黄	君药荡涤肠胃,泻热通便		
	甘遂	攻逐积水		
	大戟			
	芫花			
佐	青皮	调畅气机,使气行则水行		
	陈皮			
	木香			
	槟榔			
	轻粉	走而不守,通窍利水,协助诸药,使水湿分消下泄		

【功能主治】行气逐水。主治水热内壅,气机阻滞证。症见水肿水胀,口渴,气粗,腹坚,二便秘涩,脉沉数有力。

【临床常用中成药】

舟车丸

行气利水。用于蓄水腹胀,四肢浮肿,胸腹胀满,停饮喘急,大便秘结,小便短少。

舟车丸　丸剂,口服。一次 3g,一日 1 次。

【选方要点】蓄水腹胀,四肢浮肿,胸腹胀满,停饮喘急,大便秘结,小便短少。

【使用注意】

1. 孕妇及久病气虚者忌服。

2. 本品为攻逐水饮之峻剂,若水肿属阴水者禁用。

3. 本方含大量峻下逐水,行气破滞之品,有碍胎气,故孕妇忌用。

4. 方中甘遂、大戟、芫花及轻粉都有一定的毒性,不可过量久服。

5. 本药苦寒,易伤脾胃,应须时时注意脾胃之气,饮食清淡,宜用低盐饮食,注意用药后对脾胃的调理。

6. 服药时应从小剂量开始,逐渐加量为妥。

❧　芫花　❧

【性味功效口诀】

芫花莫与甘草用,泻水逐饮消水肿。

醋制减毒止咳喘,治疗疮痈杀痹虫。

【功能主治与临床应用】

功效	主治	临床应用	配伍
泻水逐饮	水肿胀满,胸腹积水,痰饮积聚,气逆咳喘,二便不利	适用于胸胁停饮所致的喘咳、胸胁作痛、心下痞硬及水肿、膨胀等证	配伍**甘遂**、**京大戟**同用
祛痰止咳			
杀虫疗疮	疥癣秃疮,痈肿,冻疮	治疗**顽癣,冻疮,头疮,白秃,痈肿**	治皮肤病可单用研末或配**雄黄**用猪脂调敷

【药性】辛、苦,温。有毒。归肺、脾、肾经。

【用法用量】煎服,1.5~3g;研末吞服,1 次 0.6~0.9g,1 日 1 次;内服醋炙用,以减低毒性,外用适量,生用。

【使用注意】孕妇及虚弱者禁用。不宜与甘草同用。

十枣汤及十枣丸

见"甘遂"项下。

其他常用中成药

药名	组成	功用	主治	用法用量	剂型规格
尿毒清颗粒	大黄、黄芪、丹参、川芎、何首乌（制）、党参、白术、茯苓、桑白皮、苦参、车前草、半夏（姜制）、柴胡、菊花、白芍、甘草	通腑降浊，健脾利湿，活血化瘀	脾肾亏损，湿浊内停，瘀血阻滞所致的少气乏力、腰膝酸软、恶心呕吐、肢体浮肿、面色萎黄；以及慢性肾功能衰竭（氮质血症期或尿毒症早期）见上述证候者	温开水冲服。一日4次：6、12、18时各服1袋；22时服2袋。每日最大服用量为8袋；也可另定服药时间，但两次服药间隔勿超过8小时	每袋装5g

第四章　祛风湿药

【含义】凡以**祛除风湿之邪**为主要功效，常用以治疗**风湿痹证**的药物，称为祛风湿药。

【药性功效】本类药多**辛、苦，性温或凉**。辛能散能行，既可驱散风湿之邪，又能通达经络之闭阻；苦味燥湿，使风湿之邪无所留着。故本类药物能祛除留着于肌肉、经络、筋骨的风湿之邪，有的还兼有舒筋、活血、通络、止痛或补肝肾、强筋骨等作用。

【适用范围】本类药主要适用于风湿痹证之肢体疼痛，关节不利、肿大，筋脉拘挛等症。部分药物还适用于肝肾亏虚，腰膝酸软、下肢痿弱等。

分类		主治	配伍
祛风寒湿药	风寒湿痹证	**行痹**（风邪偏重）：肢体疼痛，游移不定	活血药
		痛痹（寒邪偏重）：肢体疼痛较甚，遇寒加重，得热痛减	温经通阳药
		着痹（湿邪偏重）：肢体沉重麻木，关节肿大	健脾渗湿药
祛风湿热药	风湿热痹	关节红肿热痛	清热解毒药
祛风湿强筋骨药	痹症日久、筋骨无力者	**风湿痹症兼腰膝酸软，脚弱无力**	补肝肾药

【主要药物口诀】

防己加皮威灵仙，桑枝木瓜海络藤。

川乌蕲蛇桑寄生，独活秦艽雷公藤。

～ 独活 ～

【性味功效口诀】

诸药皆伏此独活,芳香气散解毒邪。

止痛可疗寒湿痹,此药善治下焦疴。

【功能主治与临床应用】

功效	主治	临床应用	配伍
祛风除湿,通痹,止痛,解表	风湿痹痛,腰膝疼痛	为治风湿痹痛主药,凡风寒湿邪所致之痹证,无论新久均可主治。尤以腰膝、腿足关节疼痛属下部寒湿者为宜	配伍当归、白术、牛膝等,用于风寒湿痹,肌肉、腰背、手足疼痛;配伍桑寄生、杜仲、人参,用于痹证日久正虚,腰膝酸软,关节屈伸不利者
	风寒夹湿头痛	治疗外感风寒夹湿所致的头痛头重,一身尽痛	
	少阴伏风头痛	风扰肾经,伏而不出之少阴头痛	配伍细辛、川芎

【药性】辛、苦,微温。归肾、膀胱经。

【用法用量】煎服,3~10g。外用适量。

独活寄生汤及独活寄生丸

见“细辛”项下。

～ 威灵仙 ～

【性味功效口诀】

性急走窜药威灵,祛风通络解痹能。

骨鲠咽喉煎汤下,痰水可导可宣行。

【功能主治与临床应用】

功效	主治	临床应用	配伍
祛风湿,通经络,止痛	风湿痹痛	本品辛散温通,性猛善走,既能祛风湿,又能通经络而止痛,为治风湿痹痛之要药。凡风湿痹痛,肢体麻木,筋脉拘挛,屈伸不利,无论上下皆可应用,尤宜于风邪偏盛,拘挛掣痛,游走不定者	配伍蕲蛇、附子、当归
消骨鲠	骨鲠咽喉	本品味咸,能软坚而消骨鲠	单用或与砂糖、醋煎后慢慢咽下

【药性】辛、咸,温。归膀胱经。

【用法用量】煎服,6~10g。消骨鲠可用30~50g。

【使用注意】本品辛散走窜,气血虚弱者慎服。

大活络丹

【方药组成口诀】

大活络丹药味丰,四君四物减川芎。

白乌两蛇蚕蝎蔻,麻辛附葛羌防风。

乳没灵仙芩连贯,草乌首乌丁地龙。

南星青皮骨碎补,木香沉香官桂同。

天麻台乌息香苓,虎龟犀麝玄牛从。

两头尖外又松脂,大黄香附蝎冰共。

瘫痪痿痹悉可疗,蜜丸箔衣陈酒松。

【组成】白花蛇　乌梢蛇　威灵仙　两头尖俱酒浸　草乌　天麻煨　全蝎去毒　首乌黑豆水浸　龟板炙　麻黄　贯众　炙甘草　羌活　官桂　广藿香　乌药　黄连　熟地黄　大黄蒸　木香　沉香各二两　细辛　赤芍　没药去油,另研　丁香　乳香去油,另研　僵蚕　天南星姜制　青皮

骨碎补　白蔻　安息香_{酒熬}　黑附子_制　黄芩_蒸　茯苓　香附_{酒浸,焙}

玄参　白术_{各一两}　防风_{二两半}　葛根　虎胫骨_{炙（豹骨代）}　当归_{各一两半}

血竭_{另研,七钱}　地龙_炙　犀角_{（水牛角代）}　麝香_{另研}　松脂_{各五钱}　牛黄_{另研}

片脑_{（冰片）另研,各一钱五分}　人参_{三两}

【方解】

君	人参	补气生血以培本,收扶正祛邪之效	全方配伍共奏调理气血,祛风除湿,活络止痛,化痰息风之功,为攻补兼施之剂
	白术		
	茯苓		
	甘草		
	当归		
	赤芍		
	熟地黄		
臣	虎胫骨	补肝肾,强筋骨,利关节	
	何首乌		
	龟甲		
	骨碎补		
	麻黄	散在表之风邪,又逐在里之冷湿	
	细辛		
	葛根		
	肉桂		
	草乌		
	附子		
	威灵仙	透骨搜风,通络止痛	
	羌活		
	防风		
	两头尖		
	白花蛇		
	乌梢蛇		

	乳香	活血散瘀,舒筋止痛	
	没药		
	血竭		
	松脂		
	香附	理气和中,畅通气血	
	木香		
	乌药		
	青皮		
	沉香		
	丁香		
	广藿香		
	白豆蔻仁		
臣	黄芩	清热燥湿,泻火解毒	
	黄连		
	大黄		
	贯众		
	犀角(水牛角代)	清热凉血,解毒定惊	
	玄参		
	麝香	芳香开窍,通经达络	
	冰片		
	安息香		
	天麻	平肝潜阳,化痰息风	
	僵蚕		
	天南星		
	地龙		
	全蝎		
	牛黄	清心凉肝,豁痰息风	

【功能主治】祛风扶正,活络止痛。主治中风瘫痪、痿痹、阴疽、流注,或治跌打损伤等。

【临床常用中成药】

大活络丸(胶囊)

祛风止痛,除湿豁痰,舒筋活络的功效。用于中风痰厥引起的瘫痪,足痿痹痛,筋脉拘急,腰腿疼痛及跌打损伤,行走不便,胸痹等症。

1. 大活络丸　丸剂,温黄酒或温开水送服。一次1丸,一日1~2次。

2. 大活络胶囊　胶囊剂,口服。一次4粒,一日3次。

【使用注意】

1. 肾脏病患者、孕妇、新生儿禁用。对本品及所含成分过敏者禁用。

2. 孕妇忌服。运动员慎用。

3. 本品不宜长期服用。

⨳ 防己 ⨳

【性味功效口诀】

防己一药出本经,至今惟作汉防名。

祛风除湿止痹痛,利水消肿功效精。

【功能主治与临床应用】

功效	主治	临床应用	配伍
祛风湿,止痛	风湿痹痛	本品**辛能行散,苦寒降泄**,既能祛风除湿止痛,又能清热。对**风湿痹证湿热偏盛,肢体酸重,关节红肿疼痛**,以及**湿热身痛者,尤为要药**	配伍**滑石、女贞子、蚕沙**;配伍**麻黄、肉桂、威灵仙**等,用于风寒湿痛,四肢挛急者

续表

功效	主治	临床应用	配伍
利水消肿	水肿;脚气肿痛,小便不利	本品**苦寒降泄**,能**清热利水**,善走下行而泄下焦**膀胱湿热**,尤宜于**下肢水肿,小便不利**者	配伍**黄芪、白术、甘草**,用于风水脉浮,身重汗出恶风者;若与**茯苓、黄芪、桂枝**等同用,可治一身悉肿,小便短少者;与**椒目、葶苈子、大黄**合用,又治湿热腹胀水肿;配伍**吴茱萸、槟榔、木瓜**,治脚气足胫肿痛、重着、麻木;配伍**木瓜、牛膝、桂枝**,治脚气肿痛

【药性】苦,辛,寒。归膀胱、肺经。

【用法用量】煎服,5~10g

【使用注意】本品苦寒易伤胃气,胃纳不佳及阴虚体弱者慎服。

宣痹汤

【方药组成口诀】

宣痹己苡赤豆宜,蚕沙夏杏滑翘栀。

骨节烦疼由湿郁,痹阻经络此方施。

【组成】防己五钱　苦杏仁五钱　滑石五钱　连翘三钱　栀子三钱　薏苡仁五钱　半夏醋,炒三钱　晚蚕沙三钱　赤小豆三钱

【方解】

君	防己	祛风湿,止痛,利水消肿	疏利三焦水湿,走经络以清热,宣痹止痛	诸药合用,共奏宣通三焦湿热,宣痹止痛之功效
臣	苦杏仁	宣发疏通肺气	宣肺利气,发散水气	
	薏苡仁	利水渗湿,健脾,除痹	健脾和中,除湿行痹,通利关节	
	晚蚕沙	祛风除湿		

续表

佐使	连翘	清热解毒,消肿散结	清热利湿
	栀子	清热利湿	
	滑石	清热,利水湿	
	赤小豆	利水消肿	
	半夏	燥湿化痰	燥湿化浊

【功能主治】清热祛湿,宣通经络。主治湿热痹证,骨节疼痛,局部灼热红肿,或兼有发热恶寒,小便短赤,舌苔黄腻。

【临证加减】疼痛较甚,可加用桑枝、虎杖、徐长卿、海桐皮;湿热下注、脚膝酸痛,合二妙散(黄柏、苍术)同用。

【临床常用中成药】

湿热痹片(胶囊、颗粒)

祛风除湿,清热消肿,通络定痛。用于湿热痹证,其症状为肌肉或关节红肿热痛,有沉重感,步履艰难,发热,口渴不欲饮,小便黄淡。

1. 湿热痹片　片剂,一次 6 片,一日 3 次。
2. 湿热痹胶囊　胶囊剂,一次 4 粒,一日 3 次,或遵医嘱。
3. 湿热痹颗粒　颗粒剂,开水冲服,一次 1 袋,一日 3 次。

【选方要点】湿热痹证,骨节疼痛,局部灼热红肿。

【使用注意】

1. 服本方后,患者可能出现"如虫行皮中"及"腰以下如冰"之感,此乃卫阳振奋,风湿欲解,湿邪下行之兆。"以被绕腰",意在保暖取微汗。
2. 外感风邪营卫不和之汗出恶风者,本方忌用。

∽ 秦艽 ∽

【性味功效口诀】

秦艽此药多扭曲,俗呼麻花是名之。

虚热湿热俱清退,舒筋活络散风湿。

【功能主治与临床应用】

功效	主治	临床应用	配伍
祛风湿，舒筋络，止痹痛	风湿痹证，筋脉拘挛，骨节酸痛	本品辛散苦泄，质偏润而不燥，善于祛风湿、舒筋络止痹痛，为"风药中之润剂"，能"通关节，流行脉络"，凡风湿痹证，筋脉拘挛，骨节酸痛，无问寒热新久，均可配伍应用	配伍**防己、络石藤、忍冬藤**等，对热痹尤为适宜；若配伍**天麻、羌活、川芎**等，可治风寒湿痹
	中风半身不遂	本品既能祛风邪，又善舒筋络，可用于**中风半身不遂，口眼㖞斜，四肢拘急，舌强不语**等，单用或配伍均可	配伍**升麻、葛根、防风**，可治中风口眼㖞斜，言语不利，恶风恶寒者；配伍**当归、熟地黄、白芍**，治血虚中风者
退虚热，清湿热	湿热黄疸	本品苦以降泄，能**清肝胆湿热而退黄**	配伍**茵陈蒿、栀子、大黄**
	骨蒸潮热，小儿疳积发热	本品能**退虚热、除骨蒸**，为治虚热要药	配伍**青蒿、地骨皮、知母**等同用，治骨蒸日晡潮热；若与**人参、鳖甲、柴胡**等配伍，可治肺痨骨蒸劳嗽；配伍**银柴胡、地骨皮**等，治小儿疳积发热

【药性】苦、辛，平。归胃、肝、胆经。

【用法用量】煎服，3~10g。

独活寄生汤及独活寄生丸

见"细辛"项下。

木瓜

【性味功效口诀】

皱皮木瓜是正品，莫与食者一家论。

祛湿舒筋拘挛解，和胃消食气芳芬。

【功能主治与临床应用】

功效	主治	临床应用	配伍
舒筋活络	湿痹拘挛，腰膝关节酸重疼痛	本品味酸入肝，善于舒筋活络，且能祛湿除痹，尤为湿痹筋脉拘挛之要药，亦常用于腰膝关节酸重疼痛	配伍乳香、没药、地黄，治筋急项强，不可转侧。配伍羌活、独活、附子，治脚膝疼重，不能远行久立者
	脚气浮肿	本品温通，祛湿舒筋，为脚气浮肿常用药	配伍吴茱萸、槟榔、紫苏叶等，治感受风湿，脚气肿痛不可忍者
化湿和中	暑湿吐泻，转筋挛痛	本品温香入脾，能化湿和中，湿去则中焦得运，泄泻可止；味酸入肝，舒筋活络而缓挛急	配伍吴茱萸、小茴香、紫苏叶等，治湿阻中焦之腹痛吐泻转筋，偏寒湿者；配伍蚕沙、薏苡仁、黄连等，治疗偏暑湿者

【药性】酸，温。归肝、脾经。

【用法用量】煎服，6~9g。

【使用注意】胃酸过多者不宜服用。

鸡鸣散

【方药组成口诀】

鸡鸣散是准绳方，苏叶吴萸桔梗姜。

瓜橘槟榔晨冷服，脚气浮肿效非常。

【组成】槟榔七枚　陈皮一两　木瓜一两　吴茱萸二钱　桔梗半两　生姜半两　紫苏茎叶三钱

【方解】

君	槟榔	行气逐湿	质重下达,行气逐湿为君	诸药合用,开上、导下、疏中、温宣,共奏行气降浊,化湿通络之功
臣	木瓜	化湿通络		
	陈皮	理气燥湿		
佐使	紫苏叶	宣通气机		
	桔梗			
	吴茱萸	温散寒邪		
	生姜			

【功能主治】温阳健脾,行气利水。主治脾肾阳虚,水气内停之阴水,症见身半以下肿甚,手足不温,口中不渴,胸腹胀满,大便溏薄,舌苔白腻,脉沉弦而迟者。

【临床常用中成药】

木瓜丸

祛风散寒,活络止痛。用于风寒湿痹,四肢麻木,周身疼痛,腰膝无力,步履艰难。

木瓜丸　丸剂,一次30丸,一日2次。

【选方要点】身半以下肿甚,胸腹胀满,舌淡苔腻,脉沉迟。

【使用注意】"鸡鸣"是指服药时间,五更鸡鸣乃阳升之时,取阳升则阴降之意,规定服药时间之意主要是取其空腹服药易于发挥,可使寒湿之邪随阳气升发而散。

～ 桑寄生 ～

【性味功效口诀】

此药寓木桑寄生，祛风除湿解痹疼。

强腰壮膝筋骨健，安胎怀妊乙癸荣。

【功能主治与临床应用】

功效	主治	临床应用	配伍
祛风湿，补肝肾，强筋骨	风湿痹痛，腰膝酸软，筋骨无力；头晕目眩	本品苦燥甘补，既能祛风湿，又长于补肝肾、强筋骨，对痹证日久，损及肝肾，腰膝酸软，筋骨无力者尤宜；尚能补益肝肾以平肝降压，用于高血压病头晕目眩属肝肾不足者	配伍独活、杜仲、牛膝等
安胎	崩漏经多，妊娠漏血，胎动不安	本品味甘，能补肝肾而固冲任、安胎元。治肝肾亏虚，崩漏，月经过多，妊娠下血，胎动不安者	配伍阿胶、续断、香附等

【药性】苦、甘，平。归肝、肾经。

【用法用量】煎服，9~15g。

独活寄生汤及独活寄生丸

见"细辛"项下。

～ 五加皮 ～

【性味功效口诀】

祛风除湿五加皮，强筋健骨虚家宜。

下焦湿痹风寒痛，利尿能解水停疾。

【功能主治与临床应用】

功效	主治	临床应用	配伍
祛风除湿	风湿痹痛	本品**辛能散风,苦能燥湿,温能祛寒**,且兼补益之功,尤宜于**老人及久病体虚者**	可单用或配**当归、牛膝**,治风湿痹证,腰膝疼痛,筋脉拘挛;亦可配伍**木瓜、松节**等
补益肝肾,强筋壮骨	筋骨痿软,小儿行迟,体虚乏力	本品有温补之效,**能补肝肾、强筋骨**	用于肝肾不足,筋骨痿软者,常与**牛膝、杜仲**等配伍;治小儿发育不良,骨软行迟,则与**龟甲、牛膝、木瓜**等同用
利水消肿	水肿,脚气肿痛		治水肿,小便不利,每与**茯苓皮、大腹皮、生姜皮**配伍;若治疗寒湿雍滞之脚气肿痛,可与**木瓜、蚕沙、吴茱萸**等同用

【药性】辛、苦,温。归肝、肾经。

【用法用量】煎服,5~10g;或酒浸、入丸散服。

【使用注意】阴虚火旺、舌干口苦者忌服。

五加皮酒

【方药组成口诀】

　　　　五加皮酒散风湿,当归牛膝入米酒。

　　　　强溺壮骨治无力,四肢拘挛皆可除。

【组成】五加皮 50g　当归 45g　牛膝 75g　高粱米酒 1 000ml

【方解】

君	五加皮	祛风除湿,通痹止痛
臣	当归	补血活血
佐	牛膝	逐瘀通经,补肝肾,强筋骨
使	高粱米酒	

【功能主治】散风除湿,强溺壮骨。主治风湿麻痹,四肢拘挛,腰腿软而无力,或膝痛不可屈伸。

【临床常用中成药】

国公酒

散风祛湿,舒筋活络。用于经络不和、风寒湿痹引起：手足麻木,半身不遂,口眼㖞斜,腰腿酸痛,下肢痿软,行步无力。

国公酒 酒剂,一次 10ml,一日 2 次。

【选方要点】风寒湿痹,四肢拘挛。

【使用注意】孕妇忌服。

❧ 蕲蛇 ❧

【性味功效口诀】

蕲蛇又以五步名,活络能解顽痹通。

走窜祛风性轻灵,定惊止抽瘑癣能。

【功能主治与临床应用】

功效	主治	临床应用	配伍
祛风通络	风湿顽痹,口眼㖞斜,半身不遂,顽固性皮肤瘙痒	能内走脏腑,外达肌表而透骨搜风,以**祛内外之风邪**,为截风要药。尤善治**病深日久之风湿顽痹**;能**外走肌表而祛风止痒**,兼以毒攻毒,故风毒之邪壅于肌肤亦为常用之品	常与**防风、羌活、当归**等配伍
定惊止痉	小儿惊风,破伤风,抽搐痉挛	既能**祛外风**,又能**息内风**,风去则惊搐自定,为治抽搐痉挛常用药	多与**乌梢蛇、蜈蚣**同用

【药性】甘、咸,温。有毒。归肝经。

【用法用量】煎服,3~9g;研末吞服,一次 1~1.5g,一日 2~3 次。

或酒浸、熬膏,或入丸、散服。

【使用注意】血虚生风者慎服。

大活络丹及大活络丸

见"威灵仙"项下。

络石藤

【性味功效口诀】

祛风通络络石藤,痹痛拘挛兼热行。

凉血消肿除喉痹,纲目拾遗载药名。

【功能主治与临床应用】

功效	主治	临床应用	配伍
祛风通络	风湿热痹,筋脉拘挛,腰膝酸痛	本品微寒清热,善于祛风通络,尤宜于风湿热痹,筋脉拘挛,腰酸痛者	可单味浸酒服,也可与忍冬藤、秦艽、地龙等同用
凉血消肿	喉痹,疮肿;跌扑损伤	能凉血清热而消痈,用于热毒痈盛之喉痹、痈肿	配伍皂角刺、乳香、没药,可治痈肿疮毒;治跌扑损伤,瘀滞肿痛,可与伸筋草、透骨草、红花等同用

【药性】苦,微寒。归心、肝、肾经。

【用法用量】煎服,6~12g。

阿胶鸡子黄汤

【方药组成口诀】

阿胶鸡子黄汤好,地芍钩藤牡蛎草。

决明茯神络石藤,阴虚动风此方保。

【组成】陈阿胶烊冲,二钱　生白芍三钱　石决明杵,五钱　双钩藤二钱　大生地四钱　清炙草六分　生牡蛎杵,四钱　络石藤三钱　茯神木四钱　鸡子黄先煎代水,二枚

【方解】

君	阿胶	血肉有情之品,滋阴养血,濡养筋脉	全方血肉有情之品与滋养平潜之药相伍,共奏养血滋阴、柔肝息风之功
	鸡子黄		
臣	生地黄	阴养血,柔肝息风	
	白芍		
佐	钩藤	平肝潜阳而息风	
	石决明		
	牡蛎		
	茯神木	平肝安神,兼能通络	
	络石藤	舒筋活络	
使	甘草	调和诸药,合白芍酸甘化阴,舒筋缓急	

【功能主治】滋阴养血,柔肝息风。主治邪热久羁,阴血不足,虚风内动证。筋脉拘急,或头晕目眩,舌绛苔少,脉细数。

【选方要点】筋脉拘急,舌绛苔少,脉细数。

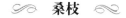 桑枝

【性味功效口诀】

桑枝一药验便廉,通络无论痹热寒。

祛风行水消肿胀,用之量少取效难。

【功能主治与临床应用】

功效	主治	临床应用	配伍
祛风湿,利关节	风湿痹证,肩臂、关节酸痛麻木	本品性平,祛风湿而善达四肢经络,通利关节,痹证新久、寒热均可应用,尤宜于风湿热痹,肩臂、关节酸痛麻木者	偏寒者,配伍桂枝、威灵仙、徐长卿等;偏热者,配伍络石藤、忍冬藤、防己等;偏气血虚者,配伍黄芪、鸡血藤、当归等

【药性】微苦,平。归肝经。

【用法用量】煎服,9~15g。外用适量。

桑枝茅根汤

【方药组成口诀】

　　桑枝茅根汤辛凉,苦桔甘草净连翘。

　　经霜手下冬桑叶,血虚外感次方绕。

【组成】嫩桑枝　白茅根　霜桑叶　净连翘　苦桔梗　生甘草(经查原著,本方未载剂量)

【方解】

君	桑枝	祛风湿,利关节
	白茅根	凉血止血,清热
臣	霜桑叶	疏散风热,清肺润燥
	连翘	清热解毒,疏散风热
使	桔梗	宣肺,利咽
	甘草	补脾益气,清热解毒,缓急止痛,调和诸药

【功能主治】辛凉解表。主治血虚外感。

✿ 海风藤 ✿

【性味功效口诀】

　　祛风除湿海风藤,味苦辛温痹湿寒。

　　跌打损伤消肿痛,筋脉挛急经络通。

【功能主治与临床应用】

功效	主治	临床应用	配伍
祛风湿	风寒湿痹，肢节疼痛，筋脉拘挛，屈伸不利	本品**辛散、苦燥、温通**，功能**祛风湿，通经络，止痹痛**，为治**风寒湿痹，肢节疼痛，筋脉拘挛，屈伸不利**的常用药	与**羌活、独活、当归**等配伍
通经络，止痹痛	跌打损伤	本品能**通络止痛**，治**跌打损伤，瘀肿疼痛**	与**三七、土鳖虫、红花**等配伍

【药性】辛、苦，微温。归肝经。

【用法用量】煎服，6~12g。外用适量。

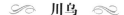

川乌

【性味功效口诀】

> 川乌一药烈峻行，祛风除湿至伟功。
>
> 散寒有效阴邪病，痹病止痛力最雄。

【功能主治与临床应用】

功效	主治	临床应用	配伍
祛风除湿	风寒湿痹，关节疼痛	有明显的止痛作用，为治**风寒湿痹证之佳品**，尤宜于**寒邪偏胜之风湿痹痛**	常与**麻黄、芍药、甘草**等配伍；配伍**草乌、地龙、乳香**，可治寒湿瘀血留滞经络，肢体筋脉挛痛，关节屈伸不利，日久不愈者
温经止痛	心腹冷痛，寒疝作痛；跌扑伤痛，麻醉止痛	治**心痛彻背，背痛彻心**者；治**跌打损伤，骨折瘀肿疼痛**	常配**赤石脂、干姜、蜀椒**等；跌打损伤，骨折瘀肿疼痛，多与**自然铜、乳香、地龙**等同用

【药性】辛、苦，热。归心、肝、肾、脾经。生川乌有大毒，制川乌有毒。

【用法用量】制川乌煎服，1.5~3g，宜先煎、久煎。生品宜外用，适量。

【使用注意】生品内服宜慎，孕妇禁用。制川乌孕妇慎用。不宜与半夏、川贝母、浙贝母、平贝母、伊贝母、湖北贝母、瓜蒌、瓜蒌皮、瓜蒌子、天花粉、白及、白蔹同用。

小活络丹

【方药组成口诀】

小活络丹天南星，二乌乳没加地龙。

寒湿瘀血成痹痛，搜风活血经络通。

【组成】川乌炮、去皮、脐，六两　　草乌炮、去皮、脐，六两　　地龙去土，六两
天南星炮，六两　　乳香研　没药研，各二两二钱

【方解】

君	川乌	大辛大热，祛风除湿、温经通络，且止痛作用强	合而用之，辛热温通，峻药缓用，使风寒湿邪与痰浊、瘀血得以祛除，经络疏通，营卫调和，则肢体肌肤得以温养，诸证自可痊愈
	草乌		
臣	天南星	辛温燥烈，祛风燥湿化痰，以除经络中之风痰湿浊	
佐	乳香	行气活血，化瘀通络，使气血流畅，则风寒湿邪不得留滞，且亦有止痛之功	
	没药		
使	地龙	性善走窜，为入络之佳品，功能通经活络	

【功能主治】祛风除湿，化痰通络，活血止痛。主治风寒湿痹，症见肢体筋脉疼痛，麻木拘挛，关节屈伸不利，疼痛游走不定。亦治中风，手足不仁，日久不愈，经络中有湿痰瘀血而见腰腿沉重或腿臂间作痛。

【临床常用中成药】

小活络丸

祛风散寒,化痰除湿,活血止痛。用于风寒湿邪闭阻、痰瘀阻络所致的痹病,症见肢体关节疼痛,或冷痛,或刺痛,或疼痛夜甚,关节屈伸不利,麻木拘挛。

小活络丸 丸剂,黄酒或温开水送服。小蜜丸一次 3g（15 丸）;大蜜丸一次 1 丸,一日 2 次。

【选方要点】肢体筋脉挛痛,关节屈伸不利,舌淡紫、苔白。

【使用注意】本方药性温燥,药力峻猛,以体实气壮者为宜。阴虚有热者及孕妇忌服。且川乌、草乌为有毒之品,不宜过量。

✥ 雷公藤 ✥

【性味功效口诀】

君知此药雷公藤,祛风除湿络可通。

活血消肿疗顽痹,大毒久服伤肝肾。

【功能主治与临床应用】

功效	主治	临床应用	配伍
祛风除湿,活血通络	治风湿顽痹	为治**风湿顽痹**要药,苦寒清热力强,**消肿止痛**功效显著,尤宜于**关节红肿热痛、肿胀难消、晨僵、功能受限甚至关节变形者**	常与**威灵仙、独活、防风**等同用,并宜配伍**黄芪、党参、鸡血藤**等补气养血药,以防久服而克伐正气
消肿止痛,杀虫解毒	麻风病,顽癣,湿疹,疥疮	**麻风、顽癣、湿疹、疥疮、皮炎、皮疹**	治麻风病,可单用煎服,或配伍**金银花、黄柏、当归**等;治顽癣可单用,或随证配伍**防风、荆芥、刺蒺藜**等祛风止痒药内服或外用

【药性】苦、辛,寒;有大毒。归肝、肾经。

【用法用量】煎服,1~3g,先煎。外用适量,研粉或捣烂;或制成酊剂、软膏涂擦。

【使用注意】本品有大毒,内服宜慎。外敷不可超过半小时,否则起疱。凡有心、肝、肾器质性病变及白细胞减少者慎服。孕妇禁用。

❧ 香加皮 ❧

【性味功效口诀】

> 祛风止痛香加皮,香气有别五加皮。
>
> 腰膝酸软筋骨强,小便不利水肿消。

【功能主治与临床应用】

功效	主治	临床应用	配伍
祛风湿,强筋骨	风寒湿痹,腰膝酸软	本品**辛散苦燥**,具有**祛风湿、强筋骨**之功,为治风湿痹证常用药	常与**当归、独活、淫羊藿**等同用;若筋骨痿软行迟,则与**怀牛膝、木瓜、巴戟天**等同用
利水消肿	下肢浮肿,心悸气短	本品入心、**肾**二经,有**温助心肾、利水消肿**作用,临床常用治**下肢浮肿,心悸气短**	配伍**葶苈子、黄芪**等药

【药性】辛、苦,温。有毒。归肝、肾、心经。

【用法用量】煎服,3~6g。

【使用注意】本品有毒,不宜长期或过量服用。

其他常用中成药

药名	组成	功用	主治	用法用量	剂型规格
风湿骨痛丸（胶囊）	制川乌、制草乌、麻黄、木瓜、红花、乌梅肉、甘草	温经散寒，通络止痛	寒湿闭阻经络所致的痹病	口服。水丸：一次 10~15 粒，一日 2 次。胶囊剂：一次 2~4 粒，一日 2 次	水丸：每 10 粒重 1.5g。胶囊剂：每粒装 0.3g
痛风定胶囊	秦艽、黄柏、延胡索、赤芍、川牛膝、泽泻、车前子、土茯苓	清热祛湿，活血通络定痛	湿热瘀阻所致的痹病	口服。一次 4 粒，一日 3 次	每粒装 0.4g
颈复康颗粒	羌活、川芎、葛根、秦艽、威灵仙、苍术、丹参、白芍、地龙、红花、乳香、黄芪、党参、地黄、石决明、花蕊石(煅)、黄柏、王不留行、桃仁、没药、土鳖虫	活血通络，散风止痛	风湿瘀阻所致的颈椎病	开水冲服。一次 1~2 袋。一日 2 次,饭后服	每袋装 5g
天麻丸（片、胶囊）	天麻、羌活、独活、盐杜仲、牛膝、粉萆薢、附子(制)、当归、地黄、玄参	祛风除湿，通络止痛，补益肝肾	风湿痹阻、肝肾不足所致的痹病	口服。丸剂：水蜜丸一次 6g,大蜜丸一次 1 丸,一日 2~3 次。片剂：一次 6 片,一日 2~3 次。胶囊剂：口服,一次 6 粒,一日 2~3 次	大蜜丸：每丸重 9g。水蜜丸：每 30 粒重 6g。片剂：每片（薄膜衣片）重 0.31g。胶囊剂：每粒装 0.25g

续表

药名	组成	功用	主治	用法用量	剂型规格
仙灵骨葆胶囊	淫羊藿、续断、丹参、知母、补骨脂、地黄	滋补肝肾，活血通络，强筋壮骨	肝肾不足，瘀血阻络所致的骨质疏松症	口服。一次3粒，一日2次，4~6周为一个疗程	每粒装0.5g
尪痹颗粒（片）	地黄、熟地黄、续断、附子（制）、独活、骨碎补、桂枝、淫羊藿、防风、威灵仙、皂角刺、羊骨、白芍、狗脊（制）、知母、伸筋草、红花	补肝肾，强筋骨，祛风湿，通经络	肝肾不足、风湿痹阻所致的尪痹	口服。颗粒剂：开水冲服，一次6g，一日3次。片剂：糖衣片一次7~8片，薄膜衣片一次4片，一日3次	颗粒剂：每袋装3g或6g。片剂：糖衣片每片片芯重0.25g，薄膜衣片每片重0.5g
壮腰健肾丸（口服液、片）	狗脊、黑老虎、千斤拔、桑寄生（蒸）、女贞子（蒸）、鸡血藤、金樱子、牛大力、菟丝子（盐水制）	壮腰健肾，祛风活络	肾亏腰痛，风湿骨痛	口服。丸剂：一次1丸，一日2~3次。口服液：一次10ml，一日3次；4周为一个疗程，或遵医嘱。片剂：一次4片，一日2~3次	丸剂：大蜜丸每丸重9g。口服液：每支装10ml。片剂：每片重0.3g

第五章　芳香化湿药

【含义】凡气味芳香,性偏温燥,以**化湿运脾**为主要作用,常用治**湿阻中焦证**的药物,称为芳香化湿药。

【药性功效】本类药物**辛香温燥,主入脾、胃经**,芳香之品能醒脾化湿,温燥之药可燥湿健脾。同时,其辛能行气,香能通气,能行中焦之气机,以解除因湿浊引起的脾胃气滞之病机。此外,部分药还兼有解暑、辟秽等作用。

【适用范围】本类药适用于湿浊内阻,脾为湿困,运化失常所致的脘腹痞满、呕吐泛酸、大便便溏、食少体倦、口甘多涎、舌苔白腻等症。此外,部分药物亦可用于湿温、暑湿证。

【主要药物口诀】

> 芳香化湿有七种,厚朴苍术白豆蔻。
>
> 砂仁佩兰广藿香,除痰截疟有草果。

∽✺✺ 苍术 ✺✺∽

【性味功效口诀】

> 苍术燥湿健脾能,祛散风湿瘰痹通。
>
> 胃中敦阜芳尽化,上下内外湿尽除。

【功能主治与临床应用】

功效	主治	临床应用	配伍
燥湿健脾	湿阻中焦,脘腹胀满,泄泻,水肿	本品为治湿阻中焦之要药,对**湿阻中焦、脾失健**运而致脘腹胀闷,呕恶食少,吐泻乏力,舌苔白腻等症,最为适宜	配伍**茯苓、泽泻、猪苓**等利水渗湿药,可治疗脾虚湿聚,水湿内停的痰饮、泄泻或外溢的水肿者

续表

功效	主治	临床应用	配伍
祛风散寒	风湿痹痛,脚气痿痹;风寒感冒	**痹证湿胜者尤宜;对风寒表证夹湿者**适宜	配伍**薏苡仁、独活**等,用于祛湿;配伍**石膏、知母**等药,可治湿热痹痛;用于湿热下注,脚气肿痛,痿软无力,常与**黄柏、薏苡仁、牛膝**配伍;配伍**龙胆、黄芩、栀子**等药,可治湿热带下、湿疮、湿疹;配伍**羌活、白芷、防风**,风寒表证夹湿者最为适宜
明目	夜盲,眼目昏涩	**夜盲症及眼目昏涩**	与**羊肝、猪肝**蒸煮同食

【药性】辛、苦,温。归脾、胃、肝经。

【用法用量】煎服,3~9g。

【使用注意】辛温苦燥之品,阴虚内热、气虚多汗者忌用。

平胃散

【方药组成口诀】

　　　　平胃散是苍术朴,陈皮甘草四般药。

　　　　除湿散满驱瘴岚,调胃诸方从此扩。

　　　　若和小柴名柴平,煎加姜枣能除疟。

　　　　又不换金正气散,即是此方加夏藿。

【组成】苍术去黑皮,捣为粗末,炒黄色,四两　厚朴去粗皮,涂生姜汁,炙令香熟,三两　陈皮洗令净,焙干,二两　甘草炙黄,一两

【方解】

君	苍术	辛香苦温,乃燥湿运脾要药,使湿去则脾运有权,脾健则湿邪得化		诸药合用,苦辛芳香温燥,主以燥化,辅以行气;主以运脾,兼以和胃,俾湿去脾健,气机调畅,胃气平和,升降有序,则胀满吐泻诸症可除
臣	厚朴	辛温而散,长于行气除满,俾气行则湿化	其味苦性燥而能燥湿,与苍术有相须之妙	
佐	陈皮	辛行温通,理气和胃,燥湿醒脾	协苍术、厚朴燥湿行气之力益彰	
	生姜	增调养脾胃之功		
	大枣			
佐使	甘草	甘平入脾,既可益气补中而实脾,合诸药泄中有补,使祛邪而不伤正,又能调和诸药		

【功能主治】燥湿运脾,行气和胃。主治湿滞脾胃证,症见脘腹胀满,不思饮食,口淡无味,恶心呕吐,嗳气吞酸,肢体沉重,怠惰嗜卧,常多自利,舌苔白腻而厚,脉缓。

【临床常用中成药】

平胃片(丸)

燥湿运脾,行气和胃。用于脘腹胀满,不思饮食,呕吐恶心,嗳气吞酸,肢体沉重,怠惰嗜卧。

1. 平胃片　片剂,口服,一次 6 片,一日 2 次;饭前服用。

2. 平胃丸　丸剂,口服,一次 6g,一日 2 次;饭前服用。

【选方要点】脘腹胀满,舌苔白腻而厚。

【使用注意】本方中药物辛苦温燥,易耗气伤津,故阴津不足或脾胃虚弱者及孕妇不宜使用。

❦ 厚朴 ❦

【性味功效口诀】

厚朴燥湿行气药,腹中留滞可蠲消。

降气平喘胸中畅,阴凝湿聚皆可疗。

【功能主治与临床应用】

功效	主治	临床应用	配伍
燥湿行气	湿滞伤中,脘痞吐泻	本品**苦燥辛散**,既能**燥湿**,又能**下气除胀满**,为消除胀满的要药	常与**苍术、陈皮**等同用
行气消积	食积气滞,腹胀便秘	可下气宽中,**消积导滞**	常与**大黄、枳实**同用
消痰平喘	痰饮喘咳	能**燥湿消痰,下气平喘**	配伍**紫苏子、陈皮、半夏**等,治疗痰饮阻肺,肺气不降,咳喘胸闷者;若与**麻黄、石膏、苦杏仁**等同用,用于寒饮化热,胸闷气喘,喉间痰声辘辘,烦躁不安者;若与**桂枝、苦杏仁**等同用,可治疗宿有喘病,因外感风寒而发者

【药性】苦、辛,温。归脾、胃、肺、大肠经。

【用法用量】煎服,3~10g。

【使用注意】本品辛苦温燥,易耗气伤津,故气虚津亏者及孕妇当慎用。

五积散

【方药组成口诀】

五积散治五般积,麻黄苍芷归芍芎。

枳桔桂苓干姜朴,陈皮半夏草姜充。

除桂枳陈余略炒,熟料尤增温散功。

温中解表祛寒湿,散痞调经用各充。

【组成】苍术 桔梗各二十两 枳壳 陈皮各六两 芍药 白芷 川芎 当归 甘草 肉桂 茯苓各三两 半夏汤泡,三两 厚朴 干姜各四两 麻黄去根、节,六两

【方解】

君	苍术	既解表又燥湿		诸药合用,消温汗补四法并用,共收表里同治、散寒温里、气血痰湿并行之功,使脾运复健,气机通畅,痰消湿化,血脉调和,诸症得解
臣	厚朴	芳香温燥,温中散寒,燥湿运脾		
佐	陈皮	苦温燥湿、健脾助运,以祛湿积	行气燥湿化痰,以消痰积	
	甘草			
	半夏	温中散寒		
	茯苓	利水渗湿		
	麻黄	健脾渗湿和中	辛温发汗解表以散外寒	
	白芷	调和诸药		
使	干姜	辛热温里以祛内寒,合而用之,以散寒积		
	肉桂			
	当归	活血化瘀止痛,以化血积		
	芍药			
	川芎			
	桔梗	升降气机,与厚朴、陈皮为伍,以行气积,并可助化痰除湿		
	枳壳			

【功能主治】发表温里,顺气化痰,活血消积。主治外感风寒,内伤生冷证。身热无汗,头痛身疼,项背拘急,胸满恶食,呕吐腹痛,以及妇女血气不和,心腹疼痛,月经不调。

【临床常用中成药】

五积丸（颗粒、酒剂）

发表、温中、消积。用于外感风寒或内伤生冷,头痛、身痛、腹痛、胸满、厌食、呕恶以及月经不调等症。

1. 五积丸　丸剂,口服,一次 9g,一日 1~2 次。
2. 五积颗粒　颗粒剂,口服,每次 6g,一日 2 次;或遵医嘱。
3. 五积散酒　酒剂,口服,一次 15~30g,一日 2 次。

【选方要点】身热无汗,胸腹胀满或疼痛,苔白腻,脉沉迟。

【使用注意】

1. 服药期间,忌食生冷、油腻食物。
2. 有口渴等热病症状者不宜服用。

∽ 广藿香 ∽

【性味功效口诀】

　　　　藿香解表化湿邪,香可宣中利快膈。

　　　　辟疫止呕功颇善,暑热外解用之多。

【功能主治与临床应用】

功效	主治	临床应用	配伍
芳香化湿	湿浊中阻,脘腹痞闷	本品气味芳香,为**芳香化湿浊**之要药。用治**湿浊中阻**所致的**脘腹痞闷,少食作呕,神疲体倦**等症	配伍**苍术、厚朴**
发表解暑	暑湿表证,湿温初起,发热倦怠,胸闷不舒;寒湿闭暑,腹痛吐泻	本品既能**芳香化湿浊**,又可**发表解暑**	治疗暑湿表证,或湿温初起,湿热并重,发热倦怠,胸闷不舒,多与**黄芩、滑石、茵陈**等同用;治暑月外感风寒,内伤生冷而致恶寒、发热、头痛、脘闷、腹痛吐泻的寒湿闭暑证,常配伍**紫苏叶、厚朴、半夏**等

续表

功效	主治	临床应用	配伍
和中止呕	湿浊中阻之呕吐	既能化湿,又能和中止呕,治湿浊中阻所致之呕吐	常与半夏、丁香等同用。若偏湿热者,配伍黄连、竹茹等;偏寒湿者,配伍生姜、白豆蔻等药;妊娠呕吐,配砂仁、紫苏梗等;脾胃虚弱者,配伍党参、白术等

【药性】辛,微温。归脾、胃、肺经。

【用法用量】煎服,3~10g。

藿香正气散

【方药组成口诀】

藿香正气大腹苏,甘桔陈苓术朴俱。

夏曲白芷加姜枣,感伤岚瘴并能驱。

【组成】大腹皮　白芷　紫苏叶　茯苓去皮,各一两　半夏曲　白术　陈皮去白　厚朴去粗皮,姜汁炙　苦桔梗各二两　广藿香去土,三两　甘草炙,二两半

【方解】

君	广藿香	辛温芳香,外散风寒,内化湿滞,辟秽和中,为治霍乱吐泻之要药		诸药合用,共奏解表化诸药相合,表里同治而以除湿治里为主,脾胃诸药相合,表里同治而以除湿治里为主,脾胃同调而以升清降浊为要。使风寒外散,湿浊内化,气机通畅,脾胃调和,清升浊降,则寒热、吐泻、腹痛诸症可除。
臣	茯苓	健脾助运,除湿和中以止泻	助广藿香内化湿浊以止吐泻	
	白术			
	半夏曲	理气燥湿,和胃降逆以止呕		
	陈皮			
佐	厚朴	行气化湿,畅中行滞,且寓气行则湿化之义		
	大腹皮			

续表

佐	紫苏叶	醒脾宽中、行气止呕	辛温发散,助广藿香外散风寒	感受山岚瘴气以及水土不服,症见寒甚热微,或但寒不热、呕吐腹泻、苔白厚腻者,亦可以本方散寒祛湿,辟秽化浊,和中悦脾而治之
	白芷	燥湿化浊		
	桔梗	宣肺利膈,既益解表,又助化湿		
	生姜	内调脾胃,外和营卫		
	大枣			
使	甘草	调和药性		

【功能主治】解表化湿,理气和中。主治外感风寒,内伤湿滞证,症见恶寒发热,头痛,胸膈满闷,脘腹疼痛,恶心呕吐,肠鸣泄泻,舌苔白腻,脉浮或濡缓。以及山岚瘴疟等。

【临床常用中成药】

藿香正气水(片、颗粒、滴丸、口服液、软胶囊)

解表化湿,理气和中。用于外感风寒,内伤湿滞或夏伤暑湿所致的感冒,症见头痛昏重、胸膈痞闷、脘腹胀痛、呕吐泄泻;胃肠型感冒见上述证候者。

1. 藿香正气水　酊剂,一次 5~10ml,一日 2 次,用时摇匀。

2. 藿香正气片　片剂,一次 4~8 片,一日 2 次。

3. 藿香正气颗粒　颗粒剂,一次 1 袋(10g),一日 2 次。

4. 藿香正气滴丸　滴丸,一次 1~2 袋,一日 2 次。

5. 藿香正气口服液　口服液剂,一次 5~10ml,一日 2 次,用时摇匀。

6. 藿香正气软胶囊剂　软胶囊剂,一次 2~4 粒,一日 2 次。

【选方要点】恶寒发热,上吐下泻,舌苔白腻。

【使用注意】本方解表之力较弱,故"如欲出汗",宜"热服",且"衣被盖"。霍乱吐泻属湿热证者禁服本方。

砂仁

【性味功效口诀】

砂仁启脾以宽中,芳香化湿胃气行。

温脾止泻因芳燥,行气安胎六甲中。

【功能主治与临床应用】

功效	主治	临床应用	配伍
化湿开胃	湿浊中阻,脾胃气滞,脘痞不饥	本品**辛散温通,气味芳香**,其化湿醒脾开胃、行气温中之效均佳,古人谓其"为醒脾调胃要药"。故凡**湿阻或气滞所致之脘腹胀痛等脾胃不和诸证**常用	用于寒湿气滞者,常与**厚朴、陈皮、枳实**等同用。若与**木香、枳实**同用,治疗脾胃气滞者;若配健脾益气之**党参、白术、茯苓**等,可用于脾胃气虚、痰阻气滞之证
温中止泻	脾胃虚寒,呕吐泄泻	本品善于**温中暖胃以达止呕止泻之功**,但其重在温脾	治疗脾胃虚寒,呕吐泄泻,可单用研末吞服,或与**干姜、附子**等药同用
理气安胎	妊娠恶阻,胎动不安	本品能**行气和中而止呕安胎**	若妊娠呕逆不能食,可单用,或与**紫苏梗、白术**等配伍同用;若与**人参、白术、熟地黄**等配伍,以益气养血安胎,可用于气血不足胎动不安者

【**药性**】辛,温。归脾、胃、肾经。

【**用法用量**】煎服,3~6g,后下。

【**使用注意**】阴虚血燥者慎用。

参苓白术散

【方药组成口诀】

参苓白术扁豆陈,山药甘莲砂薏仁。

桔梗上浮兼保肺,枣汤调服益脾神。

【组成】莲子肉_{去皮,一斤} 薏苡仁_{一斤} 缩砂仁_{一斤} 桔梗_{炒令深黄色,一斤} 白扁豆_{姜汁浸,去皮,微炒,一斤半} 白茯苓_{二斤} 人参_{去芦,二斤} 甘草_{炒,二斤} 白术_{二斤} 山药_{二斤}

【方解】

君	人参	补脾益胃	诸药相合,主以甘温补脾,纳芳化渗湿以助运止泻,引药入肺以培土生金,补中兼行,补而不滞
臣	白术	健脾燥湿	
	茯苓	利水渗湿	
	山药	助健脾益气,又涩肠止泻	
	莲子肉	化湿、渗湿以助健脾运湿	
	白扁豆		
佐	砂仁	芳香醒脾,行气和胃,既助除湿之力,又畅达气机	
	薏苡仁		
使	桔梗	宣开肺气,通利以利止泻,并能载药上行,以益肺气而成"培土生金"之功	
	甘草	健脾和中,调和诸药	

【功能主治】益气健脾,渗湿止泻。主治脾虚湿盛证。症见饮食不化,胸脘痞闷,肠鸣泄泻,四肢乏力,形体消瘦,面色萎黄,舌淡苔白腻,脉虚缓。亦可用治肺脾气虚,痰湿咳嗽。

【临床常用中成药】

参苓白术散(丸、胶囊、片、颗粒、咀嚼片)

补脾胃,益肺气。用于脾胃虚弱,食少便溏,气短咳嗽,肢倦乏力。

1. 参苓白术散　散剂,口服。一次 6~9g,一日 2~3 次。
2. 参苓白术丸　丸剂,口服。一次 6g,一日 3 次。

3. 参苓白术胶囊　胶囊剂,口服,一次 3 粒,一日 3 次。

4. 参苓白术片　片剂,口服,一次 6~12 片,一日 2 次,小儿酌减。

5. 参苓白术颗粒　颗粒剂,开水冲服。一次 1 袋,一日 3 次。

6. 参苓白术咀嚼片　片剂,遵医嘱。

【选方要点】气短乏力,肠鸣泄泻,舌淡苔腻,脉虚缓。

【使用注意】

1. 泄泻兼有大便不通畅,肛门有下坠感者忌服。

2. 服本药时不宜同时服用藜芦、五灵脂、皂荚或其制剂。

3. 不宜喝茶和吃萝卜以免影响药效。

4. 不宜和感冒类药同时服用。

5. 本品宜饭前服用或进食时服用。

∽ 白豆蔻 ∽

【性味功效口诀】

化湿行气白蔻仁,宣邪破滞味香辛。

温中止呕除寒去,入煎后下记要真。

【功能主治与临床应用】

功效	主治	临床应用	配伍
化湿行气	湿浊中阻,脾胃气滞,不思饮食,胸腹胀痛,食积不消	本品既可**化湿行气**,又能**开胃消食**	治疗湿阻中焦,脘腹痞满,不思饮食,常与**广藿香**、**佩兰**、**陈皮**等同用;若与**黄芪**、**白术**、**人参**等同用,可用于脾虚湿阻气滞之胸腹虚胀,食少无力者。治疗脾胃气滞,食积不消,胸腹胀痛,可与**陈皮**、**枳实**、**木香**等药配伍

续表

功效	主治	临床应用	配伍
温中止呕	湿温初起,胸闷不饥	本品辛散入肺而宣化湿邪,故常用于湿温初起,胸闷不饥	若湿邪偏重者,每与薏苡仁、苦杏仁等同用;若热重于湿者,又常与黄芩、滑石等配伍
开胃消食	寒湿呕逆	本品能行气宽中,温胃止呕,尤以胃寒湿阻气滞之呕吐最为适宜	可单用为末服,或配广藿香、半夏等药。若与砂仁、甘草等药研细末服,用于小儿胃寒,吐乳不食者

【药性】辛,温。归肺、脾、胃经。

【用法用量】煎服,3~6g,后下。

【使用注意】阴虚血燥者慎用。

三仁汤

【方药组成口诀】

三仁杏蔻薏苡仁,朴夏白通滑竹伦。

水用甘澜扬百遍,湿温初起法堪遵。

【组成】苦杏仁五钱　飞滑石六钱　白通草二钱　白蔻仁二钱　淡竹叶二钱　厚朴二钱　生薏苡仁六钱　半夏五钱

【方解】

君	苦杏仁	宣利上焦肺气,"盖肺主一身之气,气化则湿亦化"	"三仁"相伍,上中下三焦并治	诸药相合,芳化苦燥寒清同用,宣上畅中渗下并行,使三焦湿热上下分消,气行湿化,热清暑解,水道通利,则湿温可除
	白蔻仁	芳香化湿,利气宽胸,畅中焦之脾气以助祛湿		
	薏苡仁	淡渗利湿以健脾,使湿热从下焦而去		

続表

臣	滑石	清热利湿而解暑,寓意治湿利小便之法,使暑湿之邪从小便而去		
	通草	甘寒淡渗,以助利湿清热之效		
	淡竹叶			
佐	半夏	以助理气除湿之功		
	厚朴			

【功能主治】宣畅气机,清利湿热。主治湿温初起或暑温夹湿之湿重于热证,症见头痛恶寒,身重疼痛,肢体倦怠,面色淡黄,胸闷不饥,午后身热,苔白不渴,脉弦细而濡。

【临床常用中成药】

三仁合剂

宣化畅中,清热利湿的功效。用于湿温初起,邪留气分,尚未化燥,暑温夹湿,头痛身重,胸闷不饥,午后身热,舌白不渴。

三仁合剂　合剂,口服,一次 20~30ml,一日 3 次。

【选方要点】头痛恶寒,身重疼痛,苔白不渴,脉弦细而濡。

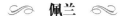

佩兰

【性味功效口诀】

佩兰人云省头草,化湿醒脾理气好。

解暑宣通功为上,脾病消瘅俱可疗。

【功能主治与临床应用】

功效	主治	临床应用	配伍
芳香化湿	湿阻中焦,脘痞呕恶	本品气味芳香,其**化湿和中**之功与广藿香相似,治**湿阻中焦证**	配伍**广藿香**,加强化湿和中之功

续表

功效	主治	临床应用	配伍
醒脾开胃	脾经湿热,口中甜腻,口臭,多涎	本品性平,芳香化湿浊,醒脾开胃,去陈腐,用治脾经湿热、口中甜腻、多涎、口臭等的脾瘅证	配伍黄芩、白芍、甘草等
发表解暑	暑湿表证,湿温初起,发热倦怠,胸闷不舒	本品既能化湿,又能解暑,治暑湿表证	配伍广藿香、荷叶、青蒿等;若湿温初起,可与滑石、薏苡仁、广藿香等同用

【药性】辛,平。归脾、胃、肺经。

【用法用量】煎服,3~10g。

～ 草果 ～

【性味功效口诀】

　　草果味香辛散强,燥湿温中寒与湿。

　　湿浊瘴气阻脾胃,除痰截疟皆可选。

【功能主治与临床应用】

功效	主治	临床应用	配伍
燥湿温中	寒湿内阻,脘腹胀痛,痞满呕吐	本品辛温燥烈,气浓味厚,其燥湿、温中之力皆强于草豆蔻,故多用于寒湿偏盛之脘腹痞满胀痛,呕吐泄泻,舌苔浊腻	配伍吴茱萸、干姜、砂仁等
除痰截疟	疟疾寒热,瘟疫发热	本品芳香辟浊,温脾燥湿,除痰截疟	治疗疟疾寒热往来,可与常山、知母、槟榔等同用。治疗瘟疫发热,可与青蒿、黄芩、贯众等配伍

【**药性**】辛,温。归脾、胃经。

【**用法用量**】煎服,3~6g。

【**使用注意**】阴虚血燥者慎用。

实脾散

【**方药组成口诀**】

实脾苓术与木瓜,甘草木香大腹加。

草果附姜兼厚朴,虚寒阴水效堪夸。

【**组成**】厚朴_{去皮,姜制,炒} 白术　木瓜_{去瓤}　木香_{不见火}　草果仁　大腹子　附子_{炮,去皮脐}　白茯苓_{去皮}　干姜_{炮,各一两}　甘草_{炙,半两}

【**方解**】

君	附子	温肾阳、助气化以祛湿	君臣相协,补火助阳,崇土实脾,利水渗湿	诸药合用,辛热与淡渗合法,纳行气于温利之中,脾肾兼顾,主以实脾,共奏温阳健脾,行气利水之功
	干姜	暖脾阳、助运化以制水		
臣	白术	健脾益气,渗湿利水		
	茯苓			
佐	厚朴	行气利水,使气行则湿化,气顺则胀消		
	木香			
	大腹子			
	草果仁	温中燥湿		
	木瓜	除湿和中		
使	生姜	益脾和中,生姜兼能温散水气		
	甘草			
	大枣			

【**功能主治**】温阳健脾,行气利水。主治脾肾阳虚,水气内停之阴水,症见身半以下肿甚,手足不温,口中不渴,胸腹胀满,大便溏薄,舌苔白腻,脉沉弦而迟者。

【**选方要点**】身半以下肿甚,胸腹胀满,舌淡苔腻,脉沉迟。

【使用注意】阳水证忌用。

其他常用中成药

药名	组成	功用	主治	用法用量	剂型规格
甘露消毒丸	滑石、茵陈、石菖蒲、木通、射干、豆蔻、连翘、黄芩、川贝母、广藿香、薄荷	芳香化湿，清热解毒	暑湿蕴结所致的湿温	口服。一次6~9g，一日2次	每50粒重约3g
六合定中丸	广藿香、紫苏叶、香薷、木香、白扁豆（去皮）、檀香、茯苓、桔梗、枳壳（去心、麸炒）、木瓜、陈皮、山楂（炒）、厚朴（姜炙）、甘草、麦芽（炒）、谷芽（炒）、六神曲（麸炒）	祛暑除湿，和中消食	夏伤暑湿，宿食停滞，寒热头痛，胸闷恶心，吐泻腹痛	口服。一次1丸，一日3次。	每袋装6g
十滴水	樟脑、干姜、大黄、小茴香、肉桂、辣椒、桉油	健胃，祛暑	中暑	口服。一次2~5ml；儿童酌减	每支装5ml
清暑益气丸	人参、黄芪（蜜炙）、炒白术、苍术（米泔炙）、麦冬、泽泻、醋五味子、当归、黄柏、葛根、醋青皮、陈皮、六神曲（麸炒）、升麻、甘草	祛暑利湿，补气生津	中暑受热，气津两伤	姜汤或温开水送服。一次1丸，一日2次	每丸重9g

第六章　利水渗湿药

【含义】凡以**通利水道，渗泄水湿**为主要功效，常用以治疗**水湿内停病证**的药物，称为利水渗湿药。

【分类】利水渗湿药分为利水消肿药、利尿通淋药和利湿退黄药三类。

【药性功效】本类药物味多**甘淡或苦**，主归**膀胱、小肠、肾、脾经**，作用趋向偏于下行，淡能渗利，苦能降泄。本类药物具有利水消肿、利尿通淋、利湿退黄等作用。

【适用范围】本类药物主要用于治水肿、小便不利、泄泻、痰饮、淋证、黄疸、湿疮、带下、湿温等水湿所致的各种病证。

分类	性味	主治
利水消肿	多甘淡平或微寒	水湿内停之水肿，小便不利，以及泄泻、痰饮等证
利尿通淋	多苦寒	热淋、血淋、石淋及膏淋等证
利湿退黄	多苦寒	湿热黄疸，症见目黄、身黄、小便黄等

【主要药物口诀】

　　　茯苓萹蓄木通草，猪苓车前和薏苡。

　　　茵陈泽泻金钱草，瞿麦滑石和萆薢。

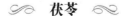 **茯苓**

【性味功效口诀】

　　　茯苓利水导膀胱，渗湿能消水无常。

　　　健脾和中益坤土，宁心安神抱根良。

【功能主治与临床应用】

功效	主治	临床应用	配伍
利水渗湿	水肿尿少	本品**味甘而淡**,甘则能补,淡则能渗,药性平和,既可祛邪,又可扶正,利水而不伤正气,实为**利水消肿之要药**,可用治寒热虚实各种水肿	治疗水湿内停所致之水肿、小便不利,常与**泽泻、猪苓、白术**等同用;治脾肾阳虚水肿,常与**附子、生姜**等同用;用于水热互结,阴虚小便不利,水肿,常与**滑石、阿胶、泽泻**等合用
健脾和中	痰饮眩悸;脾虚食少,便溏泄泻	本品善于**渗泄水湿,使湿无所聚,痰无由生**,可治痰饮之目眩心悸;本品味甘,入脾经,能**健脾补中**,渗湿而止泻,使中焦清升浊降,尤宜于脾虚湿盛泄泻	配伍**桂枝、白术、甘草**等;若饮停于胃而呕吐者,配伍**半夏、生姜**;与**山药、白术、薏苡仁**等同用;治疗脾胃虚弱,倦怠乏力,食少便溏,常配伍**人参、白术、甘草**等
宁心安神	心神不安,惊悸失眠	本品**补益心脾而宁心安神**。常用治**心脾两虚,气血不足之心悸,失眠,健忘**	配伍**黄芪、当归、远志**等同用;若心气虚,不能藏神,惊恐而不安卧者,常与**人参、龙齿、远志**等同用

【药性】甘、淡,平。归心、肺、脾、肾经。

【用法用量】煎服,10~15g。

苓桂术甘汤

【方药组成口诀】

苓桂术甘化饮剂,温阳化饮又健脾。

饮邪上逆胸胁满,水饮下行悸眩去。

【组成】茯苓四两　桂枝三两　白术三两　甘草炙,二两

【方解】

君	茯苓	健脾利水渗湿,消已聚之饮,杜生痰之源	苓、桂相伍,一利一温,温阳行水之功著,为阳虚水停之常用配伍	四药相合,淡渗甘温合法,温而不热,利而不峻,标本兼顾,则中阳得建,痰饮得化,津液得布,诸症自愈
臣	桂枝	温阳化气利水		
佐	白术	健脾燥湿利水	苓、术相须,健脾祛湿之力强,是治病求本之意	
使	甘草	甘温和中	配伍白术补脾益气,崇土制水	
			配伍桂枝辛甘化阳,温补中焦	

【功能主治】温阳化饮,健脾利水。主治中阳不足之痰饮,症见胸胁支满,目眩心悸,短气而咳,舌苔白滑,脉弦滑或沉紧。

【临床常用中成药】

苓桂术甘颗粒

温阳化饮,健脾利湿。用于中阳不足之痰饮。症见胸胁支满,目眩心悸,短气而咳,舌苔白滑,脉弦滑。

苓桂术甘颗粒 颗粒剂,开水冲服。一次1袋,一日3次。

【选方要点】胸胁支满,目眩心悸,舌苔白滑。

【使用注意】服本方后小便增多。

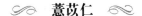

薏苡仁

【性味功效口诀】

薏苡利湿可健脾,痹证能解缓筋拘。

清热排脓肃上部,或生或炒因病宜。

【功能主治与临床应用】

功效	主治	临床应用	配伍
利湿健脾	水肿,脚气浮肿,小便不利	本品**淡渗甘补**,既能**利水消肿**,又能**健脾补中**	用于脾虚湿胜之水肿腹胀,小便不利,可与**茯苓、白术、黄芪**等药同用;治水肿喘急,与**郁李仁**汁煮饭服食;治脚气浮肿,可与**防己、木瓜、苍术**同用
健脾止泻	脾虚泄泻	本品能**渗除脾湿、健脾止泻**,尤宜治**脾虚湿盛之泄泻**	配伍人参、茯苓、白术
除痹排脓	湿痹拘挛,肺痈、肠痈	本品**渗湿除痹,能舒筋脉,缓和拘挛**	常用治湿痹而筋脉拘急疼痛者,可与**独活、防风、苍术**等同用;若湿热痿证,两足麻木,痿软肿痛者,常与**黄柏、苍术、牛膝**同用;本品药性偏凉,能清热而利湿,用治湿温初起或暑湿邪在气分,头痛恶寒,胸闷身重者,常配伍**苦杏仁、白蔻仁、滑石**等药;治疗肺痈胸痛,咳吐脓痰,常与**苇茎、冬瓜仁、桃仁**等同用;治肠痈,可与**附子、败酱草**合用
解毒散结	赘疣,癌肿	薏苡仁能**解毒散结**。临床亦可用于**赘疣,癌肿**	

【**药性**】甘、淡,凉。归脾、胃、肺经。

【**用法用量**】煎服,9~30g。清利湿热宜生用,健脾止泻宜炒用。

【**使用注意**】本品性质滑利,孕妇慎用。

三仁汤及三仁合剂

见"白豆蔻"项下。

∽ 泽泻 ∽

【性味功效口诀】

泽泻善泄泽中水，利水渗湿不伤阴。

主入下焦泄相火，滋阴药佐保真阴。

【功能主治与临床应用】

功效	主治	临床应用	配伍
利水渗湿	水肿胀满，小便不利，泄泻尿少，痰饮眩晕	本品**淡渗**，其**利水渗湿**作用较强，治疗**水湿停蓄**之**小便不利、水肿**	与**茯苓、猪苓、桂枝**等配伍用；治脾胃伤冷，水谷不分，泄泻不止，常与**厚朴、苍术、陈皮**等配伍；治痰饮停聚，清阳不升之头目昏眩，常与**白术**等同用
泄热	热淋涩痛，遗精	本品**性寒**，既能**清膀胱之热**，又能**泄肾经之虚火**，故**下焦湿热**者尤为适宜	用治湿热蕴结之热淋涩痛，常与**木通、车前子**等药同用；对肾阴不足，相火偏亢之遗精、潮热，则与**熟地黄、山茱萸、牡丹皮**等同用
化浊降脂	高脂血症	本品**利水渗湿**，可化浊降脂，常用于治疗**高脂血症**	配伍**决明子、荷叶、何首乌**等药同用

【药性】甘、淡，寒。归肾、膀胱经。

【用法用量】煎服，6~10g。

五苓散

【方药组成口诀】

五苓散治太阳腑,白术泽泻猪茯苓。

膀胱化气添官桂,利便消暑烦渴清。

【组成】猪苓去皮,十八铢　　泽泻—两六铢　　白术十八铢　　茯苓十八铢
桂枝去皮,半两

【方解】

君	泽泻	利水渗湿		诸药相伍,表里通治,重在渗湿治里,标本兼顾,重在利水治标,共奏淡渗利湿、健脾助运、温阳化气、解表散邪之功
臣	茯苓	淡渗利湿	增强君药利水渗湿之功,以使小便通利	
	猪苓			
佐	白术	健脾燥湿,脾健则可运化水湿	合茯苓既可彰健脾制水之效,又可奏输津四布之功	
	桂枝	温阳化气以助利水,且可辛温发散以祛表邪,一药而表里兼治		

【功能主治】利水渗湿,温阳化气。主治蓄水证。症见小便不利,头痛微热,烦渴欲饮,甚则水入即吐,舌苔白,脉浮;痰饮症见脐下动悸,吐涎沫而头眩,或短气而咳者;水湿内停证症见水肿,泄泻,小便不利,以及霍乱吐泻等。

【临床常用中成药】

五苓散(片、胶囊)

温阳化气,利湿行水。用于阳不化气、水湿内停所致的水肿,症见小便不利、水肿腹胀、呕逆泄泻、渴不思饮。

1. 五苓散　散剂,口服。一次 6~9g,一日 2 次。
2. 五苓片　片剂,口服。一次 4~5 片,一日 3 次。

3. 五苓胶囊　胶囊剂,口服。一次3粒,一日2次。

【选方要点】小便不利,舌苔白,脉浮或缓。

车前子

【性味功效口诀】

采采芣苢诗经言,利尿通淋大车前。

清肺化痰明肝目,渗湿止泻降利专。

【功能主治与临床应用】

功效	主治	临床应用	配伍
清热利尿通淋	热淋涩痛,水肿胀满	本品**甘寒滑利**,善于**通利水道,清膀胱之热**	配伍**木通、滑石、瞿麦**,用于湿热下注于膀胱而致小便淋沥涩痛者;配伍**猪苓、茯苓、泽泻**等,用于水湿停滞之水肿,小便不利;配伍**牛膝、熟地黄、山茱萸**,用于病久肾虚,腰重脚肿
渗湿止泻	暑湿泄泻	本品能**利水湿,分清浊而止泻**,即"利小便以实大便",尤宜于**湿盛之大便水泻,小便不利者**	若暑湿泄泻,可与**香薷、茯苓、猪苓**等同用;若脾虚湿胜之泄泻,可与**白术、薏苡仁**等同用
清肝明目	目赤肿痛,目暗昏花	车前子善于**清肝热而明目,治目赤涩痛**	治目赤涩痛,多与**菊花、决明子**等同用;若肝肾阴亏,目暗昏花,则配伍**熟地黄、菟丝子**等
清肺化痰	痰热咳嗽	本品入肺经,能**清肺化痰止咳**	治肺热咳嗽痰多,多与**瓜蒌、浙贝母、枇杷叶**等同用

【药性】甘,寒。归肝、肾、肺、小肠经。

【用法用量】煎服,9~15g,宜包煎。

【使用注意】孕妇及肾虚精滑者慎用。

龙胆泻肝汤及龙胆泻肝丸

见"龙胆"项下。

∽ 滑石 ∽

【性味功效口诀】

滑石利尿可通淋,清热解暑肺胃分。

祛湿敛疮外用好,直降州都此药真。

【功能主治与临床应用】

功效	主治	临床应用	配伍
利尿通淋	热淋,石淋,尿热涩痛	**性滑利窍**,寒则清热,故能清膀胱湿热而通利水道,为治淋证常用药	若湿热下注之小便不利,热淋及尿闭,常与**木通**、**车前子**、**瞿麦**等同用;若用于石淋,可与**海金沙**、**金钱草**、**木通**等配伍
清热解暑	暑湿烦渴,湿温初起;湿热水泻	本品**甘淡而寒**,既能**利水湿**,又能解暑热,为治暑湿、湿温之常用药;本品既**清热解暑**,又利水分清泌浊,即所谓能"**分水道,实大肠**"	若暑热烦渴,小便短赤,可与**甘草**同用;若湿温初起及暑温夹湿,头痛恶寒,身重胸闷,脉弦细而濡,则与**薏苡仁**、**白果仁**、**苦杏仁**等配伍;尤宜于湿热或暑湿水泻,小便不利,可与**猪苓**、**车前子**、**薏苡仁**等同用。治伏暑泄泻,以之与**广藿香**、**丁香**为末服用
外用祛湿敛疮	湿疮,湿疹,痱子	本品外用有**清热收湿敛疮**作用	治疗湿疮、湿疹,可单用或与**枯矾**、**黄柏**等为末,撒布患处;治痱子,则可与**薄荷**、**甘草**等配合制成痱子粉外用

【药性】甘、淡、寒。归膀胱、肺、胃经。

【用法用量】煎服,10~20g;滑石块先煎,滑石粉包煎。外用适量。

【使用注意】脾虚、热病伤津及孕妇慎用。

六一散

【方药组成口诀】

六一滑石与甘草,解肌行水兼清燥。

统治表里及三焦,热渴暑烦泻痢保。

益元碧玉与鸡苏,砂黛薄荷加之好。

【组成】滑石六两　甘草一两

【方解】

君	滑石	甘淡性寒,质重而滑,寒能清热,淡能渗利,重能走下,滑能利窍,既能清解暑热,又能通利水道,令暑热水湿从小便而去	与滑石相配,防寒凉伐胃。二药合用,药简效专,共奏清暑利湿之效	本方是治疗暑湿证之基础方
臣	甘草	甘平偏凉,能清热泻火,益气和中		

【功能主治】清暑利湿。主治暑湿证,症见身热烦渴,小便不利,或泄泻。

【临床常用中成药】

六一散

清暑利湿。主治感受暑湿所致的暑湿证,症见发热身倦、口渴、泄泻、小便黄少;外用治痱子。

六一散:散剂,调服或包煎服。一次 6~9g,一日 1~2 次。外用,扑撒患处。

【选方要点】暑湿证,身热烦渴,小便不利。

【使用注意】

1. 饮食宜清淡,忌酒及辛辣、生冷、油腻食物。

2. 不宜在服药期间同时服用滋补性中药。

～ 木通 ～

【性味功效口诀】

木通导湿淋下行,清泄心火水道通。

涤热行瘀催下乳,利痹关节肿痛能。

【功能主治与临床应用】

功效	主治	临床应用	配伍
利水通淋	淋证,水肿	本品能利尿通淋,使湿热之邪下行从小便排出	治疗膀胱湿热,小便短赤、淋沥涩痛,常与车前子、滑石、栀子等配伍;治疗水肿,可与猪苓、桑白皮等同用
清心除烦	心烦尿赤,口舌生疮	本品味苦气寒,性通利而清降,能上清心经之火、下泄小肠之热	治心火上炎,口舌生疮,或心火下移于小肠而致的心烦尿赤,多与生地黄、甘草、淡竹叶等配伍
通经下乳	经闭乳少,湿热痹痛	本品入血分,能通经下乳	用治血瘀经闭,可与红花、桃仁、丹参等同用;若用治乳汁短少或不通,可与王不留行、穿山甲等配伍;本品还能利血脉、通关节,与桑枝、薏苡仁等同用,治疗湿热痹痛

【药性】苦,寒。归心、小肠、膀胱经。

【用法用量】煎服,3~6g。

【使用注意】孕妇慎用。不宜长期或大量服用。

八正散

【方药组成口诀】

八正木通与车前,萹蓄大黄滑石研。

草梢瞿麦兼栀子,煎加灯草痛淋蠲。

【组成】车前子　瞿麦　萹蓄　滑石　山栀子　甘草炙　木通　大黄面裹煨,去面,切,焙,各一斤

【方解】

君	滑石	清热利湿,利水通淋	诸药合用,可谓集寒凉降泻之品于一方,清利之中寓以通腑,既可直入膀胱清利而除邪,又兼通利大肠。导浊以分消,务使湿热之邪尽从二便而去,共成清热泻火、利水通淋之剂
	木通	上清心火,下利湿热,使湿热之邪从小便而去	
臣	萹蓄	清热利水通淋要药,合滑石、木通则利尿通淋之效尤彰	
	瞿麦		
	车前子		
佐	山栀子	清热泻火,清利三焦湿热	
	大黄	荡涤邪热,通利肠腑,合诸药可令湿热由二便分消	
使	甘草	调和诸药,兼以清热缓急	

【功能主治】清热泻火,利水通淋。主治淋证,症见尿频尿急,溺时涩痛,淋沥不畅,尿色浑赤,甚则癃闭不通,小腹急满,口燥咽干,舌苔黄腻,脉滑数。

【临床常用中成药】

八正合剂

清热,利尿,通淋。主治湿热下注所致的淋证,用于小便短赤、淋沥涩痛、口燥咽干。

八正合剂　合剂,口服,一次 15~20ml,一日 3 次,用时摇匀。

【选方要点】尿频尿急,溺时涩痛,舌苔黄腻,脉滑数。

【使用注意】孕妇禁用。

金钱草

【性味功效口诀】

金钱草品有多般,利湿退黄效不难。

通淋排石行水腑,解毒消肿记要全。

【功能主治与临床应用】

功效	主治	临床应用	配伍
利湿退黄	湿热黄疸,胆胀胁痛	本品既能**清肝胆之热**,又能除**下焦湿热**,有**清热利湿退黄**之功	治湿热黄疸,常与**茵陈、栀子、虎杖**等同用;本品还能清肝胆湿热,排除结石,与**茵陈、大黄、郁金**等同用,治疗肝胆结石,胆胀胁痛
利尿通淋	石淋,热淋,小便涩痛	本品**利尿通淋,善排结石**,尤宜于治疗**石淋**	可单用大剂量煎汤代茶饮,或与**海金沙、鸡内金、滑石**等同用;治热淋,常与**车前子、萹蓄**等同用
解毒消肿	痈肿疔疮,蛇虫咬伤	本品有**解毒消肿**之功,可用治**恶疮肿毒、蛇虫咬伤**	用鲜品捣汁内服或捣烂外敷,或配**蒲公英、野菊花**等同用

【药性】甘、咸,微寒。归肝、胆、肾、膀胱经。

【用法用量】煎服,15~60g。

茵陈

【性味功效口诀】

三月茵陈四月蒿,利胆退黄赖此苗。

功在清利湿蕴热,发陈致新退黄疸。

【功能主治与临床应用】

功效	主治	临床应用	配伍
清利湿热、利胆退黄	黄疸尿少；湿温暑湿；湿疮瘙痒	本品苦泄下降，微寒清热，善于清利脾胃肝胆湿热，使之从小便而出，为治黄疸之要药；本品其气清芬，清利湿热，治疗外感湿温或暑湿，身热倦怠，胸闷腹胀，小便不利；本品苦而微寒，具清利湿热之功	若身目发黄，小便短赤之阳黄证，常与栀子、大黄同用；若黄疸湿重于热者，可与茯苓、猪苓等同用；若脾胃寒湿郁滞阳气不得宣运之阴黄，多与附子、干姜等配伍；配伍滑石、黄芩、木通治疗湿温暑湿；配伍黄柏、苦参、地肤子治疗湿疮瘙痒

【药性】苦、辛，微寒。归脾、胃、肝、胆经。

【用法用量】煎服，6~15g。外用适量，煎汤熏洗。

【使用注意】蓄血发黄者及血虚萎黄者慎用。

茵陈蒿汤

【方药组成口诀】

　　　　茵陈蒿汤治胆黄，阴阳寒热细推详。

　　　　阳黄大黄栀子入，阴黄附子与干姜。

　　　　亦有不用茵陈者，加草柏皮栀子汤。

【组成】茵陈六两　栀子十四枚　大黄去皮,二两

【方解】

君	茵陈	其苦寒降泄，长于清利肝胆湿热，为治黄疸要药	茵陈配伍可使湿热从小便而去	三药相伍，清利与泻热并进，前后分消，使湿热得去，则腹满自减，黄疸渐消
臣	栀子	泄热降火，清利三焦湿热		
佐	大黄	既利胆退黄，清热燥湿，又泻下通腑，导湿热从大便而去		

【功能主治】清热,利湿,退黄。主治黄疸阳黄。症见一身面目俱黄,黄色鲜明,发热,无汗或但头汗出,口渴欲饮,恶心呕吐,腹微满,小便短赤,大便不爽或秘结,舌红苔黄腻,脉沉数或滑数有力。

【临床常用中成药】

茵栀黄颗粒(注射液、胶囊、软胶囊、片、泡腾片)

清热,解毒,利湿,退黄。用于肝胆湿热,面目悉黄,胸胁胀痛,恶心呕吐,小便黄赤。急性、迁延性、慢性肝炎,属上述证候者。

1. 茵栀黄颗粒　颗粒剂,开水冲服。一次2袋,一日3次。

2. 茵栀黄注射液　注射液,静脉滴注,一次10~20ml,用10%葡萄糖注射液250~500ml稀释后滴注;症状缓解后可改用肌内注射,一日2~4ml。

3. 茵栀黄胶囊　胶囊剂,口服。一次2粒(每粒装0.33g),或一次3粒(每粒装0.26g),一日3次。

4. 茵栀黄软胶囊　软胶囊剂,口服。一次3粒(每粒装0.6g),或一次4粒(每粒装0.65g),一日3次。或遵照药品说明书。

5. 茵栀黄片　片剂,口服,一次2片,一日3次。

6. 茵栀黄泡腾片　片剂,用温开水溶解后服用,一次2片,一日3次。

【选方要点】以一身面目俱黄,黄色鲜明,舌苔黄腻,脉沉数或滑数有力。

❧　猪苓　❧

【性味功效口诀】

猪苓淡渗可分消,利水诸淋导下焦。

命门相火功能泻,釜底抽薪湿热疗。

【功能主治与临床应用】

功效	主治	临床应用	配伍
利水渗湿	水肿,小便不利,泄泻,淋浊,带下	本品**甘淡渗泄**,利水渗湿作用较强,用于**水湿停滞的水肿**,单用即可	治通身肿满,小便不利,单用一味猪苓为末,热水调服;治疗水湿内停所致之水肿、小便不利,也常与**泽泻、茯苓、白术**同用;治肠胃寒湿,濡泻无度,可与**肉豆蔻、砂仁、荜茇**等同用;用于阴虚有热之小便不利,淋浊证,多与**阿胶、泽泻**等同用;治湿浊带下,可与**茯苓、泽泻**等同用

【**药性**】甘、淡,平。归肾、膀胱经。

【**用法用量**】煎服,6~12g

当归拈痛汤(又名拈痛汤)

【**方药组成口诀**】

当归拈痛羌防升,猪泽茵陈芩葛人。

二术苦参知母草,疮疡湿热服皆应。

【**组成**】羌活半两　防风三钱　升麻一钱　葛根二钱　白术一钱　苍术三钱　当归身三钱　人参二钱　甘草五钱　苦参酒浸,二钱　黄芩炒,一钱　知母酒洗,三钱　茵陈酒炒,五钱　猪苓三钱　泽泻三钱

【**方解**】

君	羌活	辛散祛风,苦燥胜湿,通痹止痛,尤擅治上肢肩背之痛	两药相合,共成祛风散邪、除湿清热、通痹止痛之功,使风湿热邪由内外分消
	茵陈	苦泄下降,清利湿热	

续表

臣	猪苓	甘淡以助茵陈渗湿热于下	
	泽泻		
	黄芩	寒凉以助茵陈清热毒于内	
	苦参		
	知母	苦寒质润,既可助诸药清热之力,又可防苦燥渗利伤阴之偏	
佐	升麻	辛散以助羌活祛风湿于外	
	葛根		
	防风		
	白术	甘温,专以健脾燥湿	
	苍术	辛温,擅除内外之湿	
	当归	养血活血	
	人参	益气养血	二药合当归亦能补益气血,使辛散温燥而无耗气伤阴之虞
使	甘草	清热解毒,调和诸药	

【功能主治】利湿清热,疏风止痛。主治湿热相搏,外受风邪证。症见遍身肢节烦痛,或肩背沉重,或脚气肿痛,脚膝生疮,舌苔白腻或微黄,脉濡数。

【临床常用中成药】

当归拈痛合剂(颗粒、丸)

清热利湿,祛风止痛。用于风湿阻络,骨节疼痛,胸膈不利,或湿热下注,足胫红肿热痛,或溃破流脓水者,疮疡。

1. 当归拈痛合剂　合剂,口服,一次 15~25ml,一日 3 次。

2. 当归拈痛颗粒　颗粒剂,口服,一次 6~10g,一日 3 次。

3. 当归拈痛丸　丸剂,口服,一次 9g,一日 2 次。

【选方要点】肢节沉重肿痛,苔白腻微黄,脉数。

【使用注意】

1. 孕妇及风寒湿闭阻痹病者慎用。
2. 忌食辛辣、油腻食物。

∽ 通草 ∽

【性味功效口诀】

> 通草利尿亦通淋,质轻清热入气分。
>
> 通气能治乳不下,湿温病用记要真。

【功能主治与临床应用】

功效	主治	临床应用	配伍
清热利尿	湿热淋证,水肿尿少	本品味**甘淡性寒而体轻**,入手太阴肺经,**引热下降而利小便,既通淋,又消肿**	尤宜于热淋之小便不利,淋沥涩痛,可与**冬葵子、滑石、石韦**等同用;用于石淋可与**金钱草、海金沙、石韦**等同用;用于血淋,可与**石韦、白茅根、蒲黄**等同用;用于水湿停蓄之水肿尿少,与**猪苓、地龙**等,共研为末,米汤送服
通气下乳	产后乳汁不下	本品入胃经,**通胃气上达而下乳汁**	用于产后乳汁不畅或不下,常与**穿山甲、王不留行、木通**等同用

【药性】甘、淡,微寒。归肺、胃经。

【用法用量】煎服,3~5g。

【使用注意】孕妇慎服。

三仁汤及三仁合剂

见"白豆蔻"项下。

萆薢

【性味功效口诀】

萆薢能解痹沉疴,下行分清利湿浊。

推求风寒湿邪气,膀胱能通肾能合。

【功能主治与临床应用】

功效	主治	临床应用	配伍
利湿去浊	膏淋,白浊,白带过多	本品善于利湿而分清去浊,为治膏淋要药	用于膏淋,小便混浊,白如米泔,常与乌药、益智、石菖蒲等同用;亦可用治妇女白带属湿盛者,可与猪苓、白术、泽泻等同用
祛风除痹	风湿痹痛,关节不利,腰膝疼痛	本品能祛风除湿、通络止痛,善治腰膝痛,筋脉关节屈伸不利	若偏于寒湿者,可与附子、威灵仙、独活等同用;属湿热者,则与黄柏、忍冬藤、防己等配伍

【药性】苦,平。归肝、胃经。

【用法用量】煎服,9~15g。

【使用注意】肾阴亏虚、遗精滑精者慎用。

萆薢分清饮

【方药组成口诀】

萆薢分清石菖蒲,萆薢乌药益智俱,

或益茯苓盐煎服,通心固肾浊精驱。

【组成】益智　川萆薢　石菖蒲　乌药各等分

【方解】

君	川萆薢	味苦性平,可利湿祛浊,为治疗白浊、膏淋之要药	诸药合用,利温相合,通中寓涩,药简效专,共奏温肾祛湿、分清化浊之功
臣	益智	温补肾阳,涩精缩尿	
佐	石菖蒲	辛香苦温,化浊祛湿,兼祛膀胱之寒,以助萆薢分清化浊	
	乌药	温肾散寒,行气止痛,能除膀胱冷气,治小便频数	
使	盐	咸以入肾,引药直达下焦	

【功能主治】温肾利湿,分清化浊。主治下焦虚寒之膏淋、白浊。症见小便频数,混浊不清,白如米泔,凝如膏糊,舌淡苔白,脉沉。

【临床常用中成药】

萆薢分清丸

分清化浊,温肾利湿。用于肾不化气,清浊不分所致的白浊、小便频数。

萆薢分清丸　丸剂,一次 6~9g,一日 2 次。

【选方要点】小便混浊频数,舌淡苔白,脉沉。

【使用注意】忌食油腻、茶、醋及辛辣、刺激性食物。

❧ 瞿麦 ❧

【性味功效口诀】

瞿麦利尿主分消,通淋尤为血淋疗。

活血通经行瘀闭,导浊须求此药高。

【功能主治与临床应用】

功效	主治	临床应用	配伍
利尿通淋	热淋,血淋,石淋,小便不通,淋沥涩痛	本品苦寒泄降,能清心与小肠之火,导热下行,有利尿通淋之功,为治淋证之常用药	治疗热淋涩痛,常与萹蓄、木通、车前子等同用;治血淋涩痛,可与栀子、蒲黄等同用,治石淋,小便不通,可与石韦、滑石、冬葵子等配伍
活血通经	瘀阻闭经,月经不调	本品能活血通经,对于血热瘀阻之经闭或月经不调尤为适宜	配伍桃仁、红花、丹参等

【药性】苦,寒。归心、小肠经。

【用法用量】煎服,9~15g。

【使用注意】孕妇慎用。

八正散及八正合剂

见"木通"项下。

萹蓄

【性味功效口诀】

　　　　萹蓄一药主分消,利尿通淋化湿疗。

　　　　杀虫止痒疗癣愈,降利功偏是相较。

【功能主治与临床应用】

功效	主治	临床应用	配伍
利尿通淋	热淋涩痛,小便短赤	本品性微寒,主入膀胱经,能清利下焦湿热	用于热淋涩痛,小便短赤,以及石淋,常与木通、瞿麦、车前子等同用;用于血淋,可与大蓟、小蓟、白茅根等同用

续表

功效	主治	临床应用	配伍
杀虫止痒	虫积腹痛，皮肤湿疹，阴痒带下	本品**苦能燥湿，微寒清热**，又善"杀三虫"。用治**蛔虫病、蛲虫病、钩虫病**，煎汤空腹服，以提高疗效	治蛔虫腹痛、面青，本品单味浓煎服；治小儿蛲虫，下部痒，单味水煎，空腹饮之，也可用本品煎汤，熏洗肛门；用于皮肤湿疹、湿疮、阴痒带下，可单味煎水外洗，亦可配伍**地肤子、蛇床子、荆芥**等煎水外洗

【**药性**】苦，微寒。归膀胱经。

【**用法用量**】煎服，9~15g。外用适量，煎洗患处。

八正散及八正合剂

见"木通"项下。

其他常用中成药

药名	组成	功用	主治	用法用量	剂型规格
肾炎四味片	细梗胡枝子、黄芩、石韦、黄芪	清热利尿，补气健脾	湿热内蕴兼气虚所致的水肿	口服。小片、糖衣片一次8片，大片一次4片，一日3次	小片每片重0.36g，大片每片重0.70g，糖衣片片芯重0.35g
肾炎康复片	西洋参、人参、地黄、杜仲（炒）、山药、白花蛇舌草、黑豆、土茯苓、益母草、丹参、泽泻、白茅根、桔梗	益气养阴，健脾补肾，清解余毒	气阴两虚，脾肾不足，水湿内停所致的体虚浮肿	口服。糖衣片一次8片，薄膜衣片一次5片，一日3次。小儿酌减或遵医嘱	糖衣片每片重0.3g，薄膜衣片每片0.48g

续表

药名	组成	功用	主治	用法用量	剂型规格
癃闭舒胶囊	补骨脂、益母草、金钱草、海金沙、琥珀、山慈菇	温肾化气,清热通淋,活血化瘀,散结止痛	肾气不足、湿热瘀阻所致的癃闭	口服。一次3粒,一日2次	每粒装0.3g
三金片（颗粒、胶囊）	金樱根、菝葜、羊开口、金沙藤、积雪草	清热解毒,利湿通淋,益肾	下焦湿热所致的热淋、小便短赤、淋沥涩痛	片剂:口服。1. 慢性非细菌性前列腺炎:一次3片,一日3次。疗程为4周。2. 其他适应证:一次3片,一日3~4次。颗粒剂:开水冲服,一次14g,一日3~4次。胶囊剂:口服,一次2粒,一日3~4次	片剂:薄膜衣片每片重0.18g;颗粒剂:① 每块重14g(相当于原药材10.5g);② 每袋装14g(相当于原药材10.5g);胶囊剂:每粒装0.35g
排石颗粒	连钱草、车前子、木通、徐长卿、石韦、瞿麦、忍冬藤、滑石、苘麻子、甘草	清热利水,通淋排石	下焦湿热所致的石淋	开水冲服。一次1袋,一日3次;或遵医嘱	含蔗糖者每袋装20g,无蔗糖者每袋装5g

续表

药名	组成	功用	主治	用法用量	剂型规格
癃清片（胶囊）	泽泻、车前子、败酱草、金银花、牡丹皮、白花蛇舌草、赤芍、仙鹤草、黄连、黄柏	清热解毒，凉血通淋	下焦湿热所致的热淋	口服。片剂：一次6片，一日2次；重症：一次8片，一日3次。胶囊剂：一次6粒，一日2次；重症一次8粒，一日3次	片剂：每片重0.6g。胶囊剂：每粒0.4g
茵陈五苓丸	茵陈、泽泻、茯苓、猪苓、白术(炒)、肉桂	清湿热，利小便	肝胆湿热、脾肺郁结所致的黄疸	口服。一次6g，一日2次	每20粒重1g
消炎利胆片	穿心莲、溪黄草、苦木	清热，祛湿，利胆	肝胆湿热所致的胁痛、口苦；急性胆囊炎、胆管炎见上述证候者	口服。片剂：一次6片(小片)或3片(大片)，一日3次。胶囊剂：一次4粒，一日3次，或遵医嘱。颗粒剂：一次1袋，一日3次，温开水化服	片剂：薄膜衣小片0.26g（相当于饮片2.6g），大片0.52g(相当于饮片5.2g)；糖衣片片芯重0.25g(相当于饮片2.6g)。胶囊剂：每粒装0.45g。颗粒剂：每袋装2.5g
香连化滞丸	黄连、木香、黄芩、枳实、陈皮、青皮、厚朴、槟榔、滑石、白芍、当归、甘草	清热利湿，行血化滞	大肠湿热所致的痢疾	口服。水丸一次5g，水蜜丸一次8g，大蜜丸一次2丸，一日2次；或遵医嘱	水丸每10丸重0.3g；水蜜丸每100粒重10g；大蜜丸每丸重6g

第七章　温里药

【含义】凡以**温里祛寒**为主要功效,常用以治疗**里寒证**的药物,称温里药,又名祛寒药。

【药性功效】本类药物**味辛而性温热**,辛能散、行,温能通,善走脏腑而能温里祛寒、温经止痛,故可用治里寒证,尤以里寒实证为主,即《黄帝内经》所谓"寒者热之"、《神农本草经》"疗寒以热药"之意。个别药物尚能助阳、回阳,用于治疗虚寒证,亡阳证。

【适用范围】温里药因其主要归经的不同而有多种效用。主入脾胃经者,能温中散寒止痛,可用治外寒入侵,直中脾胃或脾胃虚寒证,症见脘腹冷痛、呕吐泄泻、舌淡苔白或伴有神疲乏力、四肢倦怠、饮食不振等。主入肺经者,能温肺化饮,用治肺寒痰饮证,症见痰鸣咳喘、痰白清稀、舌淡苔白滑等。主入肝经者,能暖肝散寒止痛,用治寒侵肝经的少腹痛、寒疝腹痛或厥阴头痛等。主入肾经者,能温肾助阳,用治肾阳不足证,症见阳痿宫冷、腰膝冷痛、夜尿频多、滑精遗尿等。主入心肾二经者,能温阳通脉,用治心肾阳虚证,症见心悸怔忡、畏寒肢冷、小便不利、肢体浮肿等;或回阳救逆,用治亡阳厥逆,症见畏寒倦卧、汗出神疲、四肢厥逆、脉微欲绝等。

【主要药物口诀】

> 温里药里有八种,干姜花椒小茴香。
>
> 附子肉桂吴茱萸,还有良姜和丁香。

❧　附子　❧

【性味功效口诀】

> 附子救逆可回阳,补火质燥气而刚。
>
> 散寒止痛通寒痹,斩关夺门痼寒将。

【功能主治与临床应用】

功效	主治	临床应用	配伍
回阳救逆	亡阳虚脱，肢冷脉微	本品能上**助心阳**、**中温脾阳**、**下补肾阳**，为"回阳救逆第一品药"	治疗久病体虚，阳气衰微，阴寒内盛，或大汗、大吐、大泻所致亡阳证，四肢厥逆、脉微欲绝者，常与**干姜**、**甘草**合用；本品能回阳救逆，与大补元气之**人参**同用，可治亡阳兼气脱者；若寒邪入里，直中三阴而见四肢厥冷、恶寒蜷卧、吐泻腹痛、脉沉迟无力或无脉者，可与**干姜**、**肉桂**、**人参**同用
补火助阳	肾阳虚衰，阳痿宫冷，虚寒吐泻、脘腹冷痛，阴寒水肿，心阳不足、胸痹冷痛，阳虚外感	本品**辛甘温煦，有峻补元阳、益火消阴之效**，《本草汇言》称其"乃命门主药"，凡**肾、脾、心诸脏阳气衰弱、阴寒内盛者**，均可应用	用治肾阳不足，命门火衰所致阳痿滑精、宫冷不孕、腰膝冷痛、夜尿频多者，常配伍**肉桂**、**山茱萸**、**熟地黄**等药；治脾肾阳虚、寒湿内盛所致脘腹冷痛、呕吐、大便溏泻，常与**人参**、**白术**、**干姜**等同用；治脾肾阳虚，水气内停所致小便不利、肢体浮肿者，常与**茯苓**、**白术**等同用；若治心阳衰弱所致心悸气短、胸痹心痛者，可与**人参**、**桂枝**等同用；治阳虚外感风寒者，常与**麻黄**、**细辛**同用
散寒止痛	寒湿痹痛	本品**气雄性悍，走而不守**，能**温经通络**，逐经络中风寒湿邪，故有较强的**散寒止痛**作用	凡风寒湿痹周身骨节疼痛者均可用之，尤善治寒痹痛剧者，常与**桂枝**、**白术**、**甘草**同用

【药性】辛、甘,大热。有毒。归心、肾、脾经。

【用法用量】煎服,3~15g;先煎,久煎,口尝至无麻辣感为度。

【使用注意】本品辛热燥烈,孕妇慎用,阴虚阳亢者忌用。不宜与半夏、瓜蒌、瓜蒌皮、瓜蒌子、天花粉、川贝母、浙贝母、平贝母、伊贝母、湖北贝母、白蔹、白及同用。生品外用,内服须经炮制。若内服过量,或炮制、煎煮方法不当,可引起中毒。

四逆汤

【方药组成口诀】

四逆汤中姜附草,阳衰寒厥急煎尝。

腹痛吐泻脉沉细,急投此方可回阳。

【组成】甘草炙,二两　干姜一两半　附子生用,去皮,破八片,一枚

【方解】

君	附子	大辛大热,入心、脾、肾经,温壮元阳,破散阴寒,回阳救逆	附子与干姜同用,一温先天以生后天,一温后天以养先天,相须为用,相得益彰,温里回阳之力大增,是回阳救逆的常用组合	综观本方,药简力专,大辛大热,使阳复厥回
臣	干姜	辛热,入心、脾、肺经,温中散寒,助阳通脉		
佐	甘草	益气补中,使全方温补结合,以治虚寒之本;则甘缓,以缓和姜、附峻烈之性,使其破阴回阳而无暴散之虞		
使	甘草	调和药性,并使药力作用持久		

【功能主治】回阳救逆。主治少阴病、心肾阳衰寒厥证,症见四肢厥逆,恶寒蜷卧,神衰欲寐,面色苍白,腹痛下利,呕吐不渴,舌苔白滑,脉微细。

【临床常用中成药】

四逆汤

温中祛寒,回阳救逆。用于阳虚欲脱,冷汗自出,四肢厥逆,下利清谷,脉微欲绝。

四逆汤 汤剂,口服,一次 10~20ml,一日 3 次,或遵医嘱。

【选方要点】四肢厥逆,神衰欲寐,面色苍白,脉微细。

【使用注意】若服药后出现呕吐拒药者,可将药液置凉后服用。本方纯用辛热之品,中病手足温和即止,不可久服。真热假寒者禁用。

❧ 干姜 ❧

【性味功效口诀】

干姜温中可散寒,饮流痰嗽肺金安。

回阳救逆生附伍,辛热诸寒可散痉。

【功能主治与临床应用】

功效	主治	临床应用	配伍
温中散寒	脾胃寒证,脘腹冷痛,呕吐泄泻	本品辛热燥烈,主入脾胃而长于温中散寒、健运脾阳,"治感寒腹痛",为温暖中焦之主药	治脾胃虚寒,脘腹冷痛,多与人参、白术等同用;治胃寒呕吐,常配高良姜;治上热下寒,寒热格拒,食入即吐者,可与黄芩、黄连、人参等同用;治中寒水泻,可单用为末服,亦可与党参、白术、甘草等同用
回阳通脉	亡阳证,肢冷脉微	本品辛热,入心、脾、肾经,有温阳守中、回阳通脉的功效	用治心肾阳虚,阴寒内盛所致亡阳证,四肢厥逆、脉微欲绝者,每与附子相须为用

续表

功效	主治	临床应用	配伍
温肺化饮	寒饮喘咳	本品**辛热,入肺经,善于温肺散寒化饮**	治寒饮喘咳,形寒背冷,痰多清稀之证,常与**细辛、麻黄、五味子**等同用

【**药性**】辛,热。归脾、胃、肾、心、肺经。

【**用法用量**】煎服,3~10g。

【**使用注意**】本品辛热燥烈,阴虚内热、血热妄行者忌用。孕妇慎用。

理中丸

【**方药组成口诀**】

理中丸主温中阳,甘草人参术干姜。

呕利腹痛阴寒盛,或加附子更扶阳。

【**组成**】人参 干姜 甘草炙 白术各三两

【**方解**】

君	干姜	大辛大热,温脾暖胃,助阳祛寒	君臣相配,温中祛寒,健脾益气	四药相伍,辛热甘苦合法,温补并用,补中寓燥,可温中阳,补脾气,助运化,故曰"理中"
臣	人参	性味甘温,补气健脾		
佐	白术	甘温苦燥,健脾燥湿		
	甘草	合参、术以助益气健脾;缓急止痛		
使	甘草	调和药性		

【**功能主治**】温中祛寒,补气健脾。主治包括以下:

1. 脾胃虚寒证。脘腹疼痛,喜温喜按,呕吐便溏,脘痞食少,畏寒肢冷,口淡不渴,舌质淡、苔白润,脉沉细或沉迟无力。

2. 阳虚失血证。便血、吐血、衄血或崩漏等,血色暗淡,质清稀,面色㿠白,气短神疲,脉沉细或虚大无力。

3. 中阳不足,阴寒上乘之胸痹;脾气虚寒,不能摄津之病后多涎唾;中阳虚损,土不荣木之小儿慢惊;食饮不节,损伤脾胃阳气,清浊相干,升降失常之霍乱等。

【临床常用中成药】

理中丸

温中散寒,健胃。用于脾胃虚寒,呕吐泄泻,胸满腹痛,消化不良。

理中丸 丸剂,口服,一次 1 丸,一日 2 次,小儿酌减。

【选方要点】脘腹疼痛,喜温喜按,呕吐便溏,脘痞食少,畏寒肢冷,舌淡,苔白,脉沉细。

【使用注意】

1. 泄泻时腹部热胀痛者忌服。

2. 服药期间忌食生冷、辛辣、油腻之物。

3. 感冒发热者慎用。

4. 孕妇慎用。

5. 有慢性结肠炎、溃疡性结肠炎便脓血等慢性病史者,患泄泻后应在医师指导下使用。

肉桂

【性味功效口诀】

紫油肉桂上品佳,补火助阳命门家。

散寒止痛通诸痹,温经通脉散癥瘕。

【功能主治与临床应用】

功效	主治	临床应用	配伍
补火助阳	肾阳不足,命门火衰,阳痿宫冷,腰膝冷痛	本品能**补火助阳,益阳消阴**,作用温和持久,为治**命门火衰之要药**	配伍附子、熟地黄、山茱萸

续表

功效	主治	临床应用	配伍
散寒止痛	心腹冷痛，虚寒吐泻，寒疝腹痛	**甘热助阳以补虚,辛热散寒以止痛,善祛痼冷沉寒,治胸阳不振,寒邪内侵之胸痹心痛**	可与**附子、薤白**等同用。治寒邪内侵或脾胃虚寒的脘腹冷痛,呕吐泄泻,可单用研末,酒煎服;或与**干姜、高良姜、荜茇**等同用。治寒疝腹痛,多与**吴茱萸、小茴香**等同用
温经通脉	冲任虚寒、寒凝血滞之痛经经闭,寒湿痹痛,阴疽流注	能行气血、通经脉、散寒止痛	治冲任虚寒,寒凝血滞之闭经、痛经,可与**当归**、川芎、**小茴香**等同用。治风寒湿痹,尤以治寒痹腰痛为主,常与**独活、桑寄生、杜仲**等同用。治疗阳虚寒凝,血滞痰阻之阴疽、流注,常与**鹿角胶、炮姜、麻黄**等同用
引火归元	肾虚作喘,虚阳上浮,眩晕目赤	能使因下元虚衰所致上浮之虚阳回归故里,故曰引火归元	用治元阳亏虚,虚阳上浮所致的眩晕目赤、面赤、虚喘、汗出、心悸、失眠、脉微弱者,常与**山茱萸、五味子、牡蛎**等同用

【**药性**】辛、甘,大热。归肾、脾、心、肝经。

【**用法用量**】

1. 煎服,1~5g;研末冲服,每次 1~2g。

2. 采自粗枝条或幼树干皮者传统称为官桂,作用较弱,用量可适当增加。

3. 入煎剂时不宜久煎,宜后下或焗服。

【**使用注意**】阴虚火旺、里有实热、有出血倾向者及孕妇慎用。不宜与赤石脂同用。

桂附地黄丸

【方药组成口诀】

桂附地黄丸补阳,山萸丹皮山药尝。

茯苓泽泻渗水湿,引火归元是妙方。

【组成】肉桂六钱 附子制,六钱 熟地黄五两 酒萸肉二两半 山药二两 茯苓二两 泽泻二两 牡丹皮二两

【方解】

君	肉桂	辛甘大热,善补火助阳	二药相须为用,药力更强,恰中肾阳亏虚之病的	全方配伍,补中寓泻,共奏温补肾阳之功
	附子	辛大热有毒,善补火助阳		
臣	熟地黄	甘润微温,善滋阴填精益髓	三药合用,肝脾肾三阴并补,又配桂附,以阴中求阳,收阴生阳长之效	
	酒萸肉	甘微温,既温补肝肾,又收敛固涩		
	山药	补涩敛性平,既养阴益气、补脾肺肾,又固精缩尿		
佐	茯苓	甘补淡渗性平,善健脾渗湿	三药渗利寒清,与君药相反相成,使补而不腻滞、不温燥	
	泽泻	甘淡渗利性寒,善泄热渗湿		
	牡丹皮	辛散苦泄微寒,善清泻肝火		

【功能主治】温补肾阳,用于肾阳不足,腰膝酸冷,肢体浮肿,小便不利或反多,痰饮喘咳,消渴。

【临床常用中成药】

桂附地黄丸

温补肾阳。用于肾阳不足,腰膝酸冷,肢体浮肿,小便不利或反

多,痰饮喘咳,消渴。

桂附地黄丸　丸剂,水蜜丸一次 6g,小蜜丸一次 9g,大蜜丸一次 1 丸,一日 2 次;浓缩丸一次 8 丸,一日 3 次。胶囊剂,一次 7 粒,一日 2 次。

【选方要点】腰膝酸冷,肢体浮肿。

【使用注意】

1. 孕妇,以及肺热津伤、胃热炽盛、阴虚内热消渴者慎用。

2. 治疗期间宜节制房事。

3. 因其含大热有毒的附子,故中病即止,不可过量或久服。

4. 服药期间,忌食生冷、油腻食物。

吴茱萸

【性味功效口诀】

吴茱萸药入厥阴,疏肝降逆散寒臣。

助阳止泻温脾肾,导火下行止奔豚。

【功能主治与临床应用】

功效	主治	临床应用	配伍
散寒止痛	寒滞肝脉,厥阴头痛,经行腹痛,寒疝腹痛,寒湿脚气肿痛	既散肝经之寒邪,又疏肝气之郁滞,为治**肝寒气滞诸痛**之主药	每与**生姜、人参**等同用,治厥阴颠顶头痛、干呕吐涎沫、苔白脉迟等;治寒疝腹痛,常与**小茴香、川楝子、木香**等配伍;治冲任虚寒,瘀血阻滞之痛经,可与**桂枝、当归、川芎**等同用;治寒湿脚气肿痛,或上冲入腹,可与**木瓜、紫苏叶、槟榔**等配伍

续表

功效	主治	临床应用	配伍
降逆止呕	脘腹胀痛,呕吐吞酸	善能**散寒止痛**,还能**疏肝解郁**,**降逆止呕**,兼能**制酸止痛**	治疗寒凝气滞,脘腹胀痛,可与**小茴香**、丁香、**檀香**等散寒理气药同用。治霍乱心腹痛,呕吐不止,可与**干姜**、丁香、甘草等同用;治外寒内侵、胃失和降之呕吐,可与**半夏**、生姜等同用;治肝郁化火,肝胃不和,胁痛口苦,呕吐吞酸,常与**黄连**配伍
助阳止泻	脾肾阳虚,五更泄泻	能温脾益肾,助阳止泻,为治**脾肾阳虚,五更泄泻**之常用药	配伍**补骨脂**、**肉豆蔻**、**五味子**等

【**药性**】辛、苦,热。有小毒。归肝、脾、胃、肾经。

【**用法用量**】

1. 煎服,2~5g。

2. 外用适量。

【**使用注意**】

1. 本品辛热燥烈,易耗气动火,故不宜多用、久服。

2. 阴虚有热者忌用。

3. 孕妇慎用。

四神丸

【**方药组成口诀**】

四神故纸吴茱萸,肉蔻五味四般须,
大枣百枚姜八两,五更肾泻火衰扶。

【**组成**】肉豆蔻二两　补骨脂四两　五味子二两　吴茱萸浸炒,一两

【方解】

君	补骨脂	温补命门之火	君臣相配,肾脾兼治,命门火旺则可暖脾土,脾得健运,肠得固摄,则久泻可止	诸药合用,温涩并用,以温为主;脾肾并补,重在治肾,《绛雪园古方选注》谓"四种之药,治肾泄有神功也",故冠之"四神"
臣	肉豆蔻	温脾暖胃,涩肠止泻		
佐	吴茱萸	温暖脾肾以散阴寒		
佐	五味子	温敛收涩,固肾益气,涩肠止泻		
使	生姜	温胃散寒		
使	大枣	补脾养胃		

【功能主治】温肾暖脾,固肠止泻。主治脾肾阳虚之五更泻。症见五更泄泻,不思饮食,食不消化,或久泻不愈,腹痛喜温,腰酸肢冷,神疲乏力,舌淡,苔薄白,脉沉迟无力。

【临床常用中成药】

四神丸(片)

温肾散寒,涩肠止泻的功效。用于肾阳不足所致的泄泻,症见肠鸣腹胀、五更溏泄、食少不化、久泻不止、面黄肢冷。

1. 四神丸　丸剂,口服。一次 9g,一日 1~2 次。
2. 四神片　片剂,口服。一次 4 片,一日 2 次。

【选方要点】五更泄泻,不思饮食,舌淡苔白,脉沉迟无力。

【使用注意】忌生冷、油腻食物。

∽ 花椒 ∾

【性味功效口诀】

花椒药列五味中,川盛又呼蜀椒名。

中土肺金俱温健,止咳止痛并杀虫。

【功能主治与临床应用】

功效	主治	临床应用	配伍
温中止痛	中寒脘腹冷痛,呕吐泄泻	长于温中燥湿、散寒止痛、止呕止泻。治疗**外寒内侵,胃寒冷痛、呕吐**等	治疗外寒内侵,胃寒冷痛、呕吐,常与**生姜、白豆蔻**等同用;治疗脾胃虚寒,脘腹冷痛、呕吐、不思饮食,常与**干姜、人参**等配伍;治夏伤湿冷,泄泻不止,可与**砂仁、肉豆蔻**等同用
杀虫止痒	湿疹阴痒,虫积腹痛	本品外用有杀虫止痒之功。治妇人**阴痒不可忍,湿疹瘙痒**等;有驱蛔杀虫之功。治疗**虫积腹痛,手足厥逆,烦闷吐蛔**等	治疗虫积腹痛,手足厥逆,烦闷吐蛔等,常与**乌梅、干姜、黄柏**等同用;治妇人阴痒不可忍,非以热汤泡洗不能已者,可与**吴茱萸、蛇床子、陈茶**等同用,水煎熏洗;治湿疹瘙痒,可单用,或与**苦参、蛇床子、地肤子**等,煎汤外洗

【药性】辛,温。归脾、胃、肾经。

【用法用量】

1. 煎服,3~6g。

2. 外用适量,煎汤熏洗。

【使用注意】阴虚火旺者忌服,孕妇慎服。

理中安蛔汤

【方药组成口诀】

　　　　理中加减可安蛔,参术苓姜和椒梅。

　　　　腹痛便溏因虫扰,辛酸伏蛔蛔自摧。

【组成】人参七分　白术一钱　茯苓一钱　干姜炒黑,五分　乌梅二个 花椒去目,三分

【方解】

君		乌梅	敛肺,涩肠,生津,安蛔
臣		人参	大补元气,复脉固脱,补脾益肺,生津养血,安神益智
		干姜	温中散寒,回阳通脉,温肺化饮
佐		白术	补气健脾,燥湿利水,止汗,安胎
		茯苓	利水渗湿,健脾,宁心安神
使		花椒	温中止痛,杀虫止痒

【功能主治】温中安蛔。主治中焦虚寒蛔扰证。

【选方要点】症见便溏溲清,腹痛肠鸣,便蛔或吐蛔,四肢不温, 舌苔薄白,脉虚缓。

❧　丁香　❧

【性味功效口诀】

温中暖胃是丁香,降逆散寒止痛强。

温寒壮阳能达肾,呃逆呕吐俱堪尝。

【功能主治与临床应用】

功效	主治	临床应用	配伍
温中降逆	脾胃虚寒,呃逆呕吐,食少吐泻	暖脾胃而行气滞,尤善降逆,故有温中散寒、降逆止呕、止呃之功,为治**胃寒呕吐呃逆**之要药	治虚寒呕逆,常与**柿蒂**、**人参**、**生姜**等同用;治脾胃虚寒之吐泻、食少,常与**白术**、**砂仁**等同用;治妊娠恶阻,《证治准绳》以之与**广藿香**配伍

续表

功效	主治	临床应用	配伍
散寒止痛	心腹冷痛	功能温中散寒止痛,可用**治心腹冷痛**	治疗胸痹心冷痛,可与**附子、薤白、川芎**等药配伍;若胃寒脘腹冷痛,可与**干姜、高良姜、延胡索**等同用
温肾助阳	肾虚阳痿、宫冷	本品性味辛温,入肾经,有温肾助阳起痿之功	治疗肾虚阳痿,宫冷不孕,可与**附子、肉桂、淫羊藿**等同用

【**药性**】辛,温。归脾、胃、肾经。

【**用法用量**】

1. 煎服,1~3g。

2. 或研末外敷。

【**使用注意**】不宜与郁金同用。

苏合香丸

【**方药组成口诀**】

> 苏合香丸麝息香,木丁沉附荜檀香。
>
> 牛冰白术朱诃乳,寒实气闭急须尝。

【**组成**】吃力伽_{一两} 光明砂_{研,一两} 麝香_{当门子,一两} 诃黎勒皮_{一两} 香附子_{中白,一两} 沉香_{重者,一两} 青木香_{一两} 丁子香_{一两} 安息香_{一两} 白檀香_{一两} 荜茇_{上者,一两} 犀角_{(水牛角代)一两} 熏陆香_{半两} 苏合香_{半两} 龙脑香_{半两}

【**方解**】

君	苏合香	芳香开窍,启闭醒神,辟秽化浊	四药合用,既善芳香开窍,又能行气止痛,故共为君药	全方配伍,主辛香温散,兼补涩寒清,共奏芳香开窍、行气止痛之
	麝香	芳香开窍,启闭醒神,辟秽化浊		

君	冰片	芳香开窍,启闭醒神,辟秽化浊		功,故善治痰迷心窍所致的痰厥昏迷、中风偏瘫、肢体不利,以及中暑、心胃气痛
	安息香	芳香开窍,启闭醒神,辟秽化浊		
臣	沉香	降气温中,温肾纳气	上述诸药,行气解郁,散寒止痛,理气活血,共为臣药	
	白檀香	行气和胃		
	熏陆香（乳香）	调气活血定痛		
	青木香	行气止痛		
	丁香	温中降逆,治心腹冷痛		
	香附	疏肝行气止痛		
佐	荜茇	辛热	配合诸香温中散寒止痛	
	吃力伽（白术）	补气健脾、燥湿化浊	二药一补一敛,防辛散走窜太过,耗气伤正,均为佐药	
	诃子	温涩敛气		
	朱砂	镇心安神	二者药性虽寒,但与大队温热之品相伍,则不悖温通开窍之旨	
	犀角（水牛角代）	清心解毒		

【功能主治】芳香开窍,行气止痛。主治寒闭证。

【临床常用中成药】

苏合香丸

芳香开窍,行气止痛。用于痰迷心窍所致的痰厥昏迷、中风偏瘫、肢体不利,以及中暑、心胃气痛。

苏合香丸　丸剂,一次 1 丸,一日 1~2 次。

【选方要点】突然昏倒,牙关紧闭,不省人事,苔白,脉迟。亦治心腹卒痛,甚则昏厥,属寒凝气滞者。

【使用注意】

1. 孕妇禁用。

2. 热病、阳闭、脱证不宜使用。

3. 中风病正气不足者慎用，或配合扶正中药服用。

4. 因其含朱砂，且易耗伤正气，故不宜过量或长期服用，肝肾功能不全者慎用。

5. 对中风昏迷者宜鼻饲给药。

6. 服药期间，忌食辛辣、生冷、油腻食物。

❧　小茴香　❧

【性味功效口诀】

散寒止痛小茴香，寒疝冷积是专长。

理气开胃中土畅，气滞呕痛俱可当。

【功能主治与临床应用】

功效	主治	临床应用	配伍
散寒止痛	善散下焦寒气，治寒疝腹痛、睾丸偏坠胀痛、少腹冷痛、痛经	寒疝腹痛，睾丸偏坠胀痛，少腹冷痛，痛经	用治寒疝腹痛，常与**乌药、青皮、高良姜**等配伍；亦可用本品炒热，布裹温熨腹部。治肝气郁滞，睾丸偏坠胀痛，可与**橘核、山楂**等同用。治肝经受寒之少腹冷痛，或冲任虚寒之痛经，可与**当归、川芎、肉桂**等同用
理气和胃	脾胃虚寒气滞，脘腹胀痛，食少吐泻	能温中散寒止痛，并善理**脾胃之气而开胃、止呕**	治胃寒气滞之脘腹胀痛，可**与高良姜、香附、乌药**等同用；治脾胃虚寒，脘腹胀痛、呕吐食少，可与**白术、陈皮、生姜**等同用

【药性】辛,温。归肝、肾、脾、胃经。

【用法用量】

1. 煎服,3~6g。

2. 外用适量。

【使用注意】阴虚火旺者慎用。

还少丹

【方药组成口诀】

还少温调脾肾寒,菜怀苓地杜牛餐。

苁蓉楮实茴巴枸,远志菖蒲味枣丸。

【组成】熟地黄_{二两}　怀山药_{两半}　牛膝_{酒浸,两半}　枸杞子_{酒浸,两半}　山萸肉_{一两}　茯苓_{乳拌,一两}　杜仲_{姜汁炒,断丝,一两}　远志_{去心,一两}　五味子_{炒,一两}　楮实子_{酒蒸,一两}　小茴香_{炒,一两}　巴戟天_{酒浸,一两}　肉苁蓉_{酒浸,二两}　石菖蒲_{五钱}　枣肉_{蜜丸}

【方解】

君	肉苁蓉	温补肾阳	阴阳并补,为君药	治疗脾肾不足,羸瘦体衰
	巴戟天	温补肾阳		
	熟地黄	滋补肾阴		
	枸杞子	滋补肾阴		
臣	小茴香	助肉苁蓉、巴戟天散寒补火		
	楮实子	助肉苁蓉、巴戟天散寒补火		
	杜仲	补肾强腰膝		
	牛膝	补肾强腰膝		
佐	山药	健脾益气		
	茯苓	健脾益气		

	大枣	健脾益气		
	山茱萸	固肾涩精		
佐	五味子	固肾涩精		
	石菖蒲	交通心肾以安神		
	远志	交通心肾以安神		

【功能主治】温补脾肾。主治脾肾虚寒,血气羸乏之不思饮食、发热盗汗、遗精白浊、肌体瘦弱、牙齿浮痛等症。

【临床常用中成药】

还少丹

温肾补脾。用于脾肾虚损所致的腰膝酸痛,耳鸣目眩,形体消瘦,食欲减退,牙根酸痛。

还少丹　丸剂,口服,一次 6~9g,一日 2 次。

【选方要点】身体瘦弱,腰膝酸软,神疲乏力,饮食无味,健忘怔忡,遗精白浊,阳痿早泄,牙齿浮痛等。

【使用注意】

1. 儿童、孕妇、哺乳期妇女禁用。

2. 糖尿病患者、外感发热及实热症者禁服。

∾ 高良姜 ∾

【性味功效口诀】

散寒止痛良姜高,心腹之痛俱能疗。

温中能止清涎呕,脾胃偏宜痼寒消。

【功能主治与临床应用】

功效	主治	临床应用	配伍
温中止呕	胃寒呕吐，嗳气吞酸	能温散寒邪，和胃止呕，治疗胃寒呕吐，嗳气吞酸，虚寒呕吐	治胃寒呕吐，嗳气吞酸，多与半夏、生姜等同用；治虚寒呕吐，常与党参、茯苓、白术等同用
散寒止痛	胃寒脘腹冷痛	能温中散寒止痛；为治胃寒脘腹冷痛之常用药	为治胃寒脘腹冷痛之常用药，每与炮姜相须为用；治胃寒肝郁，脘腹胀痛，多与香附合用，以疏肝解郁、散寒止痛；治猝然心腹绞痛如刺，两胁支满，烦闷不可忍者，可与川芎、当归、桂心等同用

【药性】辛，热。归脾、胃经。

【用法用量】煎服，3~6g。

【使用注意】阴虚有热者禁服。

良附丸

【方药组成口诀】

　　　　　良附丸用醋香附，良姜酒洗加盐服。

　　　　　米饮姜汁同调下，心脘胁痛一齐除。

【组成】高良姜酒洗七次，焙，研　　香附醋洗七次，焙，研

【方解】

君	高良姜	味辛大热，温中暖胃，散寒止痛，且用酒洗，以增强其散寒之力	两药相配，一散寒凝，一行气滞，共奏行气疏肝，散寒止痛之功
臣	香附	疏肝开郁，行气止痛，且用醋洗，加强入肝行气止痛之功	

【功能主治】行气疏肝,祛寒止痛。主治气滞寒凝证。

【临证加减】用治诸痛,如因寒而得者,用高良姜6g、香附3g;如因怒而得者,用高良姜3g,香附6g;如因寒怒兼有者,用高良姜、香附各4.5g。

【临床常用中成药】

良附丸

具有温胃理气的功效。用于寒凝气滞,脘痛吐酸,胸腹胀满。

良附丸　丸剂,口服,一次3~6g,一日2次。

【选方要点】症见胃脘疼痛,胸胁胀闷,畏寒喜温,苔白脉弦,以及妇女痛经等。

其他常用中成药

药名	组成	功用	主治	用法用量	剂型规格
香砂养胃颗粒	木香、砂仁、白术、陈皮、茯苓、姜半夏、醋香附、枳实、豆蔻、姜厚朴、广藿香、甘草	温中和胃	胃阳不足、湿阻气滞所致的胃痛、痞满	口服。开水冲化,一次5g,一日2次	颗粒剂:每袋装5g
附子理中丸	附子、人参、干姜、甘草、白术	温中健脾	脾胃虚寒所致的脘腹冷痛、呕吐泄泻、手足不温	口服。水蜜丸一次6g,大蜜丸一次1丸,一日2~3次	大蜜丸:每丸重9g
香砂平胃丸	苍术、陈皮、厚朴(姜制)、砂仁、木香、甘草	止痛	湿浊中阻、脾胃不和所致的胃脘疼痛、胸膈满闷、恶心呕吐、纳呆食少	口服。一次6g,一日1~2次	丸剂:每瓶装6g或60g

第八章　理气药

【含义】凡以**疏畅气机**,治疗**气滞或气逆证**为主要作用的药物,称为理气药。

【药性功效】本类药味多**辛苦**,气多芳香,性多偏温,主**归脾、胃、肝、肺经**,善于行散或泄降,功能理气调中、疏肝解郁、理气宽胸、行气止痛、破气散结,兼能消积、燥湿。

【适用范围】本类药主要适用于脾胃气滞之脘腹胀痛、嗳气吞酸、恶心呕吐、腹泻或便秘,肝气郁滞之胁肋胀痛、抑郁不乐、疝气疼痛、乳房胀痛、月经不调,肺气壅滞之胸闷胸痛、咳嗽气喘等证。兼治食积脘胀、湿滞中焦等。

【主要药物口诀】

> 陈皮木香枳实壳,香附佛手蒂橘红。
>
> 青皮楝子荔枝核,乌药薤白和沉香。

∽ 陈皮 ∽

【性味功效口诀】

> 陈皮降逆可温中,消痰理气两功能。
>
> 快膈能燥湿邪盛,二陈名方建奇功。

【功能主治与临床应用】

功效	主治	临床应用	配伍
理气调中	善理脾胃气滞,可治脾胃气滞证、胃气上逆证,又可防滋补之品碍胃气	脾胃气滞证。以**寒湿阻中之气滞**最宜	治疗寒湿阻滞脾胃,常配伍**苍术、厚朴**等

续表

功效	主治	临床应用	配伍
燥湿化痰	痰湿壅肺证	本品既理气运脾而调中快膈,又燥湿理气而化痰浊,凡**气滞、湿阻、痰壅之证**即可使用,兼寒者最宜	治痰湿滞中停肺,配伍**半夏**以燥湿

【**药性**】辛、苦,温。归脾、肺经。

【**用法用量**】水煎服,3~10g。

【**使用注意**】本品辛散苦燥,温能助热,故舌红少津、内有实热者慎用。

温胆汤

【**方药组成口诀**】

> 温胆夏茹枳陈助,佐以苓草姜枣煮。
>
> 理气化痰利胆胃,胆郁痰扰诸症除。

【**组成**】半夏_{汤洗七次,二两}　竹茹_{二两}　枳实_{麸炒,去瓤,二两}　陈皮_{三两}　甘草_{炙,一两}　茯苓_{一两半}

【**方解**】

君	半夏	燥湿化痰,和胃止呕	君臣相配,既化痰和胃,又清胆热,令胆气清肃,胃气顺降,则胆胃得和,烦呕自止	诸药相伍,温凉兼进,令全方不寒不燥,理气化痰以和胃,胃气和降则胆郁得舒,痰浊得去则胆无邪扰,如是则复其宁谧,诸症自愈
臣	竹茹	清胆和胃,清热化痰,除烦止呕		
佐	枳实	破气、化痰		
	陈皮	理气和中,燥湿化痰		
	茯苓	渗湿健脾以消痰		
	生姜	和中培土,使水湿无以留聚		
	大枣			
佐使	甘草	益气和中,调和诸药		

【功能主治】理气化痰,清胆和胃。主治胆胃不和,痰热内扰证。症见胆怯易惊,虚烦不宁,失眠多梦,或呕恶呃逆,或眩晕或癫病等,苔腻微黄,脉弦滑。

【临床常用中成药】

安神温胆丸

和胃化痰,安神定志。主治心胆虚怯,症见触事易惊,心悸不安,虚烦不寐。

安神温胆丸　小蜜丸,口服,一次7.5g,一日2次。

【选方要点】本证乃因胆胃不和,痰热内扰所致。胆为清净之府,性喜宁谧而恶烦扰。若胆为邪扰,失其宁谧,则胆怯易惊、虚烦不宁、失眠多梦;胆热犯胃,胃失和降,浊阴上逆,则呕吐痰涎或呃逆;痰蒙清窍,则可发为眩晕,甚至癫痫;苔腻微黄,脉弦滑均为痰热内扰之象。治宜理气化痰,清胆和胃。本方为治疗胆胃不和、痰热内扰证之常用方,以虚烦不眠,眩悸呕恶,苔白腻微黄,脉弦滑为辨证要点。

⁕ 枳实 ⁕

【性味功效口诀】

枳实推墙倒壁功,破气消积力锐行。

化痰除痞破结气,气分峻药是先声。

【功能主治与临床应用】

功效	主治	临床应用	配伍
破气消积	食积气滞之脘痞,腹胀,便秘	本品为治**胃肠积滞之要药**,善破气除痞、消积导滞	治脾虚气滞夹积夹湿者,配伍**白术**;治饮食积滞,脘腹痞满胀痛,配伍山楂、**麦芽、神曲**等
化痰除痞	痰浊阻滞之胸痹、胸闷等	治胸阳不振、**痰阻胸痹之胸中满闷**、疼痛,本品为**痰滞胸痹之要药**	配伍**薤白、桂枝、瓜蒌**等

【药性】苦、辛、酸,微寒。归脾、胃经。

【用法用量】

1. 内服,水煎,3~10g;或入丸、散。

2. 外用适量,研末调涂;或炒热熨。

【使用注意】脾胃虚弱者及孕妇慎服。

四逆散

【方药组成口诀】

四逆散里用柴胡,芍药枳实甘草须。

此是阳郁成厥逆,疏肝理脾奏效奇。

【组成】甘草炙,十分　枳实破,水渍,炙干,十分　柴胡十分　芍药十分

【方解】

君	柴胡	辛散苦泄微寒,善疏肝解郁、透热外出		全方配伍,辛散苦泄,甘缓柔肝,共奏透解郁热、疏肝理脾之功
臣	白芍	酸甘微寒,善养血敛阴、柔肝止痛,助君药疏肝解郁	与柴胡合用,可使柴胡升散而无耗伤阴血之弊	
佐	麸炒枳实	苦降辛散性平,善理气宽中、行滞消积、健脾开胃	与柴胡为伍,一升一降,增舒畅气机之功,并奏升清降浊之效;与白芍相配,理气和血,使气血调和	
使	甘草	甘平,益脾和中,调和诸药	合白芍而缓急止痛	

【功能主治】

透邪解郁,疏肝理脾。

1. 主治阳郁厥逆证,症见手足不温,或腹痛,或泄利下重,脉弦。

2. 主治肝脾不和证,症见胁肋胀痛,脘腹疼痛,脉弦。

【临床常用中成药】

四逆散

透解郁热,疏肝理脾。用于肝气郁结所致的胁痛、痢疾。

四逆散　散剂,一次 9g,一日 2 次,开水冲泡或煎汤。

【选方要点】四逆者,乃手足不温也。其证缘于外邪传经入里,气机为之郁遏,不得疏泄,导致阳气内郁,不能达于四末,而见手足不温。此"四逆"与阳衰阴盛的四肢厥逆有本质区别。正如李中梓云:"此证虽云四逆,必不甚冷,或指头微温,或脉不沉微,乃阴中涵阳之证,唯气不宣通,乃为逆冷。"(《伤寒括要》)由于气机郁滞,升降失调,病邪逆乱于内,故可见诸多或然症。肝气郁结,疏泄失常,木来乘土,故见脘腹疼痛,或见泄利下重等症。脉弦亦主肝郁。故治宜透邪解郁,调畅气机为法。

【使用注意】

1. 孕妇及肝阴亏虚胁痛、寒厥所致四肢不温者慎用。

2. 服药期间,忌恼怒劳累,保持心情舒畅。

❧　木香　❧

【性味功效口诀】

木香状若枯骨同,香利三焦助气行。

温散诸痛腹中恙,生用煨用各相能。

【功能主治与临床应用】

功效	主治	临床应用	配伍
行气止痛	胃、肠气滞之胃胀、腹胀,腹痛,泻痢后重等	本品能通理三焦,尤善行肠胃气滞,为**行气调中止痛之要药**,肠胃气滞兼寒者用之最宜	配伍砂仁、广藿香等

续表

功效	主治	临床应用	配伍
疏理肝胆	肝失疏泄致脾失运化之脘腹胀痛、胁痛黄疸等	**腹痛胁痛,黄疸,疝气疼痛**。既能行气健脾又能疏肝利胆	与**枳壳、川楝子、延胡索**同用

【**药性**】辛、苦,温。归脾、胃、大肠、三焦、胆经。

【**用法用量**】

1. 煎服,3~6g;入丸、散,1.5~2g,吞服。

2. 外用适量。

【**使用注意**】

1. 木香、广木香,生用行气止痛。

2. 煨木香、炙木香、炒木香,麸皮拌炒用以止泻。

3. 阴虚津液不足者慎服。

香连丸

【**方药组成口诀**】

香连丸中萸制连,广藿香同米醋研。

湿热传为红白痢,腹痛后重可能痊。

【**组成**】黄连去芦、须,二十两,用吴茱萸十两同炒令赤,去茱萸不用　木香不见火,四两八钱八分

【**方解**】

君	黄连	苦寒清泄而燥,善清热燥湿、泻火解毒,为治湿热泻痢之要药	诸药相合,寒温并用,共奏清热化湿、行气止痛之功
臣	木香	辛散苦燥而温,善行肠胃气滞,兼燥能除胃肠湿邪,以除腹痛、里急后重	

续表

| 佐 | 吴茱萸 | 辛热香散,苦降而燥,善疏肝下气、燥湿散寒,取其煎液拌炒黄连(即萸黄连),既制黄连之寒,又助君臣药燥湿,调和肝胃 | |

【功能主治】清热燥湿,行气化滞。主治湿热痢疾,症见下痢,赤白相兼,腹痛,里急后重。

【临床常用中成药】

香连丸(片)

清热化湿,行气止痛。用于大肠湿热所致的痢疾,症见大便脓血、里急后重、发热腹痛;肠炎、细菌性痢疾见上述证候者。

1. 香连丸　浓缩丸或水丸,浓缩丸,一次6~12丸,一日2~3次;小儿酌减。水丸,一次3~6g,一日2~3次;小儿酌减。

2. 香连片　片剂,一次5片(大片),一日3次;小儿一次2~3片(小片),一日3次。

【选方要点】下痢,赤白相兼,腹痛,里急后重。

【使用注意】

1. 寒湿及虚寒下痢者慎用,痢疾初起忌用。

2. 服药期间,忌食生冷、油腻、辛辣刺激性食物。

❧ 香附 ❧

【性味功效口诀】

香附疏肝可开郁,疏肝理气服之宜。

调经止痛制用多,女科圣药是名之。

【功能主治与临床应用】

功效	主治	临床应用	配伍
疏肝理气	肝气郁结胁痛、脾胃气滞胃胀	善散肝气之郁结,为**疏肝解郁,行气止痛**之要药	治寒凝气滞、肝气犯胃之胃脘胀痛,配伍**高良姜**
调经止痛	治疗月经不调,痛经等	本品为**疏肝理气**之佳品,**调经止痛**之要药	可与**柴胡、当归、陈皮、青皮、白芍**等同用

【药性】辛、微苦、微甘,平。归肝、脾、三焦经。

【用法用量】

1. 内服,煎汤,6~10g;或入丸、散。

2. 外用适量,研末撒,调敷。

【使用注意】气虚无滞者慎服;阴虚、血热者禁服。

越鞠丸

【方药组成口诀】

越鞠丸治六般郁,气血痰火湿食因。

芎苍香附兼栀曲,气畅郁舒痛闷伸。

【组成】香附 川芎 苍术 栀子 神曲_{各等分}

【方解】

君	香附	行气解郁以治气郁	诸药合用,以行气解郁为主,气行血活,湿祛热清,食化脾健痰消,六郁自解
臣佐	川芎	为血中之气药,行气活血,以解血郁,亦可增君药行气之力	
	栀子	清热泻火,以治火郁	
	苍术	燥湿运脾,以治湿郁	
	神曲	消食导滞,以治食郁	

【功能主治】行气解郁。主治六郁证,症见胸膈痞闷,脘腹胀痛,嗳腐吞酸,恶心呕吐,饮食不消。

【临床常用中成药】

越鞠丸

理气解郁,宽中除满。用于瘀热痰湿内生所致的脾胃气郁,症见胸脘痞闷、腹中胀满、饮食停滞、嗳气吞酸。

越鞠丸　水丸,一次 6~9g,一日 2 次。

【选方要点】本方所治之六郁证以气郁为主,气郁则诸郁随之而起。气郁则肝失条达,而见胸膈痞闷;气郁又使血行不畅而成血郁,故见脘腹胀痛;火郁则见嗳腐吞酸;湿郁、痰郁、食郁皆病在脾胃,故恶心呕吐、饮食不消。血郁、痰郁、火郁、湿郁、食郁五郁不解,又可加重气郁。本证以肝郁脾滞为要,治之重在行气解郁,使气行则血行,气行则痰、火、湿、食诸郁自解。

【使用注意】阴虚火旺者慎用。服药期间,忌忧思恼怒,避免情志刺激。

沉香

【性味功效口诀】

沉香行气擅止痛,畅达和中势下行。

降逆止呕痰气散,温肾纳气建补功。

【功能主治与临床应用】

功效	主治	临床应用	配伍
行气止痛	寒凝气滞之胸腹胀痛证	寒凝气滞之**胸腹胀闷作痛**,胃寒呕吐呃逆	治寒凝气滞胸腹胀痛,可配合**木香、乌药、槟榔**等同用
降逆止呕	胃寒呕吐、呃逆	**胃寒呕吐**。善温胃降气而止呕	用于脾胃虚寒、呕吐呃逆之症常配合**陈皮、半夏**等同用

右上角：续表

功效	主治	临床应用	配伍
温肾纳气	下元虚冷、肾不纳气之气逆喘息	下元虚冷、肾不纳气之**虚喘,痰饮咳喘**,咳喘属上盛下虚者	治下元虚冷,肾不纳气之虚喘证,可**与附子、补骨脂、五味子**等同用

【**药性**】辛、苦,温。归脾、胃、肾经。

【**用法用量**】

1. 煎服,1~5g,后下。

2. 研末,0.5~1g;或磨汁服。

【**使用注意**】阴亏火旺,气虚下陷者慎服。

四磨汤

【**方药组成口诀**】

　　　　四磨饮治七情侵,人参乌药及槟沉。

　　　　浓磨煎服调逆气,实者枳壳易人参。

【**组成**】人参　槟榔　沉香　天台乌药(经查原著,本方未载剂量)

【**方解**】

君	乌药	辛温香窜,行气疏肝解郁	三药合用,行气疏肝而消痞满,下气降逆而平喘急	四药配伍,可使郁畅逆平,则满闷、喘急诸症得解
臣	沉香	下气降逆平喘,气机上逆证最宜		
佐	槟榔	辛温降泄,破积下气除满		
	人参	益气扶正	合沉香能温肾纳气,以增强其平喘之力,使郁滞开而不伤气	

【**功能主治**】行气降逆,宽胸散结。主治肝气郁结证,症见胸膈胀闷,上气喘急,心下痞满,不思饮食,苔白,脉弦。

【临床常用中成药】

四磨汤口服液

顺气降逆,消积止痛。用于婴幼儿乳食内滞证;中老年气滞、食积证;以及腹部手术后促进肠胃功能的恢复。

四磨汤口服液　口服液剂,成人一次 20ml,一日 3 次,疗程一周;新生儿一次 3~5ml,一日 3 次,疗程 2 天;幼儿一次 10ml,一日 3 次,疗程 3~5 天。

【选方要点】本证因七情所伤,肝郁气逆所致。肝主疏泄,喜条达而恶抑郁,情志不遂,或恼怒伤肝,均可导致肝失疏泄,气机不畅,进而累及他脏。肝气郁结,横逆胸膈之间,则胸膈胀闷;上犯于肺,肺气上逆,则上气喘急;横逆犯胃,胃失和降,则心下痞满、不思饮食;苔白,脉弦,为肝郁之征。治宜降逆行气,宽胸散结。

【使用注意】气血不足及肾虚气逆者,本方忌用。

∽ 川楝子 ∽

【性味功效口诀】

川楝又把金铃名,入肝行气擅止疼。

杀蛔并疗小儿疳,须识此药小毒性。

【功能主治与临床应用】

功效	主治	临床应用	配伍
行气止痛	胁肋胀痛、胃痛、少腹痛、睾丸痛属肝郁有热者	本品既善疏肝泄热,又能行气止痛,治肝郁气滞或肝胃不和诸痛,兼热者最宜	与延胡索配伍,以增强行气活血止痛之力
杀虫疗癣	应用于蛔虫引起之腹痛	虫积腹痛,头癣、秃疮	常与槟榔、使君子等同用

【药性】苦,寒;有小毒。归肝、小肠、膀胱经。

【用法用量】

1. 内服,煎汤,5~10g;或入丸、散。

2. 外用适量,研末调涂。

【使用注意】

1. 本品苦寒有毒,不宜过量或持续服用。

2. 脾胃虚寒者忌服。

3. 行气止痛宜炒用,杀虫宜生用。

金铃子散

【方药组成口诀】

<blockquote>
金铃子散止痛方,延胡酒调效更强。

疏肝泄热行气血,心腹胸肋痛经良。
</blockquote>

【组成】金铃子_{一两}　延胡索_{一两}

【方解】

君	金铃子	苦寒,既疏肝行气,又清泄肝火	
臣佐	延胡索	辛苦性温,"能行血之气滞,气中血滞",又擅长止痛	与金铃子配伍,可加强金铃子行气止痛之效

【功能主治】疏肝泄热,活血止痛。主治肝郁化火证,症见心胸、胁肋、脘腹诸痛,或痛经,或疝痛,时发时止,口苦,舌红苔黄,脉弦或数。

【选方要点】肝气郁结,气机不利,血行不畅,不通则痛,见心胸胁肋脘腹诸痛,时发时止;肝郁化火,则口苦,舌红苔黄,脉弦数。治宜疏肝泄热,活血止痛。

【使用注意】孕妇慎用。

❧ 薤白 ❧

【性味功效口诀】

薤白通阳散胸结,滞气能通肠能和。

全赖行气导滞力,能消泄利下重邪。

【功能主治与临床应用】

功效	主治	临床应用	配伍
通阳散结	治胸痹	本品能散阴寒之凝结而**温通胸阳**,为**治胸痹之要药**	治痰浊闭阻、胸阳不振之胸痹,配伍**瓜蒌**
行气导滞	治大肠气滞之里急后重	本品能行大肠之滞气,为治**胃肠气滞**、**泻痢后重**之佳品	常配伍**高良姜、砂仁、木香**等

【药性】辛、苦,温。归肺、心、胃、大肠经。

【用法用量】

1. 内服,煎汤,5~10g,鲜品 30~60g;或入丸、散,亦可煮粥食。

2. 外用适量,捣敷。

【使用注意】

1. 胃弱纳呆、不耐蒜味者不宜用。

2. 气虚者慎用。

枳实薤白桂枝汤

【方药组成口诀】

枳实薤白桂枝汤,厚朴瓜蒌以宽胸。

胸满留气结在胸,通阳化瘀气能行。

【组成】枳实四枚　厚朴四两　薤白半升　桂枝一两　瓜蒌捣,一枚

【方解】

君	瓜蒌	涤痰散结,开胸通痹		诸药配伍,共奏通阳散结、祛痰下气之功
	薤白	通阳散结,化痰散寒,乃治疗胸痹之要药		
臣	枳实	下气破结,消痞除满	二者同用,共助君药宽胸散结、下气除满、通阳化痰之效	
	厚朴	燥湿化痰,下气除满		
佐	桂枝	通阳散寒,降逆平冲		

【功能主治】通阳散结,祛痰下气。主治胸阳不振、痰气互结之胸痹,症见胸满而痛,甚或胸痛彻背,舌苔白腻,脉沉弦或紧。

【选方要点】本方通阳散结之力较强,善下气降逆、行气除满,适用于胸痹而气结较甚,以胸满而痛、气从胁下上逆抢心为主症者。

∽ 青皮 ∽

【性味功效口诀】

青皮源出橘未成,破滞消积化坚能。

色青疏肝行结气,郁痰能解剽悍行。

【功能主治与临床应用】

功效	主治	临床应用	配伍
疏肝破气	肝气郁结	肝郁气滞之**胸胁胀痛**;**乳房胀痛或结块**;**寒疝腹痛**	治疗肝郁气滞之胸胁胀痛,可与**柴胡、薄荷、香附**等同用;治疗乳房胀痛或结块,可与**荔枝核、夏枯草、香附**等疏肝行气,化痰散结药同用;治寒疝腹痛,可与**乌药、小茴香**等同用

续表

功效	主治	临床应用	配伍
消积化滞	食积气滞,气滞血瘀	治疗**食积气滞,脘腹胀痛;便秘腹痛**	治疗食积气滞,脘腹胀痛,常与**山楂、神曲、麦芽**等同用;若气滞较甚,便秘腹痛者,可与**大黄、枳实、厚朴**等配伍

【**药性**】辛、苦,温。归肝、胆、胃经。

【**用法用量**】内服,煎汤,3~10g;或入丸、散。

【**使用注意**】本品辛散苦泄,性烈耗气,故气虚津伤者慎用。

木香槟榔丸

【**方药组成口诀**】

木香槟榔青陈皮,黄柏黄连莪术齐。

大黄黑丑兼香附,泻痢后重热滞宜。

【**组成**】木香　槟榔　青皮　陈皮　莪术烧　黄连麸炒,各一两　黄柏　大黄各三两　香附炒　牵牛子各四两

【**方解**】

君	木香	行气导滞,消痞满胀痛,除里急后重	行气与攻下、清热并用,以行气攻积为主
	槟榔		
臣	牵牛子	泻热通便,推荡积滞,引邪下行	
	大黄		
佐	香附	疏肝行气,长于破血中气滞	
	莪术		
	青皮	理气宽中,共助君药破结行滞	
	陈皮		
	黄连	清热燥湿,厚肠止痢	
	黄柏		

【功能主治】行气导滞,攻积泄热。治疗痢疾、食积,症见脘腹痞满胀痛,赤白痢疾,里急后重,或大便秘结,舌苔黄腻,脉沉实。

【临证加减】若积滞重,大便秘结为主者,加枳壳、芒硝以导滞通便;用治湿热痢疾,去陈皮、牵牛子、莪术,加秦皮、白头翁以清热解毒止痢。《医方集解》所载木香槟榔丸有三棱、枳壳,并以芒硝水为丸,其攻积导滞力更强。

【临床常用中成药】

木香槟榔丸

用于湿热内停,赤白痢疾,里急后重,胃肠积滞,脘腹胀痛,大便不通。

木香槟榔丸　水丸,一次 3~6g,一日 2~3 次。

【选方要点】本证系湿热积滞内蕴中焦所致。饮食积滞,气机壅遏,遂见脘腹痞满胀痛;湿热蕴蒸,肠胃传化失常,则泄泻,或下痢赤白、里急后重,或大便秘结。苔黄腻,脉沉实,皆为湿热积滞之象。法当行气导滞,攻积泄热。

【使用注意】本方破气攻积之力较强,宜于积滞较重而行气俱实者,老年人、体弱者慎用,孕妇禁用。

❧ 佛手 ❧

【性味功效口诀】

佛手平和入肝经,疏肝解郁化气滞。

理气和中治脾胃,调和肝脾化湿痰。

【功能主治与临床应用】

功效	主治	临床应用	配伍
疏肝理气	肝郁气滞证	**肝郁气滞,胸胁胀痛**	疏肝理气常与**柴胡、青皮、香附**配伍
和中止痛	脾胃气滞证	**脘腹胀痛,呕恶食少**	和中常与**香附、砂仁、木香**同用

续表

功效	主治	临床应用	配伍
燥湿化痰	咳嗽、痰多	**湿痰咳嗽，痰多清稀，胸闷胀痛**	化痰常与**陈皮、瓜蒌皮、丝瓜络**同用

【**药性**】辛、苦、酸，温。归肝、脾、胃、肺经。

【**用法用量**】内服，煎汤，3~10g；或沸水泡饮，或入丸、散。

【**使用注意**】本品辛温苦燥，能耗气伤阴，故气虚阴亏、阴虚火旺而无气滞者慎服。

乌药

【**性味功效口诀**】

乌药上品出天台，行气能止寒痛来。

温肾散寒归下部，效已小溲两三再。

【**功能主治与临床应用**】

功效	主治	临床应用	配伍
行气止痛	寒凝气滞所致的小腹、少腹凉痛，兼治胸胃诸痛证	治三焦**寒凝气滞疼痛**	治气滞胸腹胁肋闷痛，可配**香附、川楝子、木香**等，治疗气滞脘腹胀痛，可配**木香、青皮、莪术**等；治疗寒疝腹痛，可与**小茴香、青皮、高良姜**等同用；治疗寒凝气滞之痛经，可配**当归、吴茱萸、香附**等；治疗寒郁气滞，气逆喘急者，可与**麻黄、沉香、小茴香**等药同用
温肾散寒	下元虚寒之尿频、遗尿	尿频，遗尿。本品辛散温通，入肾与膀胱而**温肾散寒，缩尿止遗**	常与**山药、益智**配伍

【药性】辛,温。归肺、脾、肾、膀胱经。

【用法用量】

1. 内服,煎汤,6~10g;或入丸、散。

2. 外用适量,研末调敷。

【使用注意】

1. 气虚及内热证患者禁服。

2. 孕妇及体虚者慎服。

天台乌药散

【方药组成口诀】

天台乌药木茴香,川楝槟榔巴豆姜。

再用青皮为细末,一钱酒下痛疝尝。

【组成】乌药_{半两}　木香_{半两}　茴香子_{微炒,半两}　青橘皮_{汤浸,去白,焙,半两}　高良姜_{炒,半两}　槟榔_{锉,二枚}　楝实_{十枚}　巴豆_{微炒,敲破,同楝实二味用麸一升炒,候麸黑色,拣去巴豆并麸不用,七十枚}

【方解】

君	乌药	疏肝理气,散寒止痛		辛香温行合法,重在行气疏肝,且寓去性存用之法
臣	小茴香	疏肝理气,散寒止痛	四药同用,皆为辛温芳香之品,以增行气散寒止痛之功	
	青皮	疏肝行气,散结止痛		
	木香	行气止痛		
	高良姜	散寒止痛		
佐	槟榔	质重下坠,行气化滞而破坚		
	川楝子	苦寒降泄,行气止痛	川楝子与辛热走窜之巴豆打破后同炒,去巴豆而用川楝子,巴豆可制其苦寒之性,又增行气散结之力,且可免巴豆峻下之弊	
	巴豆	辛热走窜		

【功能主治】行气疏肝,散寒止痛。主治肝经寒凝气滞证,症见少腹痛引睾丸,偏坠肿胀,舌淡苔白,脉沉弦;亦治痛经、癥聚。

【临证加减】睾丸偏坠肿胀者,可加荔枝核、橘核等以增强其行气止痛之功;寒甚者,可加肉桂、吴茱萸等以加强散寒止痛之力。

【选方要点】本证因寒凝肝脉,气机阻滞所致。足厥阴肝经绕阴器,过少腹,若肝经气机郁滞,复感外寒,则可内外相合,发为小肠疝气。正如《圣济总录》所云:"夫小肠者,连睾,系属于脊,贯膈肺,络心系,其经虚不足,则风冷乘间而入,邪气既盛,则有厥逆之证,其气上冲肝肺,客冷散于盲,结于脐,控引睾丸,上而不下,痛引少腹。"所谓"诸疝皆归肝经"(《儒门事亲》)。厥阴气滞寒凝,亦可发为痛经、癥聚之证。故以行气疏肝,散寒止痛立法。

【使用注意】本方药性温散,疝痛属肝肾阴虚气滞或湿热下注者均不宜使用。

荔枝核

【性味功效口诀】

日啖荔枝三百颗,又得此药荔枝核。

理气止痛肝经入,祛寒止痛愈疝多。

【功能主治与临床应用】

功效	主治	临床应用	配伍
行气散结	胃脘胀痛,痛经,产后腹痛	本品有**疏肝和胃,散结消肿**作用	治肝气郁结,肝胃不和之胃脘胀痛,可与**木香、佛手**等同用;治肝郁气滞血瘀之痛经及产后腹痛,可与**香附、当归**等同用
祛寒止痛	寒疝腹痛,睾丸肿痛	本品辛行苦泄,性温祛寒,主入肝经,有**疏肝理气,散结消肿,散寒止痛**之功	治寒凝气滞之疝气疼痛、睾丸肿痛,可与**小茴香、青皮、乌药**等同用;治睾丸肿痛属湿热者,可与**龙胆、川楝子、黄柏**等同用

【药性】甘、微苦,温。归肝、肾经。

【用法用量】

1. 内服,煎汤,5~10g;研末,1.5~3g;或入丸、散。

2. 外用适量,研末调敷。

【使用注意】无寒湿滞气者勿服。

疝气汤

【方药组成口诀】

> 痛气方用荔枝核,栀子山楂枳壳益。
>
> 再入吴茱暖厥阴,长流水煎疝痛释。

【组成】荔枝核　栀子　炒山楂　枳壳　吴茱萸各等分

【方解】

君	荔枝核	甘温,入肝肾经,理气散寒止痛	五药相配,共奏散寒除湿,理气止痛之功,能使疝气疼痛消散
臣	吴茱萸	辛热,入肝经散寒燥湿,疏肝调气	
	枳壳	行气破结	
佐	山楂	散瘀消积	
	栀子	苦寒,清热利湿,导湿邪从小便去,并防君臣药辛热太过	

【功能主治】散寒除湿,理气止痛。主治寒湿疝气,症见疝气疼痛,或牵引睾丸而痛等。

【选方要点】症见疝气疼痛,或牵引睾丸而痛等。

∽ 橘红 ∽

【性味功效口诀】

> 橘红温燥胜陈皮,燥湿化痰寒痰消。
>
> 理气宽中入脾肺,湿阻中焦辛散开。

【功能主治与临床应用】

功效	主治	临床应用	配伍
理气宽中	痰多、胸闷	主治风寒咳嗽,痰多气逆	治疗痰涎壅盛,常配伍天南星等
燥湿化痰	食积呕恶、湿痰咳嗽	可用于治疗恶心呕吐、胸脘痞胀	治疗痰湿秽浊之邪蒙蔽清窍所致之神志昏乱,常配伍石菖蒲

【药性】辛,苦,温。归肺、脾经。

【用法用量】煎汤,3~9g。

【使用注意】本品温燥,能耗气伤阴,故阴虚燥咳及久咳气虚者忌服。

二陈汤

【方药组成口诀】

二陈汤用半夏陈,益以茯苓甘草成。

利气调中兼去湿,一切痰饮此为珍。

【组成】半夏_{汤洗七次,五两}　橘红_{五两}　白茯苓_{三两}　甘草_{炙,一两半}

【方解】

君	半夏	善能燥湿化痰,又能降逆和胃,兼以消痞除满	二者配伍,"燥湿渗湿则不生痰"	
臣	茯苓	理气行滞,燥湿化痰		湿痰停聚为本方主证
	橘红	理气行滞,燥湿化痰		
佐	生姜	降逆化痰	既能助半夏、橘红以降逆化痰,又能制半夏之毒	
	乌梅	收敛肺气	与半夏相伍,散中有收,使祛痰而不伤正,且有"欲劫之而先聚之"之意	
使	甘草	和中调药	和中调药,化痰止咳	

【功能主治】燥湿化痰,理气和中。主治湿痰证,症见咳嗽痰多,色白易咳、恶心呕吐、胸膈痞闷、肢体困重,或头眩心悸,舌苔白滑或腻,脉滑。

【临证加减】治湿痰,可加苍术、厚朴以增燥湿化痰之力;治热痰,可加胆南星、瓜蒌以清热化痰;治寒痰,可加干姜、细辛以温化寒痰;治风痰眩晕,可加天麻、僵蚕以化痰息风;治食痰,可加莱菔子、麦芽以消食化痰;治郁痰,可加香附、青皮、郁金以解郁化痰;治痰流经络之瘰疬、痰核,可加海藻、昆布、牡蛎以软坚化痰。

枳壳

【性味功效口诀】

枳壳本为幼酸橙,药用辛散行气滞。

宽中除痞消痹结,久服耗气顾虑到。

【功能主治与临床应用】

功效	主治	临床应用	配伍
理气宽中	胃肠气滞证,胸痹结胸	有治疗食积不化,痰饮内停之功	治疗肝郁气滞胁痛、腹痛,常配伍荔枝核
行滞消胀	痰滞胸脘、痞满	用于治疗胸胁气滞,胀满疼痛	治疗痰滞胸脘,常配伍青皮等

【药性】苦、辛、酸,微寒。归脾、胃经。

【用法用量】煎汤,3~10g。

【使用注意】本品辛散,大量、久服有耗气之虑;孕妇慎用。

茯苓丸

【方药组成口诀】

《指迷》茯苓丸最精,风化芒硝枳半并。

臂痛难移脾气阻,停痰伏饮有嘉名。

【组成】茯苓—两　　枳壳麸妙,去瓤,半两　　半夏二两　　风化朴硝—分

【方解】

君	半夏	燥湿化痰	君臣相配,既消已成之痰,又杜生痰之源	以丸剂渐消缓化中脘伏痰,俾脾运复健,自然流于四肢之痰亦潜消默运,实属"治病求本"之方。本方为治疗痰伏中脘,流注经络臂痛证之代表方
臣	茯苓	健脾渗湿		
佐	枳壳	理气宽中	气顺则痰消	
	朴硝	软坚润下	消痰破结,与半夏相合,意在消解顽痰,相制为用	
	姜汁	解毒散结	既可制半夏之毒,又助半夏化痰散结	

【功能主治】燥湿行气,软坚化痰。主治痰伏中脘,流注经络证,症见两臂酸痛或抽掣,手不得上举,或左右时复转移,或两手麻木,或四肢浮肿,舌苔白腻,脉沉细或弦滑。

【临证加减】用于臂痛或肢节肿痛,可加通络活血之品。如桑枝、地龙等。用治咳嗽痰稠时,可酌加海蛤壳、瓜蒌等。咳嗽痰多,胸膈满闷,舌苔白腻,脉弦滑属湿痰沉伏于肺者,也可应用本方加减治疗。

【临床常用中成药】

指迷茯苓丸

燥湿和中,化痰通络。用于痰湿阻络所致的筋络挛急,臂痛难举。

指迷茯苓丸　水丸,一次 9g,一日 2 次。

【选方要点】本方原治臂痛,缘于痰停中脘,"滞于肠胃,流于经络"(《徐大椿医书全集》)。盖四肢皆禀气于脾,脾湿生痰,痰饮流于四肢,气血运行不畅,故见两臂或四肢疼痛麻木,甚则浮肿。如《是斋

百一选方》云:"伏痰在内,中脘停滞,脾气不流行,上与气搏,四肢属脾,滞而气不下,故上行攻臂。"舌苔白腻,脉沉细或弦滑,乃湿痰内阻之象。此痰停中脘,流于四肢之证,不可以风湿论治,法当燥湿行气化痰。

【使用注意】

1. 本方亦为燥湿化痰之剂,方中加入朴硝,则非一般化痰剂可比,不仅化痰之力较强,而且能攻下痰结,可谓攻伐之剂,应中病即止。

2. 虚者慎用,风湿臂痛者不宜使用本方。

柿蒂

【性味功效口诀】

柿蒂即为柿子蒂,莫嫌无用可入药。

入胃降气止呃逆,气虚下陷需慎用。

【功能主治与临床应用】

功效	主治	临床应用	配伍
降逆止呃	呃逆证	**胃失和降**之呃逆证	治胃寒呃逆,常配伍**丁香、生姜**;治疗虚寒呃逆,可与**人参、丁香**同用;治胃热呃逆,可与**黄连、竹茹**同用;治痰浊内阻之呃逆,可与**半夏、陈皮、厚朴**等同用;治命门火衰,元气暴脱,上逆作呃,则须配伍**附子、人参、丁香**等

【药性】苦,平。归胃经。

【用法用量】煎汤,5~10g。

【使用注意】本品苦降,故气虚下陷者慎服。

丁香柿蒂汤

见"丁香"项下。

❧ 青木香 ❧

【性味功效口诀】

　　青木香自马兜铃,苦寒有毒需注意。

　　肝胃气滞兼止痛,解毒消肿敛疮毒。

【功能主治与临床应用】

功效	主治	临床应用	配伍
行气止痛	胸胁脘腹疼痛;泻痢腹痛	**肝胃气滞之胸胁胀满、脘腹疼痛**	治疗肝胃气滞的胸胁胀痛,脘腹疼痛,单味服用即有效,或与**香附、川楝子、佛手**等同用
解毒消肿	清热燥湿,解毒消肿	**疗疮肿毒,皮肤湿疮,毒蛇咬伤**	治皮肤湿疮,可取本品煎水外洗,并研末外撒,或配伍**明矾、五倍子、炉甘石**等;治毒蛇咬伤,则每与白芷配伍,内服并外用,或与**穿心莲、重楼**等同用

【药性】辛、苦,寒。归肺、胃经。

【用法用量】煎服,3~9g;研末,1.5~2.0g。外用适量,研末调敷,或磨汁涂。

【使用注意】

　　1. 本品有小毒,多服易引起恶心呕吐;含马兜铃酸,对肝脏及肾脏有损伤;故不宜过量或长期服用,服药过程中应注意监测肝肾功能。

　　2. 脾胃虚寒者慎服,肾功能不全者忌服。

紫雪丹

【方药组成口诀】

　　紫雪犀羚朱朴硝,硝磁寒水滑石膏。

　　丁沉木麝升玄草,更用赤金法亦超。

【组成】黄金_{百两} 寒水石_{三斤} 石膏_{三斤} 磁石_{三斤} 滑石_{三斤} 玄参_{一斤} 羚羊角_{屑,五两} 犀角_{(水牛角代)屑,五两} 升麻_{一升} 沉香_{五两} 丁香_{一两} 青木香_{五两} 甘草_{炙,八两}

【方解】

君	犀角（水牛角代）	清心凉血解毒	三药配伍,清热开窍息风
	羚羊角	清热凉肝息风	
	麝香	芳香走窜,开窍醒神	
臣	生石膏	辛甘大寒,清热泻火,除烦止渴	三者配伍,清热泻火,除烦止渴
	寒水石	清热泻火	
	滑石	寒滑利窍,引热下行	
	玄参	滋阴清热凉血	清热解毒
	升麻	清热解毒透邪	
	甘草	清热解毒,护胃和中,调和诸药	
佐	硝石	泄热散结	通腑泻热散结,釜底抽薪
	芒硝	泄热散结	
	青木香	宣通解郁,行气通窍	辛温芳香,行气通窍,以助开窍醒神之功
	丁香		
	沉香		
	黄金		重镇安神,潜镇肝阳,增强除烦止痉之效
	朱砂	清心解毒	
	磁石	潜镇肝阳	

【功能主治】清热开窍,息风止痉。主治热邪内陷心包及热盛动风证,症见高热烦躁,神昏谵语,痉厥,口渴引饮,唇焦齿燥,尿赤便秘,舌红绛,苔黄燥,脉数有力或弦数;以及小儿热盛痉厥。

【临床常用中成药】

紫雪颗粒（胶囊、口服液）

清热解毒,止痉开窍。用于热病,高热烦躁,神昏谵语,惊风抽搐,斑疹吐衄,尿赤便秘。

1. 紫雪颗粒　颗粒剂,一次 1.5~3g,一日 2 次;周岁小儿一次 0.3g,五岁以内小儿每增一岁,递增 0.3g,一日 1 次;五岁以上小儿酌情使用。

2. 紫雪胶囊　胶囊剂,一次 1.5~3g,一日 2 次;周岁小儿一次 0.3g,五岁以内小儿每增一岁,递增 0.3g,一日 1 次;五岁以上小儿酌情服用。

3. 减味紫雪口服液　口服液剂,成人一次 10ml,一日 2 次;周岁小儿一次 2ml,五岁以内每增一岁,服用量递增 0.5ml,一日 2 次;五岁以上小儿酌情服用。

【选方要点】高热烦躁,神昏谵语,痉厥,口渴引饮,唇焦齿燥,尿赤便秘,舌红绛,苔黄燥,脉数有力或弦数;以及小儿热盛痉厥。

【使用注意】本方以金石重坠与辛香走窜之品为主,过量服用有损元气,甚或见大汗、肢冷、心悸、气促等证,故应中病即止。孕妇禁用。

其他常用中成药

药名	组成	功用	主治	用法用量	剂型规格
加味逍遥丸	柴胡、当归、白芍、白术（麸炒）、茯苓、甘草、牡丹皮、栀子（姜炙）、薄荷	舒肝清热,健脾养血	肝郁血虚,肝脾不和两胁胀痛头晕目眩,倦怠食少、月经不调、脐腹胀痛	口服,一次 1 袋	水丸,每袋装6g

续表

药名	组成	功用	主治	用法用量	剂型规格
柴胡舒肝丸	柴胡、青皮、陈皮、防风、木香、麸炒枳壳、乌药、香附、姜半夏、茯苓、桔梗、厚朴、紫苏梗、豆蔻、甘草、山楂、酒白芍、三棱、莪术	舒肝理气，消胀止痛	肝气不舒，胸胁痞闷，食滞不消，呕吐酸水	口服，一次1丸，一日2次。温开水送下	蜜丸，每丸重10g
气滞胃痛颗粒	柴胡、醋延胡索、枳壳、醋香附、白芍、炙甘草	舒肝理气，和胃止痛	肝郁气滞，胸痞胀满，胃脘疼痛	口服，开水冲服，一次5g，一日3次	颗粒剂，每袋装5g
胃苏颗粒	紫苏梗、香附、陈皮、香橼、佛手、枳壳、槟榔、炒鸡内金	理气消胀，和胃止痛	气滞型胃脘痛，症见胃脘胀痛，窜及两胁，得嗳气或矢气则舒，情绪郁怒则加重，胸闷食少，排便不畅及慢性胃炎见上述证候者	开水冲服，一次1袋，一日3次	颗粒剂，每袋装5g(无蔗糖)
木香顺气丸	木香、砂仁、醋香附、槟榔、甘草、陈皮、厚朴、炒枳壳、炒苍术、炒青皮、生姜	行气化湿，健脾和胃	湿浊中阻、脾胃不和所致的胸膈痞满、脘腹胀痛、呕吐恶心、嗳气纳呆	口服，一次6~9g，一日2~3次	水丸，每100丸重6g

第九章　消食药

【含义】凡以**消食化积**为主要功效的药物,称为消食药。

【药性功效】本类药物味多**甘**,性多平,主归**脾、胃经**。功能消食化积、健胃、和中,增进食欲。此外,部分消食药又兼有**行气、活血、祛痰**等功效。

【适用范围】本类药物主要适用于食积不化所致的脘腹胀满、嗳腐吞酸、恶心呕吐、大便失常及脾胃虚弱、消化不良等。

【主要药物口诀】

> 消食中药有五种,山楂麦芽鸡内金。
>
> 有效化积增食欲,还有神曲莱菔子。

❧ 山楂 ❧

【性味功效口诀】

> 山楂入方药多能,生品炒用须分明。
>
> 生者行气散瘀善,炒用消磨化积称。

【功能主治与临床应用】

功效	主治	临床应用	配伍
行气散瘀	产后恶露不尽,瘀阻腹痛或血滞痛经、经闭	**疝气坠痛**。高血压、冠心病及高脂血症	治产后瘀阻腹痛、恶露不尽或血滞痛经、经闭,可与**当归、香附、红花**等同用;治胸痹心痛,常与川芎、桃仁等同用;治高脂血症,以及冠心病、高血压病,现代单用山楂或配伍丹参、三七、葛根

续表

功效	主治	临床应用	配伍
消食化积	食滞不化所致的脘腹胀满、泻痢腹痛	尤为**消化油腻肉食积滞之要药**，凡肉食积滞之脘**腹胀满、嗳气吞酸、腹痛泄泻者**，均可应用	若配伍**莱菔子、神曲、炒麦芽**等，可加强消食化积之功；若积滞脘腹胀痛，可配伍**木香、青皮、枳实**等以行气消滞

【**药性**】酸、甘，微温。归脾、胃、肝经。

【**用法用量**】内服，煎汤，9~12g；或入丸、散。

【**使用注意**】脾胃虚弱而无积滞、胃酸分泌过多者慎服。

保和丸

【**方药组成口诀**】

保和神曲与山楂，苓夏陈翘菔子加。

曲糊为丸白汤下，亦可方中用麦芽。

【**组成**】山楂六两　神曲二两　半夏三两　茯苓三两　陈皮一两　连翘一两　莱菔子一两

【**方解**】

君	山楂	可消一切饮食积滞，尤善消肉食油腻之积	三药合用，消食之功更著，可消一切饮食积滞	消食之中兼以行气理脾，以消为主
臣	神曲	消食健脾，化酒食陈腐之积		
	莱菔子	下气消食，长于消谷面痰气之积		
佐	半夏	行气化痰，和胃止呕	共为佐药	
	陈皮			
	茯苓	利湿健脾，和中止泻		
	连翘	清热散结		

【功能主治】消食化滞,理气和胃。主治食积证,症见脘腹痞满,腹胀时痛,嗳腐吞酸,恶食呕逆,或大便泄泻,舌苔厚腻,脉滑。

【临床常用中成药】

保和丸

消食,导滞,和胃。主用于食积停滞,脘腹胀满,嗳腐吞酸,不欲饮食。

保和丸:水丸或蜜丸,水丸一次 6~9g,大蜜丸一次 1~2g,一日 2 次;小儿酌减。

【选方要点】本证因饮食不节,暴饮暴食所致。《素问·痹论》曰:"饮食自倍,肠胃乃伤。"胃司纳谷,脾主运化,胃宜降则和,脾宜升则健。若饮食不节,过食酒肉油腻之物,脾胃运化不及,则停滞而为食积。食积内停,中焦气机受阻,故见脘腹胀满,甚则疼痛;食积中阻,脾胃升降失职则嗳腐吞酸,浊阴不降则呕吐,清阳不升则泄泻;舌苔厚腻,脉滑皆为食积之候。治宜消食化滞,理气和胃。

【使用注意】

1. 忌生冷油腻不易消化食物。

2. 不宜在服药期间同时服用滋补性中药。

3. 有高血压、心脏病、肝病、糖尿病、肾病等慢性疾病严重者应在医师指导下服用。

麦芽

【性味功效口诀】

麦芽一品亦多功,焦香消食健胃灵。

消胀可回妇人乳,疏肝解郁宜用生。

【功能主治与临床应用】

功效	主治	临床应用	配伍
健脾开胃	食积不化，消化不良，脘闷腹胀等证	尤宜米、面、薯、芋等积滞者	主治米、面、薯、芋类饮食积滞，脘腹胀满，常与**山楂、神曲、鸡内金**等同用；若治脾虚食少，食后脘腹胀满，常与**白术、陈皮**等益气健脾药同用
回乳消胀	乳汁郁积，乳房胀痛	**妇女断乳**或乳汁郁结所致乳房胀痛	
行气消食	肝郁胁痛，肝胃气痛	**肝郁气滞**或肝胃不和之**胁痛、脘腹痛**	常配伍**柴胡、香附、川楝子**等

【药性】甘、平。归脾、胃经。

【用法用量】

1. 内服，煎汤，10~15g，回乳炒用60g；或入丸、散。

2. 生麦芽健脾和胃、疏肝行气，用于脾虚食少，乳汁郁积；炒麦芽行气消食回乳，用于食积不消，妇女断乳；焦麦芽消食化滞，用于食积不消，脘腹胀痛。

【使用注意】哺乳期妇女不宜使用。

枳实消痞丸

【方药组成口诀】

枳实消痞四君全，麦芽夏曲朴姜连。

蒸饼糊丸消积满，清热破结补虚痞。

【组成】干生姜二钱　炙甘草二钱　麦蘖面（麦芽曲）二钱　白茯苓二钱　白术二钱　半夏曲三钱　人参三钱　厚朴炙,四钱　枳实五钱　黄连五钱

【方解】

君	枳实	化痰消积,破气除痞	三药配伍,辛开苦降,寒热并投,以助消痞除满	诸药相合,消补同施,消大于补;寒热并用,辛开苦降,共奏行气消痞、健脾和胃之功
臣	厚朴	下气除满,加强枳实消痞除满之功		
	黄连	苦寒降泄,清热燥湿		
佐	半夏	散结和胃	二药与黄连相合,辛开苦降,调其寒热,助枳、朴行气消痞	
	干姜	温中祛寒		
	人参	益气健脾	益气扶正,健脾助运	
	白术			
	茯苓			
	麦蘖面(麦芽曲)	消食和胃		
佐使	甘草	调和诸药,补中健脾		

【功能主治】行气消痞,健脾和胃。主治脾虚气滞,寒热互结证,症见心下痞满,不欲饮食,倦怠乏力,大便失调,舌苔腻而微黄,脉弦。

【临证加减】脾虚甚者,重用人参、白术以增益气健脾之功;偏寒者,减黄连,加重干姜用量,可再加高良姜、肉桂等以助温中散寒之力;胀满重者,可加陈皮、木香以加强行气消胀之效。

【临床常用中成药】

枳实消痞丸

化湿热、消痞满。用于湿热交蒸,胸腹痞痛。

枳实消痞丸　水丸,一次6g,一日3次。

【选方要点】本证乃由脾胃虚弱,升降失司,寒热互结,气壅湿滞而成。脾虚不运,胃纳不振,则不欲饮食;气血生化不足,则倦怠乏力;食积内停,传导失司,则大便不畅;气机阻滞,寒热互结,则心下痞满、脉弦；食积气郁化热,则苔腻而微黄。本证特点为虚实相兼,实多虚少,寒热错杂,热重寒轻。治以行气清热为主,健脾和胃为辅,温中散结为佐。

莱菔子

【性味功效口诀】

莱菔结子成,消食除胀撑。

功在气分用,降气化痰能。

【功能主治与临床应用】

功效	主治	临床应用	配伍
消食除胀	食积气滞所致脘腹胀满,嗳气吞酸,大便秘结,或积滞泻痢	治疗**饮食停滞,脘腹胀痛,大便秘结,积滞泻痢**	治食积气滞所致的脘腹胀满或疼痛,嗳气吞酸,大便秘结,或积滞泻痢,常与**山楂、神曲、陈皮**等同用;若治食积气滞兼脾虚者,又配**白术**,以攻补兼施
降气化痰	咳嗽痰多,胸闷食少	治疗**痰壅气逆,喘咳痰多,胸闷食少**	常与**紫苏子、白芥子**同用,治痰壅气逆,咳嗽气喘,痰多胸痞,甚则不能平卧之证

【药性】辛、甘、平。归肺、脾、胃经。

【用法用量】

1. 内服,煎汤,5~12g;或入丸、散,宜炒用。

2. 外用适量,研末调敷。

【使用注意】本品辛散耗气,故气虚而无食积、痰滞者慎用。

顺气消食化痰丸

【方药组成口诀】

顺气消食化痰丸,青陈星夏菔苏攒。

曲麦山楂葛杏附,蒸饼为糊姜汁拌。

【组成】 胆南星—斤 半夏—斤 青皮—两 陈皮—两 生莱菔子—两 炒紫苏子—两 葛根—两 炒神曲—两 炒麦芽—两 炒山楂—两 苦杏仁—两 制香附—两

【方解】

君	胆南星	燥湿化痰	诸药相合,使湿去食消,痰除气顺,诸症自消
	半夏		
臣	紫苏子	降气化痰	
	莱菔子		
	苦杏仁		
佐	青皮	行气除胀	
	陈皮		
	制香附		
	葛根	解酒清热	
	神曲		
	山楂	消食和胃	
	麦芽		

【功能主治】 消食化痰,通顺气机。主治酒湿食积生痰,症见痰多而黏,胸膈胀闷,早晨咳嗽等。

【临床常用中成药】

顺气消食化痰丸

顺气,消食,化痰。用于积食不化,胸膈胀闷,气逆不顺,咳嗽痰多,酒食生痰。

顺气消食化痰丸　水丸,一次 6~9g,一日 1~2 次。

【选方要点】痰多而黏,胸膈胀闷,五更咳嗽。

鸡内金

【性味功效口诀】

鸡内金是化食丹,消积健脾妙不言。

固精止遗收涩效,化石之能不一般。

【功能主治与临床应用】

功效	主治	临床应用	配伍
健胃消食	食积停滞证、小儿脾虚疳积	本品**消食化积**,并能**健运脾胃**,广泛用于各种食积证	治食积较重者,常与山楂、麦芽等同用,以增强消食化积之功用;治小儿脾虚疳积,常配伍白术、山药、使君子等
涩精止遗	遗精遗尿	本品**可固精缩尿止遗**	用治遗尿,常与菟丝子、桑螵蛸、覆盆子等同用
通淋化石	治疗小便淋沥,痛不可忍	治砂淋、石淋或胆结石	治疗小便淋沥,痛不可忍,常与金钱草、虎杖等同用

【药性】甘、平。归肺、脾、胃、小肠、膀胱经。

【用法用量】

1. 内服,煎汤,3~10g;研末,每次 1.5~3g;或入丸、散。

2. 外用适量,研末调敷或生贴。

【使用注意】脾虚无积者慎服。

玉液汤

【方药组成口诀】

玉液山药芪葛根,花粉知味鸡内金,

消渴口干溲多数,补脾固肾益气阴。

【组成】生山药一两　生黄芪五钱　知母六钱　生鸡内金捣细,二钱
葛根钱半　五味子三钱　天花粉三钱

【方解】

君	山药	补气养阴,益脾固肾		诸药合用,寓固肾于补脾之中,纳清降于生津之内,益气养阴,固肾止渴,使脾旺固肾,诸症可愈
	黄芪			
臣	知母	滋阴清热,润燥止渴	二药与君药相配伍,则元气升而真阴复,气旺自能生水	
	天花粉			
佐	葛根	升阳生津		
	黄芪	补脾气上升,散精达肺		
	鸡内金	助脾健运		
	五味子	固肾生津		

【功能主治】益气养阴,固肾生津。主治气阴两虚之消渴,症见口渴尿多,困倦气短,舌嫩红而干,脉虚细无力。

【临证加减】气虚较甚,体倦、气少懒言者,加人参或西洋参等;热邪较甚,口渴较甚,且饮不解渴、心烦者,加淡竹叶、石膏等;肾虚较甚,腰膝酸软、小便频数者,加熟地黄、山萸肉等。

【临床常用中成药】

玉液消渴颗粒

益气滋阴。用于糖尿病消渴乏力,口渴多饮,多尿症。

玉液消渴颗粒　颗粒剂,一次15g,一日3次。

【选方要点】本方为治疗消渴日久,气阴两虚证之常用方。

【使用注意】服药期间,忌食甜物。

∽ 神曲 ∾

【性味功效口诀】

神曲作为发酵品,入胃消食兼行气。

味辛性温能发表,阴虚火旺不适宜。

【功能主治与临床应用】

功效	主治	临床应用	配伍
消食和胃	食积不化,脘腹胀满,不思饮食及肠鸣泄泻	本品甘辛性温,入脾、胃经,消食和胃,兼能发表,故治**外感表证兼食积者**尤宜。此外,丸剂中有金石、介类药时,常以本品糊丸,以赋形、助消化	用治食积停滞,脘腹胀满,食少纳呆,肠鸣腹泻者,常**与山楂、麦芽、莱菔子**等同用

【**药性**】甘、辛,温。归脾、胃经。

【**用法用量**】

1. 煎服,6~15g。

2. 炒焦后又有止泻之功,治疗食积腹泻,可发挥消食、止泻双重作用,常与焦山楂、焦麦芽同用,即"焦三仙"。

【**使用注意**】本品性温,故胃阴虚、胃火盛者不宜用。

枳实导滞丸

【方药组成口诀】

枳实导滞首大黄,芩连曲术茯苓裹。

泽泻蒸饼糊丸服,湿热积滞力能攘。

【**组成**】大黄—两 枳实麸炒,去瓤 神曲炒,各五钱 茯苓去皮,三钱 黄连拣净,三钱 黄芩去腐,三钱 白术三钱 泽泻二钱

【方解】

君	大黄	攻积泻热,使积热从大便而下	诸药配合,攻积导滞,清热祛湿,诸证自愈,下消清利合法,以下助消,消中寓补
臣	枳实	行气消痞,既除脘腹之胀满,又助大黄之攻积	
	神曲	消食健脾,食消而脾胃得和	
佐	黄连	降清热燥湿,且可厚肠止痢	
	黄芩		
	泽泻	甘淡渗湿,使湿热从小便分消	
	茯苓		
	白术	健脾燥湿,且防寒下之品败胃伤正	

【功能主治】消食导滞,清热祛湿。主治湿热食积证,症见脘腹胀痛,大便秘结,或下痢泄泻,小便短赤,舌苔黄腻,脉沉有力。

【临床常用中成药】

枳实导滞丸

消积导滞,清利湿热。用于饮食积滞、湿热内阻所致的脘腹胀痛、不思饮食、大便秘结、痢疾里急后重。

枳实导滞丸　水丸,一次 6~9g,一日 2 次。

【选方要点】本证因饮食积滞内停,生湿蕴热;或素有湿热,又与食积互结于肠胃所致。积滞内阻,阻遏气机,则脘腹痞满胀痛;湿热积滞内壅,腑气不通,故大便秘结;若湿热积滞下迫,又可见下痢或腹泻;小便黄赤,舌苔黄腻,脉沉有力,皆为湿热征象。本方证病势较急,食积与湿热并存。治宜攻积导滞之法,即汪昂所谓"饮食伤滞,作痛成积,非有以推荡之则不行"(《医方集解·攻里之剂》)。

【使用注意】饮食宜清淡,服用期间忌酒及辛辣食物。

其他常用中成药

药名	组成	功用	主治	用法用量	剂型规格
六味安消散	藏木香,大黄,山柰,北寒水石,诃子,碱花	和胃健脾,导滞消积,活血止痛	胃痛胀满,消化不良,便秘,痛经	口服,一次1.5~3g,一日2~3次	散剂,每袋装1.5g
开胃健脾丸	白术,党参,茯苓,木香,黄连,六神曲(炒),陈皮,砂仁,炒麦芽,山楂,山药,煨肉豆蔻,炙甘草	健脾和胃	用于脾胃虚弱,中气不和所致的泄泻,痞满,症见食欲不振,嗳气吞酸,腹胀泄泻;亦可用于治疗消化不良见上述证候者	口服,每次服6~9g,一日服2次	水蜜丸,每10丸重1g
健脾消食丸	白术(炒),枳实(炒),木香,草豆蔻,鸡内金(醋炙),槟榔(炒焦),荸荠粉	健脾消食,化积	用于小儿脾胃不健引起的乳食停滞,脘腹胀满,面黄肌瘦,大便不调	(1)大蜜丸:口服,一岁以内一次服半丸,一岁至二岁一次服1丸,二岁至四岁一次服1丸半,四岁以上一次服2丸;一日2次。 (2)水蜜丸:口服,一岁以内一次2g(20粒),一至二岁一次2g(20粒),二至四岁一次3g(30粒),四岁以上小儿一次4g(40粒),一日2次	大蜜丸每丸重3g;水蜜丸每100粒重10g

第十章　驱虫药

【含义】凡以**驱除或杀灭寄生虫**为主要功效的药物,常用以治疗虫证的药物,称为驱虫药。

【药性功效】本类药味多苦,多入**脾、胃或大肠经**,对人体肠道寄生虫有毒杀作用,功善驱虫或杀虫。

【适用范围】本类药主要适用于肠道寄生虫病,如蛔虫病、蛲虫病、钩虫病、绦虫病等。

【主要药物口诀】

> 驱除肠道寄生虫,常用中药莫忘记。
>
> 消积驱虫使君子,贯众槟榔苦楝皮。

∽ 使君子 ∽

【性味功效口诀】

> 使君香甜归脾胃,善杀虫来亦驱蛔。
>
> 小儿喜食消疳积,剂量使用尤注意。

【功能主治与临床应用】

功效	主治	临床应用	配伍
杀虫	杀虫兼驱虫,主杀蛔虫	功善驱杀蛔虫、蛲虫	治疗蛔虫病,重证可与**苦楝皮、槟榔**同用;治疗蛲虫病,可配伍**槟榔、百部、大黄**等
消积	主治小儿疳积	治疗**小儿五疳;心腹臌胀,不进饮食**	可与**厚朴、陈皮、川芎**等同用

【药性】甘,温。归脾、胃经。

【用法用量】

1. 使君子 9~12g,捣碎入煎剂;使君子仁 6~9g,多入丸、散或单用,作 1~2 次分服。

2. 小儿每岁 1~1.5 粒,一日总量不超过 20 粒,空腹连服 2~3 天,去壳取仁水煎或炒香嚼服。

【使用注意】大量服用或与热茶同用,能引起呃逆、眩晕、呕吐、腹泻等反应,故服用时忌饮浓茶。

肥儿丸

【方药组成口诀】

肥儿丸内用使君,豆蔻香连曲麦槟。

猪胆为丸热水下,虫疳食积一扫清。

【组成】神曲_{炒、十两} 黄连_{去须、十两} 肉豆蔻_{面裹煨,五两} 使君子_{去皮、壳,五两} 麦芽_{炒,五两} 槟榔_{不见火,细锉,晒,二十个} 木香_{二两}

【方解】

君	神曲	消食健脾	两药相合,祛食、虫之积	诸药相合,共消食、虫之积。全方为治小儿疳积之常用方
	使君子	杀虫		
臣	麦芽	增强神曲消食之力,且可健脾和胃		
	槟榔	驱虫,以助使君子之力又能行气消胀,以除胀满		
	黄连	清热燥湿,治湿热生虫之源	泻其疳热,苦又下虫,以助使君子、槟榔之力	
佐	木香	行气止痛		
	肉豆蔻	健脾又可涩肠止泻		
	猪胆汁	和药为丸,与黄连为伍,泻肝胃之热		

【功能主治】健脾消积,清热驱虫。主治小儿疳积,症见消化不良,面黄体瘦,脘腹胀满,发热口臭,大便溏薄,以及虫积腹痛。

【临床常用中成药】

肥儿丸

健胃消积,驱虫。用于小儿消化不良,虫积腹痛,面黄肌瘦,食少腹胀泄泻。

肥儿丸　蜜丸,一次 1~2 丸,一日 1~2 次;三岁以内小儿酌减。

【选方要点】本证好发于幼弱小儿,多为虫积中焦,加之饮食不节,虫食之积,郁久化热,伤及脾胃,而成疳积。《小儿药证直诀》曾云:"疳皆脾胃病,亡津液之所作也。"脾虚失运,则食欲不振,大便溏薄;水谷精微生化不足,机体失于濡养,则面黄体瘦;积阻气滞,则肚腹胀大或疼痛;发热口臭,苔黄腻等皆为积热之征。针对虫积疳疾,法当杀虫消积,清热健脾。

❧ 苦楝皮 ❧

【性味功效口诀】

苦楝本是川楝皮,杀虫有力亦疗癣。

多种虫儿皆能除,有毒之品须慎服。

【功能主治与临床应用】

功效	主治	临床应用	配伍
杀虫	蛔虫病,蛲虫病,钩虫病	善驱蛔虫,用于蛔虫病、蛲虫病、钩虫病等	治疗蛔虫病,可与使君子、槟榔、大黄等同用;治蛲虫病,与百部、乌梅、石榴皮等同用
疗癣	头癣,疥疮	治疗疥癣湿疮	单用本品研末,用醋或猪脂调涂患处

【药性】苦,寒,有毒。归肝、脾、胃经。

【用法用量】

1. 内服,3~6g,鲜品可用 15~30g,以鲜者效果为佳。

2. 外用适量,研末,用猪脂调敷患处。

【使用注意】本品有毒,不宜持续和过量服用;孕妇、脾胃虚寒及肝肾功能不全者慎用。

化虫丸

【方药组成口诀】

化虫丸中用胡粉,鹤虱槟榔苦楝根。

少加枯矾面糊丸,专治虫病未虚人。

【组成】铅粉炒,五十两 鹤虱去土,五十两 槟榔五十两 苦楝根去浮皮,五十两 白矾枯,十二两半

【方解】

君	铅粉	辛寒有毒,性能杀虫	本方为治疗肠道寄生虫之常用方,主以有毒之品,驱杀诸虫之力颇强
臣佐	鹤虱	虱苦辛平,有小毒,专杀蛔虫	
	苦楝皮	苦寒,有小毒,既可驱杀蛔虫,又可缓解腹痛	
	槟榔	苦温,既能杀绦虫、姜片虫,又能行气导滞,以促进虫体排出	
	白矾	酸咸而寒,能燥湿杀虫	

【功能主治】驱虫杀虫。主治肠中诸虫,症见腹痛时作时止,往来上下,或呕吐清水涎沫,或吐蛔虫,多食而瘦,面色青黄。

【临证加减】若虫积较重者,去铅粉、枯矾,加使君子、芜荑、玄明粉、大黄以泻下驱虫。

【临床常用中成药】

化虫丸

杀虫消积。用于虫积腹痛,蛔虫、绦虫、蛲虫等寄生虫病。

化虫丸 水丸,一次 6~9g,一日 1~2 次。

【选方要点】本证系诸虫寄生肠中,脾胃失和所致。肠中诸虫或因脏腑虚实寒热失调,或因饮食偏嗜不节而扰动不安,虫动则腹痛阵作、往来上下;诸虫上扰,胃失和降,则呕吐清水,甚可吐蛔;虫积日久,必耗伤脏腑气血,故多食而形瘦、面色青黄。治当驱虫杀虫。

【使用注意】本方药物毒性较大,应严格把握用量,不宜久服。使用后要注意调补脾胃,若虫未尽,可隔周再服。年老体弱者、小儿慎用,孕妇忌用。

⊱ 槟榔 ⊰

【性味功效口诀】

槟榔杀虫兼泻下,绦虫姜片虫难逃。

味辛能行除里急,亦能行水消肿疾。

【功能主治与临床应用】

功效	主治	临床应用	配伍
杀虫	多种肠道寄生虫病	本品辛散苦降温通,入胃与大肠经,驱虫谱广而力强,并兼缓泻作用,用治**多种寄生虫病,最宜绦虫病者**	现代多与**南瓜子**同用,其杀绦虫疗效更佳;治蛔虫病、蛲虫病,可与**使君子、苦楝皮**同用;治姜片虫病,可与**乌梅、甘草**配伍
行气消积	食积气滞之腹胀、便秘,泻痢里急后重	本品辛散苦泄,入胃肠经,善**行胃肠之气**,兼能**缓泻通便**而消积导滞	治疗食积气滞、腹胀便秘,或泻痢后重,常与**木香、青皮、大黄**等同用;治湿热泻痢,可与**木香、黄连、芍药**等同用
利水	水肿,脚气肿痛	本品既能**利水**,又能行气,气行则助水运	治疗水肿实证,二便不利,常与**商陆、泽泻、木通**等同用;治寒湿脚气肿痛,可与**木瓜、吴茱萸、陈皮**等配伍
截疟	疟疾	本品能截疟,治疗**疟疾**	本品配**常山、草果、厚朴**等同用治疗疟疾

【药性】苦、辛,温。归胃、大肠经。

【用法用量】煎服,3~10g;驱绦虫、姜片虫可用至 30~60g。

【使用注意】脾虚便溏、气虚下陷者忌用;孕妇慎用。

芍药汤

【方药组成口诀】

芍药芩连与锦纹,桂甘槟木及归身。

别名导气除甘桂,枳壳加之效若神。

【组成】芍药一两 当归半两 黄连半两 槟榔二钱 木香二钱 甘草炙,二钱 大黄三钱 黄芩半两 肉桂二钱半

【方解】

君	黄芩	清热燥湿	清热燥湿,苦寒止痢,治湿热痢疾之本	诸药合用,使湿热祛,气血和,积滞除,痢疾自愈。主以苦燥,辅以甘柔,佐温于寒,气血同调,通因通用,故下痢可愈
	黄连	清热燥湿		
臣	芍药	柔肝理脾,养血和营,缓急止痛	四药配伍,"行血""调气",除肠中气血壅滞	
	当归	养血活血		
	木香	调畅肠道气机,行气导滞		
	槟榔			
佐	大黄	苦寒沉降	既助黄芩、黄连泻火燥湿,又合诸臣药活血行气,并能通腑泻下,导湿热积滞从大便而去,乃"通因通用"之法	
	肉桂	辛热,行血则脓血自愈	一则入血分,协当归、芍药行血和营;二则制黄芩、黄连苦寒之性	
佐使	甘草	调和诸药	与芍药相配缓急止痛	

【功能主治】清热燥湿,调气和血。主治湿热痢疾,症见腹痛,便脓血,赤白相兼,里急后重,肛门灼热,小便短赤,舌苔黄腻,脉弦数。

【临证加减】苔黄而干,热甚伤津者,可去肉桂,加乌梅,避温就凉;如苔腻脉滑,兼有食积,加山楂、神曲以消导;如热毒重者,加白头翁、金银花增强解毒之力;如痢下赤多白少,或纯下血痢,加牡丹皮、地榆凉血止血。

【选方要点】本证由湿热壅滞肠中,气血失调所致。湿热下注大肠,搏结气血,酿为脓血,而为下痢赤白;肠道气机阻滞则腹痛、里急后重;肛门灼热,小便短赤,舌苔黄腻,脉象弦数等,俱为湿热内蕴之象。治宜清热燥湿,调气和血。

【使用注意】痢疾初起有表证者忌用。

ꗥ 贯众 ꗥ

【性味功效口诀】

贯众灭杀寄生虫,生用驱虫解热毒。

苦寒有毒用量小,凉血止血宜炒炭。

【功能主治与临床应用】

功效	主治	临床应用	配伍
杀虫	多种肠道寄生虫病,绦虫,蛲虫,钩虫等	**驱杀多种肠道寄生虫**,可预防麻疹、流感、流脑	常与**槟榔**、**榧子**同用
清热解毒	风热感冒,温毒发斑,疮疡肿毒等	可治疗**痄腮,疮疡肿毒**	治疗时疫感冒,风热头痛,可与**薄荷**、**金银花**、**板蓝根**等同用;治温热病热入营血,或温毒发斑,常与**玄参**、**大青叶**、**水牛角**等配伍

续表

功效	主治	临床应用	配伍
凉血止血	血热妄行所致衄血、吐血、便血、崩漏等	血热出血,烧烫伤及妇人带下等,尤善治**崩漏下血**	治崩漏下血,可与**五灵脂**、**茜草**等同用;治衄血、吐血,可配伍**黄连**、**白及**等;治便血,可配伍**地榆**、**槐花**等

【**药性**】苦,微寒,有小毒。归肝、胃经。

【**用法用量**】

1. 煎服,4.5~9g。

2. 驱虫及清热解毒宜生用,止血宜炒炭用。

【**使用注意**】

1. 本品苦寒有小毒,用量不宜过大。

2. 孕妇及脾胃虚寒者慎用。

3. 服用本品时忌油腻。

第十一章　止血药

【含义】凡以制止体内外出血为主要作用的药物,常用以治疗各种出血病证的药物,称为止血药。

【分类】凉血止血药、化瘀止血药、收敛止血药、温经止血药。

【药性功效】本类药虽性味各异,但均能止血并分别兼能清热凉血、化瘀、收敛及温经等。

分类	性味	功能	主治
凉血止血药	性寒凉,味多甘苦	凉血、止血	血热妄行所致的各种出血证
化瘀止血药	具行散之性	止血、化瘀	瘀血内阻,血不循经之出血病证
收敛止血药	多味涩性平	收敛止血	各种出血病证而无瘀滞者
温经止血药	多温热	温脾阳,固冲脉而统摄血液,温经止血	脾不统血,冲脉失固之虚寒性出血

【适用范围】本类药主要适用于咯血、咳血、吐血、衄血、便血、尿血、崩漏、紫癜及创伤出血等,兼治血热、血瘀、疮肿及胃寒等证。

【主要药物口诀】

　　　　大蓟小蓟白茅根,地榆槐花艾侧柏。

　　　　三七白及茜炮姜,蒲芪棕榈仙鹤草。

❧　大蓟　❧

【性味功效口诀】

　　　　大蓟凉血止血行,效愈血热妄行功。

　　　　解毒消痈外敷善,功与小蓟异中同。

【功能主治与临床应用】

功效	主治	临床应用	配伍
凉血止血	血热妄行的多种出血证	**血热咯血、衄血、吐血、崩漏、便血、尿血、外伤出血**。善清血分热邪而凉血止血	治血热出血,常与**小蓟**相须为用
散瘀解毒消痈	热毒痈肿(多外用)	本品既能**凉血解毒**,又能**散瘀消肿**	治疗痈肿疮毒,可单用鲜品捣烂外敷;亦可配伍其他清热解毒药

【药性】甘、苦,凉。归心、肝经。

【用法用量】

1. 内服,煎汤,9~15g;鲜品可用 30~60g。

2. 外用适量,捣敷患处。

3. 用于止血宜炒炭用。

【使用注意】脾胃虚寒而无瘀滞者忌服。

十灰散

【方药组成口诀】

十灰散用十般灰,柏芽茜荷丹棕煨,

二蓟栀黄各炒黑,上部出血势能摧。

【组成】大蓟　小蓟　荷叶　侧柏叶　白茅根　茜根　栀子　大黄　牡丹皮　棕榈皮各等分

【方解】

君	大蓟	凉血止血	二者相须为君,甘凉入血分,长于凉血止血,兼能祛瘀	诸药炒炭存性以收敛止血,重在治标,纳清降以助凉血,伍祛瘀以防留瘀
	小蓟			
臣	荷叶	凉血止血		
	侧柏叶			
	白茅根			
	茜根			

续表

佐	棕榈皮	收涩止血	与止血药相配,既能增强澄本清源之力,又有塞流止血之功
	栀子	清热泻火	清热泻火,使邪热从大小便而去,则气火降而血止
	大黄		
	牡丹皮	凉血祛瘀	与大黄同用,止血不留瘀
使	藕汁	清热凉血、散瘀	用藕汁或萝卜汁磨京墨调服
	萝卜汁	降气清热以助止血	
	京墨	收涩止血	

【功能主治】凉血止血。主治血热妄行之上部出血证,症见上部出血,血色鲜红,舌红,脉数。

【临床常用中成药】

十灰散(丸)

凉血止血。用于吐血,衄血,血崩及一切血出不止诸症。

1. 十灰散　散剂,温开水冲服,一次 3~9g,一日 1~2 次。
2. 十灰丸　水丸,一次 3~9g,一日 1~2 次。

【选方要点】因火热炽盛,气火上冲,损伤血络,导致血离经妄行而至上部,发生上部出血诸症。火热炽盛,则血色鲜红;热迫血妄行,则来势急暴;舌红,脉数亦为火热炽盛之征。治当凉血止血。

【使用注意】虚寒性出血不宜使用。

⋙ 小蓟 ⋘

【性味功效口诀】

小蓟凉血可消瘀,无毒止血妄行疾。

解毒消痈通淋浊,疮疖外敷此药宜。

【功能主治与临床应用】

功效	主治	临床应用	配伍
凉血止血	血热妄行的多种出血证	血热尿血、血淋、咯血、衄血、吐血、便血及崩漏。本品功似大蓟而力稍弱,亦为治血热出血及热毒疮肿所常用;兼能利尿,最善治尿血、血淋	配伍**生地黄、栀子、淡竹叶**等
散瘀解毒消痈	热毒疮痈	**清热解毒,散瘀消肿**,用治**热毒疮疡初起肿痛**之证	可与**蒲公英、紫花地丁**等同用

【药性】甘、苦,凉。归心、肝经。

【用法用量】

1. 内服,煎汤,5~12g;鲜品可用 30~60g;或捣汁。

2. 外用适量,捣敷。

【使用注意】脾胃虚寒而无瘀滞者忌服。

小蓟饮子

【方药组成口诀】

小蓟饮子藕蒲黄,木通滑石生地裹。

归草黑栀淡竹叶,血淋热结服之良。

【组成】生地黄 小蓟 滑石 木通 蒲黄 藕节 淡竹叶 当归 山栀子 甘草各等分

【方解】

君	小蓟	凉血止血,清热利尿,善治尿血、血淋	凉血清利合法,止血之中寓以化瘀,清利之中寓以养阴
臣	藕节	助君药凉血止血,兼能化瘀,使血止而不留瘀	
	蒲黄		
	生地黄	凉血止血,养阴清热	

续表

	滑石	清热利尿通淋	
佐	木通		
	淡竹叶		
	栀子	清泄三焦之火,导热下行	
	当归	养血和血,防诸药寒凉滞血,同时与地黄相伍,滋阴养血,以使利水而不伤阴	
佐使	甘草	缓急止痛,调药和中	

【功能主治】凉血止血,利水通淋。主治热结下焦之血淋、尿血,症见尿中带血,小便频数,赤涩热痛,舌红苔黄,脉数。

【临证加减】方中甘草应以生甘草为宜,以增强清热泻火之力;若尿道刺痛者,可加琥珀末 1.5g 吞服,以通淋化瘀止痛;若血淋、尿血日久气阴两伤者,可减木通、滑石等寒滑渗利之品,酌加太子参、黄芪、阿胶等以补气养阴。

【选方要点】因下焦瘀热,损伤膀胱血络,气化失司所致。热结膀胱,损伤血络,血随尿出,故尿中带血,其痛者为血淋,若不痛者为尿血;由于瘀热蕴结下焦,膀胱气化失司,故见小便频数、赤涩热痛;舌红,脉数,亦为热结之征。治宜凉血止血,利水通淋。

【使用注意】

1. 方中药物多属寒凉通利之品,只宜于实热证。若血淋、尿血日久兼寒或阴虚火动或气虚不摄者,均不宜使用。

2. 孕妇忌用。

地榆

【性味功效口诀】

凉血止血地榆根,下焦湿热聚魄门。

解毒能敛疮痈溃,酸苦之品入营阴。

【功能主治与临床应用】

功效	主治	临床应用	配伍
凉血止血	可用治多种血热出血之证,尤宜于治疗下焦热盛所致的便血、痔血、血痢、崩漏等	血热咯血、衄血、吐血、尿血、便血、痔血、崩漏及月经过多。作用偏于下焦,既善泄热凉血,又能收敛止血	用治血热便血,常配伍生地黄、黄芩、槐花等;用治痔疮出血,血色鲜红者,常与槐角、防风、黄芩等配伍;治疗血痢,可与马齿苋、仙鹤草、当归等配伍;治疗崩漏下血,可与茜草、苎麻根、黄芩等配伍
解毒敛疮	烫伤、湿疹及皮肤溃烂,疮疡肿毒	治烧烫伤之要药	泻火解毒,治烧伤烫伤,可与紫草、冰片同用;治湿疹及皮肤溃烂,可与土茯苓、白鲜皮等同用

【药性】 苦、酸、涩,微寒。归肝、大肠经。

【用法用量】

1. 内服,煎汤,9~15g;鲜品30~120g;或入丸、散,亦可绞汁内服。

2. 外用适量,煎水或捣汁外涂;也可研末掺或捣烂外敷。

【使用注意】

1. 虚寒性出血或有瘀者慎用。

2. 对于大面积烧烫伤患者,不宜使用地榆制剂外涂,以防其所含鞣制被大量吸收而引起中毒性肝炎。

秦艽白术丸

【方药组成口诀】

秦艽白术丸东垣,归尾桃仁枳实攒。

地榆泽泻皂角子,糊丸血痔便艰难。

【组成】 秦艽一两　桃仁一两　皂角子烧存性,一两　白术五钱　当归尾五钱　枳实五钱　泽泻五钱　地榆三钱

【方解】

君	秦艽	散风除湿,兼能利二便,导湿热从二便而去	诸药相合,共奏疏风活血,润燥通便,止痛止血之功
	桃仁	活血祛瘀,又润肠通便	
臣	皂角子	润燥滑肠通便	
	当归尾	助桃仁活血祛瘀,润肠通便	
	地榆	清热凉血止血	
佐	白术	健脾燥湿	
	枳实	气破结,通大便,畅气机,气行则血行,有助活血祛瘀消痔	
	泽泻	渗利湿热,导湿热从小便而解	

【功能主治】疏风活血,润燥通便,凉血止血。主治血痔、痔漏,症见肛门有脓血,大便燥结,痛不可忍等。

【选方要点】肛门有脓血,大便燥结,痛不可忍。

白茅根

【性味功效口诀】

白茅根解热淋伤,凉血止血不寻常。

清热利尿湿热证,肺胃之热俱能扬。

【功能主治与临床应用】

功效	主治	临床应用	配伍
凉血止血	血热妄行的尿血及吐血、衄血	入血分能凉血止血	如治小便出血,可配伍小蓟、黄芩、血余炭等
清热利尿	热淋涩痛,水肿及湿热黄疸	能利尿,治疗水肿及热淋涩痛	治湿热黄疸,常与茵陈、栀子等同用

续表

功效	主治	临床应用	配伍
清肺胃热	热病烦渴、胃热呕哕、肺热咳嗽	入气分能**清肺胃蕴热，胃热呕哕，肺热咳嗽**	治疗热病烦渴，可与**芦根、天花粉**等配伍；用治胃热呕吐，常与**麦冬、竹茹、半夏**等同用；用治肺热咳喘，常与**桑白皮、地骨皮**等同用

【药性】甘，寒。归肺、胃、膀胱经。

【用法用量】

1. 内服，煎汤，9~30g，鲜品 30~60g；或捣汁。

2. 外用适量，鲜品捣汁涂。

【使用注意】脾胃虚寒，溲多不渴者忌服。

十灰散及十灰散

见"大蓟"项下。

白及

【性味功效口诀】

白及收敛止血强，咯血吐血与外伤。

体滑质腻收涩品，消肿生肌愈疮疡。

【功能主治与临床应用】

功效	主治	临床应用	配伍
收敛止血	咯血、吐血及外伤出血	善治**肺胃出血**；治胃、十二指肠溃疡之吐血、便血	用治咳血，可配伍**藕节、枇杷叶**等药；用治吐血，可与**茜草、生地、牛膝**等煎服；用治外伤或金创出血，可单味研末外掺或水调外敷，或与**白蔹、黄芩、龙骨**等研细末，掺疮口上

续表

功效	主治	临床应用	配伍
消肿生肌	疮痈肿毒,手足皲裂及肛裂	为外疡消肿生肌的常用药	治疗疮疡初起,可与**金银花**、**皂角刺**、**乳香**等同用

【药性】苦、甘、涩,微寒。归肺、肝、胃经。

【用法用量】

1. 内服,煎汤,6~15g;研末吞服,每次 3~6g。

2. 外用适量,研末撒或调涂。

【使用注意】

1. 外感及内热壅盛者禁服。

2. 不宜与川乌、制川乌、草乌、制草乌、附子同用。

∽ 三七 ∼

【性味功效口诀】

铜皮铁骨硬三七,化瘀止血是良医。

消肿定痛实在妙,时珍纲目药称奇。

【功能主治与临床应用】

功效	主治	临床应用	配伍
散瘀止血	体内外各种出血证,无论有无瘀滞均可应用,尤以有瘀滞者为宜	既善**化瘀而止血**,又善**活血而止痛**,具有**止血而不留瘀、化瘀而不伤正之长**,为治出血诸证之良药	治咳血、吐血、衄血、尿血、便血,与**花蕊石**、**血余炭**合用;治外伤出血,可与**龙骨**、**血竭**、**象皮**等同用

续表

功效	主治	临床应用	配伍
消肿定痛	跌打损伤,筋骨折伤,瘀肿疼痛	胸腹刺痛,跌打肿痛。本品**活血化瘀**而消肿定痛,为**治瘀血诸证**之佳品	治疗血滞胸腹刺痛,配伍**延胡索**、**川芎**、**郁金**等活血行气药;治疗无名痈肿,疼痛不已,以本品研末,米醋调涂;治痈疽溃烂,常与**乳香**、**没药**、**儿茶**等同用

【药性】甘、微苦,温。归肝、胃经。

【用法用量】煎服,3~9g;研末吞服,1次1~3g。外用适量。

【使用注意】孕妇慎用,治疗阴虚血热之出血不宜单用。

∽ 茜草 ∽

【性味功效口诀】

凉血止血茜草根,活血通经宜妇人。

生品凉血行瘀效,止血炒炭效更真。

【功能主治与临床应用】

功效	主治	临床应用	配伍
凉血止血	血热妄行或血热挟瘀的吐血、衄血及崩漏等出血证	专入肝经血分,既善**凉血止血**,又善**活血祛瘀**	治衄血,可与**黄芩**、**侧柏叶**等同用;治血热崩漏,常配伍**生地黄**、**生蒲黄**等;治血热尿血,常与小**蓟**、**白茅根**等同用;用于气虚不摄的崩漏下血,与**黄芪**、**白术**、**山茱萸**等同用

续表

功效	主治	临床应用	配伍
祛瘀通经	血滞闭经、跌打损伤及风湿痹痛等	能通经络,行瘀滞,利关节	治血滞经闭,可与**桃仁**、**红花**、**当归**等同用;治风湿痹症,可与**鸡血藤**、**海风藤**、**延胡索**等配伍;治跌打损伤,可与**三七**、**乳香**、**没药**等同用

【**药性**】苦,寒。归肝经。

【**用法用量**】内服,煎汤,6~10g;或入丸、散;或浸酒。

【**使用注意**】

1. 止血宜炒炭用;活血宜生用或炒用。

2. 脾胃虚寒及无瘀滞者慎服。

3. 孕妇慎用。

固冲汤

【**方药组成口诀**】

固冲汤用术芪龙,牡蛎海蛸五倍同。

茜草山萸棕炭芍,益气止血治血崩。

【**组成**】白术_{炒,一两} 生黄芪_{六钱} 龙骨_{煅,捣细,八钱} 牡蛎_{煅,捣细,八钱} 山茱萸_{去净核,八钱} 生杭芍_{四钱} 海螵蛸_{捣细,四钱} 茜草_{三钱} 棕榈炭_{二钱} 五倍子_{轧细,药汁送服,五分}

【**方解**】

君	白术	补气健脾,使脾气健旺则统摄有权	补涩相合,以涩为主;脾肾同调,主补脾气;寄行于收,止不留瘀。共奏益气健脾、固冲止血之功
	黄芪		
臣	山茱萸	补益肝肾,养血敛阴;二者酸收之性共增君药补涩之力	
	白芍		

续表

佐	龙骨	收涩止血	
	牡蛎		
	棕榈炭		
	五倍子		
	海螵蛸	化瘀止血,使血止而无留瘀之弊	
	茜草		

【功能主治】益气健脾,固冲摄血。主治脾肾虚弱,冲脉不固证,症见血崩或月经过多,或漏下不止。色淡质稀。心悸气短,神疲乏力,头晕肢冷,腰膝酸软,舌淡,脉微弱。

【临证加减】若兼肢冷汗出、脉微欲绝者,为阳气虚衰欲脱之象,需加重黄芪用量,并合参附汤以益气回阳。

【选方要点】本证为脾肾虚弱,冲脉不固所致。脾气充盛,肾气健固,则冲脉固,血海盈,经血自调。若脾虚不能统血,肾虚失其封藏,则冲脉不固,致使月经量多,甚至血崩;脾虚不能运化水谷则气血化生不足,加之出血过多,致气血两虚,故见经色淡而质稀、心悸气短、四肢乏力、舌淡、脉细弱。治宜益气健脾固冲以治其本,固涩止血以治其标。

【使用注意】血热妄行崩漏者忌用本方。

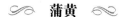

蒲黄

【性味功效口诀】

蒲黄生品化瘀功,炒用止血可堪能。

利水通淋止涩痛,入药包煎要记清。

【功能主治与临床应用】

功效	主治	临床应用	配伍
化瘀止血	各种内外出血证。瘀血所致心腹疼痛、产后腹痛及痛经等证	主治各种内外出血,虽无论寒热均可,但最宜属实证夹瘀者	善治血瘀胸胁心腹诸痛及血瘀出血,常配伍五灵脂;治鼻衄不止,以之与黄芩、竹茹同用;治月经过多,漏下不止,可配伍艾叶、侧柏叶、山茱萸等
利尿通淋	血淋涩痛	本品既能止血,又能利尿通淋	常与生地黄、冬葵子、石韦等同用

【药性】甘,平。归肝、心包经。

【用法用量】

1. 内服,煎汤,5~10g,须包煎;或入丸、散。

2. 外用适量,研末撒或调敷。

3. 止血多炒炭用,化瘀、利尿多生用。

【使用注意】

1. 入汤剂包煎。

2. 可收缩子宫,孕妇忌用。

少腹逐瘀汤

【方药组成口诀】

少腹逐瘀芎炮姜,元胡灵脂芍茴香。

蒲黄肉桂当没药,调经止痛是良方。

【组成】川芎二钱　干姜炒,二分　延胡索一钱　炒五灵脂二钱　赤芍二钱　小茴香炒,七粒　蒲黄生,三钱　肉桂一钱　当归三钱　没药三钱

【方解】

君	五灵脂	活血祛瘀,止痛止血	两药合用,瘀血不去,血不归经,可见出血不止	诸药相合,共奏活血祛瘀,温经止痛之功
	蒲黄			
臣	川芎	活血祛瘀止痛	诸药合用,使祛瘀血不伤血,共为臣药	
	赤芍			
	没药			
	延胡索			
	当归			
	小茴香	散寒理气		
佐	肉桂	温经散寒	两药配伍以行瘀止血	
	炮姜			

【功能主治】活血祛瘀,温经止痛。主治少腹寒凝血瘀诸证,症见少腹瘀血积块,瘀血阻滞,久不受孕,舌暗苔白,脉沉弦而涩。

【选方要点】少腹瘀血积块疼痛或不痛,或痛而无积块,或少腹胀满,或经期腰酸,少腹胀,或月经一月见三五次,接连不断,断而又来,经色或紫或黑,或有瘀块,或崩漏兼少腹疼痛,或瘀血阻滞,久不受孕,舌暗苔白,脉沉弦而涩。

∽ 艾叶 ∽

【性味功效口诀】

　　　　艾叶止血可温经,止漏安胎芳化能。

　　　　散寒调经通奇脉,燥湿止痒可杀虫。

【功能主治与临床应用】

功效	主治	临床应用	配伍
温经止血	崩漏等虚寒性出血证	尤宜冲任虚寒所致之**妇女崩漏、胎漏**	治疗下元虚冷,冲任不固所致的崩漏下血,可单用本品,水煎服,或与**阿胶、芍药、干地黄**等同用;治疗血热妄行之出血证,配伍**生地黄、生荷叶、生柏叶**
散寒止痛,调经	下焦虚寒之腹中冷痛,月经不调,痛经,带下清稀及宫冷不孕等	本品专入三阴经而直走下焦,能温经脉,**暖宫散寒止痛**,尤善调经,为治妇科**下焦虚寒或寒客胞宫之要药**	可与**香附、吴茱萸、当归**等同用
止漏安胎	胎漏下血,胎动不安	本品为妇科**安胎之要药**	治胎动不安,胎漏下血,与**阿胶、桑寄生**等同用
燥湿止痒	皮肤湿疹瘙痒	有**祛湿止痒**之功,可用治**湿疹、阴痒、疥癣等皮肤瘙痒**	局部煎汤外洗

【**药性**】辛、苦,温,有小毒。归肝、脾、肾经。

【**用法用量**】

1. 内服,煎汤,3~9g;或入丸、散;或捣汁。

2. 外用适量,捣绒作炷或制成艾条熏灸;或捣敷;或煎水熏洗;或炒热温熨。

3. 醋艾炭温经止血,用于虚寒性出血;其余生用。

【**使用注意**】阴虚血热者及宿有失血病者慎用。

益元汤

【方药组成口诀】

益元艾附与干姜,麦味知连参草将。

姜枣葱煎入童便,内寒外热名戴阳。

【组成】炮附子五分　干姜五分　黄连五分　人参五分　五味子九粒　麦冬一钱　知母一钱　艾叶三分　炙甘草三分

【方解】

君	附子	温壮肾阳,散寒回阳		诸药相配,益元阳,逐阴寒,引火归元,所以对戴阳证有很好的疗效
臣	干姜	温中逐寒,通经络	助君药补阳散寒回阳	
	艾叶			
佐	人参	益气补中	合君臣又辛甘化阳,加强温补阳气的作用	
	麦冬	清心	二药合用,补肺、肾之阴,使阳有所依	
	五味子	敛气,使阳气不致耗散,合人参又益气生脉		
	黄连	清上越之虚火		
	知母	滋阴降火		
使	甘草	调和诸药		

【功能主治】益元阳,逐阴寒,引火归元。主治戴阳证。

【选方要点】症见面赤身热,烦躁不安,欲裸衣入井,坐到水中,但又要加厚衣被,饮水不入口等。

❧ 槐花 ❧

【性味功效口诀】

五月槐花遍地香,凉血能止痔生肠。

清肝泻火头晕胀,药食两效用之长。

【功能主治与临床应用】

功效	主治	临床应用	配伍
凉血止血	血热妄行所致等各种出血之证	善清泄大肠火热,故对**大肠火盛之便血、痔疮下血**等血热出血证	用治新久痔血,常配伍**黄连、地榆**;治疗血热便血,常与**荆芥穗、侧柏叶、枳壳**等同用
清肝泻火	长于清泻肝火	**肝热目赤、头晕、头胀痛**	配伍**夏枯草、菊花**等

【药性】苦,微寒。归肝、大肠经。

【用法用量】

1. 内服,煎汤,5~10g;或入丸、散。

2. 外用适量,煎水熏洗;或研末撒。

3. 止血多炒炭用,清热泻火宜生用。

【使用注意】脾胃虚寒及阴虚发热而无实火者慎服。

槐花散

【方药组成口诀】

　　　　槐花散用治肠风,侧柏黑荆枳壳充。

　　　　为末等分米饮下,宽肠凉血逐风动。

【组成】槐花_炒　柏叶_{杵,焙}　荆芥穗　枳壳_{麸炒,各等分}

【方解】

君	槐花	苦寒,主入大肠,善清大肠湿热,凉血止血	四药合用,既能凉血止血,又能宽肠疏风
臣	侧柏叶	既能收涩止血,又助君药清热凉血	
	荆芥穗	辛散疏风,炒用入血分而止血	
佐	枳壳	宽肠行气,使腑气顺达,以利于祛邪止血	

【功能主治】清肠止血,疏风行气。主治风热湿毒,壅遏肠道,便血证,症见便前出血,或便后出血,或粪中带血,以及痔疮出血,血色

鲜红或晦暗(脏毒下血则晦暗),舌红苔黄,脉数等。

【选方要点】大便下血一症,有肠风、脏毒之分,血清而色鲜者为肠风,浊而暗者为脏毒。其因皆由风热与湿热邪毒,壅遏肠道血分,损伤脉络,血渗外溢所致。"肠风者,下血新鲜,直出四射,皆由便前而来……脏毒者,下血瘀晦,无论便前便后皆然。"(《成方便读》)风热湿毒壅遏其中,故见舌红苔黄,脉数。治宜清肠凉血为主,兼以疏风行气。

∽ 侧柏叶 ∽

【性味功效口诀】

> 侧柏树叶可凌冬,凉血止血自古名。
>
> 祛痰止咳肺中热,须发早白赖之生。

【功能主治与临床应用】

功效	主治	临床应用	配伍
凉血止血	各种内外出血证,善治咳血,亦治吐血、便血等	为治各种出血证之要药,尤以血热者为宜	治血热妄行之吐血、衄血,常与荷叶、地黄、艾叶同用;治尿血、血淋,常配伍蒲黄、小蓟、白茅根;治肠风下血、痔血或血痢,可配伍槐花、地榆;若中焦虚寒性吐血,可配伍干姜、艾叶等
化痰止咳	肺热咳嗽,痰稠难咯	长于清肺热,化痰止咳	适用于肺热咳喘,痰稠难咯者,可单味应用,或配伍浙贝母、瓜蒌等
生发乌发	血热脱发及须发早白	本品寒凉入血而祛风,治疗血热脱发及须发早白,有生发乌发之效	治疗须落发焦,枯燥不荣,配伍地黄、制首乌、黄精等

【**药性**】苦、涩,寒。归肺、肝、脾经。

【**用法用量**】

1. 内服,煎汤,6~12g;或入丸、散。

2. 外用适量,煎水洗,捣敷或研末调敷。

【**使用注意**】

1. 侧柏叶生用,长于凉血而治血热妄行;炒炭则能止血。

2. 在止血方剂中,无论寒热,都可佐用侧柏叶。

四生丸

【**方药组成口诀**】

　　　　四生丸用三般叶,侧柏艾荷生地协。

　　　　等分生捣如泥煎,血热妄行止衄恨。

【**组成**】侧柏叶　艾叶　荷叶　地黄_{各等分}

【**方解**】

君	侧柏叶	凉血止血	四药合用,共奏凉血止血作用,使血清血宁,吐血、衄血可止
臣	地黄	清热凉血,助君药加强凉血止血之效,并能养阴生津,兼防血热伤阴	
佐	荷叶	凉血化瘀,使止血不留瘀	
	艾叶	辛温而不燥,可止血祛瘀,既可增强本方止血之功,又可避免寒凉太过血止留瘀之弊	

【**功能主治**】凉血止血。主治血热妄行证。

【**选方要点**】吐血、衄血,血色鲜红,口干咽燥,舌红或绛,脉弦数。

【**使用注意**】本方只可暂用,中病即止。若多服、久服,寒凉太过,容易造成瘀滞的不良后果,不可不加注意。

∽ 苎麻根 ∽

【性味功效口诀】

益阴凉血苎麻根,妇科止血效多闻。

清热可安胎不定,热毒痈肿能解尽。

【功能主治与临床应用】

功效	主治	临床应用	配伍
凉血止血	血热出血证	宜于**血热出血**所致的咳血、吐血、衄血、崩漏、紫癜以及外伤出血	常与**茜草、牡丹皮、鸡冠花**等同用
清热安胎	胎热不安,胎漏下血	为**安胎**之要药,治疗习惯性流产	治劳损动胎,腹痛下血,可配伍**地黄、阿胶、当归**等
解毒	热毒痈肿	本品性寒,能**清热解毒**,可用治**热毒痈肿**	多以外用为主,常以鲜品捣敷患处

【药性】甘,寒。归心、肝经。

【用法用量】

1. 内服,煎汤,10~30g。

2. 外用适量,鲜品捣敷;或煎汤熏洗。

【使用注意】无实热者慎服。

安胎饮子

【方药组成口诀】

安胎饮子建莲先,青苎还同糯米煎。

神造汤中须蟹爪,阿胶生草保安全。

【组成】莲子肉去心,三钱　青苎麻根洗去胶,三钱　糯米三钱

【方解】

君	莲子肉	清君相之火,收摄脾肾之气,以助固胎	全方诸药使火清胎固,故能预防小产
臣	苎麻根	清热止血安胎	
佐	糯米	补中益气	

【功能主治】预防小产。主治胎动不安,小产。

【选方要点】相火妄动,胎气不固。

∽ 仙鹤草 ∾

【性味功效口诀】

仙鹤草药不寻常,补虚疗羸功效强。

寒热虚实诸证宜,杀虫祛湿止痢痒。

【功能主治与临床应用】

功效	主治	临床应用	配伍
收敛止血	广泛用于全身各部位出血证	大凡**出血而无瘀滞者**,无论寒热虚实,皆可应用	如治血热妄行之出血证,可与**生地黄**、**侧柏叶**、**牡丹皮**等同用;若用于虚寒性出血证,可与**党参**、**炮姜**、**艾叶**等同用
截疟	治疗疟疾寒热	本品有截疟之功,用于治疗**疟疾寒热**	单以本品研末,于疟疾发作前2小时吞服,或水煎服
补虚	脱力劳伤,神疲乏力,面色萎黄	可用治劳力过度所致的**脱力劳伤**	神疲乏力、面色萎黄而纳食正常者,常与**大枣**同煮,食枣饮汁;若气血亏虚,神疲乏力、头晕目眩者,可与**党参**、**熟地黄**、**龙眼肉**等同用
止痢	腹泻、痢疾	对于**血痢及久病泻痢**尤为适宜	治疗泻痢,常与**马齿苋**、**地榆**同用

续表

功效	主治	临床应用	配伍
解毒	解毒消肿	用治**痈肿疮毒**	单用或与配伍其他清热解毒药
杀虫	滴虫性阴道炎及阴部湿痒等	本品能**解毒杀虫止痒,可用治阴痒带下**	常与**苦参、白鲜皮、黄柏**等煎汤外洗

【药性】苦、涩,平。归心、肝经。

【用法用量】

1. 内服,煎汤,6~12g。

2. 外用,捣敷;或熬膏涂敷。

【使用注意】

1. 苦涩性平,作用广泛,可用于身体各部分出血病证,且无论寒、热、虚、实者均可应用。

2. 可单独服用,也可配合其他止血药同用。

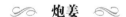

炮姜

【性味功效口诀】

温经止血用炮姜,虚寒出血要药强。

温中止痛要牢记,分辨生干与炮姜。

【功能主治与临床应用】

功效	主治	临床应用	配伍
温经止血	阳虚失血,吐衄崩漏	脾胃虚寒,脾不统血所致**吐血、便血、崩漏**等虚寒性出血证	治疗虚寒性吐血、便血,常与**人参、黄芪、附子**等同用;若治冲任虚寒,崩漏下血,可与**艾叶、乌梅、棕榈炭**等同用
温中止痛	虚寒腹痛,腹泻	为治**虚寒性腹痛、腹泻**之佳品	治脾虚冷泻不止,与**厚朴、附子**同用;治寒凝脘腹冷痛,常配**高良姜**;治产后血虚寒凝,小腹疼痛者,可与**当归、川芎、桃仁**等同用

【**药性**】辛,热。归脾、胃、肾经。

【**用法用量**】

1. 煎服,3~9g,或研末服。

2. 本品既能止血,又可温脾助其统血,可单味研末,或与温阳益气药或其他止血药同用。治下焦虚寒性便血,崩漏等证常与艾叶相须为用。

3. 本品为干姜炮制品,有类似于干姜之温中作用,适宜于中焦受寒,或脾胃虚寒证。治寒凝脘腹痛常与高良姜同用;治中焦虚寒腹泻可与温中止泻之品同用。

【**使用注意**】本品辛热温燥,故孕妇慎用,阴虚有热之出血者禁用。

托里温中汤

【**方药组成口诀**】

> 托里温中姜附羌,茴木丁沉共四香。
>
> 陈皮益智兼甘草,寒疡内陷呕泻良。

【**组成**】炮姜三钱　羌活三钱　炮附子去皮脐,四钱　木香一钱半　茴香一钱　丁香一钱　沉香一钱　陈皮一钱　益智一钱　炙甘草二钱

【**方解**】

君	附子	温中助阳,祛寒托毒	
	炮姜		
臣	羌活	透散肌腠之邪	阴性疮疡内陷为本方主证
佐	益智	香温胃散寒以平呕逆	
	沉香		
	丁香		
	木香	散痞消满	
	陈皮		
	茴香		
佐使	甘草	温补脾胃,调和诸药	

【功能主治】温中托毒，散寒消痞。主治阴性疮疡，疮毒内陷。

【选方要点】脓汁清稀，心下痞满，肠鸣腹痛，大便溏泄，食则呕逆，时发昏愦。

【使用注意】忌一切冷物。

✥ 棕榈炭 ✥

【性味功效口诀】

棕榈生品不堪用，煅炭易性药方成。

收敛止血此效佳，须记无瘀宜堪行。

【功能主治与临床应用】

功效	主治	临床应用	配伍
收敛止血	妇科出血而无瘀滞证	**便血、吐血、咯血、崩漏**等无瘀证的出血	常与**血余炭、仙鹤草、侧柏叶**等同用；血热妄行之吐血、咳血，可与**小蓟、栀子**等同用；若虚寒性崩漏下血，常与**艾叶、炮姜**等同用

【药性】苦、涩，平。归肺、肝、大肠经。

【用法用量】

1. 煎服，3~9g。

2. 外用适量。

【使用注意】出血兼有瘀滞、湿热下痢初起及带下有邪热者慎用。

如圣散

【方药组成口诀】

如圣乌梅棕炭姜，三般皆煅漏崩良。

升阳举经姜栀芍，加入补中益气尝。

【组成】乌梅三两　棕榈烧黑灰，一两　干姜一两半

【方解】

君	棕榈炭	味涩能止血	烧成炭能止血,故均煅黑
	乌梅	酸能收敛	
臣	干姜	温能守中	

【功能主治】敛血止血,止崩漏。主治冲任虚寒之崩漏,症见崩漏不止,血色淡而无血块。

【选方要点】崩漏不止,血色淡而无血块。

其他常用中成药

药名	组成	功用	主治	用法用量	剂型规格
槐角丸	槐角、地榆炭、当归、防风、黄芩、枳壳	清肠疏风,凉血止血	五种肠风泻血;肠风疮内小虫,里急下脓血	口服。水蜜丸一次6g,小蜜丸一次9g,大蜜丸一次9g,一日2次	大蜜丸:每丸重9g;水蜜丸:每100丸重18g,每袋装6g;小蜜丸:每45丸重9g
三七片	三七	散瘀止血,消肿定痛	外伤出血,跌扑肿痛	口服。片剂一次2~6片,一日3次	每片含三七0.5g,每片重0.6g
止血定痛片	三七、煅花蕊石、海螵蛸、甘草	散瘀、止血、止痛	十二指肠溃疡疼痛,胃酸过多、出血属血瘀证者	口服。一次6片,一日3次	每片相当于原药材0.43g

第十二章　活血化瘀药

【含义】凡以通利血脉、促进血行、消散瘀血为主要作用的药物，称为活血祛瘀药或活血化瘀药，简称活血药。其中活血作用较强者，又称破血药或逐瘀药。

【分类】活血止痛药、活血调经药、活血疗伤药、破血消癥药。

【药性功效】本类药味多辛、苦，多归心、肝经而入血分，善走散通利，促进血行。主具活血化瘀之功，并通过活血化瘀而产生调经、止痛、消癥、消肿及祛瘀生新等作用。

分类	性味	功能	主治
活血止痛药	辛散善行	活血行气止痛	主治**气血瘀滞**所致的各种痛证，如头痛、胸胁痛、心腹痛、痛经、产后腹痛、肢体痹痛、跌打损伤之疼痛等
活血调经药	多辛、苦	**活血散瘀、通经止痛**	主治血行不畅，瘀血阻滞所致的月经不调，经行腹痛，量少紫暗或伴血块，经闭不行，以及产后瘀滞腹痛等
活血疗伤药	多辛、苦或咸	**活血化淤、消肿止痛、续筋接骨、止血生肌、敛疮**	主治**跌打损伤、瘀肿疼痛、筋损骨折、金疮出血**
破血消癥药	多辛、苦	**破血逐瘀，消癥散积**	主治瘀滞时间长、程度重的**癥瘕积聚**，亦可用于**血瘀经闭、瘀肿疼痛、中风偏瘫等病证**

【适用范围】本类药主要适用于血行不畅、瘀血阻滞所引起的多种疾病，如瘀血内阻之经闭、痛经、月经不调、产后瘀阻、癥瘕、胸胁脘

腹痛、跌打损伤、瘀血肿痛、关节痹痛、痈肿疮疡、瘀血阻滞经脉所致的出血等证。

【主要药物口诀】

血竭三棱鸡血藤，水蛭虎杖刘寄奴。

郁金姜黄土鳖虫，益母桃仁莪红花。

丹参延胡五灵脂，川芎牛膝甲乳没。

∾ 川芎 ∾

【性味功效口诀】

川芎活血擅祛风，上行头目止痛能。

行气归肝入血海，走泄伤阴气味雄。

【功能主治与临床应用】

功效	主治	临床应用	配伍
祛风止痛	头痛，风湿痹痛	本品上行头目，下走血海。治头痛，属风寒、血瘀者最佳，属风热、风湿、血虚者，亦可随证酌选，故前人有"头痛不离川芎"之言	治疗外感风寒头痛，常配伍**白芷、细辛、羌活**等；治风热头痛，常配伍**升麻、藁本、黄芩**等；治风湿头痛，常配伍**当归、吴茱萸、桂心**等；治血瘀头痛，常配伍**赤芍、红花、麝香**等；治风湿痹阻、肢节疼痛，常配伍**羌活、当归、姜黄**等
活血行气	气滞血瘀的胸痛、胁痛、痛经、半身不遂、外伤瘀痛等	本品辛散温通，入血走气，善活血行气，既能**活血化瘀**，又能行气止痛。被前人誉为"血中之气药"	治肝郁气滞，胁肋作痛，常配伍**柴胡、香附、枳壳**等；治心脉瘀阻，胸痹心痛，常配伍**丹参、红花、降香**等；治肝血瘀阻，积聚痞块，胸胁刺痛，常配伍**桃仁、红花、赤芍**等；治跌扑损伤，瘀肿疼痛，常配伍**乳香、没药、三七**

【**药性**】辛,温。归肝、胆、心包经。

【**用法用量**】

1. 内服,煎汤,3~10g;研末,每次 1~1.5g;或入丸、散。

2. 外用适量,研末撒;或煎汤漱口。

【**使用注意**】

1. 阴虚阳亢之头痛,阴虚火旺、多汗、月经过多及出血性疾病者不宜使用。

2. 孕妇慎用。

川芎茶调散及川芎茶调颗粒

见"白芷"项下。

❧ 延胡索 ❧

【**性味功效口诀**】

延胡索又元胡名,温通活血滞气行。

一身上下百般痛,醋制引经效更增。

【**功能主治与临床应用**】

功效	主治	临床应用	配伍
活血行气止痛	气滞血瘀的多种疼痛	**胸胁、脘腹疼痛,胸痹心痛,经闭痛经,产后瘀阻,跌扑肿痛**等。本品活血行气,止痛力强。**疼痛属血瘀气滞者皆可投用,但以兼寒者为佳**。古称其能"行血中之气滞,气中血滞,故能专治一身上下诸痛"	治寒滞胃痛,常配伍桂枝、高良姜等;治肝郁气滞血瘀所致胸胁脘腹疼痛者,常配伍川楝子;治心血瘀阻之胸痹心痛,常与丹参、桂枝、薤白、瓜蒌等同用;治经闭癥瘕,产后瘀阻,常配伍当归、蒲黄、赤芍等;治寒疝腹痛,睾丸肿胀,常配伍橘核、川楝子、海藻等;治风湿痹痛,常配伍秦艽、桂枝等

【药性】辛、苦,温。归肝、脾、心经。

【用法用量】

1. 煎服,3~10g;研末,每次 1.5~3g。

2. 醋制后可加强止痛之力。

【使用注意】血热气虚者及孕妇忌服。

橘核丸

【方药组成口诀】

橘核丸中川楝桂,朴实延胡藻带昆。

桃仁二木酒糊合,癫疝痛顽盐酒吞。

【组成】川楝子去肉,炒,一两　橘核炒,一两　海藻洗,一两　海带洗,一两　昆布洗,一两　桃仁麸炒,一两　厚朴去皮,姜汁炒,半两　枳实麸炒,半两　延胡索去皮,炒,半两　桂心不见火,半两　木香不见火,半两　木通半两

【方解】

君	橘核	理气散结止痛,是治寒疝腹痛专药	诸药相合,行消配伍,温散并举,可直达厥阴肝经,共奏行气血、祛寒湿、止疼痛、软坚散结之功
臣	川楝子	行气疏肝,以开气分之郁结	
	桃仁	活血,以行血分之瘀滞	
	海藻	软坚散结	
	昆布		
	海带	软坚散结	
佐	肉桂	温肾暖肝而散寒,并制川楝子、木通之寒凉	
	厚朴	下滞气而破坚,尚可温燥	
	枳实	下滞气而破坚	
	木通	通利血脉而除湿浊,导湿浊从小便而去	
	木香	行气止痛	
	延胡索	活血散瘀	

【功能主治】行气止痛,软坚散结。主治癫疝,症见睾丸肿胀偏坠,或坚硬如石,或痛引脐腹等。

【临证加减】虚寒甚者,加炮川乌30g,坚胀久不消者,加硇砂6g(醋煮、旋入)。

【选方要点】癫疝一证,多由久处卑湿之地,寒湿滞留厥阴,肝脉气血不和所致。足厥阴肝经上抵少腹,下络阴器,初时寒湿浸淫肝经气分,故但见睾丸肿胀,偏坠疼痛;久则痰湿内结,气血瘀滞,以致坚硬如石;寒湿痰浊内阻,久之亦可致黄水淋漓,甚或成痈溃烂。治以行气活血,软坚散结,辅以散寒祛湿为法。

郁 金

【性味功效口诀】

解郁神药有郁金,温通活血滞气行。

一身上下百般痛,醋制引经效更增。

【功能主治与临床应用】

功效	主治	临床应用	配伍
活血止痛	气滞血瘀的胸胁刺痛、月经不调、痛经及癥瘕等	为活血行气凉血之要药	治气血郁滞之胸痹疼痛,胁肋胀痛,常配伍**木香**;治肝郁化热,经前腹痛,常配伍**柴胡、香附、当归**;治癥瘕痞块,常配伍**干漆、硝石**等
行气解郁	肝气郁结之胁肋胀痛等	治**肝郁化热,经前腹痛**	常配伍**柴胡、香附、当归**等
清心解郁开窍	湿温病,湿浊邪蒙蔽清窍,胸脘痞闷,神志不清	能**清心解郁开窍**	治湿温病浊邪蒙蔽清窍,胸脘痞闷,神志不清,常配伍**石菖蒲、竹沥、栀子**等;治痰浊蒙蔽心窍之癫痫发狂,常配伍**白矾**

续表

功效	主治	临床应用	配伍
利胆退黄	湿热黄疸及肝胆结石	善治**湿热黄疸**,胆石症及胆结石所致的黄疸	治湿热黄疸,常配伍**茵陈、栀子**等;治肝胆结石,胆胀胁痛,常配伍**金钱草、大黄、虎杖**等
凉血止血	肝郁化热,血热妄行的吐血衄血及妇女倒经	能**清降火热,解郁顺气,凉血止血**	治肝郁化热,迫血妄行之吐血衄血,妇女倒经,常配伍**生地黄、牡丹皮、栀子**等;亦可用于热结下焦,伤及血络之尿血、血淋,常配伍**槐花**

【药性】辛、苦,寒。归肝、胆、心、肺经。

【用法用量】煎服,3~10g。

【使用注意】

1. 不宜与丁香、母丁香同用。

2. 阴虚失血及无气滞血瘀者忌服,孕妇慎服。

万氏牛黄丸

【方药组成口诀】

万氏牛黄丸最精,芩连栀子郁砂并。

或加雄角珠冰麝,退热清心力更宏。

【组成】牛黄二分五厘　朱砂一钱五分　生黄连五核　黄芩三钱　栀子三钱　郁金二钱

【方解】

君	牛黄	清热解毒,豁痰开窍,息风定惊		诸药合用,可清热解毒,开窍安神
臣	黄连	泻火解毒,导热下行	助君药清心包之火	
	黄芩	泻火解毒,导热下行		
	栀子	泻火解毒,导热下行		

续表

佐	郁金	开窍醒神	
	朱砂	镇心安神	与牛黄相和,有相使之妙

【功能主治】清热解毒,开窍安神。主治温邪内陷,热入心包证。

【临床常用中成药】

万氏牛黄清心片

清心开窍,息风镇惊。用于热入心包,痰热蒙蔽,神志不清,小儿惊风痰壅,手足抽搐。

万氏牛黄清心片 片剂,一次 4~5 片,一日 2~3 次。

【选方要点】神昏谵语,身热,烦躁不安;小儿惊厥,中风窍闭。

【使用注意】孕妇慎用。

∞ 莪术 ∞

【性味功效口诀】

莪术一药有多源,入肝破血散积坚。

行气消磨止腹痛,虚人体弱力不堪。

【功能主治与临床应用】

功效	主治	临床应用	配伍
破血行气	血瘀气滞的癥瘕积聚,以及气滞、血瘀、食停、寒凝所致的诸痛证	既入血分,又入气分,能**破血行气,散瘀消癥,消积止痛**	行破血行气、止痛之功,凡血瘀及食积重症均可投用,常配伍**三棱**;治经闭腹痛,腹中痞块,常配伍**三棱、当归、香附**等;治胁下痞块,常配伍丹参、**三棱、鳖甲**等;治血瘀经闭、痛经,常配伍**当归、红花、牡丹皮**;治疗胸痹心痛,常配伍丹参、川芎等;治体虚而久瘀不消,常配伍**黄芪、党参**等

续表

功效	主治	临床应用	配伍
消积止痛	食积气滞，脘腹胀痛	能行气止痛，消食化积	治食积气滞，脘腹胀痛，常配伍**枳实、青皮、槟榔**等；治脾虚食积，脘腹胀痛，常配伍**党参、白术、茯苓**等

【药性】辛、苦，温。归肝、脾经。

【用法用量】

1. 内服，煎汤，6~9g；或入丸、散。

2. 外用适量，煎汤洗；或研末调敷。

3. 醋制后可增强祛瘀止痛作用。

【使用注意】孕妇及月经过多者忌用。

牡丹皮散

【方药组成口诀】

牡丹皮散延胡索，归尾桂心赤芍药。

牛膝棱莪酒水煎，气行瘀散血瘕削。

【组成】牡丹皮一两　延胡索一两　当归尾一两　肉桂心一两　牛膝二两　赤芍二两　莪术二两　三棱一两半

【方解】

君	牡丹皮	活血散瘀	诸药合用能行血中气滞、气中血滞，使气血周流，经脉通畅，瘀血可散
臣	赤芍	养血活血	
	当归尾		
	三棱	消瘀散结并行气	
	莪术		
	延胡索		
	牛膝	活血并引血下行	
	肉桂心	温通血脉	
佐	酒	使药力入血分	

【功能主治】化瘀行滞。主治血瘕。

【选方要点】心腹间攻冲走注作痛,痛时见硬块,移动而不固定。

⌦ 丹参 ⌫

【性味功效口诀】

丹参能堪四物功,活血善疗经水停。

养血安神温家胜,疮毒凉血可消痈。

【功能主治与临床应用】

功效	主治	临床应用	配伍
活血祛瘀	内科之瘀血所致心胸刺痛、脘腹疼痛、癥瘕积聚及风湿痹痛等	本品入心肝血分,性善通行,能活血化瘀,通经止痛,为治疗血瘀证的要药	治瘀阻心脉,胸痹心痛,常配伍檀香、砂仁等;治癥瘕痞聚,常配伍三棱、莪术、皂角刺;治跌打损伤,常配伍乳香、没药、当归等;治风湿痹痛,常配伍牛膝、杜仲、桑寄生等
通经止痛	妇科之月经不调,闭经、痛经、产后瘀滞腹痛等	为妇科活血调经的要药	治妇女月经不调,经期错乱,经量稀少,行经腹痛,经色紫暗或伴血块,产后恶露不下,少腹作痛,配伍生地黄、当归、香附等
凉血消痈	外科之疮痈肿毒	性寒入血分,既能凉血活血,又能散瘀消痈,可用于热毒瘀阻所致的疮痈肿痛	常配伍金银花、连翘、紫花地丁等
清心除烦	热入营血、高热神昏或心血不足之心悸失眠等	性寒入心经,有清心凉血、除烦安神之功	治热入营血,高热神昏,烦躁不寐,常配伍生地黄、玄参、连翘等;治疗心血不足之心悸失眠,常配伍酸枣仁、柏子仁、五味子等

【药性】苦,微寒。归心、肝经。

【用法用量】

1. 煎服,10~15g。

2. 酒炙可增强活血之功。

【使用注意】

1. 反藜芦。

2. 无瘀血者慎服。

清营汤

【方药组成口诀】

清营汤治热传营,脉数舌绛辨分明。

犀地银翘玄连竹,丹麦清热更护阴。

【组成】犀角三钱(水牛角代)　生地黄五钱　元参三钱　竹叶心一钱
麦冬三钱　丹参二钱　黄连一钱五分　金银花三钱　连翘连心用,二钱

【方解】

君	犀角(水牛角代)	善清解营分之热毒	辛苦甘寒以滋养清解,透热转气以入营清散,共成清营养阴透热之功
臣	生地黄	凉血滋阴	
	麦冬	养阴生津	
	玄参	滋阴、降火、解毒	
佐	金银花	清热解毒,轻清透达,使营分热邪外透而解	
	连翘		
	淡竹叶	清心除烦	
	黄连	清心解毒	
	丹参	清热凉血,并能活血散瘀,以防热与血结,深陷血分	

【功能主治】清营解毒,透热养阴。主治热入营分证,症见身热
夜甚,神烦少寐,时有谵语,目常喜开或喜闭,口渴或不渴,斑疹隐隐,
舌绛而干,脉细数。

【临证加减】若寸脉大,舌干较甚者,可去黄连,以免苦燥伤阴;若热陷心包而窍闭神昏者,可与安宫牛黄丸或至宝丹合用以清心开窍;若营热动风而见痉厥抽搐者,可配用紫雪,或酌加羚羊角、钩藤、地龙以息风止痉;若兼热痰,可加竹沥、天竺黄、川贝母之属,清热涤痰;营热多系由气分传入,如气分热邪犹盛,可重用金银花、连翘、黄连,或加石膏、知母,以及大青叶、板蓝根、贯众之属,增强清热解毒之力。

【选方要点】本证乃邪热内传营分,耗伤营阴所致。邪热传营,伏于阴分,入夜阳气内归营阴,与热相合,故身热夜甚;营气通于心,热扰心营,故神烦少寐、时有谵语;邪热入营伤阴,则热蒸营阴,使血中津液上潮于口,故本应口渴而反不渴;若邪热初入营分,气分热邪未尽,灼伤肺胃之津,则见身热、口渴、苔黄燥;目喜开闭不一,是为火热欲从外泄,阴阳不相既济所致;营热波及血分,络伤血溢现于肌肤,则见斑疹隐隐;舌绛而干、脉细数,为热伤营阴之征。遵《素问·至真要大论》"热淫于内,治以咸寒,佐以甘苦"之旨,《外感温热篇》"入营犹可透热转气"之意,治宜咸寒清营解毒为主,辅以透热养阴。

【使用注意】使用本方应注意舌诊,原著说"舌白滑者,不可与也",并在该条自注中说"舌白滑,不惟热重,湿亦重矣,湿重忌柔润药",因此舌白滑者不宜使用,以防滋腻而助湿留邪。

∽ 虎杖 ∾

【性味功效口诀】

虎杖一药有多功,利湿退黄解毒能。

活血祛瘀通肠便,祛痰止咳亦且行。

【功能主治与临床应用】

功效	主治	临床应用	配伍
利湿退黄	湿热黄疸,淋浊,带下	善于利湿退黄,既治**湿热黄疸**、结石,又治湿热所致其他病证,如**带下**、**淋浊**等	常与**车前子**、**泽泻**、**猪苓**等药同用

续表

功效	主治	临床应用	配伍
清热解毒	痈疮肿毒、烧烫伤、毒蛇咬伤	治疗多种**热毒证**,为治水火烫伤要药	若烧烫伤而致肤腠灼痛或溃后流黄水者,单用研末,香油调敷,亦可与**地榆**、**冰片**共研末,调油敷患处
活血祛瘀	瘀阻经闭、痛经、跌打损伤、癥瘕	治多种**血瘀疼痛症,如痹痛、痛经、跌打损伤疼痛**等	治瘀阻经闭、痛经,常与**桃仁**、**延胡索**、**红花**等配伍;治癥瘕,与**土瓜根**、**牛膝**合用;治疗风湿痹痛,可与**威灵仙**、**徐长卿**、**络石藤**等同用;治跌打损伤疼痛,可与**当归**、**乳香**、**没药**等配伍
祛痰止咳	肺热咳嗽	既能**苦降泄热**,又能化痰止咳	治肺热咳嗽,可单味煎服,也可与**浙贝母**、**枇杷叶**、**苦杏仁**等配伍

【**药性**】苦,微寒。归肝、胆、肺经。

【**用法用量**】

1. 内服,煎汤,9~15g;或浸酒;或入丸、散。

2. 外用适量,研末调敷;或煎浓汁湿敷;或油膏涂敷。

【**使用注意**】孕妇慎用。

∽ 益母草 ∼

【**性味功效口诀**】

坤草独得益母名,此药活血可调经。

清热解毒疮家用,利水消肿两便能。

【功能主治与临床应用】

功效	主治	临床应用	配伍
活血调经	经闭、血瘀痛经及产后恶露不尽,瘀滞腹痛	为治**瘀血经产病**之要药	治产后恶露不尽,瘀滞腹痛,或难产、胎死腹中,可与**当归、川芎、乳香**等同用
利水消肿	水肿,小便不利	善治**水瘀互结之水肿**	治疗水瘀互结的水肿,与**白茅根、泽兰**等同用;治血热及瘀滞之血淋、尿血,常配伍**车前子、石韦、木通**等
清热解毒	热毒疮疡,皮肤瘙痒等	力量不强,需较大剂量使用	治疮痈肿毒,可配伍**黄柏、蒲公英、苦参**等

【**药性**】苦、辛,微寒。归肝、心包、膀胱经。

【**用法用量**】

1. 内服,煎汤,9~30g,鲜品12~40g。

2. 外用适量,煎水洗或鲜草捣敷。

【**使用注意**】

1. 孕妇忌用。

2. 阴虚血少者慎服。

天麻钩藤饮

【**方药组成口诀**】

天麻钩藤石决明,栀杜寄生膝与芩。

夜藤茯神益母草,主治眩晕与耳鸣。

【**组成**】天麻三钱 钩藤后下,四钱 生石决明先煎,六钱 山栀子三钱 黄芩三钱 川牛膝四钱 杜仲三钱 益母草三钱 桑寄生三钱 夜交藤三钱 朱茯神三钱

【方解】

君	天麻	善平肝息风、通络止痛,治肝风、肝阳之头痛、头晕	两药相伍,平肝息风力胜,故为君药	诸药合用,清平养并用,主以平肝;心肝肾同治,重在治肝,共奏平肝息风,清热活血,补益肝肾之功
	钩藤	善平肝阳、息肝风,兼清肝热		
臣	石决明	善平肝潜阳、除热明目	助君药平肝息风之力	
	川牛膝	引血下行,兼益肝肾,并能活血利水		
佐	杜仲	补益肝肾以治本		
	桑寄生			
	栀子	清肝降火,以折其亢阳		
	黄芩	清肝降火,以折其亢阳		
	益母草	善活血化瘀、清热利尿	合川牛膝活血利水,以利平降肝阳	
	首乌藤	宁心安神		
	朱茯神			

【功能主治】平肝息风,清热活血,补益肝肾。主治肝阳偏亢,肝风上扰证,症见头痛,眩晕,失眠多梦,或口苦面红,舌红苔黄,脉弦或数。

【临床常用中成药】

天麻钩藤颗粒

平肝息风,清热安神。用于肝阳上亢所致的头痛、眩晕、耳鸣、眼花、震颤、失眠;高血压病见上述证候者。

天麻钩藤颗粒　颗粒剂,一次1袋,开水冲化。一日3次。或遵医嘱。

【选方要点】本证系由肝肾不足,肝阳偏亢,生风化热所致。肝阳偏亢,风阳上扰,故头痛、眩晕;肝阳有余,化热扰心,故心神不安、失眠多梦;舌红苔黄,脉弦数为肝阳上扰之征。证属本虚标实,而以标实为主;治以平肝息风为主,佐以清热安神,补益肝肾之法。

【使用注意】血虚头痛者、阴虚动风者忌用。服药期间,饮食宜清淡,戒恼怒,节房事。

❧ 桃仁 ❧

【性味功效口诀】

桃仁一药出本经,破血堪将瘀滞通。

滑肠通便赖油润,止咳平喘又一功。

【功能主治与临床应用】

功效	主治	临床应用	配伍
活血祛瘀	瘀血阻滞之经闭痛经,产后腹痛,癥瘕痞块,跌扑损伤	**瘀血闭经、痛经,产后瘀滞腹痛,癥瘕及跌打损伤等;肺痈、肠痈**	治瘀血经闭、痛经,常配伍**红花、当归、川芎**;治产后瘀滞腹痛,常配伍**当归、炮姜、川芎**等;治瘀血蓄积之癥瘕痞块,常配伍**桂枝、牡丹皮、赤芍**等;治下焦蓄血证,少腹急结,小便自利,其人如狂,甚则烦躁谵语,至夜发热者,常配伍**大黄、芒硝、桂枝**等;治跌打损伤、瘀肿疼痛,常配伍**红花、当归、大黄**等;治肺痈,常配伍**苇茎、冬瓜仁**等;治肠痈,常配伍**大黄、牡丹皮**等
润肠通便	肠燥便秘	**大便秘结**	与**火麻仁、肉苁蓉、当归**等同用
止咳平喘	咳嗽气喘	**咳嗽、气喘等症状**	常与**苦杏仁**配伍

【药性】苦、甘,平,有小毒。归心、肝、大肠、肺经。

【用法用量】煎服,5~10g;用时捣碎。

【使用注意】

1. 本品有小毒,不可过量。

2. 孕妇忌用,便溏者慎用。

桃核承气汤

【方药组成口诀】

桃仁承气五般奇,甘草硝黄并桂枝。

热结膀胱小腹胀,如狂蓄血最相宜。

【组成】桃仁_{去皮尖,五十个} 大黄_{四两} 桂枝_{去皮,二两} 甘草_{炙,二两} 芒硝_{二两}

【方解】

君	桃仁	活血破瘀	二者合用,瘀热并治	活血与攻下相伍。而成下瘀血之法;且寒中寓温。以防凉遏,共奏破血下瘀之功
	大黄	下瘀泻热		
臣	芒硝	泻热软坚,助大黄下瘀泻热		
	桂枝	通行血脉,既助桃仁活血祛瘀,又防硝、黄寒凉凝血之弊	桂枝与硝、黄同用,相反相成,桂枝得硝、黄则温通而不助热,硝、黄得桂枝则寒下而不凉遏	
佐使	甘草	护胃安中,并缓诸药之峻烈		

【功能主治】逐瘀泻热。下焦蓄血证。症见少腹急结,小便自利,至夜发热,或其人如狂,甚则谵语烦躁,以及血瘀经闭,痛经,脉沉实而涩者。

【临证加减】后世对本方的运用有所发展,不论何处的瘀血证,只要具备瘀热互结这一基本病机,均可加减使用。对于妇人血瘀经闭、痛经以及恶露不下等症,常配合四物汤同用;如兼气滞者,酌加香附、乌药、枳实、青皮、木香等以理气止痛。对跌打损伤,瘀血停留,疼痛不已者,加赤芍、当归尾、红花、苏木、三七等以活血祛瘀止痛。对于火旺而血郁于上之吐血、衄血,可以本方釜底抽薪,引血下行,并可酌加地黄、牡丹皮、栀子等以清热凉血。

【选方要点】证由瘀热互结下焦所致。《伤寒论》中原由邪在太阳不解,随经入腑化热,与血相搏结于下焦之蓄血证。瘀热互结于下焦,故少腹急结;病在血分,与气分无涉,膀胱气化未受影响,故小便自利;热在血分,故至夜发热;心主血脉而藏神,瘀热上扰,心神不宁,故烦躁谵语,甚则其人如狂。瘀热内结,可见故脉沉实而涩。若妇女瘀结少腹,血行不畅,则为痛经,甚或经闭不行。证属瘀热互结,治当因势利导、破血下瘀泻热以祛除下焦蓄血。

【使用注意】表证未解者,当先解表,而后用本方。因本方为破血下瘀之剂,故孕妇禁用。

❦ 红花 ❧

【性味功效口诀】

红花桃仁相益彰,辛散温通活瘀血。

通畅经脉经闭开,癥瘕积聚疼痛消。

【功能主治与临床应用】

功效	主治	临床应用	配伍
活血通经	经闭,痛经,产后瘀滞腹痛等瘀血证	为**活血祛瘀**、**通经止痛**之要药,是妇产科**血瘀病证**的常用药,小剂量**活血通经**,大剂量**破血催产**	治经闭痛经,常与**当归**、**川芎**、**桃仁**等相须为用;治产后瘀滞腹痛,常配伍**丹参**、**蒲黄**、**牡丹皮**等

续表

功效	主治	临床应用	配伍
散瘀止痛	心腹瘀阻疼痛,跌打损伤	善治**瘀阻心腹胁痛;瘀滞斑疹色暗**,能活血通脉以化滞消斑	治胸痹心痛,常配伍**桂枝、瓜蒌、丹参**等;治瘀滞腹痛,常配伍**桃仁、川芎、牛膝**等;治胁肋刺痛,常配伍**桃仁、柴胡、大黄**等;治跌打损伤、瘀滞肿痛,常配伍**血竭、麝香、乳香**等;治疗疮疡肿痛,可与**当归、赤芍、重楼**等同用;治瘀热郁滞之斑疹色暗,常配伍**当归、葛根、牛蒡子**等

【**药性**】辛,温。归心、肝经。

【**用法用量**】煎服,3~10g。

【**使用注意**】

1. 本品性温入血分,易动血,故孕妇及月经过多者禁用。

2. 有出血倾向者不宜多用。

血府逐瘀汤

【**方药组成口诀**】

　　　血府逐瘀归地桃,红花枳壳膝芎饶。

　　　柴胡赤芍甘桔梗,血化下行不作痨。

【**组成**】桃仁_{四钱} 红花_{三钱} 当归_{三钱} 地黄_{三钱} 川芎_{一钱半} 赤芍_{二钱} 牛膝_{三钱} 桔梗_{一钱半} 柴胡_{一钱} 枳壳_{二钱} 甘草_{二钱}

【**方解**】

君	桃仁	破血行滞而润燥	活血祛瘀力强,共为君药	活血与行气相伍,祛瘀与养血同施,升降兼顾,气血并
	红花	活血祛瘀以止痛		
臣	赤芍	活血散瘀止痛	共助君药活血祛瘀	
	川芎	活血行气,祛风止痛		

续表

臣	牛膝	入血分,性善下行,能祛瘀血,通血脉,并引瘀血下行		调。本方为治胸中血瘀证之代表方
佐	生地黄	清热凉血,滋阴养血	合当归养血,使祛瘀不伤正;合赤芍清热凉血,以清瘀热	
	当归	养血益阴,清热活血		
	柴胡	疏肝解郁,升达清阳	善理气行滞,使气行则血行,为佐药	
	桔梗	宣肺,载药上行	二药同用,一升一降,宽胸行气,使气行则血行	
	枳壳	理气宽中,行滞消胀		
使	甘草	调和诸药,为使药		

【功能主治】活血化瘀,行气止痛。胸中血瘀证。症见胸痛、头痛,痛如针刺而有定处;或呃逆,或饮水即呛,干呕;或内热瞀闷,或心悸怔忡,失眠多梦,急躁易怒,入暮潮热;唇暗或两目黯黑,舌质黯红,或舌有瘀斑、瘀点,脉涩或弦紧。

【临床常用中成药】

血府逐瘀口服液

活血化瘀、抗炎、消瘤散结。瘀血内阻引起的头痛、胸痛、内热烦闷、失眠多梦、心悸、怔忡、急躁易怒以及瘀血经闭及痛经等症状。

血府逐瘀口服液　口服液剂,空腹口服,一次 20ml,一日 3 次。

【临证加减】若瘀痛入络,可加全蝎、穿山甲、地龙、三棱、莪术等以破血通络止痛;气机郁滞较重,加川楝子、香附、青皮等以疏肝理气止痛;血瘀经闭、痛经者,可用本方去桔梗,加香附、益母草、泽兰等以活血调经止痛;胁下有痞块,属血瘀者,可酌加丹参、郁金、土鳖虫、水蛭等以活血破瘀,消癥化滞。

【选方要点】证为瘀血内阻胸部,气机郁滞所致。即王清任所称"胸中血府血瘀"之证。血瘀胸中,气机阻滞,则胸痛,痛如针刺,且有定处;血瘀上焦,郁遏清阳,清空失养,故头痛;胸中血瘀,影响及胃,胃气上逆,故呃逆干呕,甚则水入即呛;瘀久化热,则内热瞀闷、入暮潮热;瘀热扰心,则心悸怔忡、失眠多梦;瘀滞日久,肝失条达之性,故急躁易怒;至于唇、目、舌、脉所见,皆为瘀血征象。治宜活血化瘀,兼以行气止痛。

【使用注意】由于方中活血祛瘀药较多,故孕妇忌用。

∽ 牛膝 ∽

【性味功效口诀】

　　　　豫中名药怀牛膝,活血定痛可祛瘀。

　　　　乙癸同源筋骨健,利尿通淋下行之。

【功能主治与临床应用】

功效	主治	临床应用	配伍
逐瘀通经	瘀血阻滞之经闭,痛经,胞衣不下,以及跌打伤痛	多用于**妇科经产诸疾**以及**跌打伤痛**	治瘀阻经闭,痛经,产后腹痛,常配伍**当归**、**桃仁**、**红花**等;治胞衣不下,常配伍**当归**、**瞿麦**、**冬葵子**等;治跌打损伤,瘀肿疼痛,常配伍**续断**、**当归**、**红花**等
补肝肾,强筋骨	腰膝酸痛,筋骨无力	肝肾不足之**腰膝酸痛**;**风湿久痹**,湿热腰膝痿软	治肝肾亏虚之腰膝酸痛,筋骨无力,常配伍**杜仲**、**续断**、**补骨脂**等;治痹痛日久,腰膝酸痛,常配伍**独活**、**桑寄生**等;治湿热成痿,足膝痿软,常配伍**黄柏**、**苍术**

续表

功效	主治	临床应用	配伍
利尿通淋	血淋,小便不利,淋沥涩痛	既能**利尿通淋**,又能**活血祛瘀**,为治下焦水湿潴留病证常用药	治热淋、血淋、砂淋,常配伍**冬葵子、瞿麦、滑石**等;治水肿、小便不利,常配伍**地黄、泽泻、车前子**等
引血下行	气血上逆之吐血衄血;火热上炎之牙痛、口舌生疮;肝阳上亢之头痛、眩晕	能**导热下泄,引血下行**,以降上炎之火	治气火上逆,迫血妄行之吐血、衄血,常配伍**生地黄、郁金、栀子**;治胃火上炎之齿龈肿痛、口舌生疮,常配伍**地黄、石膏、知母**等;治阴虚阳亢,头痛眩晕,常配伍**赭石、生牡蛎、白芍**等

【**药性**】苦、甘、酸,平。归肝、肾经。

【**用法用量**】

1. 内服,煎汤,5~12g;或浸酒;或入丸、散。

2. 外用适量,捣敷;捣汁滴鼻;或研末撒入牙缝。

3. 补肝肾、强筋骨宜酒制;活血通经宜生用。

【**使用注意**】

1. 孕妇及妇女月经过多者忌用。

2. 遗精滑精及气虚下陷者忌用。

3. 川牛膝长于活血、利尿、引血下行;怀牛膝长于补肝肾、强筋骨。

镇肝熄风汤

【**方药组成口诀**】

张氏镇肝熄风汤,龙牡龟牛治亢阳。

代赭天冬元芍草,茵陈川楝麦芽襄。

【**组成**】怀牛膝—两　　生赭石轧细,一两　　生龙骨捣碎,五钱　　生牡蛎

捣碎,五钱　生龟板捣碎,五钱　生杭芍五钱　玄参五钱　天冬五钱　川楝子捣碎,二钱　生麦芽二钱　茵陈二钱　甘草钱半

【方解】

君	怀牛膝	引血下行,折其阳亢,并能补益肝肾		镇降下行,重在治标,滋潜清疏,以适肝性
	赭石	质重沉降,镇肝降逆	合牛膝引气血下行以治标	
臣	白芍	益阴潜阳,镇肝息风	助君药平肝息风之力	
	龙骨			
	牡蛎			
	龟板			
佐	玄参	滋阴清热,壮水涵木		
	天冬			
	茵陈	清泄肝热,疏理肝气	以顺肝性,利于肝阳的平降镇潜	
	川楝子			
	麦芽			
使	甘草	调和诸药,又合生麦芽和胃安中,以防金石、介壳类药物质重碍胃之弊		

　　【功能主治】镇肝息风,滋阴潜阳。可用于治疗类中风,症见头目眩晕,目胀耳鸣,脑部热痛,心中烦热,面色如醉,或时常噫气,或肢体渐觉不利,口眼渐形㖞斜;甚或眩晕颠仆,昏不知人,移时始醒;或醒后不能复原。

　　【临证加减】心中烦热甚者,加生石膏一两;痰多者,加胆南星二钱;尺脉重按虚者,加熟地黄八钱,净萸肉五钱;大便不实者,去龟板、赭石,加赤石脂一两。

　　【选方要点】证为肝肾阴虚,肝阳偏亢,阳亢化风,气血逆乱之类中风。风阳上扰。故见头目眩晕、目胀耳鸣、脑部热痛、面红如醉。

肝肾阴亏,水不上济,故见心中烦热。肝阳上亢,气血逆乱,并走于上,遂致卒中。轻则风中经络,见肢体渐觉不利、口眼渐形喎斜;重则风中脏腑,见眩晕颠仆、昏不知人。本方证以肝肾阴虚为本,阳亢化风、气血逆乱为标,本虚标实,本缓标急,应急则治标,法当镇肝息风为主,配以滋养肝肾。

【使用注意】若属气虚血瘀之风,则不宜使用本方。

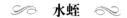

水蛭

【性味功效口诀】

水蛭随水处处生,虻虫嗜血啖牛蝇。
破血逐瘀疗经闭,跌打癥瘕积聚行。

【功能主治与临床应用】

功效	主治	临床应用	配伍
破血通经	血瘀闭经癥瘕积聚及跌打损伤等瘀血重证	功善破血逐瘀而**通经脉**、**消癥积**,多用于瘀血重症	治血滞经闭,癥瘕痞块,常与**虻虫**相须为用,也常配**三棱、莪术、桃仁**等;若兼体虚者,可配伍**人参、当归**等补益气血药
逐瘀消癥	中风偏瘫,跌打损伤,瘀滞心腹疼痛	本品有**破血逐瘀**、**通经活络**之功,又常用于**中风偏瘫,跌打损伤,瘀滞心腹疼痛**	治疗中风偏瘫,可与**地龙、当归、红花**等配伍;治跌打损伤,常配伍**苏木、自然铜、刘寄奴**等;治瘀血内阻,心腹疼痛,大便不通,常配伍**大黄、虎杖、牵牛子**等

【药性】咸、苦,平,有小毒。归肝经。

【用法用量】

1. 煎服,1~3g。

2. 外用,多以活水蛭放于瘀肿局部以吸血消肿。

【使用注意】体弱血虚者、孕妇、月经期妇女及有出血倾向者禁服。

抵当丸

【方药组成口诀】

抵当丸用桃仁黄,水蛭虻虫共合方。

蓄血胞宫少腹痛,破坚非此莫相当。

【组成】桃仁_{去皮尖,二十五个} 大黄_{三两} 水蛭_{熬,二十枚} 虻虫_{去翅足,熬,二十个}

【方解】

君	水蛭	逐恶血,破血癥积聚	破血下瘀之力强
	虻虫	逐瘀血,破血积癥瘕	
臣	桃仁	活血化瘀	
	大黄	荡涤热邪,导瘀血下行	

【功能主治】破瘀下血。下焦蓄血。症见少腹满痛,而小便自利,身黄如疸,精神发狂,大便易而色黑,脉沉结。

【选方要点】瘀结深但病势缓,少腹满而不硬。

～ 乳香 ～

【性味功效口诀】

乳香树皮渗树脂,外科要药疗创伤。

活血行气兼止痛,剂量过大易呕吐。

【功能主治与临床应用】

功效	主治	临床应用	配伍
活血定痛	血瘀气滞诸痛证	既善活血,又兼行气,治**胸痹心痛,胃脘疼痛,痛经经闭,产后瘀阻,癥瘕腹痛,风湿痹痛,筋脉拘挛**等血瘀气滞之诸痛	治胃脘疼痛,常配伍**没药、延胡索、香附**等;治胸痹心痛,常配伍**丹参、川芎**等;治痛经经闭,产后瘀阻腹痛,常配伍**当归、丹参、没药**等;治风寒湿痹,肢体麻木疼痛,常配伍**羌活、川芎、秦艽**等
消肿生肌	跌打损伤,疮疡痈肿	为治**跌打伤痛**的要药,亦能治**疮疡难敛**	治跌打损伤,常配伍**没药、血竭、红花**等;治疮疡肿毒初起,局部皮肤红肿热痛,常配伍**没药、金银花、穿山甲**等;治痈疽、瘰疬、痰核,肿块坚硬不消,常配伍**没药、麝香、雄黄**等;治疮疡溃破,久不收口,常配伍**没药**研末外用

【**药性**】辛、苦,温。归心、肝、脾经。

【**用法用量**】

1. 煎汤或入丸、散,3~5g,宜炮制去油。

2. 外用适量,研末调敷。

【**使用注意**】

1. 本品气浊而味苦,多服易致呕吐,故用量不宜过大。

2. 胃弱者慎用,孕妇禁用。

仙方活命饮

【**方药组成口诀**】

仙方活命金银花,防芷归陈草芍加。

贝母天花兼乳没，穿山皂刺酒煎佳。

一切痈疽能溃散，溃后忌服用勿差。

【组成】白芷—钱 贝母—钱 防风—钱 赤芍—钱 当归尾—钱 甘草节—钱 皂角刺炒，—钱 穿山甲炙，—钱 天花粉—钱 乳香—钱 没药—钱 金银花三钱 陈皮三钱

【方解】

君	金银花	甘寒，疏散透达，清热解毒，清气凉血，为疮疡之圣药	诸药相合，散、清、消、补、攻下共用，共奏清热解毒、消肿溃坚、活血止痛之功，使脓"未成者即散，已成者即溃"
臣	赤芍	活血散瘀，行气通络，消肿止痛	
	当归尾		
	乳香		
	没药		
	陈皮		
佐	白芷	疏散解表，以助散结消肿	
	防风		
	贝母	清热化痰，消肿散结	
	天花粉		
	穿山甲	溃坚排脓	
	皂角刺		
使	甘草	清热解毒，调和诸药	
	酒	活血消肿，协诸药直达病所	

【功能主治】清热解毒，消肿溃坚，活血止痛。主治疮疡肿毒初起，症见红肿焮痛，或身热，凛寒，苔薄白或黄，脉数有力。

【临证加减】大便燥结可加大黄。

【选方要点】本方主治痈疡肿毒初起之证，乃为热毒壅聚，气滞血瘀痰结而成。热毒壅聚，营气郁滞，气滞血瘀，聚而成形，故见局部红、肿、热、痛；风热邪毒，壅郁肌腠，邪正交争，故身热凛寒；正邪俱

盛,相搏于经,则脉数有力。阳证痈疮初起,治宜清热解毒为主,伍以理气活血、化痰散结、消肿溃坚之法。

❧ 没药 ❧

【性味功效口诀】

没药功效乳香同,药性平和异乳香。

活血止痛消瘀滞,消肿生肌伤口愈。

【功能主治与临床应用】

功效	主治	临床应用	配伍
活血定痛	内外瘀滞诸痛	**胸痹心痛、胃脘疼痛、痛经经闭、产后瘀阻,癥瘕腹痛**等	配伍**乳香、丹参、当归**等同用
消肿生肌	痈疽肿痛	跌打损伤、瘀滞疼痛,痈疽肿痛,疮疡溃后久不收口以及多种**瘀滞痛证**	与**乳香**相须为用

【药性】辛、苦,平。归心、肝、脾经。

【用法用量】煎服,3~5g,炮制去油,多入丸、散用。

【使用注意】

1. 本品气浊而味苦,多服易致呕吐,故用量不宜过大。

2. 胃弱者慎用,孕妇禁用。

仙方活命饮

见"乳香"项下。

❧ 姜黄 ❧

【性味功效口诀】

姜黄破血可行气,止痛全赖通经力。

风寒之邪俱能散,可疗顽麻肩肢痹。

【功能主治与临床应用】

功效	主治	临床应用	配伍
活血行气，通经止痛	血瘀气滞的胸胁心腹疼痛，经闭腹痛及跌打损伤	善治气滞血瘀诸痛证	治心血瘀滞之心胸刺痛，常配伍**当归、木香、乌药**等;治肝胃寒凝气滞之胸胁疼痛，常配伍**枳壳、桂心、甘草**;治气滞血瘀之痛经经闭，产后腹痛，常配伍**当归、川芎、红花**等;治跌打损伤，瘀肿疼痛，常配伍**苏木、乳香、没药**等
祛风疗痹	风湿肩臂疼痛	尤长于**行肢臂而除痹痛**	常配伍**细辛、防风、当归**等

【药性】辛、苦，温。归脾、肝经。

【用法用量】

1. 煎服，3~10g。

2. 外用适量，研末油调外敷。

【使用注意】血虚无气滞血瘀者及孕妇慎服。

三棱

【性味功效口诀】

三棱药效似莪术，破血行气药力强。

醋制增效忌孕妇，消积止痛化食积。

【功能主治与临床应用】

功效	主治	临床应用	配伍
破血行气	经闭腹痛，癥瘕积聚等气滞血瘀重证	**气滞、血瘀、食停、寒凝**所致的诸般痛证	治疗癥瘕积聚，常配伍**红花**;常与**莪术**相须为用

续表

功效	主治	临床应用	配伍
消积止痛	食积气滞,脘腹胀痛	**脾虚食积,脘腹胀痛**	配伍**党参、白术、茯苓**等

【**药性**】辛、苦,平。归肝、脾经。

【**用法用量**】

1. 煎服,5~10g。

2. 醋制可增强其止痛作用。

【**使用注意**】

1. 孕妇及月经过多者忌服。

2. 不宜与芒硝、玄明粉同用。

散肿溃坚汤

【**方药组成口诀**】

散肿溃坚知柏连,花粉黄芩龙胆宣。

升柴翘葛兼甘桔,归芍棱莪昆布全。

【**组成**】黄芩八钱 知母五钱 黄柏五钱 天花粉五钱 龙胆五钱 桔梗五钱 昆布五钱 黄连一钱 柴胡四钱 升麻三钱 连翘三钱 炙甘草三钱 三棱三钱 莪术三钱 葛根二钱 当归尾二钱 芍药二钱

【**方解**】

君	黄芩	泻肝胆实火	均苦寒泻火之品,用以清泻三焦相火	诸药相合,共奏泻火消肿,溃坚止痛之功
	龙胆			
	黄连	清心解毒消疮		
	黄柏	清泻下焦相火		
	知母			
臣	柴胡	清热疏风散结		
	连翘			

臣	升麻	清热解毒升阳
	葛根	
	天花粉	清肺排脓
	桔梗	
佐	当归尾	益阴养血活血
	芍药	
	三棱	行气破血
	莪术	
	昆布	化痰软坚
使	甘草	清热解毒和中
	桔梗	载药上行
	柴胡	引药入肝胆经络

【功能主治】疏肝活血,消肿溃坚。治马刀疬结硬如石者。

【选方要点】肝胆三焦相火与痰湿风热结聚为本方主证。

∽ 鸡血藤 ∽

【性味功效口诀】

舒筋活络鸡血藤,行血补血可通经。

肢麻痹痛俱能解,虚瘀夹杂此药灵。

【功能主治与临床应用】

功效	主治	临床应用	配伍
活血补血	血瘀之月经不调,痛经,闭经等血瘀血虚证	治**血瘀血虚有寒诸证**;为妇科调经要药,凡妇人**血瘀及血虚之月经病**均可应用	治血瘀之月经不调,痛经、闭经,常配伍**当归、川芎、香附**等;治血虚月经不调,痛经、闭经,常配伍**当归、熟地黄、白芍**等

续表

功效	主治	临床应用	配伍
舒筋活络	风湿痹痛及中风之肢体麻木或瘫痪等	治肢体麻木、瘫痪、痹痛及跌打伤痛；为治疗经脉不畅、络脉不和病证的常用药	治风湿痹痛，肢体麻木，常配伍**独活、威灵仙、桑寄生**等；治中风手足麻木，肢体瘫痪，常配伍**黄芪、丹参、地龙**等；治血虚不能养筋之肢体麻木，血虚萎黄，常配伍**黄芪、当归**等

【药性】苦、甘，温。归肝、肾经。

【用法用量】内服，煎汤，9~15g。

【使用注意】阴虚火亢者慎用。

复方滇鸡血藤膏

【方药组成口诀】

复方鸡血藤膏粉，牛膝续断红花豆。

再合糯米与饴糖，补血调经孕妇忌。

【组成】滇鸡血藤膏粉 川牛膝 续断 红花 黑豆 糯米 饴糖

（经查原著，本方未载剂量）

【方解】

君	鸡血藤	活血补血、调经止痛	诸药合用，具有补血，活血，调经之功，可用于治疗血虚，手足麻木，关节酸痛，月经不调
臣	川牛膝	逐瘀通经、通利关节	
	续断	补肝肾，强筋骨，续折伤，止崩漏	
	饴糖	甘温，补中缓急	
佐	红花	活血通经、祛瘀止痛	
	黑豆	补肾	
	糯米	补中益气	

【功能主治】补血,活血,调经。用于血虚,手足麻木,关节酸痛,月经不调。

【临床常用中成药】

复方滇鸡血藤膏

活血养血,益肾。用于瘀血阻络、肾失所养所致的月经不调。

复方鸡血藤膏　膏剂,将膏研碎,用水、酒各半炖化服。一次6~10g,一日2次。

【选方要点】下焦胞宫蓄血为本方主证。

【使用注意】孕妇慎用。

∽ 川牛膝 ∽

【性味功效口诀】

活血通经川牛膝,风湿痹痛利关节。

利尿通淋消涩痛,引火下行肝阳平。

【功能主治与临床应用】

功效	主治	临床应用	配伍
逐瘀通经	血滞经闭、痛经、癥瘕、跌打损伤	治血瘀阻滞诸证	治疗血滞经闭、痛经、跌打损伤等血瘀阻滞诸证,常配伍桃仁、红花
通利关节	风湿痹痛	风湿痹痛、足痿筋挛	治疗风湿痹痛,配伍川乌、草乌
利尿通淋	血淋、尿血	血淋,尿道涩痛	治疗血淋、尿血等,配伍黄芩、海金沙
引血(火)下行	上部火热证、血热出血证、肝阳上亢证	头痛、眩晕、吐血、衄血等火热上亢、阴虚火旺之证	治疗肝阳上亢之头痛、眩晕、目赤,则配赭石、牡蛎等平肝潜阳;若胃火上亢,齿龈肿痛、口舌生疮则配地黄、石膏、知母等清胃清肝降火;若气火上逆,迫血妄行之吐血衄血,则配白茅根、栀子、赭石,以引血下行、降火止血

【药性】甘、苦，平。归肝、肾经。

【用法用量】煎服，5~10g。

【使用注意】孕妇及月经过多者慎用。

天麻钩藤饮及天麻钩藤颗粒

见"益母草"项下。

∽ 五灵脂 ∽

【性味功效口诀】

五灵脂为鼯鼠粪，活血止痛有妙用。

血瘀诸痛均可止，化瘀止血人参畏。

【功能主治与临床应用】

功效	主治	临床应用	配伍
活血止痛	治血瘀诸痛要药，善治瘀血阻滞之胸痹心痛，脘腹胁痛，痛经，经闭，产后腹痛；跌打损伤，瘀肿疼痛等证	生用长于行散，善活血通脉而止痛，治**瘀血诸痛**	治胸痹心痛，常配伍川芎、**丹参、乳香**等；治脘腹胁痛，常配伍**延胡索、香附、没药**等；治痛经经闭，产后瘀滞腹痛，常配伍**当归、益母草**等；治骨折肿痛，常配伍白及、**乳香、没药**，研末外敷
化瘀止血	瘀滞出血证，瘀血内阻，血不归经之出血证	善化瘀畅血而止血，治**瘀阻崩漏下血**	治妇女崩漏，月经过多、色紫多块，少腹刺痛，可配伍三七、**茜草、蒲黄**等化瘀止血药

【药性】苦、咸、甘，温。归肝经。

【用法用量】煎服，3~10g，包煎。

【使用注意】

1. 血虚无瘀者及孕妇慎用。

2. 不宜与人参同用。

失笑散

【方药组成口诀】

失笑灵脂蒲黄共,等量为散酽醋冲。

瘀滞心腹时作痛,祛瘀止痛有奇功。

【组成】蒲黄_{炒香}　五灵脂_{酒研,淘去沙土,各等分}

【方解】

君	五灵脂	苦咸甘温,入肝经血分,功擅通利血脉,散瘀止痛	二者相须为用,为化瘀散结止痛的常用组合
臣	蒲黄	甘平,行血消瘀 止痛,炒用能止血	
佐使	米醋或黄酒	取其活血脉,行药力,化瘀血,以增活血止痛之功,且制五灵脂气味之腥臊	

【功能主治】活血祛瘀,散结止痛。瘀血疼痛证,症见心胸刺痛,脘腹疼痛,或产后恶露不行,或月经不调,少腹急痛。

【临证加减】若瘀血甚者,可酌加当归、赤芍、川芎、桃仁、红花、丹参等以加强活血祛瘀之力;若兼见血虚者,可合四物汤同用,以增强养血调经之功;若疼痛较剧者,可加乳香、没药、延胡索等以化瘀止痛;兼气滞者,可加香附、川楝子,或配合金铃子散以行气止痛;兼寒者,加炮姜、艾叶、小茴香等以温经散寒。

【临床常用中成药】

失笑散

活血祛瘀,散结止痛。用于冠心病,心绞痛,月经不调,痛经,产后腹痛,宫外孕等症。

失笑散　散剂,布包煎服,一次 6~9g,一日 1~2 次。

【选方要点】诸痛皆由瘀血内停所致。瘀阻胸中,故心胸刺痛;瘀滞中焦,则脘腹疼痛;瘀留下焦,则少腹急痛;瘀阻胞宫,冲任失调,则月经不调或产后恶露不行。治活血祛瘀止痛。

【使用注意】

1. 本方孕妇禁用,脾胃虚弱及妇女月经期慎用。

2. 方中含有五灵脂,因此,不能与人参以及含有人参的制剂同用。

❧ 土鳖虫 ❧

【性味功效口诀】

<blockquote>
续筋接骨土鳖虫,土元亦是此物名。

破血逐瘀散癥瘕,金匮大黄配䗪虫。
</blockquote>

【功能主治与临床应用】

功效	主治	临床应用	配伍
续筋接骨	跌打损伤,筋伤骨折	功善**破血逐瘀,消肿止痛,续筋接骨**,为骨伤科要药	治骨折筋伤后期,筋骨软弱无力者,常配伍**续断、杜仲、骨碎补**等
破血逐瘀	血瘀闭经,癥瘕积聚及跌打损伤等瘀血重证	善**破血逐瘀,治瘀血经闭、产后瘀阻及癥瘕痞块**	治血瘀经闭,产后瘀阻腹痛,常配伍**大黄、桃仁**等;治正气虚损,瘀血内停之干血劳,症见形体虚羸,腹满不能饮食,肌肤甲错,两目黯黑,或妇人经闭不行者,常配伍**大黄、水蛭、干地黄**等;治癥瘕痞块,常配伍**柴胡、桃仁、鳖甲**等

【药性】咸、寒,有小毒。归肝经。

【用法用量】煎服,3~10g;研末服1~1.5g,以黄酒送服为佳。

【使用注意】孕妇忌用。

大黄䗪虫丸

【方药组成口诀】

大黄蜜虫芩芍桃,地黄杏草漆蛴螬。

水蛭虻虫和丸服,去瘀生新干血疗。

【组成】大黄蒸,十分　黄芩二两　甘草三两　桃仁一升　苦杏仁一升　芍药四两　地黄十两　干漆一两　虻虫一升　水蛭百枚　蛴螬一升　䗪虫(土鳖虫)半升

【方解】

君	大黄	苦寒,泻下攻积,活血祛瘀	二者相合,通达三焦以逐干血	主以虫类,破瘀消癥,寓补于攻,祛瘀生新
	土鳖虫	咸寒,破血祛瘀,消肿块,通经脉		
臣	桃仁	破血通络,消散积聚,攻逐血瘀		
	干漆			
	蛴螬			
	水蛭			
	虻虫			
佐	苦杏仁	开宣肺气,润肠通便,以通利气机	与桃仁相配,降肺气,开大肠,祛瘀血	
	地黄	滋养阴血,使破血而不伤血		
	芍药			
	黄芩	清瘀久所化之热	与大黄相配清上泻下,与苦杏仁相配清宣肺气而解郁热	
佐使	甘草	益气缓中,调和诸药		
	白蜜			
	酒	助活血以行药力		

【功能主治】活血消癥,祛瘀生新。五劳虚极,干血内停证,症见形体虚羸,少腹挛急,腹痛拒按,或按之不减,腹满不能饮食,肌肤甲错,两目黯黑,舌有瘀斑,脉沉涩或弦。

【临床常用中成药】

大黄䗪虫丸

活血破瘀,通经消癥。用于瘀血内停,腹部肿块,肌肤甲错,目眶黯黑,潮热羸瘦,经闭不行。

大黄䗪虫丸　水丸或蜜丸,水丸一次 3g,小蜜丸一次 3~6 丸,大蜜丸一次 1~2 丸,一日 1~2 次。

【选方要点】证由五劳虚极,经络营卫俱虚,血脉凝涩,日久结成"干血"(血瘀)所致。干血久郁,新血难生,化热伤阴,肌肤失养,则肌肤甲错;阴血不能上荣于目,则两目黯黑;脾胃虚弱,纳运无力,则腹满不能饮食;水谷精微化生不足,无以充养机体,故形体羸瘦;舌质紫黯或边有瘀斑,脉涩皆为瘀血之证。是证乃五劳虚极为本,干血久瘀为标,若瘀血不去,则新血难生,正气也无由以复。故治当活血消瘤,祛瘀生新。正如《血证论》所言:"旧血不去,则新血断不能生。干血痨人皆知其极虚,而不知其补虚正易助病,非治病也,先去其干血,而后新血得生,乃望回春。"

【使用注意】

1. 孕妇忌用,有出血倾向者慎用。

2. 方中破血祛瘀之品较多,补虚扶正不足,虽有"去病补虚"之意,但在干血去后,还应施以补益之剂以收全功。

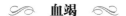 血竭

【性味功效口诀】

血竭迅猛行中止,甘咸性平入肝心。

内服活血化瘀痛,外用止血敛疮肌。

【功能主治与临床应用】

功效	主治	临床应用	配伍
活血定痛	跌打损伤及瘀滞性心腹疼痛	**活血散瘀,消肿止痛**,为伤科及其他瘀滞痛证要药	治跌打损伤,筋骨疼痛,常配伍**乳香、没药、儿茶**等;治产后瘀滞腹痛,痛经经闭,以及瘀血心腹刺痛,常配伍**当归、莪术、三棱**等
化瘀止血	外伤出血	适用于**瘀血阻滞,血不归经的出血**,尤宜于外伤出血	治疗外伤出血,可配伍儿**茶、乳香、没药**等
生肌敛疮	疮疡不敛	本品外用,能**活血消肿,祛瘀化腐**,敛疮生肌	治疗疮疡不敛,常配伍**乳香、没药**等

【药性】甘、咸,平。归心、肝经。

【用法用量】

1. 内服,研末,1~2g,可入丸剂。

2. 外用,研末撒或制膏药用,治外伤出血。

【使用注意】孕妇及月经期妇女慎服。

七厘散

【方药组成口诀】

　　七厘散治跌打伤,血竭红花冰麝香,

　　乳没儿茶朱砂末,外敷内服均见长。

【组成】上朱砂水飞净—钱二分 真麝香—分二厘 梅花冰片—分二厘 净乳香—钱五分 红花—钱五分 明没药—钱五分 瓜儿血竭—两 粉口儿茶二钱两分

【方解】

君	血竭	专入血分,活血散瘀止痛,收敛止血	诸药合用,活血止血并施,内服外敷通用,
臣	红花	活血祛瘀	
	乳香	祛瘀行气,消肿止痛	
	没药		

续表

臣	麝香	活血通络,散瘀止痛	共奏散瘀消肿、定痛止血之功
	冰片		
佐	儿茶	收敛止血,治疮肿	
	朱砂	定惊安神,清热解毒	

【功能主治】散瘀消肿,定痛止血。主治跌打损伤,筋断骨折之瘀血肿痛,或刀伤出血。并治无名肿毒,烧伤烫伤等。

【临床常用中成药】

七厘散

化瘀消肿,止痛止血。用于跌扑损伤,血瘀疼痛,外伤出血。

七厘散 散剂,一次 1~1.5g,一日 3 次;外用,调敷患处。

【选方要点】本证乃因跌打损伤,或无名肿毒、烧伤烫伤等瘀血不行所致。筋断骨折,瘀血阻滞,故为肿为痛;外伤损伤脉络,故血流不止;无名肿毒或烧烫而致皮肤脉络受损,故患处灼热、瘀痛、肿胀。治当活血祛瘀,行气止痛,收敛止血。

【使用注意】孕妇禁用。

刘寄奴

【性味功效口诀】

破血通经刘寄奴,芳香温通散瘀肿。

散寒止痛止腹痛,醒脾开胃消食积。

【功能主治与临床应用】

功效	主治	临床应用	配伍
散瘀止痛,疗伤止血	跌打损伤,瘀肿疼痛,创伤出血	活血散瘀,通经止痛,止血疗伤,常用于治疗伤科病证	治疗跌打损伤,瘀滞肿痛,可配伍骨碎补、苏木、延胡索等;治创伤出血,常配伍茜草、五倍子等

续表

功效	主治	临床应用	配伍
破血通经	瘀血经闭,产后瘀滞,腹痛	**活血散瘀、通经止痛**,可治瘀滞经产病证	治血瘀经闭,产后瘀滞腹痛,常配伍桃仁、当归、川芎等
消食化积	食积腹痛,赤白痢疾	**消食化积,止泻止痢**	治疗食积不化,腹痛泻痢,配伍山楂、麦芽、鸡内金等

【**药性**】苦,温。归心、肝、脾经。

【**用法用量**】

1. 煎服,3~10g。

2. 外用适量,可研末外撒或调敷,亦可鲜品捣烂外敷。

【**使用注意**】

1. 内服不宜过量。

2. 孕妇及气血亏虚无瘀滞者忌服。

刘寄奴酒

【**方药组成口诀**】

> 甘草白酒刘寄奴,血滞经闭饮后无。
>
> 破血通经散瘀阻,折跌损伤创痛除。

【**组成**】刘寄奴　甘草　白酒（原著本方无剂量）

【**方解**】

君	刘寄奴	温苦,破血通经,散瘀止痛		诸药合用,具有破血通经,散瘀止痛之功,可治血滞经闭,产后瘀阻腹痛,折跌损伤,以及创伤出血等症
臣	甘草	补脾益气,缓急止痛,调和药性	使君药刘寄奴破血之力缓而持久	
佐使	白酒	活血止痛		

【**功能主治**】破血通经,散瘀止痛。主治血滞经闭,产后瘀阻腹痛,折跌损伤,以及创伤出血等症。

【选方要点】血滞经闭,产后瘀阻腹痛,折跌损伤,以及创伤出血。
【使用注意】孕妇忌用。

穿山甲

【性味功效口诀】

穿山甲本稀世宝,甲片活血消癥好。

通经下乳产后用,消肿排脓药宜炮。

【功能主治与临床应用】

功效	主治	临床应用	配伍
活血消癥	癥瘕积聚,瘀血闭经及风湿痹痛	治**血瘀经闭及肿块**	治血瘀经闭,常配伍**当归、红花、桃仁**等;治癥痕,常配伍**鳖甲、大黄、赤芍**等
通经下乳	产后乳汁不通或稀少	为治**乳汁不下**的常用药物	治乳汁不通,乳痈肿痛,常配伍**王不留行、木通、通草**;治气血不足之乳汁稀少,常配伍**黄芪、党参、当归**等;治肝气郁滞所致乳汁不下,乳房胀痛,常配伍**当归、柴胡、川芎**
消肿排脓	疮痈肿毒,瘰疬痰核	为治疗**疮疡肿痛**之要药	治疮痈初起,常配伍**金银花、天花粉、皂角刺**等;治疮痈脓成未溃,常配伍**黄芪、当归、皂角刺**等;治瘰疬,常配伍**夏枯草、浙贝母、玄参**等

【药性】咸,微寒。归肝、胃经。
【用法用量】
1. 内服,煎汤,5~10g,一般炮制后用。
2. 外用适量,研末撒或调敷。
【使用注意】性善走窜,痈疽已溃者及孕妇忌用。

复元活血汤

【方药组成口诀】

复元活血汤柴胡,花粉当归山甲入。

桃仁红花大黄草,损伤瘀血酒煎祛。

【组成】柴胡_{半两} 天花粉_{三钱} 当归_{三钱} 红花_{二钱} 甘草_{二钱} 穿山甲_{炮,二钱} 大黄_{酒浸,一两} 桃仁_{酒浸,去皮尖,研如泥,五十个}

【方解】

君	酒制大黄	荡涤凝瘀败血,导瘀下行,推陈致新	两药合用,一升一降,攻散胁下之瘀滞	破瘀疏肝通络合法,升降相合,气血并调
	柴胡	疏肝行气,并可引诸药入肝经		
臣	桃仁	活血祛瘀,消肿止痛	活血祛瘀	
	红花			
	穿山甲	破瘀通络,消肿散结		
佐	当归	补血活血		
	天花粉	既能入血分助诸药而消瘀散结,又可清热消肿		
佐使	甘草	缓急止痛,调和诸药		

【功能主治】活血祛瘀,疏肝通络。跌打损伤,瘀血阻滞证。

【临证加减】瘀重而痛甚者,加三七或酌加乳香、没药、延胡索等增强活血祛瘀,消肿止痛之功;气滞重而痛甚者,可加川芎、香附、郁金、青皮等以增强行气止痛之力。

【选方要点】本证因跌打损伤,瘀血滞留于胁下,气机阻滞所致。胁下为肝经循行之处,跌打损伤,瘀着胁下,气机受阻,故胁下疼痛,甚至痛不可忍。治当活血祛瘀,兼疏肝行气通络。

【使用注意】服药后应"以利为度",不必尽剂,因瘀血已下,免伤正气;若虽"得利痛减",而病未痊愈,需继续服药者,必须更换方剂或调整原方剂量。

其他常用中成药

药名	组成	功用	主治	用法用量	剂型规格
复方丹参片	丹参、三七、冰片	活血化瘀、理气止痛	胸中憋闷、心绞痛	口服，一次 3 片，一日 3 次	(1) 薄膜衣小片：每片重 0.32g（相当于饮片 0.6g）；大片：每片重 0.8g（相当于饮片 1.8g）。 (2) 糖衣片（相当于饮片 0.6g）
丹七片	丹参、三七	活血化瘀、通脉止痛	瘀血闭阻所致的胸痹心痛、眩晕头痛、经期腹痛	口服，一次 3~5 片，一日 3 次	片剂，每片重 0.3g
血塞通颗粒	三七总皂苷	活血祛瘀、通脉活络	瘀血阻络所致的中风偏瘫、肢体活动不利、口眼㖞斜、胸痹心痛、胸闷气憋；中风后遗症及冠心病心绞痛属上述证候者	开水冲服，一次 1 袋，一日 3 次	颗粒剂，每袋 6g，含三七总皂苷 100mg
消栓通络胶囊	川芎、丹参、黄芪、泽泻、三七、槐花、桂枝、郁金、木香、冰片、山楂	活血化瘀、温经通络	瘀血阻络所致的中风，症见神情呆滞、言语謇涩、手足发凉、肢体疼痛；缺血性中风及高脂血症见上述证候者	口服，一次 6 粒，一日 3 次；或遵医嘱	胶囊剂，每粒装 0.37g

续表

药名	组成	功用	主治	用法用量	剂型规格
逐瘀通脉胶囊	水蛭、桃仁、虻虫、大黄	破血逐瘀，通经活络	血瘀所致的眩晕，症见头晕、头痛、耳鸣，舌质黯红、脉沉涩；高血压、脑梗死、脑动脉硬化等病见上述证候者	口服，一次2粒，一日3次	胶囊剂，每粒重0.2g
元胡止痛片	延胡索、白芷	理气，活血、止痛	气滞血瘀所致的胃痛、胁痛、头痛及痛经	口服，一次4~6片，一日3次；或遵医嘱	(1) 薄膜衣片：每片重0.25g。(2) 糖衣片：每片片芯重0.25g、0.3g
速效救心丸	川芎、冰片	行气活血，祛瘀止痛。增加冠脉血流量，缓解心绞痛	气滞血瘀所致的冠心病、心绞痛	口服，含服，一次4~6粒，一日3次。急性发作时，一次10~15粒	滴丸，每粒重40mg
冠心苏合滴丸	苏合香、冰片、乳香、檀香、土木香	理气，宽胸、止痛	寒凝气滞，心脉不通所致的胸痹，症见胸闷、心前区疼痛；冠心病心绞痛见上述证候者	口服，含服，一次10~15丸，一日3次；或遵医嘱	滴丸，每丸重40mg
心可舒胶囊	丹参、葛根、三七、山楂、木香	活血化瘀，行气止痛	气滞血瘀引起的胸闷、心悸、头晕、头痛、颈项疼痛；冠心病心绞痛、高血脂、高血压、心律失常见上述证候者	口服，一次4粒，一日3次；或遵医嘱	胶囊剂，每粒装0.3g

续表

药名	组成	功用	主治	用法用量	剂型规格
九气拈痛丸	当归、高良姜、五灵脂、莪术、槟榔、青皮、延胡索、郁金、木香、陈皮、姜黄、香附、甘草	理气、活血、止痛	气滞血瘀所致的胸胁胀满疼痛、痛经	口服，一次6~9g，一日2次	水丸，每瓶装6g，或每袋装6g
麝香保心丸	人工麝香、人参提取物、人工牛黄、肉桂、苏合香、蟾酥、冰片	芳香温通，益气强心	气滞血瘀所致的胸痹，症见心前区疼痛、固定不移，心肌缺血所致的心绞痛、心肌梗死见上述证候者	口服，一次1~2丸，一日3次；或症状发作时服用	水丸，每丸重22.5mg
消栓胶囊	黄芪、当归、赤芍、地龙、川芎、桃仁、红花	补气活血通络	中风气虚血瘀证，症见半身不遂，口舌喎斜，言语謇涩，气短乏力，面色皖白；缺血性中风见上述证候者	口服，一次2粒，一日3次，饭前半小时服用	胶囊剂，每粒装0.2g
通心络胶囊	人参、水蛭、全蝎、赤芍、蝉蜕、土鳖虫、蜈蚣、檀香、降香、乳香（制）、酸枣仁（炒）、冰片	益气活血，通络止痛	心气虚乏，血瘀络阻证所致的冠心病心绞痛，症见胸部憋闷，刺痛、绞痛，固定不移，心悸自汗，气短乏力，舌质紫黯或有瘀斑，脉细涩或结代。亦用于气虚血瘀络阻型中风病，症见半身不遂或偏身麻木，口舌喎斜，言语不利	口服，一次2~4粒，一日3次，4周为一个疗程。对轻度、中度心绞痛患者可一次2粒，一日3次；对较重、重度患者可以一次4粒，一日3次为优，待心绞痛等症状明显减轻或消失，心电图改善后，可改为一次2粒，一日3次	胶囊剂，每粒装0.26g

续表

药名	组成	功用	主治	用法用量	剂型规格
诺迪康胶囊	圣地红景天	益气活血，通脉止痛	气虚血瘀所致胸痹，症见胸闷、刺痛或隐痛，心悸气短、神疲乏力，少气懒言、头晕目眩；冠心病见上述证候者	口服，一次1~2粒，一日3次	胶囊剂，每粒装0.28g
稳心颗粒	党参、黄精、三七、琥珀、甘松	益气养阴，活血化瘀	气阴两虚，心脉瘀阻所致的心悸，症见心悸不宁、气短乏力、胸闷胸痛；室性早搏、房性早搏见上述证候者	开水冲服，一次1袋，一日3次，或遵医嘱	颗粒剂，含蔗糖者每袋装9g，无蔗糖者每袋装5g
参松养心胶囊	人参、麦冬、山茱萸、丹参、酸枣仁（炒）、桑寄生、赤芍、土鳖虫、甘松、黄连、南五味子、龙骨	益气养阴，活血通络，清心安神	治疗冠心病室性早搏属气阴两虚，心络瘀阻证，症见心悸不安、气短乏力、动则加剧、胸部闷痛、失眠多梦、盗汗、神倦懒言	口服，一次2~4粒，一日3次	胶囊剂，每粒装0.4g
益心舒胶囊	人参、麦冬、五味子、黄芪、丹参、川芎、山楂	益气复脉，活血化瘀，养阴生津	气阴两虚，瘀血阻脉所致的胸痹，症见胸痛胸闷、心悸气短、脉结代；冠心病心绞痛见上述证候者	口服，一次3粒，一日3次	胶囊剂，每粒装0.4g

续表

药名	组成	功用	主治	用法用量	剂型规格
人参再造丸	人参,蕲蛇(酒炙),广藿香,檀香,母丁香,玄参,细辛,香附(醋制),地龙,熟地黄,三七,乳香(醋制),青皮,豆蔻,防风,制何首乌,川芎,片姜黄,黄芪,甘草,黄连,茯苓,赤芍,大黄,桑寄生,葛根,麻黄,骨碎补(炒),全蝎,豹骨(制),僵蚕(炒),附子(制),琥珀,龟甲(醋制),粉萆薢,白术(麸炒),沉香,天麻,肉桂,当归,没药(醋制),白芷,血竭,威灵仙,六神曲(麸炒),红花,草豆蔻,羌活,橘红,乌药,朱砂,冰片,牛黄,天竺黄,胆南星,人工麝香,水牛角浓缩粉	益气养血,祛风化痰,活血通络	气虚血瘀、风痰阻络所致的中风,症见口眼喎斜,半身不遂,手足麻木、疼痛,拘挛,言语不清	口服,一次1丸,一日2次	蜜丸,每丸重3g

续表

药名	组成	功用	主治	用法用量	剂型规格
华佗再造丸	川芎、吴茱萸、冰片等	活血化瘀, 化痰通络, 行气止痛	瘀痰阻络之中风恢复期和后遗症, 症见半身不遂, 拘挛麻木, 口眼㖞斜, 言语不清	口服, 一次4~8g, 一日2~3次, 或遵医嘱; 重症一次8~16g	水蜜丸, 每袋装8g
抗栓再造丸	红参、黄芪、胆南星、穿山甲(烫)、牛黄、冰片、水蛭(烫)、大黄、麝香、丹参、三七、地龙、苏合香、全蝎、当归、葛根、穿山龙、乌首乌、牛膝、桃仁、朱砂、蜈蛇、土鳖虫、天麻、红花、细辛、威灵仙、草豆蔻、甘草	活血化瘀, 舒筋通络, 息风镇痉	瘀血阻络、脉络失养所致的中风, 症见手足麻木, 步履艰难, 瘫痪, 口眼㖞斜, 言语不清; 中风恢复及后遗症见上述证候者	口服, 一次3g, 一日3次	水丸, 每袋装3g
马应龙麝香痔疮膏	人工麝香、人工牛黄、珍珠、煅炉甘石粉、硼砂、冰片、琥珀	清热燥湿, 活血消肿, 祛腐生肌	湿热瘀阻所致的各类痔疮、肛裂, 症见大便出血, 或疼痛, 有下坠感; 亦用于肛周湿疹	外用, 涂搽患处	软膏剂, 每支装10g

续表

药名	组成	功用	主治	用法用量	剂型规格
益母草颗粒	益母草	活血调经	血瘀所致的月经不调,产后恶露不净,症见经水量少、淋漓不净,产后出血时间过长;产后子宫复旧不全见上述证候者	口服,一次15g,开水冲化,一日2次	颗粒剂,每袋装15g
云南白药(散、药、胶囊、片)		化瘀止血,活血止痛,解毒消肿	跌打损伤,瘀血肿痛,吐血,咳血,便血,痔血,崩漏下血,疮疡肿毒及软组织挫伤,闭合性骨折,支气管扩张及肺结核咳血,溃疡病出血,以及皮肤感染性疾病	(1)散剂:刀、枪伤,跌打诸伤,无论轻重,出血者用温开水送服;瘀血肿痛及未流血者用酒送服;妇科各病证,用酒送服;但月经过多、红崩,用温水送服。毒疮初起,服0.25g,另取药粉,用酒调匀,敷患处,如已化脓只需内服。其他内出血各病证均可内服。口服,一次0.25~0.5g,一日4次(2~5岁按1/4剂量服用,5~12岁按1/2剂量服用)。凡遇较重的跌打损伤可先服保险子1粒,轻伤及其他病证不必服。 (2)胶囊剂:刀、枪伤,跌打诸伤,无论轻重,出血者用温开水送服;瘀血肿痛及未流血者用	(1)散剂,每瓶装4g,保险子1粒。 (2)胶囊剂,每粒装0.25g,每板16粒,保险子1粒。 (3)片剂:每素片重0.35g

续表

药名	组成	功用	主治	用法用量	剂型规格
				酒送服;妇科各病证,用酒送服;但月经过多、红崩,用温水送服。用毒祛初起,服1粒,另取药粉,用酒调匀,敷患处,如已化脓只需内服。其他内出血各病证均可内服。口服。一次1~2粒,一日4次(2~5岁按1/4剂量服用;6~12岁按1/2剂量服用)。凡遇较重的跌打损伤可先服保险子1粒,轻伤及其他病证不必服。(3)片剂:刀、枪伤,跌打诸伤,无论轻重,出血者用温开水送服;瘀血肿痛及未流血者用酒送服;妇科各病证,用酒送服;但月经过多、红崩,用温水送服。毒祛初起,服1片,另取数片碾细用酒调匀,敷患处,如已化脓,只需内服。其他内出血各病证均可内服。口服。一次1~2片,一日4次(2~5岁按1/4剂量服用,6~12岁按1/2剂量服用)	

第十三章　化痰止咳平喘药

【含义】凡具**祛痰或消痰作用**的药物,称为化痰药;以**制止或减轻咳嗽和喘息**为主要功效,常用以**治疗咳嗽气喘**的药物,称止咳平喘药。

【分类】化痰药分为温化寒痰药和清化热痰药两类,止咳平喘药无细分分类。

【药性功效】本类药**或辛或苦,或温或寒**,多入肺经,辛开宣散,苦燥降泄,温化寒清,主能宣降肺气、化痰止咳、降气平喘。

分类	性味	功能
化痰药	性味多苦、辛	苦可泄、燥,辛能散、行。性温而燥者,可**温化寒痰,燥化湿痰**;性偏寒凉者,能**清化热痰**;兼味甘质润者,能**润燥化痰**;兼味咸者,可**化痰软坚散结**。部分化痰药还兼有**止咳平喘、散结消肿**功效
止咳平喘药	药性有寒、热之分,苦味居多,亦兼辛、甘之味	具有**降气、宣肺、润肺、泻肺、化痰、敛肺**等作用

【适用范围】本类药主要适用于外感或内伤所致的咳嗽、气喘、痰多,或痰饮喘息,或因痰所致的瘰疬瘿瘤、阴疽流注、癫痫惊厥等。

第一节　化痰药

【主要药物口诀】

> 化痰南星与半夏,芥子桔梗旋覆花。
> 竹茹竹沥同瓜蒌,川贝浙贝礞石下。
> 昆布海藻白附子,白前前胡天竺黄。

半夏

【性味功效口诀】

五月半夏此药成,燥湿化痰首要功。

降逆止呕散结痞,解毒和胃炮后用。

【功能主治与临床应用】

功效	主治	临床应用	配伍
燥湿化痰	湿痰寒痰,咳喘痰多,痰饮眩悸,风痰眩晕,痰厥头痛	燥湿化痰、温化寒痰之要药,尤善治脏腑之湿痰	治痰湿阻肺之咳嗽声重,痰白质稀者,常与**陈皮、茯苓**同用,以增强燥湿化痰之功,如二陈汤;治寒饮咳喘,痰多清稀,夹有泡沫,形寒背冷,常与温肺化饮之**细辛、干姜**等同用,如小青龙汤;治痰饮眩悸,风痰眩晕,甚则呕吐痰涎,痰厥头痛,可配伍**天麻、白术**以化痰息风,健脾除湿,如半夏白术天麻汤
降逆止呕	胃气上逆,恶心呕吐	主治寒饮呕吐,但可用于多种呕吐,为治呕吐要药	常与**生姜**同用;若配伍性寒清胃之**黄连**,亦可治胃热呕吐;配**石斛、麦冬**,可治胃阴虚呕吐;配伍**人参、白蜜**,用治胃气虚呕吐
消痞散结	胸脘痞闷,梅核气,瘰疬痰核,痈疽肿毒	用于痰郁气结之梅核气、胸脘痞闷,痰火郁结之瘿瘤痰核、痈疽肿毒	常配伍**干姜、黄连、黄芩**等,治寒热互结所致心下痞满者;配伍**瓜蒌、黄连**,可治痰热结胸;配伍**紫苏子、厚朴、茯苓**等,治气滞痰凝之梅核气

【药性】辛,温。有毒。归脾、胃、肺经。

【用法用量】

1. 内服,3~9g。

2. 外用适量,磨汁涂或研末以酒调敷患处。

【使用注意】

1. 生品毒性大,内服宜慎。

2. 本品性温燥,阴虚燥咳、血证、热痰、燥痰应慎用。

3. 不宜与川乌、制川乌、草乌、制草乌、附子同用。

二陈汤

见"橘红"项下。

【临床常用中成药】

二陈丸

燥湿化痰、理气和胃。治疗咳嗽痰多、色白易咯、胸脘胀闷、恶心呕吐、肢体困倦、头眩心悸、舌苔白滑或腻脉弦缓,以及慢性支气管炎见上述证候者。

二陈丸 口服,水丸,一次 9~15g,一日 2 次。浓缩丸:一次 12~16 丸,一日 3 次。

【选方要点】本证乃因脾失健运,湿聚成痰所致。湿痰犯于肺,肺失宣降,则咳嗽痰多、色白易咯;痰阻胸膈,气机不畅,则胸膈痞闷;痰阻中焦,胃失和降,则恶心呕吐;湿性重滞,故肢体困重;湿痰凝聚,阻遏清阳,则头目眩晕;痰浊凌心,则为心悸;舌苔白滑或腻,脉滑,亦为湿痰之象。治宜燥湿化痰,理气和中。

【使用注意】本方为治疗湿证之基础方。以咳嗽,呕恶,痰多色白易咯,舌苔白腻,脉滑为辨证要点。若阴虚燥咳,痰中带血者,不宜应用本方。

∽ 天南星 ∽

【性味功效口诀】

南星其毒若半夏,燥湿化痰亦类它。

祛风止痉癫眩用,散血消肿痈疽家。

胆星制后寒凉性,清化热痰定惊发。

【功能主治与临床应用】

功效	主治	临床应用	配伍
燥湿化痰	顽痰咳喘,胸膈胀闷	有较强的燥湿化痰之功,善治**顽痰阻肺,咳嗽痰多**	治寒痰、湿痰阻肺,咳喘痰多,色白清稀,胸膈胀闷,苔腻,常与**半夏**相须为用,并配伍**枳实、橘红**等,如导痰汤;若属痰热咳嗽,咯痰黄稠,则与**黄芩、瓜蒌**等清热化痰药同用
祛风止痉	风痰眩晕,中风痰壅,口眼㖞斜,半身不遂,癫痫、惊风,破伤风	善祛经络风痰,又能祛风止痉,用于**风痰诸证及破伤风**	治风痰眩晕,配伍**半夏、天麻**等;治风痰留滞经络,半身不遂,手足顽麻,口眼㖞斜等,则配伍**半夏、川乌、白附子**等;治破伤风,角弓反张,痰涎壅盛者,则配伍**白附子、天麻、防风**等;治癫痫,可与**半夏、全蝎、僵蚕**等同用
散结消肿	痈肿,瘰疬痰核,蛇虫咬伤	生天南星外用能消肿散结止痛。治**痈疽肿痛,未成脓者,可促其消散,已成脓者可促其速溃**	热毒重者,须与清热解毒之**天花粉、大黄、黄柏**同用;阴疽肿硬难溃,可与**草乌、半夏、狼毒**等同用,以温阳散寒,化痰消肿;治痰核,可研末醋调敷,或与**半夏、川乌、浙贝母**等同用;治蛇咬伤,可配伍雄黄外敷

【**药性**】苦、辛,温。有毒。归肺、肝、脾经。

【**用法用量**】

1. 内服,3~9g,多制用;生南星内服多入丸、散剂,一次 0.3~1.2g。

2. 外用适量,研末以醋或酒调敷患处。

【使用注意】本品性质燥散,易伤阴液,故阴虚燥咳者及孕妇均忌用。

清气化痰丸

【方药组成口诀】

清气化痰星夏橘,杏仁枳实瓜蒌实。

苓苓姜汁为糊丸,气顺火消痰热疗。

【组成】陈皮_{去白,一两} 苦杏仁_{去皮尖,一两} 枳实_{麸炒,一两} 黄芩_{酒炒,一两} 瓜蒌子_{去油,一两} 茯苓_{一两} 胆南星_{一两半} 制半夏_{一两半}

【方解】

君	胆南星	味苦性凉,功善清热豁痰		苦寒与辛燥合法,清化佐以行降,气顺火清痰消
臣	瓜蒌子	甘寒质润而性滑,长于清热化痰	二者合用,助君药以增强清肺热、化痰结之力	
	黄芩	苦寒,功善清泻肺火		
	制半夏	辛温化痰	与苦寒之黄芩相配,避其性温助热之弊,而独取化痰散结,降逆止呕之功	
佐	苦杏仁	降利肺气以宣上		
	陈皮	理气化痰以畅中		
	枳实	破气化痰以宽胸		
	茯苓	健脾渗湿以杜生痰之源		
佐使	姜汁	既可制半夏之毒,又增强祛痰降逆之力		

【功能主治】清热化痰,理气止咳。用于痰热咳嗽。咳嗽,痰稠色黄,咯之不爽,胸膈痞闷,甚则气急呕恶,舌质红,苔黄腻,脉滑数。

【临床常用中成药】

清气化痰丸

清气化痰。用于风肺热咳嗽、痰多黄稠、胸脘满闷。

清气化痰丸　浓缩丸，口服，一次 6~9g，一日 2 次。

【选方要点】治疗因痰阻气滞，气郁化火，痰热互结所致证型。痰热壅肺，肺失宣降，故见咳嗽、痰稠色黄、咯之不爽；痰热内结，气机阻滞，则胸膈痞闷，甚则气逆于上，发为气急呕恶；舌质红，苔黄腻，脉滑数，皆为痰热之象。痰热之治，汪昂云："气有余则为火，液有余则为痰，故治痰者必降其火，治火者必顺其气也。"治当清热化痰，理气止咳。

✧✧ 芥子 ✧✧

【性味功效口诀】

药食两用白芥子，温肺利气化痰湿。

结邪可散消肿结，通络止痛辛散之。

【功能主治与临床应用】

功效	主治	临床应用	配伍
温肺豁痰，利气	寒痰咳喘，悬饮胸胁胀痛	能温肺寒，利气机，豁痰涎，逐水饮	治寒痰壅肺，气逆咳喘，痰多清稀，胸闷者，常与**紫苏子**、**莱菔子**同用，如三子养亲汤；若痰饮停滞胸膈成胸胁积水，咳喘胸满胁痛者，可配伍**甘遂**、**大戟**等以豁痰逐饮，如控涎丹；治疗冷哮日久，可与**细辛**、**甘遂**、**麝香**等研末，于夏令外敷肺俞等穴，或以白芥子注射液在肺俞、膻中、定喘等穴位行穴位注射

续表

功效	主治	临床应用	配伍
散结,通络止痛	痰滞经络,关节麻木疼痛,痰湿流注,阴疽肿毒	善散"皮里膜外之痰"又能消肿散结止痛	治痰湿阻滞经络之肢体麻木或关节肿痛,可配伍**马钱子、没药、肉桂**等,亦可单用研末,醋调敷患处;治痰湿流注,阴疽肿毒,常配伍**鹿角胶、肉桂、熟地黄**等,以温阳化滞,消痰散结,如阳和汤

【药性】辛,温。归肺经。

【用法用量】

1. 煎服,3~9g;用炒制品并研粉入药效果更好。

2. 外用适量,用散剂或膏剂外敷。

【使用注意】本品辛温走散,耗气伤阴。久咳肺虚及阴虚火旺者忌用;消化性溃疡、出血及皮肤过敏者忌用。用量不宜过大,以免引起腹泻。不宜久煎。

控涎丹

【方药组成口诀】

控涎丹用遂戟芥,攻涤痰涎力不差。

【组成】甘遂_{去心}　紫大戟_{去皮}　白芥子_{真者,各等分}（原方用量无记载）

【方解】

君	白芥子	荡涤皮里膜外之水饮、痰毒、恶血	
臣	紫大戟	荡涤脏腑曲道之水饮痰毒、恶血	峻逐痰饮水湿,兼入血分,消癥化瘀
	甘遂	破癥坚积聚,利水谷道	

【功能主治】祛痰逐饮。主治痰涎伏在胸膈上下,忽然胸背、手脚、颈项、腰胯隐痛不可忍,连筋骨,牵引钓痛,走易不定,或令头痛不

可举,或神志昏倦多睡,或饮食无味,痰唾稠黏,夜间喉中痰鸣,多流涎唾,手脚重,腿冷痹。

【临床常用中成药】

控涎丸

涤痰逐饮。用于痰涎水饮停于胸膈,胸胁隐痛,咳喘痛甚,痰不易出,瘰疬,痰核。

控涎丸　糊丸,用温开水或枣汤、米汤送服,一次 1~3g,一日 1~2 次。

【选方要点】控涎丹即十枣汤去芫花、大枣,加白芥子,改为丸剂,其逐水之力较十枣汤略缓,又增祛痰之力,尤能祛皮里膜外之痰,故主治多种伏痰之证。

～ 桔梗 ～

【性味功效口诀】

桔梗一味百药舟,上行归经入肺投。

金气能宣痰能祛,利咽消痛是王侯。

【功能主治与临床应用】

功效	主治	临床应用	配伍
宣肺,祛痰	咳嗽痰多,咯痰不爽,胸闷不畅	开宣肺气,有较好的祛痰作用,为肺经气分病之要药,治咳嗽痰多,咯痰不爽,无论寒热皆可应用	属风寒者,常配伍紫苏叶、苦杏仁等;属风热者,常配伍桑叶、菊花、苦杏仁等;肺中有寒,痰多质稀者,可配伍半夏、干姜、款冬花等温肺化痰药;肺热痰黄质稠者,则须与清化热痰之瓜蒌、浙贝母等同用

续表

功效	主治	临床应用	配伍
利咽，排脓	治咽痛音哑、肺痈等	宣肺泄邪以利咽开音疗哑，性散上行，能利肺气以排壅肺之脓痰	咽痛失音者，常与**甘草**同用，如桔梗汤；治咽喉肿痛，热毒壅盛者，可配**射干、马勃、板蓝根**等以清热解毒利咽；治肺痈咳嗽胸痛，咯痰腥臭者，常配伍**甘草**，如桔梗汤；临床可再配**鱼腥草、冬瓜仁、芦根**等以加强清肺消痈排脓之效

【**药性**】苦、辛，平。归肺经。

【**用法用量**】煎服，3~10g。

【**使用注意**】

1. 阴虚久咳及咳血者不宜服用。

2. 因质轻升浮，凡气机上逆之呕吐、呛咳眩晕不宜用。

3. 用量过大宜致恶心呕吐。

人参败毒散

【**方药组成口诀**】

人参败毒茯苓草，枳桔柴前羌独芎。

薄荷少许姜三片，时行感冒有奇功。

【**组成**】柴胡_{去苗，三十两} 甘草_{三十两} 桔梗_{三十两} 人参_{去芦，三十两} 川芎_{三十两} 茯苓_{去皮，三十两} 枳壳_{去瓤，麸炒，三十两} 前胡_{去苗，洗，三十两} 羌活_{去苗，三十两} 独活_{去苗，三十两}

【方解】

君/臣	药	功用	配伍	总括
君	羌活	发散风寒,除湿止痛,长于祛上部风寒湿邪	二药合用,为通治一身风寒湿邪的常用组合	主辛温以解表,辅宣肃以止咳,佐益气以祛邪
	独活	发散风寒,除湿止痛,长于祛下部风寒湿邪		
臣	川芎	行气活血,并能祛风	二药既可助君药解表逐邪,又可行气活血加强宣痹止痛之力	
	柴胡	解肌透邪,且能行气		
佐	桔梗	宣肺利膈	与桔梗相配,一升一降,是畅通气机、宽胸利膈的常用组合	
	枳壳	苦温,理气宽中		
	前胡	化痰以止咳		
	茯苓	渗湿以消痰		
	人参	益气以扶其正,一则助正气以鼓邪外出,并寓防邪复入之义;二则令全方散中有补,不致耗伤真元		
佐使	生姜	二药为引,以助解表之力		
	薄荷			
	甘草	调和药性,兼以益气和中		

【功能主治】破血通经,散瘀止痛。主治血滞经闭,产后瘀阻腹痛,折跌损伤,以及创伤出血等症。

【临证加减】若饮酒患伤风,头疼身疼,如火热,骨痛无比,不吃饭,则用人参败毒散加干葛。

【临床常用中成药】

人参败毒胶囊

益气解表,散寒祛湿。用于气虚外感风寒湿邪所致恶寒,发热,无汗,口不渴,头痛,肢体酸痛沉重,乏力,咳嗽,鼻塞流清涕。

人参败毒胶囊　胶囊剂,口服,一次3粒,一日3次。

【选方要点】治疗证系正气素虚,又感风寒湿邪。风寒湿邪袭于肌表,卫阳被遏,正邪交争,故见憎寒壮热、无汗;客于肢体、骨节、经络,气血运行不畅,故头项强痛、肢体酸痛;风寒犯肺,肺气郁而不宣,津液聚而不布,故咳嗽有痰、鼻塞声重、胸膈痞闷;舌苔白腻,脉浮按之无力,正是虚人外感风寒兼湿之证。治当散寒祛湿,益气解表。

【使用注意】方中药物多为辛温香燥之品,外感风热及阴虚外感者,均忌用。

❧ 旋覆花 ❧

【性味功效口诀】

百花丛中一不同,独能降气旋覆名。

消痰行水亦有力,降逆能止呕逆声。

【功能主治与临床应用】

功效	主治	临床应用	配伍
消痰行水	风寒咳嗽,痰饮蓄结,胸膈痞闷,喘咳痰多	能软坚,既降肺气、消痰涎而平喘咳,又消痰行水而除痞满。**痰浊阻肺,肺气不降,咳喘痰黏,胸闷不舒**者,不论寒热皆可配伍应用	治外感风寒,痰湿内蕴,咳嗽痰多,常与**麻黄、半夏**等同用;若与**瓜蒌、黄芩、贝母**等清热化痰之品同用,可用于治疗痰热咳喘;治顽痰胶结,难以咯出,胸中满闷者,可配伍**海浮石、海蛤壳**等清肺化痰之品

续表

功效	主治	临床应用	配伍
降气止呕	呕吐噫气,心下痞硬	善降胃气止呕哕,为治胃气上逆之要药,治噫气、呕吐	治痰浊中阻,胃气上逆而噫气,呕吐,胃脘痞硬者,常与**赭石**、**半夏**、**生姜**等同用,如旋覆代赭汤;若胃热呕逆者,则须与**黄连**、**竹茹**等清胃止呕药同用

【**药性**】苦、辛、咸,微温。归肺、脾、胃、大肠经。

【**用法用量**】煎服,3~9g;宜布包煎。

【**使用注意**】阴虚劳嗽、津伤燥咳者慎用。

旋覆代赭汤

【**方药组成口诀**】

旋覆代赭用人参,半夏姜甘大枣临。

重以镇逆咸软痞,痞鞕噫气力能禁。

【**组成**】旋覆花三两　人参二两　生姜五两　赭石一两　甘草炙,三两　半夏洗,半升　大枣擘,十二枚

【**方解**】

君	旋覆花	下气消痰,降逆止噫	沉降相须,消补相伍,下气而无伤正之虞
臣	赭石	降逆下气,长于镇摄肺胃之逆气,助旋覆花降逆化痰而止呕噫	
佐	生姜	用量独重,一为和胃降逆增其止呕之效,二为宣散水气以助祛痰之功	
	半夏	辛温祛痰散结,与生姜合为小半夏汤,增强降逆和胃之力	
	人参	甘温益气,健脾养胃,补中以疗胃虚,且可防金石之品伤胃	
	大枣		
佐使	甘草	调和药性	

【功能主治】降逆化痰,益气和胃。用于胃气虚弱,痰浊内阻证,症见心下痞鞕,噫气不除,或反胃呕逆,吐涎沫,舌苔白腻,脉缓或滑。

【临证加减】若胃气不虚者,可去人参、大枣,加重赭石用量,以增重镇降逆之效;痰多者,可加茯苓、陈皮助化痰和胃之力。

【选方要点】本方原治伤寒经汗、吐、下后,邪虽去而胃气已伤,伏饮内动,胃失和降,阻于中焦,气机不畅,而心下痞鞕;胃气不得和降反而上逆,故噫气频作或反胃呕吐、吐涎沫;舌淡、苔白滑、脉弦而虚为中气虚弱,痰浊内阻之证。胃虚宜补,痰浊宜化,气逆宜降。治当降逆化痰,益气和胃。

【使用注意】原方赭石用量较轻,恐其苦寒质重伐胃;生姜用量宜重,取其和胃降逆、止呕止噫之功;若胃气不虚者,可去人参、大枣,且加重赭石用量,增其重镇降逆之功。

∽ 瓜蒌 ∽

【性味功效口诀】

金色瓜蒌经霜成,清化热痰蒌皮功。

宽胸散结消痈肿,润肠通便子最能。

【功能主治与临床应用】

功效	主治	临床应用	配伍
清热涤痰	肺热咳嗽,痰浊黄稠	既清化热痰,又润化燥痰,用于**痰热咳嗽、痰稠难咯及肺燥干咳痰少**	善清肺热,润肺燥而化热痰、燥痰。可配伍**黄芩、胆南星、枳实**等
宽胸散结	胸痹心痛,结胸痞满	**利气开郁,导浊下行而奏宽胸散结之功**,为治**胸痹**要药,亦善治结胸	治痰热结胸,胸膈痞满,按之则痛者,可配伍**黄连、半夏**
消散痈肿	肺痈,肠痈,乳痈	**性寒能清热散结消肿**,常配伍清热解毒药以治内外痈	治肠痈腹痛,可配伍**败酱草、红藤**等;治乳痈初起,红肿热痛,配伍**蒲公英、天花粉、乳香**等

续表

功效	主治	临床应用	配伍
润燥滑肠	肠燥便秘	瓜蒌子富含油脂,能润肠通便,用于**肠燥便秘**	适用于津液不足,肠燥便秘,常与**火麻仁、郁李仁、地黄**等同用

【**药性**】甘,微苦,寒。归肺、胃、大肠经。

【**用法用量**】煎服,全瓜蒌 9~15g;瓜蒌皮 6~10g;瓜蒌子 9~15g。

【**使用注意**】

1. 寒饮及脾虚便溏者忌用。

2. 不宜与川乌、制川乌、草乌、制草乌、附子同用。

瓜蒌薤白半夏汤

【**方药组成口诀**】

瓜蒌薤白白酒汤,胸痹胸闷痛难当。

咳息短气时咳唾,难卧再加半夏良。

【**组成**】瓜蒌捣,1 枚　薤白三两　半夏半升　白酒一斗(适量)

【**方解**】

君	薤白	滑利通阳		
臣	瓜蒌	润下通阻	半夏燥湿化痰,降逆散结;配伍瓜蒌、薤白豁痰通阳,理气宽胸	用于胸痹痰浊壅盛,病情较重者
佐	白酒	熟谷之气,上行药性,助其通经活络而痹自开,而结中焦而为心痛彻背者		
	半夏	和胃而通阴阳		

【**功能主治**】通阳散结,祛痰宽胸。主治胸痹,症见胸中满痛彻背,背痛彻胸,不能安卧者。

【**选方要点**】胸背彻痛、喘息咳唾、短气。

【**使用注意**】忌羊肉、糖。

川贝母

【性味功效口诀】

清化热痰川贝母,润肺能止咳逆苦。

散结消肿化痰郁,青松炉贝分清楚。

【功能主治与临床应用】

功效	主治	临床应用	配伍
清热化痰,润肺止咳	肺热燥咳,干咳少痰,阴虚劳嗽,痰中带血	清肺化痰止咳,用于**肺热及外感咳嗽有痰**;润肺止咳,宜用于**肺热燥咳及虚劳咳嗽**,为润肺止咳要药;尤宜于**内伤久咳,燥痰、热痰之证**	治肺阴虚劳嗽,久咳有痰者,常配伍**沙参、麦冬**等;治肺热、肺燥咳嗽,常配伍**知母**
散结消肿	瘰疬,疮毒,乳痈,肺痈	清热化痰、散结消痈	治痰火郁结之瘰疬,常配伍**玄参、牡蛎**等,如消瘰丸;治热毒塞结之疮疡、乳痈,常配伍**蒲公英、天花粉、连翘**等以清热解毒,消肿散结;治肺痈咯吐脓血,胸闷咳嗽,可与**桔梗、紫菀**等同用,共奏清肺化痰消痈之功

【**药性**】苦、甘,微寒。归肺、心经。

【**用法用量**】煎服,3~10g;研末冲服 1 次 1~2g。

【**使用注意**】

1. 属寒湿痰嗽者,不宜用。

2. 不宜与川乌、制川乌、草乌、制草乌、附子同用。

二母宁嗽汤

【方药组成口诀】

二母宁嗽栀蒌芩，石膏桑皮与茯苓。
枳味陈皮蜜甘草，清肺润燥黄痰消。

【组成】知母去毛，一钱半　川贝母去心，一钱半　黄芩一钱二分　栀子炒，一钱二分　石膏二钱　桑白皮蜜炙，一钱　茯苓一钱　瓜蒌子炒，一钱　陈皮一钱　枳实麸炒，七分　五味子蒸，十粒　甘草炙，三分

【方解】

<table>
<tr><td rowspan="2">君</td><td>知母</td><td>清热泻火、滋阴润燥</td><td rowspan="2">二母配伍，相得益彰，善清肺润燥、化痰止咳，故共为君药</td><td rowspan="12">全方配伍，甘润寒清，共奏清肺润燥、化痰止咳之功，故善治燥热蕴肺所致的咳嗽，症见痰黄而黏且不易咳出、胸闷气促、久咳不止、声哑喉痛</td></tr>
<tr><td>川贝母</td><td>清热润肺、化痰止咳</td></tr>
<tr><td rowspan="5">臣</td><td>石膏</td><td>清泄肺热</td><td rowspan="5">五药合用，既助君药清肺润燥、化痰止咳，又清利二便，以利于肺热的清除，故共为臣药</td></tr>
<tr><td>黄芩</td><td>清泄肺热</td></tr>
<tr><td>栀子</td><td>清泄肺热、利小便</td></tr>
<tr><td>桑白皮</td><td>泻肺热而平喘</td></tr>
<tr><td>瓜蒌子</td><td>清热化痰、润燥滑肠</td></tr>
<tr><td rowspan="4">佐</td><td>陈皮</td><td>理气宽中、燥湿化痰</td><td rowspan="4">四药合用，散中有敛，既理气健脾化痰，又滋肾敛肺止咳，故共为佐药</td></tr>
<tr><td>枳实</td><td>破气化痰除痞</td></tr>
<tr><td>茯苓</td><td>健脾渗湿</td></tr>
<tr><td>五味子</td><td>滋肾敛肺止咳</td></tr>
<tr><td>使</td><td>甘草</td><td>润肺止咳、调和诸药</td><td>既润肺止咳，又调和诸药，故为使药</td></tr>
</table>

【功能主治】清肺润燥，化痰止咳。主治燥热蕴肺所致的咳嗽，症见痰黄而黏且不易咳出、胸闷气促、久咳不止、声哑喉痛。

【临床常用中成药】

二母宁嗽丸

清肺润燥,化痰止咳。主治燥热蕴肺所致的咳嗽,症见痰黄而黏且不易咳出、胸闷气促、久咳不止、声哑喉痛。

二母宁嗽丸 大蜜丸,一次 1 丸;水蜜丸,一次 6g,一日 2 次。口服。

【选方要点】临床应用以喉间起白膜或白色斑点如腐,咽喉肿痛,鼻干唇燥,脉数为辨证要点。

【使用注意】风寒咳嗽者慎用。服药期间,忌食辛辣以及牛肉、羊肉、鱼等食物。

～ 浙贝母 ～

【性味功效口诀】

浙贝药属浙八味,清热化痰能肃肺。

散结消肿由痰火,瘿瘤瘰疬此物贵。

【功能主治与临床应用】

功效	主治	临床应用	配伍
清热化痰	痰热咳嗽、肺热咳嗽	功似川贝母而**长于清泄热邪**,多用于**痰热及风热咳嗽有痰**	多用治风热咳嗽及痰热郁肺之咳嗽,前者常与桑叶、牛蒡子等同用,后者多配伍瓜蒌、知母等
散结消肿	痰火郁结之瘰疬、痰核、瘿瘤	**散结消肿**之功较川贝母强	治痰火瘰疬结核,配伍玄参、牡蛎等

【药性】苦,寒。归肺、心经。

【用法用量】煎服,3~10g;研末冲服 1~2g。

【使用注意】

1. 属寒湿痰嗽者,不宜用。

2. 不宜与川乌、制川乌、草乌、制草乌、附子同用。

贝母瓜蒌散

【方药组成口诀】

贝母瓜蒌天花粉,橘红茯苓加桔梗。

肺燥有痰咳难出,润肺化痰此方珍。

【组成】贝母一钱五分　瓜蒌一钱　天花粉八分　茯苓八分　橘红八分

桔梗八分

【方解】

君	贝母	清热化痰,润肺止咳	与贝母相须为用,增强清润化痰止咳之力	诸药相伍,甘寒而清润,化痰而不伤津,使肺得清润而燥痰自化,宣降有权而咳逆自平
臣	瓜蒌	功善清热涤痰,利气润燥		
	天花粉	佐以天花粉清肺生津,润燥化痰		
佐	橘红	理气化痰,使气顺痰消		
	茯苓	健脾渗湿以祛痰		
佐使	桔梗	宣利肺气,化痰止咳,使肺宣降有权		

【功能主治】润肺清热,理气化痰。主治燥痰咳嗽,症见咳嗽痰少,咯痰不爽,涩而难出,咽喉干燥,苔白而干。

【临证加减】如兼感风邪,咽痒而咳、微恶风者,可加桑叶、甜杏仁、蝉蜕、防风等以宣肺散邪;燥热较甚,咽喉干涩哽痛明显者,可加麦冬、玄参、南沙参等以清燥润肺;咳甚者可加入桑白皮、炙百部、炙枇杷叶等药;声音嘶哑、痰中带血者,可去橘红,加北沙参、百合、仙鹤草等以养阴清肺、化痰止血。

【选方要点】咯痰不爽,咽喉干痛不适,苔白而干。

【使用注意】对于肺肾阴虚,虚火上炎之咳嗽,则非所宜。

竹茹

【性味功效口诀】

竹茹如缕又如麻,清热化痰是良家。

除烦止呕功效胜,痰郁胆腑力不差。

【功能主治与临床应用】

功效	主治	临床应用	配伍
清热化痰	痰热咳嗽、胆火夹痰、惊悸不宁、心烦失眠	善清肺热而化痰,用于治**肺热咳嗽、咳痰黄稠**	治肺热咳嗽,痰黄质稠者,常与**黄芩、桑白皮**等同用,以增强清热化痰功效;治痰火内扰而致胸闷痰多,心烦不寐,或惊悸不宁者,常配伍**枳实、半夏、茯苓**等
除烦止呕	胃热呕吐、妊娠恶阻、胎动不安、中风痰迷、舌强不语等	本品能清胃热而降逆止呕,为治**胃热呕逆**之要药,善清胆经之热,用于**胆火夹痰之烦闷惊悸失眠**;善于清热除烦止呕,用于**胃热呕逆及胎热胎动不安**	治疗胃热呕逆,常配伍**黄连、黄芩、生姜**等;妊娠期内,饮邪上逆而致呕吐不食者,可与**茯苓、陈皮、生姜**等合用;治怀胎蕴热,恶阻呕逆,胎动不安,可**与黄芩、芝麻根、枇杷叶**等同用;治疗中风痰迷,舌强不语,可与**生姜汁、胆南星、牛黄**等配伍

【药性】甘,微寒。归肺、胃、心、胆经。

【用法用量】

1. 煎服,5~10g。

2. 生用偏于清化热痰,姜汁炙用偏于和胃止呕。

温胆汤及安神温胆丸

见"陈皮"项下。

白附子

【性味功效口诀】

白附子能燥湿痰,息风止痉可纠偏。

解毒散结亦有效,此药亦毒记须全。

【功能主治与临床应用】

功效	主治	临床应用	配伍
燥湿化痰,祛风定惊	中风痰壅,口眼㖞斜,语言謇涩,惊风癫痫,破伤风	善于**燥湿化痰,祛风定惊搐而解痉**,是治疗**风痰证**的常用药	治中风痰壅,口眼㖞斜,语言謇涩,常与**全蝎、僵蚕**等同用;治风痰壅盛之惊风、癫痫,常配伍**半夏、天南星**;治破伤风,可与**防风、天麻、天南星**等同用
止痛	痰厥头痛,偏正头痛	辛散温通,性锐上行,善逐头面风痰,又**具有较强的止痛作用**,常用治肝风夹痰上扰**头痛、眩晕,偏正头痛**等头面部诸疾	治痰厥头痛、眩晕,常配伍**半夏、天南星**;治偏头痛,可与**白芷**配伍
解毒散结	瘰疬痰核,毒蛇咬伤	能化痰解毒散结,用于**瘰疬痰核、毒蛇咬伤**	治瘰疬痰核,可**鲜品捣烂外敷**;治蛇咬伤,可**磨汁内服并外敷**,亦可与其他**清热解毒药**同用

【药性】辛,温。有毒。归胃、肝经。

【用法用量】

1. 煎服,3~6g,一般宜炮制后用。

2. 外用生品适量捣烂,熬膏或研末以酒调敷患处。

【使用注意】

1. 生品毒性大,内服宜慎。

2. 阴血亏虚或热盛动风者不宜使用。

3. 孕妇慎用。

牵正散

【方药组成口诀】

> 牵正散是《杨家方》,全蝎僵蚕白附襄。
>
> 服用少量热酒下,口眼㖞斜疗效彰。

【组成】白附子　白僵蚕　全蝎去毒,并生用,各等分

【方解】

君	白附子	入阳明走头面,祛风化痰,尤善治头面之风		本方为治风痰阻于头面经络之常用方
臣佐使	白僵蚕	祛风止痉,并能化痰	热酒调服,可宣通血脉,并能引药入络,直达病所,可为佐使	
	全蝎	祛风止痉,长于通络		

【功能主治】祛风化痰,通络止痉。主治风痰阻于头面经络所致口眼㖞斜。

【临床常用中成药】

复方牵正膏

祛风活血、舒筋活络。用于风邪中络,口眼㖞斜,肌肉麻木,筋骨疼痛。

复方牵正膏　贴膏剂,外用,贴敷于患侧相关穴位。贴敷前,将相关穴位处用温水洗净或酒精消毒。

【选方要点】口眼㖞斜,或面肌抽动,舌淡苔白。

【使用注意】方中白附子和全蝎有一定毒性,应慎酌用量,不宜久服。

竹沥

【性味功效口诀】

> 竹沥一药味苦滑,清热滑痰效力佳。
>
> 癫狂惊痫痰作祟,定惊利窍效堪夸。

【功能主治与临床应用】

功效	主治	临床应用	配伍
清热豁痰	痰热咳喘	性寒滑利,**祛痰力强**。治**痰热咳喘,痰难咯,顽痰胶结者最为适宜**	用治肺热痰壅,咳逆胸闷,咯痰黄稠者,单用**鲜竹沥**,或配伍**半夏**、**黄芩**等化痰、清热之品
定惊利窍	中风痰迷、惊痫、癫狂	善于**涤痰泄热而开窍定惊**	治小儿惊风,常配伍**胆南星**、**牛黄**等;用治痰火内盛,阳亢化风之癫痫抽搐,常与**胆南星**、**黄连**等同用,以增强清热化痰,定惊止痉作用

【药性】甘,寒。归心、肺、肝经。

【用法用量】30~50ml;冲服。

【使用注意】本品性寒滑利,寒痰及便溏者忌用。

白前

【性味功效口诀】

> 白前苦降胜辛散,微温不燥入肺经。
>
> 肺家至药降肺气,新久咳嗽化寒痰。

【功能主治与临床应用】

功效	主治	临床应用	配伍
降气祛痰止咳	肺气壅实，咳嗽痰多，胸满喘急	功善**降气祛痰而止咳**，为**肺家要药**。无论属寒属热，外感内伤，新嗽久咳均可用之，尤以**痰湿或寒痰阻肺，肺气失降**者为宜	治外感风寒咳嗽，咯痰不爽者，配伍**荆芥**、**桔梗**、**百部**等解表宣肺止咳之品，如止嗽散；若咳喘浮肿，喉中痰鸣，不能平卧，则配伍**紫菀**、**半夏**、**大戟**等以逐饮平喘；若与清泻肺热之**桑白皮**、**葶苈子**等同用，可治肺热咳喘；若与益气润肺之**黄芪**、**北沙参**等配伍，又可治疗久咳肺气阴两虚者

【药性】辛、苦，微温。归肺经。

【用法用量】煎服，3~10g。

【使用注意】本品生用对胃黏膜有刺激性，消化性溃疡或出血者慎用。

止嗽散及宣肺止嗽合剂

见"荆芥"项下。

∽ 前胡 ∽

【性味功效口诀】

前胡辛散入肺经，疏风清热肺气宣。

苦泄微寒化痰热，肺气肃降咳喘安。

【功能主治与临床应用】

功效	主治	临床应用	配伍
降气化痰	痰热咳喘，咯痰黄稠	宜于**痰热壅肺，肺失宣降之咳喘胸满**	常配伍**苦杏仁、桑白皮、浙贝母**等；因本品寒性不著，若配伍**白前、半夏**等温化寒痰药，亦可用于寒痰、湿痰证
散风清热	风热咳嗽痰多	疏散风热，宣肺化痰止咳	治外感风热，身热头痛，咳嗽痰多，常与**桑叶、牛蒡子、桔梗**等同用；若与辛温发散、宣肺之品如**荆芥、紫苏叶**等同用，也可治风寒咳嗽

【药性】苦、辛，微寒。归肺经。

【用法用量】煎服，3~10g。

【使用注意】本品苦泄辛散微寒，故阴虚咳嗽、寒饮咳喘者慎服。

人参败毒散

见"桔梗"项下。

～ 昆布 ～

【性味功效口诀】

　　　　昆布日常百姓家，众人喜之都食它。

　　　　消痰软坚化瘰疬，脚气浮肿小便利。

【功能主治与临床应用】

功效	主治	临床应用	配伍
消痰软坚散结	瘿瘤、瘰疬、睾丸肿痛	本品咸软寒清,善消痰软坚,用于瘿瘤瘰疬	治瘤初起,或肿或硬,而未破者,常与化痰软坚、理气散结之**海藻、贝母、青皮**等同用;兼肝火旺者,常与清肝、理气、活血之**芦荟、青皮、川芎**等同用;瘿瘤日久,气血虚弱者,常与益气、养血之**人参、当归、熟地黄**等同用;治瘰疬初起,恶寒发热者,常与解表、化痰、散结之**羌活、防风、海藻、连翘**等同用;若瘰疬属肝气郁结,气血不足者,常与补气血、解肝郁之**人参、当归、香附**等同用;瘰疬遍生下颊或至颊车,坚而不溃,热毒偏盛者,常与**玄参、黄连、三棱**等同用。治睾丸肿硬疼痛,因下焦寒湿,气滞血瘀者,可与**橘核、荔枝核、延胡索**等同用
利水消肿	水肿、脚气	本品能利水道而消肿	常与利湿之**防己、大腹皮、车前子**等同用,以增强利水消肿之功

【药性】咸,寒。归肝、胃、肾经。

【用法用量】煎服,6~12g。

橘核丸

见"延胡索"项下。

∽ 海藻 ∽

【性味功效口诀】

消痰软坚羊栖菜,瘿瘤瘰疬最适宜。

海藻常与昆布配,利水消肿甘草畏。

【功能主治与临床应用】

功效	主治	临床应用	配伍
消痰软坚散结	瘿瘤、瘰疬、睾丸肿痛	药性、功用与昆布类似,亦为治**瘰疬瘿瘤**所常用	治痰湿凝滞,气血瘀阻,项下结块,渐大不痛之瘿瘤,常与**昆布**相须为用,亦常配伍行气活血、燥湿化痰之**青皮、当归、半夏**等;痰火郁结之瘰疬结核者,常与**夏枯草、玄参、牡蛎**等配伍,以加强清热化痰散结功效,瘰疬坚而不溃,热毒偏盛者,常与**玄参、黄连、三棱**等同用;寒凝气滞而致睾丸肿胀疼痛者,取本品软坚散结之功,常与**橘核、荔枝核、延胡索**等同用
利水消肿	痰饮水肿	本品苦寒性降,有利水消肿之功,但单用力薄	多与**茯苓、猪苓、泽泻**等利水渗湿药同用

【药性】苦、咸,寒。归肝、胃、肾经。

【用法用量】煎服,6~12g。

【使用注意】不宜与甘草同用。

橘核丸

见"延胡索"项下。

∽ 天竺黄 ∾

【性味功效口诀】

　　天竺黄本竹液成,清热豁痰心经行。

　　热病止痉风不语,息风可定小儿惊。

【功能主治与临床应用】

功效	主治	临床应用	配伍
清热豁痰、凉心定惊	热病神昏谵语、中风不语、小儿惊痫抽搐等症之属于痰热者	长于定惊息风,为儿科痰热惊风之要药	治热病神昏谵语,可配伍牛黄、连翘、淡竹叶卷心等;治中风痰壅、痰热癫痫,常配伍黄连、石菖蒲、郁金等

【药性】甘,寒。归心、肝经。

【用法用量】煎服,3~9g;研末冲服,每次 0.6~1g;或入丸、散。

【使用注意】因擅长于定惊息风,为儿科痰热惊风之要药。

回春丹

【方药组成口诀】

回春丹用附雄黄,冰麝羌防蛇蝎裹。

朱贝竺黄天胆共,犀黄蚕草钩藤良。

【组成】白附子三钱 雄黄三钱 羌活三钱 防风三钱 全蝎三钱 朱砂三钱 天麻三钱 僵蚕三钱 冰片一钱五分 麝香一钱五分 蛇含石八钱 川贝母一两 天竺黄一两 胆南星二两 犀牛黄一钱 甘草一两 钩藤二两

【方解】

	白附子	祛风化痰镇痉	方中纯是祛风、化痰、镇惊息风、清热安神、开窍醒脑之品配合而成,服量虽小,药力颇猛,非重证急病不宜用
君	胆南星	祛风化痰镇痉	
	犀牛黄	开窍豁痰,息风定惊,清热解毒	
	天麻	平肝息风,镇痉化痰	
臣	全蝎	平肝息风,镇痉化痰	
	僵蚕	平肝息风,镇痉化痰	
	钩藤	平肝息风,镇痉化痰	

续表

臣	川贝母	清热化痰
	天竺黄	清热化痰
	雄黄	解毒燥湿祛痰
佐	羌活	散风解痉
	防风	散风解痉
	朱砂	镇惊安神
	蛇含石	镇惊安神
	冰片	清热通窍
	麝香	清热通窍
使	甘草	调和诸药

【功能主治】清热安神,镇惊息风,化痰开窍。主治急慢惊风、抽搐、瘛疭、伤寒邪热、斑疹烦躁、痰喘气急、五痫痰厥等证。

【临床常用中成药】

回春丹

清热定惊,驱风祛痰。用于小儿惊风,感冒发热,呕吐腹泻,咳嗽气喘。

回春丹　水丸,口服,周岁以内小儿一次 1 丸,两岁一次 2 丸,三至四岁一次 3 丸,五岁以上一次 4~6 丸;一日 2 次。

【选方要点】抽搐、伤寒邪热、斑疹烦躁、痰喘气急。

❧ 礞石 ❧

【性味功效口诀】

礞石本分金与青,色青入肝镇惊雄。

坠痰下气除胶固,力猛药峻滚痰能。

【功能主治与临床应用】

功效	主治	临床应用	配伍
坠痰下气	顽痰胶结，咳逆喘急	质重，**功专坠降**，味咸软坚，**善于下气消痰**	以治顽痰、老痰胶结，咳喘痰壅难咯，大便秘结者，常**与沉香、黄芩、大黄**等同用
平肝镇惊	癫、狂、痫	既能攻消痰积，又能平肝镇惊，为治**痰积惊痫**之良药	治热痰壅塞引起的惊风抽搐，以煅礞石为末，用**薄荷汁和白蜜**调服

【**药性**】甘、咸，平。归肺、心、肝经。

【**用法用量**】多入丸、散服，3~6g；煎汤 10~15g，布包先煎。

【**使用注意**】本品重坠性猛，非热内结不化之实证不宜使用；孕妇慎用；脾虚胃弱、小儿慢惊忌用。

礞石滚痰丸

【**方药组成口诀**】

> 滚痰丸用青礞石，大黄黄芩与沉香。
>
> 百病皆因痰作祟，顽痰怪证力能匡。

【**组成**】大黄酒蒸，八两 片黄芩酒洗净，八两 青礞石锤碎，同焰硝一两，投入小砂罐内盖之，铁线缚定，盐泥固济，晒干，火煅红，候冷取出，一两 沉香半两

【**方解**】

君	青礞石	坠痰下气、平肝镇惊。善下气逐痰，能攻逐陈积伏匿之顽痰老痰		全方配伍，苦寒降泄，共奏逐痰降火之功，故善治痰火扰心所致的癫狂惊悸，或喘咳痰稠、大便秘结等
臣	黄芩	苦寒泻火，消除痰火之源。善清上焦之火	两药合用，清上导下，以除痰热之源	
	大黄	苦寒降泻，荡涤实热，以开痰火下行之路		

佐	沉香	降逆下气,加强坠痰之力,兼制礞石碍胃之弊	既降气止痛、调达气机,又防君臣药寒凉太过	

【功能主治】泻火逐痰。主治实热老痰证,症见癫狂昏迷,或惊悸怔忡,或咳喘痰稠,或胸脘痞闷,或眩晕耳鸣,或绕项结核,或口眼蠕动,或不寐,或梦寐奇怪之状,或骨节猝痛难以名状,或噫息烦闷,大便秘结,舌苔黄厚腻,脉滑数有力。

【临床常用中成药】

礞石滚痰丸

逐痰降火。用于痰火扰心所致的癫狂惊悸,或喘咳痰稠、大便秘结。

礞石滚痰丸　丸剂,一次 6~12g,一日 1 次。

【选方要点】本方为治疗实热老痰证之常用方。以癫狂惊悸,大便干燥,苔黄厚腻,脉滑数有力为辨证要点。因本方药力峻猛,体虚之人及孕妇均不可轻用,以免损伤正气。可根据病情之轻重、病势之缓急,以及药后反应而增减药量:急重病,每服 9~12g;慢性病,每服 6~9g,均临卧服。服药后多见腹泻,此乃顽痰浊垢自肠道而下之象。

【使用注意】

1. 孕妇忌服,非痰热实证、体虚及小儿虚寒成惊者慎用。

2. 药性峻猛,易耗损气血,须病除即止,切勿过量久用。

3. 癫狂重症者,需在专业医生指导下配合其他治疗方法。

4. 服药期间,忌食辛辣、油腻食物。

其他常用中成药

药名	组成	功用	主治	用法用量	剂型规格
橘贝半夏颗粒	半夏(制)、枇杷叶、川贝母、苦杏仁霜、远志(制)、桔梗、款冬花(炒)、橘红、前胡、木香	疏风散寒,解表清热	风寒感冒	口服。颗粒剂:一次1袋,开水冲化,一日2次	颗粒剂:含蔗糖者每袋装12g,无蔗糖者每袋装6g,含乳糖者每袋装3g
复方鲜竹沥液	鲜竹沥、鱼腥草、生半夏、生姜、枇杷叶、桔梗、薄荷素油	清热化痰,止咳	痰热咳嗽,痰黄黏稠	口服。一次20ml,一日2~3次	每瓶装10ml或20ml, 或30ml或100ml,或120ml
半夏天麻丸	法半夏、天麻、炙黄芪、人参、苍术(米泔炙)、炒白术、茯苓、陈皮、泽泻、六神曲(麸炒)、炒麦芽、黄柏	健脾祛湿,化痰息风	脾虚湿盛、风痰上扰所致的眩晕、头痛、如蒙如裹、胸脘满闷	口服。一次6g,一日2~3次	每100丸重6g
消瘿丸	昆布、海藻、蛤壳、浙贝母、桔梗、夏枯草、陈皮、槟榔	散结消瘿	痰火郁结所致的瘿瘤初起;单纯型地方性甲状腺肿见上述证候者	口服。一次1丸,一日3次,饭前服用,小儿酌减	每丸重3g

第二节 止咳平喘药

【主要药物口诀】

止咳平喘十一种，杏仁白款马兜铃。

桑葶紫菀枇杷叶，苏子百部胖大海。

❧ 苦杏仁 ❧

【性味功效口诀】

止咳平喘杏子仁，寒热皆宜记要真。

润肠通便效堪用，油润小毒记在心。

【功能主治与临床应用】

功效	主治	临床应用	配伍
降气止咳平喘	咳嗽气喘，胸满痰多	长于降泄上逆之肺气，又兼宣发壅闭之肺气，以降为主，降中兼宣，为治咳喘要药	凡咳嗽喘满，无论新久、寒热，皆可配伍用之。如风寒咳喘，鼻塞胸闷，常与麻黄、甘草同用；若风热咳嗽，发热口干，常与桑叶、菊花、薄荷等同用；若外感凉燥，恶寒、咳嗽痰稀，常与紫苏叶、半夏、桔梗等同用；若邪热壅肺，发热喘咳，常与石膏、麻黄、甘草同用；若燥热咳嗽，干咳无痰或少痰，病情较轻，常与桑叶、浙贝母、沙参等同用；病情较重，身热甚，咳逆而喘，常与桑叶、石膏、麦冬等同用
润肠通便	肠燥便秘	富含油脂，功能润肠通便，用于肠燥便秘	治津枯肠燥便秘，常与柏子仁、郁李仁、桃仁等同用；若血虚便秘，常与当归、生地黄、桃仁等同用，以补血养阴、润肠通便

【药性】苦,微温。有小毒。归肺、大肠经。

【用法用量】

1. 煎服,5~10g。

2. 生品入煎剂宜后下。

【使用注意】

1. 苦杏仁有毒,用量当控制。

2. 阴虚咳嗽及大便溏泄者忌用。

3. 婴儿慎用。

杏苏散

【方药组成口诀】

> 杏苏散内夏陈前,枳桔苓草姜枣添。
>
> 轻宣温润治凉燥,嗽止痰化病自痊。

【组成】紫苏叶 苦杏仁 苦桔梗 枳壳 前胡 半夏 茯苓 橘皮 甘草 生姜 3片 大枣去核,3枚(经查原著,本方未载剂量)

【方解】

君	紫苏叶	辛温不燥,发汗解表,宣畅肺气,使凉燥之邪从表而解	二药配伍,苦辛温润,合用为君	诸药配伍,外可轻宣凉燥,内可理肺健脾化痰,使表解痰消,肺气和降,诸症可除
	苦杏仁	苦温而润,肃降肺气,润燥止咳		
臣	前胡	疏风解表以助紫苏叶,降气化痰以助苦杏仁	三药合用,有宣有肃有祛邪,使气顺津布,达理肺化痰之效,共用为臣	
	桔梗	宣降肺气,既疏理胸膈气机,又化痰止咳祛邪		
	枳壳	宣降肺气,既疏理胸膈气机,又化痰止咳祛邪		

佐	橘皮	行气燥湿化痰	共为佐药	
	半夏	行气燥湿化痰		
	茯苓	渗湿健脾以杜生痰之源		
	生姜	调和营卫,滋脾行津以助润燥		
	大枣	调和营卫,滋脾行津以助润燥		
佐使	甘草	调和药性	合桔梗宣肺利咽,为佐使之用	

【功能主治】轻宣凉燥,理肺化痰。主治外感凉燥证,症见恶寒无汗,头微痛,咳嗽痰稀,鼻塞咽干,苔白,脉弦。

【临床常用中成药】

杏苏合剂

疏风散寒,宣肺止咳。用于外感风寒,鼻塞声重,恶寒无汗,咳嗽痰稀。

杏苏合剂　合剂,口服,一次 10~20ml,一日 3 次。用时摇匀。

【选方要点】本方为治疗凉燥证之代表方,以恶寒无汗,咳嗽痰稀,鼻塞咽干,苔白,脉弦为辨证要点。

【使用注意】

1. 对于风温之邪犯肺、燥热犯肺之咳嗽证者,自当忌用。否则,可有助热生变之虞。

2. 凡外寒内饮、痰热壅肺之咳嗽者,皆不宜使用。

百部

【性味功效口诀】

百部能止百般咳,润肺蜜炙功效多。

灭虱杀虫疗疥癣,用须详辨几分邪。

【功能主治与临床应用】

功效	主治	临床应用	配伍
润肺止咳	新久咳嗽,肺痨咳嗽,顿咳	善于润肺下气止咳,治疗**咳嗽**,无论新久、寒热,均可配伍使用,尤以小儿顿咳、阴虚痨嗽为宜	治风寒咳嗽,微恶风、发热,常与**荆芥、紫菀、桔梗**等同用;若风热咳嗽,发热不甚,可与**桑叶、菊花、桔梗**等同用,以疏风清热,宣肺止咳;若肺热咳嗽,咳痰黄稠,常与**石膏、浙贝母、紫菀**等同用治小儿顿咳,痉咳剧烈,痰涎稠黏,可与**黄芩、苦杏仁、桑白皮**等同用;治肺痨咳嗽,骨蒸潮热,咳嗽咳血,常与**麦冬、阿胶、三七**等同用,以滋阴润肺,止咳止血
灭虱杀虫	头虱,体虱,疥癣,蛲虫病,阴痒	外用能灭虱杀虫,用于头虱、体虱及疥癣。治头虱、体虱及疥癣,可制成**20%醇液或50%煎剂外搽患处**;治蛲虫病,可单味浓煎,**睡前保留灌肠**	治阴道滴虫病外阴瘙痒,常与**蛇床子、苦参、龙胆**等同用,煎汤坐浴外洗,以解毒杀虫、燥湿止痒

【药性】甘、苦,微温。归肺经。

【用法用量】煎服,3~9g。久咳宜蜜炙用,杀虫灭虱宜生用。外用适量,水煎或酒浸。

【使用注意】本品易伤胃滑肠,故脾虚食少、便溏者忌用。

止嗽散及宣肺止嗽合剂

见"荆芥"项下。

～ 紫苏子 ～

【性味功效口诀】

苏子降气化痰灵,止咳平喘又一功。

通便能润肠中燥,脏腑表里一气通。

【功能主治与临床应用】

功效	主治	临床应用	配伍
降气化痰,止咳平喘	痰壅气逆,咳嗽气喘	降肺气,化痰涎而止咳平喘	治痰壅气逆之咳喘痰多,食少胸痞,常与**白芥子**、**莱菔子**同用;若上盛下虚之久咳痰喘,胸膈满闷,常与**半夏**、**厚朴**、**肉桂**等同用;若风寒外束,痰热内蕴之咳喘,痰多色黄,常与**麻黄**、**桑白皮**、**苦杏仁**等同用,如定喘汤
润肠通便	肠燥便秘	富含油脂,具有一定的营养价值,能滋润大肠,润肠通便,**善降泄肺气以助大肠传导**	治肠燥便秘,常与**苦杏仁**、**火麻仁**、**瓜蒌子**等同用

【药性】辛,温。归肺、大肠经。

【用法用量】煎服,3~10g。

【使用注意】本品下气消痰,易耗气滑肠,故气虚久嗽、阴虚喘逆、脾虚便滑者,均不宜应用。

苏子降气汤

【方药组成口诀】

苏子降气咳喘方,前胡夏朴草沉香。

陈皮理气归调血,上实下虚痰喘康。

【组成】紫苏子_{二两半} 半夏_{汤洗七次,二两半} 川当归_{去芦,两半} 甘草_{爁,二两} 前胡_{去芦,一两} 厚朴_{去粗皮,姜汁拌炒,一两} 肉桂_{去皮,一两半}

【方解】

君	紫苏子	温而不燥,质润而降,善降上逆之肺气,消壅滞之痰涎,"除喘定嗽,消痰顺气之良剂"(《本经逢原》),为治痰逆咳喘之要药	诸药合用,标本兼顾,治上顾下,使气降痰消,则咳喘自平
臣	半夏	燥湿化痰降逆	
佐	厚朴	燥湿消痰,下气除满	
	前胡	降气祛痰	
	肉桂	温肾助阳纳气	
	当归	辛甘温润,既治"咳逆上气"(《神农本草经》卷二),又可养血补虚以助肉桂温补下元	
佐使	生姜	调和脾胃	
	紫苏叶	宣肺散寒,与诸药相伍,降逆化痰之中兼宣肺气	
	甘草	和中益气,调和药性	
	大枣	调和脾胃	

【功能主治】降气平喘,祛痰止咳。主治上实下虚喘咳证,症见咳喘痰多,胸膈满闷,喘咳短气,呼多吸少,或腰痛脚弱,肢体倦怠,或肢体浮肿,舌苔白滑或白腻,脉弦滑。

【临证加减】临证中见喘嗽,卧不着枕,舌燥无津,用苏子降气汤加人参五钱,肉桂一钱,连进三剂,症渐平。改用金匮肾气汤加人参五钱,二十余剂,可以安枕。

【临床常用中成药】

苏子降气丸

降气化痰,温肾纳气。用于上盛下虚、气逆痰壅所致的咳嗽喘息、胸膈满闷。

苏子降气丸　水丸,一次 6g,一日 1~2 次。

【选方要点】本方为治疗痰涎壅盛,上实下虚之喘咳的常用方。以喘咳痰多,胸膈满闷,苔白滑或白腻,脉弦滑为辨证要点。若痰涎壅盛,喘咳气逆难卧者,可酌加沉香以加强其降气平喘之功;兼气虚者,可酌加人参等药以益气。

【使用注意】阴虚、舌红无苔者忌服;外感痰热咳喘及孕妇慎用;服药期间,忌食生冷、油腻食物,忌烟酒。

∽ 桑白皮 ∽

【性味功效口诀】

　　桑树全身都入药,根皮即为桑白皮。
　　泻肺平喘清肺热,利水消肿生用宜。

【功能主治与临床应用】

功效	主治	临床应用	配伍
泻肺平喘	肺热喘咳	清泻肺火,兼泻肺中水气而平喘咳	治肺热壅盛之喘咳,痰黄而稠,常与地骨皮、甘草等同用;若肺虚有热而

续表

功效	主治	临床应用	配伍
泻肺平喘	肺热喘咳	清泻肺火,**兼泻肺中水气而平喘咳**	咳喘气短,日晡潮热,自汗盗汗,可与**人参**、**五味子**、**熟地黄**等补肺滋阴药同用;治水饮停肺,胀满喘息,常与**麻黄**、**苦杏仁**、**葶苈子**等同用,以宣降肺气、利水逐饮
利水消肿	水肿胀满尿少,面目肌肤浮肿	肃降肺气,通调水道而利水消肿	治肺气不宣,水气不行之全身水肿胀满,面目肌肤浮肿,小便不利,常与**茯苓皮**、**生姜皮**、**大腹皮**等同用

【**药性**】甘,寒。归肺经。

【**用法用量**】煎服,6~12g。泻肺利水,平肝清火宜生用;肺虚有热之咳喘宜蜜炙用。

【**使用注意**】寒痰咳喘者忌服。

华盖散

【**方药组成口诀**】

华盖麻黄杏橘红,桑皮苓草紫苏供。

三拗只用麻甘杏,表散风寒力最雄。

【**组成**】麻黄一两 桑白皮一两 紫苏子一两 苦杏仁一两 赤茯苓一两 陈皮一两 炙甘草半两

【**方解**】

君	麻黄	宣肺化痰,解表发汗		共成宣肺化痰,止咳平喘之功。肺为诸
臣	紫苏子	降气消痰,宣肺止咳		
	苦杏仁			

续表

佐	桑白皮	泻肺利水	三味行气祛水以消痰为佐	脏之华盖,故名为"华盖散"
	陈皮	理气燥湿		
	赤茯苓	渗湿行水		
使	甘草	调和诸药		

【功能主治】宣肺解表,祛痰止咳。主治肺感风寒证。症见咳嗽上气,胸膈烦满,项背拘急,声重久塞,头昏目眩,痰气不利,呀呷有声。

【选方要点】咳嗽上气,痰气不利,呀呷有声,脉浮者。

∽ 葶苈子 ∽

【性味功效口诀】

葶苈子小分南北,泻肺消肿可利水。

平喘通调金脏道,虚人喘咳细寻推。

【功能主治与临床应用】

功效	主治	临床应用	配伍
泻肺平喘	痰涎壅肺,喘咳痰多,胸胁胀满,不得平卧	专泻肺之实而下气定喘,尤善泻肺中水饮及痰火	治痰涎壅盛,喘咳痰多,胸胁胀满,不得平卧,常配伍大枣,以缓制峻;还常与紫苏子、苦杏仁、桑白皮等同用,以增强降气化痰、止咳平喘之效;若治肺痈,痰火壅肺,热毒壅盛,咳唾腥臭脓痰,常与桔梗、金银花、薏苡仁等同用
行水消肿	水肿,胸腹积水,小便不利	泻肺气之壅闭,而通调水道,行水消肿	治肺气壅闭,水饮停聚之水肿胀满,小便不利,可与牵牛子、茯苓皮、大腹皮等同用,以增强泄水退肿之效。治痰热结胸,饮停胸胁,常与苦杏仁、大

续表

功效	主治	临床应用	配伍
行水消肿	水肿,胸腹积水,小便不利	泻肺气之壅闭,而通调水道,行水消肿	**黄**、**芒硝**等同用;治湿热蕴阻之腹水肿满,常与**防己**、**椒目**、**大黄**等同用

【药性】辛、苦,大寒。归肺、膀胱经。

【用法用量】煎服,3~10g,包煎。

【使用注意】本品专泻肺气之实而行痰水,故凡肺虚喘促、脾虚肿满之证,均当忌用。

梅花点舌丹及梅花点舌丸

见"熊胆"项下。

∽ 紫菀 ∽

【性味功效口诀】

　　紫菀最擅入肺家,化痰止咳效堪夸。

　　肺金逆气功能降,润肺蜜炙力更佳。

【功能主治与临床应用】

功效	主治	临床应用	配伍
润肺下气,化痰止咳	痰多喘咳,新久咳嗽,劳嗽咳血	长于**润肺下气,辛开肺郁,化痰浊而止咳**。治咳嗽,无论**外感内伤、寒热虚实**,皆可应用,以**肺气壅塞、咳嗽有痰**者用之最宜	如治外感风寒,咳嗽咽痒,常与**桔梗**、**荆芥**、**白前**等同用;若肺热咳嗽,咯痰黄稠,常与**黄芩**、**桑白皮**、**浙贝母**等同用,以清肺化痰止咳;若阴虚劳嗽,痰中带血,常与**阿胶**、**知母**、**川贝母**等同用,以养阴润肺、化痰止咳;若肺气衰弱,寒咳喘息,常与**党参**、**黄芪**、**干姜**等同用,以益气温肺、化痰止咳

【**药性**】辛、苦,温。归肺经。

【**用法用量**】煎服,5~10g;外感暴咳宜生用,肺虚久咳宜蜜炙用。

【**使用注意**】燥热咳嗽及实热咳嗽不宜单独使用本品。

止嗽散及宣肺止嗽合剂

见"荆芥"项下。

❦ 款冬花 ❦

【**性味功效口诀**】

连三朵是款冬花,蓓蕾作药入肺家。

下气能降肺中逆,相伍紫菀止咳佳。

【**功能主治与临床应用**】

功效	主治	临床应用	配伍
润肺下气,止咳化痰	新久咳嗽,喘咳痰多,劳嗽咳血	温而不燥,润而不寒,长于**润肺下气止咳**,兼具化痰作用。治咳喘,无论外感内伤、寒热虚实,皆可应用,对**肺寒咳喘**尤宜	治疗肺寒咳喘,常与紫菀相须为用;治外感风寒,内停痰饮,气逆喘咳,常与**麻黄、细辛、半夏**等同用,如射干麻黄汤;若肺热咳喘,常与**知母、浙贝母、桑白皮**等同用;若肺气虚弱,咳嗽不已,常配伍补益肺气之**人参、黄芪**等;若阴虚燥咳,常配伍养阴润肺之**沙参、麦冬、阿胶**等;治喘咳日久,痰中带血,常与养阴清热、润肺止咳之百合同用;若肺痈咳吐脓痰,常与**薏苡仁、桔梗、芦根**等同用

【**药性**】辛、微苦,温。归肺经。

【**用法用量**】煎服,5~10g;外感暴咳宜生用,内伤久咳蜜炙用。

【**使用注意**】咯血及肺痈咳吐脓血者慎用。

定喘汤

【方药组成口诀】

定喘白果与麻黄,款冬半夏白皮桑。

苏杏黄芩兼甘草,外寒膈热哮喘尝。

【组成】白果去壳,砸碎,炒黄色,二十一个 麻黄三钱 紫苏子二钱 甘草一钱 款冬花三钱 苦杏仁去皮尖,一钱五分 桑白皮蜜炙,三钱 黄芩微炒,一钱五分 法制半夏如无,用甘草汤泡七次,去脐用,三钱

【方解】

君	麻黄	疏散风寒,宣肺平喘	二药配伍,散收结合,既能增强平喘之功,又可使宣肺而不耗气,敛肺而不留邪,共为君药	诸药配伍,宣降清敛相伍,以适肺性,主以肃降肺气,内清痰热,外散风寒,宣降肺气而平喘
	白果	敛肺化痰定喘		
臣	桑白皮	清泄肺热,止咳平喘	二者合用既泻肺气之逆,又消痰郁之热,为臣药	
	黄芩	清泄肺热,止咳平喘		
佐	紫苏子	降气平喘,化痰止咳		
	苦杏仁			
	半夏			
	款冬花			
使	甘草	调药和中,且能止咳		

【功能主治】宣降肺气,清热化痰。主治咳喘痰多气急,症见咳痰质稠色黄,或微恶风寒,舌苔黄腻,脉滑数者。

【选方要点】本方是治疗痰热内蕴,风寒外束之哮喘的常用方。以咳喘气急,痰多色黄,苔黄腻,脉滑数为辨证要点。

【使用注意】若新感风寒,虽恶寒发热,无汗而喘,但内无痰热者,不宜使用本方。

∽ 枇杷叶 ∽

【性味功效口诀】

　　杷叶一药体轻滑,清肺化痰实在能。

　　下气止咳方家用,和胃降逆亦有功。

【功能主治与临床应用】

功效	主治	临床应用	配伍
清肺止咳	肺热咳嗽,气逆喘急	清肺化痰以止咳平喘,凡**风热燥火所致的咳嗽气喘**均可配伍使用	治风热咳嗽,可与**桑叶、牛蒡子、前胡**等同用;治肺热咳喘,痰黄质稠,可单用制膏,或与**桑白皮、黄芩、前胡**等同用,以清泄肺热、降气化痰;若燥热伤肺,咳喘少痰,或干咳无痰,常与**桑叶、麦冬、苦杏仁**等同用;若阴伤肺燥,干咳气急,或痰中带血,可配伍**阿胶、百合**等养阴润肺止血药,或与**梨、白蜜、莲子肉**等制成膏用
降逆止呕	胃热呕吐,哕逆,烦热口渴	本药亦能清胃热,降胃气,用于**胃热呕逆**	治胃热呕吐呃逆,烦热口渴,常与**黄连、竹茹、芦根**等同用,以增强清胃止呕之效;若中寒气逆之呕逆,亦可配伍**生姜、橘皮、竹茹**等

【**药性**】苦,微寒。归肺、胃经。

【**用法用量**】煎服,6~10g;止咳宜蜜炙用,止呕宜生用。

【**使用注意**】肺寒咳嗽及微寒呕吐者慎服。

清燥救肺汤

【方药组成口诀】

　　清燥救肺参草杷,石膏胶杏麦芝麻。

　　经霜收下干桑叶,解郁滋干效堪夸。

【组成】桑叶经霜者,去枝、梗,净叶,三钱　石膏煅,二钱五分　甘草一钱　人参七分　胡麻仁炒,研,一钱　真阿胶八分　麦冬去心,一钱二分　苦杏仁炮,去皮尖,炒黄,七分　枇杷叶刷去毛,蜜涂炙黄,一片

【方解】

君	桑叶	取其质轻寒润入肺,清透宣泄燥热,清肺止咳		诸药合用,宣、清、润、补、降五法并用,气阴双补,培土生金,使肺金之燥热得以清宣,肺气之上逆得以肃降,则燥热伤肺之证自除
臣	石膏	辛甘大寒,善清肺热而兼能生津止渴,肺为娇脏,清肺不可过于寒凉,故石膏煅用	两药合用,可助桑叶清除温燥,并兼顾损伤之津液,共为臣药	
	麦冬	甘寒养阴生津		
佐	苦杏仁	苦降肺气,止咳平喘	均为佐药,甘草兼为使药	
	枇杷叶	苦降肺气,止咳平喘		
	阿胶	以助麦冬养阴润燥		
	胡麻仁	以助麦冬养阴润燥		
	人参	益气补中,培土生金		
佐使	甘草	益气补中,培土生金;调和药性		

【功能主治】清燥润肺,益气养阴。主治温燥伤肺证,症见身热头痛,干咳无痰,气逆而喘,咽喉干燥,鼻燥,胸满胁痛,心烦口渴,舌干少苔,脉虚大而数。

【临床常用中成药】

清燥润肺合剂

清燥润肺。用于燥气伤肺,干咳无痰,气逆而喘,咽干鼻燥,心烦口渴。

清燥润肺合剂　合剂,口服,每次 10~15ml,一日 3 次。

【选方要点】本方为治疗温燥伤肺重证之代表方。以身热,干咳无痰,气逆而喘,舌干少苔,虚大而数为辨证要点。

【使用注意】本方治证虽属外燥,但温燥伤肺较重,故临证可依肺热及阴伤之程度,调整桑叶、石膏、麦冬等君臣药之用量,不可拘泥,当圆机活法。

∽ 马兜铃 ∽

【性味功效口诀】

马兜铃药以形名,清肺化痰止咳能。

疗痔清肠因表里,此外还有降压灵。

【功能主治与临床应用】

功效	主治	临床应用	配伍
清肺降气,止咳平喘	肺热咳喘,痰中带血	味苦降泄,性寒清热,兼可化痰,故善降肺气、清痰火而止咳平喘,凡一切**咳嗽痰喘属于肺热、燥热**者皆可用之	治疗痰热壅肺,咳喘胸满,痰黄质稠,常与**桑白皮、葶苈子、半夏**同用,以清肺平喘、化痰降逆;若肺热阴虚咳喘,痰少咽干口渴,常与**麦冬、天冬、知母**等同用,以清热养阴、润肺止咳;若虚火内炽,痰中带血,常与**阿胶、牛蒡子、苦杏仁**等同用
清肠消痔	肠热痔血,痔疮肿痛	能清泄**大肠实热**,用治大**肠壅热所致的痔疮肿痛、出血**	可单用本品煎汤内服,或熏洗患处,也可与**槐角、地榆**等同用,熏洗局部,以消肿止痛、凉血止血

【药性】苦,微寒。归肺、大肠经。

【用法用量】煎服,3~9g;肺虚久咳蜜炙用,其余生用。外用适量,煎汤熏洗。

【使用注意】

1. 本品含马兜铃酸,长期、大剂量服用可引起肝肾脏损害等不良反应。

2. 孕妇、婴幼儿及肾功能不全者禁用。

3. 儿童及老年人慎用。

补肺阿胶散

【方药组成口诀】

补肺阿胶马兜铃,鼠粘甘草杏糯停。

肺虚火盛人当服,顺气生津嗽哽宁。

【组成】阿胶﹣两半　牛蒡子﹣钱五分　甘草﹣钱五分　马兜铃五钱苦杏仁七个　糯米﹣两

【方解】

君	阿胶	滋阴补肺,又可养血止血		本方虚实并治,补泻兼施,以补为主,重在补肺阴而兼益肺气。且诸药药性平和,又炒后入药,故无苦寒伤中及滋腻碍脾之性
臣	马兜铃	清肺化痰	二药降中寓升,解毒散邪	
	牛蒡子			
佐	苦杏仁	宣降肺气,止咳平喘		
	糯米	补脾益肺,培土生金		
使	甘草	补脾益肺,调和诸药		

【功能主治】养阴补肺、清热止咳。主治阴虚火盛,症见咳嗽气喘,咽喉干燥,喉中有声,或痰中带血,舌红少苔,脉细数。

【使用注意】若肺虚无火、风寒咳嗽者,不宜使用本方。

白果

【性味功效口诀】

白果秋风自来熟,能得金气定喘嗽。

止带固精兼缩尿,祛痰解毒补任督。

【功能主治与临床应用】

功效	主治	临床应用	配伍
敛肺定喘	喘咳气逆,痰多	善于**敛肺定喘**,且有一定化痰之功,为治**哮喘痰嗽**之常用药	治疗喘咳由风寒引发,且见恶寒发热,常与**麻黄、甘草**同用;若外感风寒而内有蕴热之喘咳痰黄,常与**麻黄、黄芩、桑白皮**等同用;若肺热燥咳,喘闷无痰,常配伍**天冬、麦冬、款冬花**等养阴、润肺药;若肺肾两虚之喘咳,呼多吸少,常配伍**五味子、核桃仁**等药,以补肾纳气、敛肺平喘
收涩止带,缩尿	白浊带下,固精缩尿,尿频遗尿	除湿泄浊,收涩止带,固精缩尿止遗	如治下元虚衰,带脉失约之带下色清质稀,常配伍**莲子、山药**等以健脾益肾止带;若脾虚夹湿热下注,带下色黄腥臭,常配伍**芡实、山药、黄柏**等,以健脾化湿、清热止带;治小便白浊,常与**草薢、益智**等同用,以分清别浊;治肾气不固而梦遗滑精,或小便频数,遗尿,可单用或与补肾固涩药同用

【药性】 甘、苦、涩,平。有毒。归肺、肾经。

【用法用量】 煎服,5~10g。

【使用注意】 本品生食有毒,不可多用,小儿尤当注意。

定喘汤

见"款冬花"项下。

胖大海

【性味功效口诀】

> 甘寒质轻胖大海,上宣肺气下入肠。
> 清肺利咽止咽痛,燥热便秘清便肠。

【功能主治与临床应用】

功效	主治	临床应用	配伍
清热润肺,利咽开音	肺热声哑,干咳无痰,咽喉干痛	清宣肺气,用于**肺热肺失清肃之咳嗽、音哑**	治疗肺热郁闭咽痛,声哑,喉燥干咳者,可与**甘草**同用;兼外感风热,咳嗽声嘶者,可与**蝉蜕**同用;肺热伤津之咳嗽痰稠,咯吐不利,或干咳无痰,咽干便燥者,常与**桑白皮**、**地骨皮**等同用
润肠通便	热结便秘,头痛目赤	清热通便,用于**燥热便秘、肠热便血**	用于肺热肠燥便秘,头痛目赤,单味泡服即可,或配清热泻下药以增强药效

【药性】甘,寒。归肺、大肠经。

【用法用量】沸水泡服或煎服,2~3 枚。

【使用注意】本品性寒滑肠,故脾虚便溏者忌服。

其他常用中成药

药名	组成	功用	主治	用法用量	剂型规格
通宣理肺丸	紫苏叶、前胡、桔梗、苦杏仁、麻黄、甘草、陈皮、半夏(制)、茯苓、枳壳(炒)、黄芩	解表散寒,宣肺止嗽	风寒束表、肺气不宣所致的感冒咳嗽	口服。丸剂:水蜜丸一次7g,大蜜丸一次2丸,一日2~3次	丸剂:水蜜丸每100丸重10g;大蜜丸每丸重6g
杏苏止咳颗粒	苦杏仁、陈皮、紫苏叶、前胡、桔梗、甘草	宣肺散寒,止咳祛痰	风寒感冒咳嗽、气逆	口服。颗粒剂:开水冲化,一次12g,一日3次,小儿酌减	颗粒剂:每袋装12g
清肺抑火丸	黄芩、栀子、知母、浙贝母、黄柏、苦参、桔梗、前胡、天花粉、大黄	清肺止咳,化痰通便	痰热阻肺所致的咳嗽	口服。水丸一次6g,大蜜丸一次1丸,一日2~3次	水丸:每袋装6g;大蜜丸:每丸重9g
蛇胆川贝散	蛇胆汁、川贝母	清肺,止咳,祛痰	肺热咳嗽,痰多	口服。散剂:一次0.3~0.6g,一日2~3次	散剂:每瓶装0.3g或0.6g
橘红丸(片)	化橘红、陈皮、半夏(制)、茯苓、甘草、桔梗、苦杏仁、炒紫苏子、紫菀、款冬花、瓜蒌皮、浙贝母、地黄、麦冬、石膏	清肺,化痰,止咳	痰热咳嗽,痰多、色黄黏稠,胸闷口干	口服。丸剂:水蜜丸一次7.2g,小蜜丸一次12g,大蜜丸一次2丸(每丸重6g)或4丸(每丸重3g),一日2次。片剂:一次6片,一日2次	丸剂:水蜜丸每100丸重10g,大蜜丸每丸重3g或6g;片剂:每片重0.6g

续表

药名	组成	功用	主治	用法用量	剂型规格
急支糖浆	鱼腥草、金荞麦、四季青、麻黄、紫菀、前胡、枳壳、甘草	清热化痰,宣肺止咳	外感风热所致的咳嗽	口服。一次20~30ml,一日3~4次。儿童一岁以内一次5ml,一岁至三岁一次7ml,三岁至七岁一次10ml,七岁以上一次15ml,一日3~4次	每瓶装100ml或200ml
强力枇杷露	枇杷叶、罂粟壳、百部、白前、桑白皮、桔梗、薄荷脑	清热化痰,敛肺止咳	痰热伤肺所致的咳嗽经久不愈、痰少而黄或干咳无痰	口服。一次15ml,一日3次,小儿酌减	露剂:每瓶装120ml或150ml
川贝止咳露	川贝母、枇杷叶、百部、前胡、桔梗、桑白皮、薄荷脑	止嗽祛痰	风热咳嗽,痰多上气或燥咳	口服。一次15ml,一日3次	每瓶装100ml
蜜炼川贝枇杷膏	川贝母、枇杷叶、桔梗、陈皮、水半夏、北沙参、五味子、款冬花、苦杏仁水、薄荷脑	清热润肺,化痰止咳	肺燥咳嗽,痰黄而黏,胸闷,咽喉疼痛或痒,声音嘶哑	口服,一次15ml,一日3次,小儿酌减	每瓶装75ml或100ml

药名	组成	功用	主治	用法用量	剂型规格
桂龙咳喘宁胶囊	桂枝、龙骨、白芍、生姜、大枣、炙甘草、牡蛎、黄连、法半夏、瓜蒌皮、炒苦杏仁	止咳化痰，降气平喘	外感风寒，痰湿内阻引起的咳嗽、气喘、痰涎壅盛	口服。一次3粒，一日3次	每粒装0.5g（相当于饮片1.67g）
止嗽定喘口服液	麻黄、苦杏仁、甘草、石膏	辛凉宣泄，清肺平喘	表寒里热，身热口渴，咳嗽痰盛，喘促气逆，胸膈满闷	口服。一次10ml，一日2~3次，儿童酌减	每支装10ml
降气定喘丸	麻黄、葶苈子、紫苏子、桑白皮、白芥子、陈皮	降气定喘，祛痰止咳	痰浊阻肺所致的咳嗽痰多，气逆喘促	口服。一次7g，一日2次	每瓶装7g
蠲哮片	葶苈子、青皮、陈皮、黄荆子、槟榔、大黄、生姜	泻肺除壅，涤痰祛瘀，利气平喘	支气管哮喘急性发作期痰瘀伏肺证	口服。一次8片，一日3次，饭后服用。7日为一个疗程	每片重0.3g
人参保肺丸	罂粟壳、人参、枳实、石膏、川贝母、陈皮、麻黄、玄参、苦杏仁、五味子、砂仁、甘草	益气补肺，止嗽定喘	肺气亏虚，肺失宣降所致的虚劳久嗽，气短喘促	口服。一次2丸，一日2~3次	每丸重6g

续表

药名	组成	功用	主治	用法用量	剂型规格
七味都气丸	醋五味子、山茱萸（制）、茯苓、牡丹皮、熟地黄、山药、泽泻	补肾纳气,涩精止遗	肾不纳气所致的喘促、胸闷、久咳、气短、咽干、遗精、盗汗、小便频数	口服,一次9g,一日2次	每40丸重3g
固本咳喘片	党参、白术（麸炒）、茯苓、麦冬、盐补骨脂、炙甘草、醋五味子	益气固表,健脾补肾	脾虚痰盛、肾气不固所致的咳嗽、痰多、喘息气促、动则喘剧	口服。一次3片,一日3次	每片重0.4g
蛤蚧定喘胶囊	蛤蚧、炒紫苏子、瓜蒌子、炒苦杏仁、麻黄、石膏、甘草、紫菀、醋鳖甲、黄芩、麦冬、黄连、百合、煅石膏	滋阴清肺,止咳平喘	肺肾两虚、阴虚肺热所致的虚劳久咳、年老哮喘、气短烦热、胸满郁闷、自汗盗汗	口服。一次3粒,一日2次,或遵医嘱	每粒装0.5g

第十四章　安神药

【含义】凡以**安定神志**为主要功效，常用以治疗**心神不宁病证**的药物，称为安神药。

【分类】安神药分为重镇安神药和养心安神药两类。

【药性功效】本类药物多入**心**、**肝经**，具有镇惊安神或养心安神之功。

分类	性味	功能	主治
重镇安神药	多甘寒	重则能镇,重则镇怯,有**镇心安神**、**平惊定志**、**平肝潜阳**等作用	心火炽盛、阳气躁动、痰火扰心、肝郁化火及惊吓所致的心悸、失眠、多梦等**心神不宁实证**,惊风、癫痫、发狂、肝阳上亢等
养心安神药	多甘平	有**甘润滋养**之性,以**养心安神**为主要作用	治阴血不足,心脾两虚,心失所养之心悸怔忡、虚烦不眠、健忘多梦等**心神不宁虚证**

【适用范围】本类药主要用于治心悸、怔忡、失眠、多梦、健忘之心神不宁病证,亦可用治惊风、癫痫发狂等心神失常病证。部分安神药尚可用治肝阳上亢、肾虚气喘、疮疡肿毒、瘀血阻滞、自汗盗汗、肠燥便秘、痰多咳喘等病证。

第一节　重镇安神药

【主要药物口诀】

　　　　重镇安神又祛怯,此类朱砂最为佳。

　　　　珍珠龙骨灵磁石,还有琥珀能通淋。

朱砂

【性味功效口诀】

朱砂足赤可镇心,长技尤在可安神。

清热解毒疮疡用,火煅妄用断人魂。

【功能主治与临床应用】

功效	主治	临床应用	配伍
清心安神	心神不宁,心悸易惊,失眠多梦	质重,寒能降火,重可镇怯,专归心经,既能清心经实火,又能镇惊安神,为**清心、镇惊安神**之要药	可治心火亢盛,内扰神明之心神不宁、惊悸怔忡、烦躁不眠者,常与**黄连、甘草**等清心火药同用;若配伍补血养心之**当归、地黄**等药,可治心火亢盛,阴血不足之失眠多梦,心中烦热,心悸怔忡
镇惊安神	癫痫发狂,小儿惊风	善清心火,又质重,重可镇怯,有镇惊止痉之功	于温热病热入心包或痰热内闭,高热烦躁,神昏谵语,惊厥抽搐,常与**牛黄、麝香**等同用;治癫痫,常与**磁石、神曲**同用;治小儿惊风,常与**牛黄、全蝎、羚羊角**等配伍
明目	视物昏花	清心降火、明目	治疗心肾不交之视物昏花,耳鸣耳聋,心悸失眠,常与**磁石、神曲**同用
解毒	口疮,喉痹,疮疡肿毒	**善清心火,无论内服、外用,均可清热解毒**	宜于热毒疮疡肿痛,常与**雄黄、山慈菇、大戟**等同用;若咽喉肿痛,口舌生疮,可配**冰片、硼砂**等外用;若治喉痹,可配**牛黄、珍珠、冰片**等吹喉

【药性】甘,微寒。有毒。归心经。

【用法用量】

1. 多入丸、散服,不宜入煎剂;0.1~0.5g。

2. 外用适量。

【使用注意】

1. 有毒,内服不可过量或持久服用。

2. 孕妇和肝肾功能不全者禁用。

3. 宜水飞入药,忌火煅。

朱砂安神丸

【方药组成口诀】

朱砂安神东垣方,归连甘草合地黄。

怔忡不寐心烦乱,镇心清热可复康。

【组成】朱砂_{另研,水飞为衣,五钱} 黄连_{去须净,酒洗,六钱} 甘草_{五钱五分}
生地黄_{一钱五分} 当归_{去芦,二钱五分}

【方解】

君	朱砂	镇心安神,清心火		全方镇清并用,清中兼补,主以治标,使心火降、阴血充,则心烦失眠、惊悸怔忡自除,故以"安神"名之
臣	黄连	苦寒,泻心火以除烦热		
佐	当归	养血		
	生地黄	清热滋阴	防朱砂质重碍胃	
佐使	甘草	调药合中		

【功能主治】镇心安神,清热养血。主治心火亢盛,阴血不足证。

【临床常用中成药】

朱砂安神丸(片)

清心养血,镇惊安神。用于心火亢盛、阴血不足证。

1. 朱砂安神丸　丸剂,水蜜丸一次 6g,小蜜丸一次 9g,大蜜丸一次 1 丸,一日 1~2 次。

2. 朱砂安神片　片剂,一次 4~5 片,一日 1~2 次。

【选方要点】失眠多梦,惊悸怔忡,心烦神乱,或胸中懊恼,舌尖红,脉细数。

【使用注意】

1. 孕妇忌服。

2. 因其含朱砂,故不宜过量或久服,以防汞中毒。

3. 不宜与碘、溴化物并用,以防产生毒副作用。

4. 心气不足、脾胃虚弱者慎用。

∽ 磁石 ∽

【性味功效口诀】

磁石本是水中精,质重能安神不宁。

平肝潜阳聪耳目,纳气定喘归肾根。

【功能主治与临床应用】

功效	主治	临床应用	配伍
镇惊安神	心神不宁、惊悸、失眠	质重沉降,入心经,能镇惊安神;味咸入肾,又兼有益肾之功;性寒清热,清泻心肝之火,故能顾护真阴,镇摄浮阳,安定神志	主治肾虚肝旺,肝火上炎,扰动心神或惊恐气乱,神不守舍所致的心神不宁、惊悸、失眠及癫痫,常与朱砂、神曲同用
平肝潜阳	肝阳上亢之头晕目眩	既能平肝阳,又兼能益肾阴,可用治肝阳上亢之头晕目眩、急躁易怒等症	常配石决明、珍珠、牡蛎等平肝潜阳药;若阴虚甚者可配伍熟地黄、白芍、龟甲等滋阴潜阳药;若热甚者又可与钩藤、菊花、夏枯草等清热平肝药同用

续表

功效	主治	临床应用	配伍
聪耳明目	视物昏花、耳鸣耳聋	能益肾精,有聪耳明目之效	用于肾虚耳鸣、耳聋,常与**熟地黄、山茱萸、五味子**等滋补肾阴药同用;若治肝肾不足,视物昏花,宜与**枸杞子、菊花、女贞子**等补肝肾明目药配伍
纳气平喘	肾虚气喘	质重沉降,纳气归肾,有益肾纳气平喘之功	肾气不足,摄纳无权之虚喘,常与**五味子、胡桃肉、蛤蚧**等纳气平喘药配伍

【药性】咸,寒。归肝、心、肾经。

【用法用量】

1. 煎服,9~30g;先煎。

2. 镇惊安神、平肝潜阳宜生用;聪耳明目、纳气定喘宜醋淬后用。

【使用注意】

1. 因吞服后不易消化,如入丸、散,不可多服。

2. 脾胃虚弱者慎用。

紫雪丹及紫雪颗粒

见"青木香"项下。

∽∾ 龙骨 ∾∽

【性味功效口诀】

此物骸骨历久成,如石安神亦镇惊。

潜阳尤赖平肝力,固涩收敛滑脱行。

【功能主治与临床应用】

功效	主治	临床应用	配伍
镇惊安神	神不守舍之心悸失眠、惊、痫、狂等	能镇惊安神,用于心神不宁诸证,为**重镇安神的常用药**	治疗神不守舍之心悸失眠、惊、痫、狂等,可与**石菖蒲、远志**等同用
平肝潜阳	肝阳上亢证	用于**肝阳上亢证**	多与**赭石、生牡蛎、生白芍**等同用
收敛固涩	滑脱不禁证	收敛固脱,用于**体虚滑脱之证**;收湿敛疮,用于**湿疮湿疹,溃疡不敛**	治疗遗精、滑精、尿频、遗尿、崩漏、带下、自汗、盗汗等多种正虚滑脱之证,常配伍**牡蛎**研粉外敷

【药性】甘、涩,微寒。归心、肝经。

【用法用量】

1. 煎服,15~30g;入汤剂宜先煎。

2. 镇惊安神潜阳宜生用;收敛固脱当煅用。

3. 外用适量,研末掺或调敷。

【使用注意】本品收涩性强,有湿热、实邪者忌服。

金锁固精丸

【方药组成口诀】

> 金锁固精芡莲须,龙骨蒺藜牡蛎须。
>
> 莲粉糊丸盐汤下,涩精秘气滑遗无。

【组成】沙苑蒺藜_{炒,二两} 芡实_{蒸,二两} 莲须_{二两} 龙骨_{酥炙,一两} 牡蛎_{盐水煮一日一夜,煅粉,一两}

【方解】

君	沙苑蒺藜	甘温入肾,可补肾固精		诸药合用,既能涩精,又能补肾,以涩为主,重在固精
臣	莲肉	补肾涩精	三药合用,以助君药补肾固精之力,共为臣药	
	芡实	益肾固精		
	莲须	固肾涩精		
佐	龙骨	收敛固涩,重镇安神		
	牡蛎			

【功能主治】补肾涩精。主治肾虚不固之遗精,症见遗精滑泄,神疲乏力,腰痛耳鸣,舌淡苔白,脉细弱。

【临床常用中成药】

金锁固精丸

固精涩精。用于肾虚不固,遗精滑泄,神疲乏力,四肢酸软,腰痛耳鸣。

金锁固精丸　丸剂,一次 15 丸,一日 3 次。

【选方要点】本证为肾虚精关不固所致。肾者主蛰,封藏之本。肾虚封藏失职,精关不固,故见遗精滑泄;腰为肾之府,肾开窍于耳,肾虚故腰疼耳鸣;肾亏气弱,故四肢酸软、神疲乏力、舌淡苔白、脉细弱。治宜补肾涩精。

【使用注意】湿热下注,或相火内炽之遗精者,本方均不宜。

琥珀

【性味功效口诀】

　　　　松脂入土久掩埋,镇惊安神琥珀来。

　　　　活血散瘀可借力,利尿通淋水府开。

【功能主治与临床应用】

功效	主治	临床应用	配伍
镇惊安神	心神不宁,心悸失眠、惊风、癫痫等	善定惊安神,用于惊风癫痫,心神不宁诸证	治疗心神不宁、心悸失眠,健忘等症,常与**石菖蒲、远志、茯神**等安神药同用;若心血亏虚,惊悸怔忡,夜卧不安,常与**人参、当归、酸枣仁**等补气养血、安神药同用;若与**天竺黄、胆南星**等清肝定惊药配伍,可治小儿惊风
活血散瘀	血滞经闭痛经,心腹刺痛,癥瘕积聚	活血通经、散瘀消癥	治疗血滞经闭痛经,可与**水蛭、虻虫、大黄**等配伍;用治心血瘀阻,胸痹心痛者,常与**三七**同用,研末内服;治癥瘕积聚,可与**三棱、大黄、鳖甲**等同用
利尿通淋	淋证、癃闭	能利尿通淋,用于淋证、癃闭等小便不利之证	治石淋、热淋,常与**金钱草、海金沙、木通**等同用

【药性】甘,平。归心、肝、膀胱经。

【用法用量】

1. 研末冲服,或入丸、散,每次 1.5~3g,不入煎剂。

2. 外用适量。

【使用注意】阴虚内热的小便不利及无瘀滞者忌服。

至宝丹

【方药组成口诀】

至宝朱砂麝息香,雄黄犀角与牛黄。

金银二箔兼龙脑,琥珀还同玳瑁良。

【组成】生乌犀水牛角代,一两　生玳瑁一两　琥珀一两　朱砂一两　雄黄一两　牛黄一分　龙脑一分　麝香一分　安息香一两半,酒浸,重阳煮令化,滤去滓,约取一两净　金箔五十片　银箔五十片

【方解】

君	水牛角	清心凉血解毒		全方由贵重药材组成,治病救危,疗效卓著,故称"至宝丹"。本方为治疗痰热内闭心包证之常用方
	麝香	芳香开窍醒神		
	牛黄	豁痰开窍清热		
臣	冰片	辟秽化浊,芳香开窍	与麝香合用,开窍之力尤为显著	
	安息香	辟秽化浊,芳香开窍		
	玳瑁	清热解毒,镇心安神,息风定惊	可增强犀角、牛黄清热解毒之力	
佐	雄黄	助牛黄豁痰解毒		
	朱砂	重镇安神,又清心火		
	琥珀	镇惊安神		
	金箔	镇心安神定惊	与朱砂、琥珀同用,加强重镇安神之力	
	银箔			

【功能主治】清热开窍,化浊解毒。主治痰热内闭心包证。

【临床常用中成药】

局方至宝散

清热解毒,开窍镇静。用于热病暑热入心包,热盛风动证,症见高热惊厥,烦躁不安,神昏谵语及小儿急热惊风。

局方至宝散　散剂,口服,一次 2g,一日一次;小儿三岁以内一次 0.5g,四岁至六岁一次 1g;或遵医嘱。

【选方要点】治疗证见神昏谵语,身热烦躁,痰盛气粗,舌绛苔黄垢腻,脉滑数,以及中风、中暑、小儿惊厥属于痰热内闭者。

【使用注意】

1. 凡脱证者,皆禁用。

2. 凡肝阳上亢而致昏厥者,或温病神昏热盛阴亏者,皆忌用。

3. 凡神昏谵语因阳盛阴虚所致者,皆忌用方中芳香辛燥之品较多,有耗损阴津之弊,故凡神昏谵语因阳盛阴虚所致者,皆不宜使用。

4. 凡孕妇及新生儿,皆慎服方中朱砂、雄黄等为有毒之品,故凡孕妇及新生儿,皆应谨慎使用。

∽ 珍珠 ∽

【性味功效口诀】

世上百珠此物珍,明目退翳效如神。

收敛生肌疮家用,安神镇惊入寐深。

【功能主治与临床应用】

功效	主治	临床应用	配伍
安神定惊	惊悸失眠,惊风癫痫	入心经,重可镇怯,故有安神定惊之效。主治**心神不宁,惊悸失眠**,且性寒清热,甘寒益阴。善**清心、肝之热而定惊止痉**	尤宜于心虚有热之心烦不眠、多梦健忘等心神不宁之证,可单用或配伍**酸枣仁、柏子仁、五味子**等养心安神药;治疗小儿痰热之急惊风,高热神昏,痉挛抽搐者,可与**牛黄、胆南星、天竺黄**等清热化痰药配伍;用治小儿惊痫,惊惕不安,吐舌抽搐等症,可与**朱砂、牛黄、黄连**等配伍
明目消翳	目赤翳障	善于**清泻肝火、明目退翳**,可治疗多种目疾,尤多用于**肝经风热或肝火上攻之目赤涩痛、目生翳膜**等	常与**青葙子、菊花、石决明**等清肝明目药配伍
解毒生肌	口舌生疮,咽喉溃烂,疮疡不敛	清热解毒,敛疮生肌,用于**喉痹口疮,溃疡不敛**	用治口舌生疮,牙龈肿痛,咽喉溃烂等症,多与**硼砂、青黛、冰片**同用,共为细末,吹入患处;亦可用本品与**人工牛黄**共为细末,吹入患处;若治疮疡溃烂,久不收口者,可配伍**炉甘石、黄连、血竭**等,研极细末外敷

续表

功效	主治	临床应用	配伍
润肤祛斑	皮肤色斑	外用有养颜祛斑、润泽肌肤之功,常用治**皮肤色素沉着、黄褐斑**等。现多研极细粉末后,配于化妆品中使用	

【**药性**】甘、咸,寒。归心、肝经。

【**用法用量**】

1. 多入丸、散用,0.3~1.0g。

2. 外用适量。

【**使用注意**】孕妇不宜服用。

六神丸

【**方药组成口诀**】

　　　　六神丸治烂喉痧,每服十九效可夸。

　　　　珠粉腰黄冰片麝,牛黄还与蟾酥加。

【**组成**】珍珠粉—钱五分　犀牛黄—钱五分　麝香—钱五分　雄黄—钱　冰片—钱　蟾酥—钱

【**方解**】

君	牛黄	清热豁痰	肺胃热盛壅阻致各种痈疽疮疖。尤其在口腔咽喉部者,为本方主证
臣	麝香	芳香开窍,辟秽化浊,消肿止痛	
	珍珠粉	解心肝二经之热,益阴潜阳解毒	
	雄黄	辟秽解毒	
	蟾酥	拔毒攻毒,辟恶通窍	
	冰片	散郁火,解热毒	

【**功能主治**】清热解毒,消肿止痛。主治肺胃热盛之痈疽疮疖。

【临床常用中成药】

六神丸

消肿解毒,止痛退热,镇惊安神。用于喉风喉痹、喉痛、双单乳蛾等咽喉诸症,疔毒、痈疮、小儿急热惊风及一般红肿热痛等症。

六神丸:水丸。

1. 口服。一日 3 次,温开水吞服:一岁每次服 1 粒,二岁每次服2 粒,三岁每次服 3~4 粒,四岁至八岁每次服 5~6 粒,九岁至十岁每次服 8~9 粒,成人每次服 10 粒。

2. 外用。外敷在皮肤红肿处,取丸十数粒,用冷开水或米醋少许,盛食匙中化散,数搽四周,每日数次常保潮润,直至肿退为止。如红肿已将出脓或已穿烂,切勿再敷。

【选方要点】咽喉肿痛,烂喉丹痧,乳蛾喉痹。水浆不下,口舌腐烂,腮项肿痛,痈疽疮疔,无名肿毒,舌尖红,脉浮数等。

【使用注意】

1. 由于六神丸性香燥,易败胃,故凡脾胃不足、身体虚弱者应慎用或禁用,孕妇及对本品过敏者禁用。

2. 婴儿不宜使用,儿童应遵医嘱,且必须在成人监护下使用。

3. 不宜与地高辛、消化酶类药物、阿托品、华素片合用。

4. 本品含有麝香,运动员慎用。

第二节 养心安神药

【主要药物口诀】

> 补益养心安神药,常用中药有四种。
> 远志枣仁首乌藤,润肠通便柏子仁。

❧ 酸枣仁 ❧

【性味功效口诀】

> 安神佳品酸枣仁,养血益肝擅补心。

敛汗生津益心液,生用滑肠炒用真。

【功能主治与临床应用】

功效	主治	临床应用	配伍
养心补肝,宁心安神	虚烦不眠,惊悸多梦失眠、多梦	养心阴、益肝血而宁心安神,为**养心安神**之要药	宜于心肝阴血亏虚,心失所养之虚烦不眠,惊悸多梦,常与**知母、茯苓、川芎**等同用;治心脾气血亏虚,惊悸不安,体倦失眠者,常与**黄芪、当归、人参**等补养气血药配伍;治阴虚血少,心悸失眠,虚烦神疲,梦遗健忘,手足心热,口舌生疮,舌红少苔,脉细而数者,常与**生地黄、五味子、丹参**等配伍
敛汗	体虚多汗	有收敛止汗之效,常用治**体虚自汗、盗汗**	与**五味子、山茱萸、黄芪**等益气固表止汗药同用
生津	津伤口渴	有敛阴生津止渴之功,可用治**津伤口渴者**	与**生地黄、麦冬、天花粉**等养阴生津药同用

【药性】 甘、酸,平。归肝、胆、心经。

【用法用量】 煎服,10~15g。

【使用注意】

1. 生用治胆热好眠,炒用治胆虚失眠。

2. 有实邪郁火者不宜服。

酸枣仁汤

【方药组成口诀】

酸枣仁汤治失眠,川芎知草茯苓煎。

养血除烦清虚热,安然入睡梦乡甜。

【组成】 酸枣仁二升　甘草一两　知母二两　茯苓二两　川芎二两

【方解】

君	酸枣仁	养血补肝,宁心安神		合而成方,心肝同治,重在养肝;补中兼行,以适肝性,共奏养血安神、清热除烦之功
臣	茯苓	宁心安神		
	知母	滋阴润燥,清热除烦		
佐	川芎	调肝血而疏肝气	与酸枣仁相伍,辛散与酸收并用,寓散于收,补中有行,共奏养血调肝之功	
佐使	甘草	和中缓急,调和诸药		

【功能主治】养血安神,清热除烦。主治肝血不足,虚热内扰之虚烦不眠证。

【临床常用中成药】

酸枣仁合剂

清热泻火,养血安神。用于虚烦不眠,心悸不宁,头目眩晕。

酸枣仁合剂　口服液剂,口服,一次 10~15ml,一日 3 次;用时摇匀。

【选方要点】虚烦失眠,心悸不安,头目眩晕,咽干口燥,舌红,脉弦细。

【使用注意】

1. 方中重用酸枣仁,且需先煎。

2. 凡心火上炎之心悸不寐者,皆不宜使用。

～ 远志 ～

【性味功效口诀】

远志药出小草根,坎离交济可安神。

祛痰开窍发蒙昧,消散痈肿亦是真。

【功能主治与临床应用】

功效	主治	临床应用	配伍
安神益智，交通心肾	心肾不交引起的失眠多梦、健忘惊悸、神志恍惚	性善**宣泄通达**，既能开心气而宁心安神，又能通肾气而强志不忘，为**交通心肾、安定神志、益智强识**之佳品	宜于心肾不交之心神不宁，失眠多梦，健忘惊悸，神志恍惚，常与**茯神、龙齿、朱砂**等安神药同用；治疗健忘证，常与**人参、茯苓、石菖蒲**同用
祛痰开窍	癫痫惊狂，咳痰不爽	能利心窍、逐痰涎，故可用治**痰阻心窍**所致之**癫痫抽搐，惊风发狂**。入肺经，能祛痰止咳，故可用治**痰多黏稠、咳吐不爽**	用于癫痫昏仆、痉挛抽搐者，可与**半夏、天麻、全蝎**等化痰、息风药配伍；治疗惊风发狂，常与**石菖蒲、郁金、白矾**等祛痰、开窍药同用；用治痰多黏稠、咳吐不爽，常与**苦杏仁、川贝母、桔梗**等化痰止咳平喘药同用
消散痈肿	疮疡肿毒、乳房肿痛	可疏通气血之壅滞而消散痈肿，用于**疮疡肿毒，乳房肿痛**，内服、外用均可	内服可单用为末，**黄酒**送服；外用可隔水蒸软，加少量**黄酒**捣烂敷患处

【药性】苦、辛，温。归心、肾、肺经。

【用法用量】煎服，3~10g。

【使用注意】

1. 阴虚火旺及有实热之证者忌服。

2. 胃溃疡及胃炎患者慎用。

3. 本品为呕吐性祛痰药，生品木质部易致呕恶，常去心用根皮。

归脾汤

【方药组成口诀】

　　　　归脾汤用术参芪，归草茯神远志随，
　　　　酸枣木香龙眼肉，煎加姜枣益心脾，
　　　　怔忡健忘俱可却，肠风崩漏总能医。

【组成】白术—两　茯神去木,一两　黄芪去芦,一两　龙眼肉—两　酸枣仁炒,去壳,一两　人参半两　木香不见火,半两　甘草炙,二钱半　当归—钱　远志蜜炙,一钱（当归、远志从《内科摘要》补入）

【方解】

君	龙眼肉	甘平,既补脾气,又养心血		诸药配伍,心脾得补,重在补脾;气血得养,重在补气,共奏益气补血、健脾养心之功
	黄芪	甘温,补脾益气	与黄芪相伍,补脾益气之功益著	
臣	人参	补脾益气之要药		
	白术			
	当归	补血养心	二药与龙眼肉相伍,补心血、安神志之力更强,均为臣药	
	酸枣仁	宁心安神		
佐	茯神	养心安神	与诸补气养血药相伍,可使其补而不滞	
	远志	宁神益智		
	木香	理气醒脾		
佐使	甘草	补益心脾之气,并调和诸药,用为佐使		

【功能主治】益气补血,健脾养心。主治心脾气血两虚证,脾不统血证。

【临证加减】临证中见产后百脉空虚,气血俱伤,冲任不振,半月血来甚涌,所谓冲伤血崩是也。寒热,乳房作胀,五心烦热,诸虚叠见,日以益甚,脉来弦数无神。可用归脾汤去木香,加枸杞子。

【临床常用中成药】

归脾丸

益气补血,健脾宁心。用于心脾两虚、气血不足所致的心悸、怔忡、失眠健忘、食少体倦、面色萎黄,以及脾不统血所致的便血、崩漏、带下。

归脾丸　丸剂,大蜜丸一次 1 丸,水蜜丸一次 6g,小蜜丸一次 9g,一日 2 次。浓缩丸一次 30 丸,一日 2 次。

【选方要点】

1. 心悸怔忡,健忘失眠,盗汗,体倦食少,面色萎黄,舌淡,苔薄白,脉细弱。

2. 便血,皮下紫癜,妇女崩漏,月经超前,量多色淡,或淋漓不止,舌淡,脉细弱。

【使用注意】

1. 忌食生冷食物,忌烟酒、浓茶。

2. 热邪内伏、阴虚脉数以及痰湿壅盛者慎用。

3. 服药期间,应进食营养丰富而易消化吸收的食物,饮食有节。

4. 保持精神舒畅,劳逸适度,忌过度思虑,避免恼怒、抑郁、惊恐等不良情绪。

❧　柏子仁　❧

【性味功效口诀】

柏子仁善补阴血,虚烦不眠安心神。

甘平质润入大肠,肠燥便秘润肠便。

【功能主治与临床应用】

功效	主治	临床应用	配伍
养心安神	阴血不足,虚烦失眠,心悸怔忡	补阴血而养心安神,用于**心阴不足,心血亏虚之虚烦不眠**	多用于心阴不足,心血亏虚以致心神失养之心悸怔忡、虚烦不眠等,常与**人参、五味子、酸枣仁**等配伍;若治心肾不交之心悸不宁、心烦少寐、梦遗健忘,多与**麦冬、熟地黄、石菖蒲**等配伍
润肠通便	肠燥便秘	有润肠通便之功,治疗**阴虚血亏,老年、产后等肠燥便秘**	常与**郁李仁、松子仁、苦杏仁**等同用
止汗	阴虚盗汗	能补阴以止汗,还可用治**阴虚盗汗**	宜与**酸枣仁、牡蛎、麻黄根**等收敛止汗药同用

【药性】甘,平。归心、肾、大肠经。

【用法用量】煎服,3~10g。

【使用注意】本品质润,便溏及痰多者慎用。

天王补心丹

【方药组成口诀】

天王补心柏枣仁,二冬地黄当归身。

三参桔梗朱砂味,远志茯苓共养神。

【组成】人参_{去芦,五钱} 茯苓_{五钱} 玄参_{五钱} 丹参_{五钱} 桔梗_{五钱} 远志_{五钱} 当归_{酒浸,一两} 五味子_{一两} 麦冬_{去心,一两} 天冬_{一两} 柏子仁_{一两} 酸枣仁_{炒,一两} 生地黄_{四两}

【方解】

君	生地黄	滋阴养血,清虚热		
臣	天冬	滋阴清热	共助生地黄滋阴补血以养心安神	诸药相伍,重用甘寒,补中寓清,心肾兼顾,重在养心,共奏滋阴清热、养血安神之功
	麦冬			
	当归	补心血		
	酸枣仁	养心安神		
	柏子仁			
佐	玄参	滋阴降火,制虚火上炎		
	茯苓	养心安神,交通心肾		
	远志			
	人参	补气,则气旺而阴血自生,以宁心神		
	五味子	酸收敛阴,以养心神		
	丹参	养心血而活血,可使诸药补而不滞		
	朱砂	镇心安神,以治其标		
使	桔梗	为舟楫,载药上行入心经		

【功能主治】滋阴清热,养血安神。主治阴虚血少,神志不安证。

【临床常用中成药】

天王补心丸

滋阴养血,补心安神。用于心阴不足,心悸健忘,失眠多梦,大便干燥。

天王补心丸　丸剂,口服,水蜜丸一次 6g,小蜜丸一次 9g,大蜜丸一次 1 丸,一日 2 次;浓缩丸一次 8 丸,一日 3 次。

【选方要点】心悸怔忡,虚烦失眠,神疲健忘,或梦遗,手足心热,口舌生疮,大便干结,舌红少苔,脉细数。

【使用注意】

1. 肝肾功能不全者禁用。

2. 脾胃虚寒、大便稀溏者慎用。

3. 因其含朱砂,故不宜过量或久服,不可与溴化物、碘化物同服。

4. 服药期间,不宜饮用浓茶、咖啡等刺激性饮品。

5. 服药后出现严重心律失常者,需急诊观察治疗。

❧ 首乌藤 ❧

【性味功效口诀】

首乌藤又夜交名,安神赖得养心能。

祛风通络疗痹痛,皮肤瘙痒洗用行。

【功能主治与临床应用】

功效	主治	临床应用	配伍
养心安神	失眠多梦,皮肤瘙痒	补养心血,养心安神,用于**阴虚血少之失眠多梦,心神不宁**等症;有养血祛风止痒之功	常与合欢皮、酸枣仁、柏子仁等养心安神药同用;若与珍珠母、龙骨、牡蛎等潜阳安神药配伍,可用治失眠、阴虚阳亢者;可用治风疹、疥癣之皮肤瘙痒,常与蝉蜕、浮萍、地肤子等药同用

续表

功效	主治	临床应用	配伍
祛风通络	风湿痹痛,血虚身痛	养血祛风,通络止痛,用于**血虚身痛肢麻、风湿痹痛**	治血虚身痛,常与**鸡血藤、当归、川芎**等补血活血、通经止痛药配伍;用治风湿痹痛,常与**羌活、独活、桑寄生**等祛风湿、止痹痛药同用

【**药性**】甘,平。归心、肝经。

【**用法用量**】

1. 煎服,9~15g。

2. 外用适量,煎水洗患处。

天麻钩藤饮及天麻钩藤颗粒

见"益母草"项下。

其他常用中成药

药名	组成	功用	主治	用法用量	剂型规格
柏子养心丸	柏子仁、党参、炙黄芪、川芎、当归、茯苓、制远志、酸枣仁、肉桂、醋五味子、半夏曲、炙甘草、朱砂	补气、养血、安神	心气虚寒,心悸易惊,失眠多梦,健忘	口服。丸剂:水蜜丸一次6g,小蜜丸一次9g,大蜜丸一次1丸,一日2次	大蜜丸:每丸重9g
养血安神丸	首乌藤、鸡血藤、熟地黄、生地黄、合欢皮、墨旱莲、仙鹤草	滋阴养血,宁心安神	阴虚血少所致的头眩心悸、失眠健忘	口服。一次6g,一日3次	浓缩丸:每100粒重12g

续表

药名	组成	功用	主治	用法用量	剂型规格
枣仁安神液（口服液、颗粒、胶囊）	酸枣仁（炒）、丹参、五味子（醋制），辅料为蜂蜜	养血安神	心血不足所致的失眠、健忘、心烦、头晕	口服。口服液：一次10~20ml，一日1次，临睡前服。颗粒剂：开水冲化，一次5g，临睡前服。胶囊剂：一次5粒，临睡前服	口服液：每支装10ml。颗粒剂：每袋装5g；胶囊剂：每粒装0.45g
解郁安神颗粒	柴胡、大枣、石菖蒲、姜半夏、炒白术、浮小麦、制远志、炙甘草、炒栀子、百合、胆南星、郁金、龙齿、炒酸枣仁、茯苓、当归	疏肝解郁，安神定志	情志不畅、肝郁气滞所致的失眠、心烦、焦虑、健忘	口服。开水冲化，一次1袋，一日2次	颗粒剂：含蔗糖者每袋装5g，无蔗糖者每袋装2g

第十五章　平肝息风药

【含义】凡以**平肝潜阳和息风止痉**为主要功效,常用以治疗**肝阳上亢和肝风内动**病证的药物,称为平肝息风药。

【分类】平肝息风药分为平抑肝阳药和息风止痉药两类。

【药性功效】平肝息风药均入**肝经**,多为动物药及矿石类药物,具有平肝潜阳、息风止痉的功效。部分平肝息风药以其质重、性寒、沉降之性,兼有镇惊安神、清肝明目、重镇降逆、凉血以及祛风通络等功效。

【适用范围】平肝息风药主要用于治疗肝阳上亢证及肝风内动证。

分类	性味	功能	主治
平抑肝阳药	多咸、苦、寒、凉	具有**平肝潜阳**之功效	主治**肝阳上亢证**,症见头晕目眩、头痛、耳鸣、急躁易怒、少寐多梦等。部分平抑肝阳药兼有清肝火、明目等功效,又可用治肝火上攻之面红、口苦、目赤肿痛、目生翳膜等。此外,部分药物亦可用治肝阳化风之痉挛抽搐及肝阳上扰之烦躁失眠
息风止痉药	多咸、甘、辛,寒温不一	长于**息肝风,制止痉挛抽搐**	温热病热极动风、肝阳化风及血虚生风等所致之眩晕欲仆、项强肢颤、痉挛抽搐等。亦可用于风阳夹痰,痰热上扰之癫痫、惊风抽搐,或风毒侵袭,引动内风之破伤风,痉挛抽搐、角弓反张等。部分息风止痉药兼有平肝潜阳、清泻肝火、祛风通络之功,还可用治肝阳上亢之头晕目眩,肝火上攻之目赤头痛,风中经络之口眼㖞斜、肢麻痉挛、头痛,以及风湿痹痛等

第一节 平抑肝阳药

【主要药物口诀】

平肝潜阳多寒凉,常用中药代赭石。

石决牡蛎珍珠母,祛风明目蒺藜刺。

∞ 石决明 ∞

【性味功效口诀】

石决明是鲍鱼壳,平肝潜阳除烦躁。

肝火能清目能明,煅用制酸止痛妙。

【功能主治与临床应用】

功效	主治	临床应用	配伍
平肝潜阳	肝阳上亢,头痛晕眩	长于潜降肝阳,清泄肝热,兼益肝阴,为平肝凉肝之要药	善治肝肾阴虚,阴不制阳而致肝阳上亢之头痛眩晕,常配伍珍珠母、牡蛎等平抑肝阳药;治疗邪热灼阴所致筋脉拘急、手足蠕动、头晕目眩之症,常与白芍、生地黄、阿胶等配伍应用;治肝阳上亢兼肝火亢盛之头晕头痛、烦躁易怒者,可与羚羊角、夏枯草、白芍等清热、平肝药同用
清肝明目	目赤翳障,视物昏花,青盲雀目	长于清肝火、益肝阴,有明目退翳之功,为治目疾常用药,凡目赤肿痛、翳膜遮睛、视物昏花、青盲雀目等目疾,不论虚实,均可应用	治肝火上炎,目赤肿痛,可与黄连、龙胆、夜明砂等同用;治肝虚血少、目涩昏暗、雀盲眼花者,多与熟地黄、枸杞子、菟丝子等养肝明目药配伍;治风热目赤、翳膜遮睛,可与蝉蜕、菊花、蔓荆子等清肝热、疏风明目药配伍;治目生翳障,常配伍木贼、决明子、桑叶等

【药性】咸,寒。归肝经。

【用法用量】

1. 煎服,6~20g,先煎,平肝、清肝宜生用。

2. 外用点眼宜煅用、水飞。

【使用注意】本品咸寒,易伤脾胃,故脾胃虚寒,食少便溏者慎用。

天麻钩藤饮及天麻钩藤颗粒

见"益母草"项下。

牡蛎

【性味功效口诀】

牡蛎平肝擅潜阳,镇惊安神止痛狂。

软坚散结消瘰疬,煅用收敛固涩肠。

【功能主治与临床应用】

功效	主治	临床应用	配伍
潜阳补阴	肝阳上亢,眩晕耳鸣	长于平肝潜阳,又兼益阴,用于**阴虚阳亢、阴虚动风之证**	治水不涵木,阴虚阳亢,眩晕耳鸣之证,常与**龙骨、龟甲、白芍**等同用。治疗热病日久,灼烁真阴,虚风内动,四肢抽搐之症,则与**龟甲、鳖甲、生地黄**等同用,以滋阴息风止痉
重镇安神	心神不宁,惊悸失眠	有重镇安神之效,用治**心神不安,惊悸怔忡,失眠多梦**等症	常与龙骨相须为用,亦可配伍**朱砂、琥珀、酸枣仁**等安神之品
软坚散结	瘰疬痰核,癥瘕痞块	能软坚散结,用于**痰火郁结之瘰疬、痰核、瘿瘤**等	治疗痰火郁结之瘰疬、痰核、瘿瘤等,常与**浙贝母、玄参**等配伍;用治血瘀气滞之癥瘕痞块,常与**鳖甲、丹参、莪术**等药同用

续表

功效	主治	临床应用	配伍
收敛固涩	自汗盗汗、遗精滑精、崩漏带下	煅用性涩,能收敛固涩,用于**滑脱不禁诸证**	如治疗自汗、盗汗,常与**麻黄根、浮小麦**等同用;治疗肾虚遗精、滑精,常与**沙苑子、龙骨、芡实**等配伍;治疗尿频、遗尿,可与**桑螵蛸、金樱子、龙骨**等同用;治疗崩漏、带下,又常与山茱萸、山药等配伍
制酸止痛	胃痛吞酸	煅用能制酸止痛,用于**胃痛泛酸**	可与**海螵蛸、瓦楞子、海蛤壳**等药同用

【药性】咸,微寒。归肝、胆、肾经。

【用法用量】

1. 煎服,9~30g;先煎。

2. 潜阳补阴、重镇安神、软坚散结宜生用;收敛固涩、制酸止痛宜煅用。

【使用注意】虚寒证不宜服。

牡蛎散

【方药组成口诀】

牡蛎散内用黄芪,浮麦麻黄根最宜。

自汗盗汗心液损,固表敛汗见效奇。

【组成】黄芪_{去苗、土,一两} 麻黄根_{洗,一两} 牡蛎_{米泔浸,刷去土,火烧通赤,一两} 小麦_{一两}

【方解】

君	牡蛎	敛阴潜阳,固涩止汗	君臣相配,标本兼顾,止汗之力尤著	诸药相合,涩补并用,以涩为主;气阴兼顾,
臣	黄芪	益气实卫,固表止汗		
佐	麻黄根	功专收敛止汗		

续表

佐使	小麦	专入心经,养气阴,益心气,并能清心除烦		以气为主,既能益气固表,又能敛阴止汗,使气阴得复则汗出可止

【功能主治】敛阴止汗,益气固表。主治体虚自汗、盗汗证。

【选方要点】自汗,盗汗,夜卧尤甚,久而不止,心悸惊惕,短气烦倦,舌淡红,脉细弱。

【使用注意】阴虚火旺之盗汗忌用。

～ 赭石 ～

【性味功效口诀】

钉头代赭性情寒,平肝潜阳伐上炎。

降逆止呕重镇力,凉血止血补血全。

【功能主治与临床应用】

功效	主治	临床应用	配伍
平肝潜阳	肝阳上亢,眩晕耳鸣	长于镇潜肝阳,善**清肝火**,为**重镇潜阳**常用之品	治疗肝肾阴虚,肝阳上亢所致的头痛眩晕、耳鸣目胀等症,常与**生牡蛎、生龙骨、生白芍**等滋阴潜阳药同用;治疗肝阳上亢,肝火上升所致的头晕、头痛、心烦难寐,可配**珍珠母、猪胆汁、冰片**等
重镇降逆	呕吐,噫气,呃逆,气逆喘息	为**重镇降逆**要药;尤善降**上逆之胃气**而具止呕、止呃、止噫之效;可降上逆**之肺气**而平喘	用治胃气上逆之呕吐、呃逆、噫气不止,常与**旋覆花、半夏、生姜**等配伍;用治哮喘有声,卧睡不得者,

续表

功效	主治	临床应用	配伍
重镇降逆	呕吐，噫气，呃逆，气逆喘息	为**重镇降逆**要药；尤善降**上逆之胃气**而具止呕、止呃、止噫之效；可降上逆**之肺气**而平喘	可单味研末，米醋调服。若治肺肾不足，阴阳两虚之虚喘，则须与**党参**、**山茱萸**、**核桃仁**等补肾纳气之品同用；治疗肺热咳喘，可与**桑白皮**、**黄芩**、**紫苏子**等清肺降气之品同用
煅用凉血止血	血热吐衄，崩漏下血	有凉血止血之效；质重又善于降气、降火，故尤适宜于**气火上逆，追血妄行之出血证**	如因热而胃气上逆所致吐血、衄血、胸中烦热者，可与**白芍**、**竹茹**、**牛蒡子**等同用；治疗血热崩漏下血，可配伍**禹余粮**、**赤石脂**、**五灵脂**等

【**药性**】苦，寒。归肝、心、肺、胃经。

【**用法用量**】

1. 煎服，9~30g，先煎。

2. 平肝潜阳、重镇降逆宜生用，止血宜煅用。

【**使用注意**】本品苦寒，易伤脾胃，故脾胃虚寒、食少便溏者慎用。孕妇慎用。

镇肝熄风汤

见"牛膝"项下。

∽⃥ 珍珠母 ⃥∽

【**性味功效口诀**】

珍珠母出珍珠贝，平肝潜阳药一味。

明目清肝镇心神，煅用能止泛酸胃。

【功能主治与临床应用】

功效	主治	临床应用	配伍
平肝潜阳	肝阳上亢证	质重镇潜,长于**平肝潜阳、清泻肝火**	治疗肝阳上亢,头痛眩晕者,常与**石决明、牡蛎、磁石**等平肝潜阳药同用,以增强平抑肝阳作用;若肝阳上亢兼肝热烦躁易怒者,可与**钩藤、菊花、夏枯草**等清泻火药配伍;若肝阴不足,肝阳上亢所致的头痛眩晕、耳鸣、心悸失眠等症,常与**白芍、生地黄、龙齿**等同用
安神定惊	心神不宁,惊悸失眠	安神定惊之功	治疗心神不宁,惊悸失眠,可与**朱砂、龙骨、琥珀**等安神药配伍;治疗癫痫、惊风抽搐,可配伍**天麻、钩藤**等息风止痉药
明目退翳	目赤翳障,视物昏花	有清肝、明目、退翳之功	用治肝热目赤、羞明、翳障,常与**石决明、菊花、车前子**等同用;用治肝虚目暗,视物昏花,则与**枸杞子、女贞子、黑芝麻**等配伍以养肝明目;治疗夜盲证,可与**苍术、木贼**同用

【**药性**】咸,寒。归肝、心经。

【**用法用量**】煎服,10~25g,先煎。

【**使用注意**】本品属性寒镇降之品,故脾胃虚寒者及孕妇慎用。

珠母补益方

【方药组成口诀】

补益方用珍珠母,龙骨枣仁五味子。

女贞熟地与白芍,养血宁神又固精。

【组成】珍珠母二两　龙骨一两　酸枣仁三钱　五味子二钱　女贞子半两　熟地黄半两　白芍四钱

【方解】

君	珍珠母	滋肝阴,清肝火,潜阳安神	合而用之,具有育阴潜阳,养血宁神,益肾固精之功
臣	龙骨	助君药以加强潜阳安神之力	
	酸枣仁		
佐	女贞子	养血柔肝	
	白芍		
	熟地黄	益肾固精	
	五味子		

【功能主治】育阴潜阳,养血宁神,益肾固精。主治心、肝、肾虚损诸证。

【选方要点】失眠,阴虚阳亢的高血压,阴虚火旺的头痛、癫痫、诸痛、瘿瘤、瘰疬,肝虚血少的肝炎。

∽ 蒺藜 ∽

【性味功效口诀】

刺白蒺藜主入肝,亢阳能潜郁能宽。

祛风明目能止痒,瘙痒白癜俱赖痊。

【功能主治与临床应用】

功效	主治	临床应用	配伍
平肝潜阳	肝阳上亢，头痛眩晕	有平抑肝阳之功，用于**肝阳上亢之头痛眩晕**等	常与**钩藤、珍珠母、菊花**等同用
疏肝解郁	肝郁气滞，胸胁胀痛，乳闭胀痛	功能疏肝而散郁结，用于**肝郁气滞所致诸证**	治疗肝郁气滞，胸胁胀痛，可与**柴胡、香附、青皮**等疏理肝气药配伍；治疗妇女产后肝郁气滞，乳汁不通，乳房胀痛，可单用本品研末服用，或配伍**穿山甲、王不留行**等通经下乳药
祛风明目	风热上攻，目赤翳障	能疏散肝经风热而明目退翳，为**祛风明目**之要药	多与**菊花、蔓荆子、决明子**等同用
祛风止痒	风疹瘙痒，白癜风	能活血祛风止痒，用于**风疹瘙痒**	常与**防风、荆芥、地肤子**等祛风止痒药配伍

【药性】辛、苦，平。有小毒。归肝经。

【用法用量】煎服，6~10g。

【使用注意】孕妇慎用。

金锁固精丸及金锁固精丸

见"龙骨"项下。

第二节　息风止痉药

【主要药物口诀】

> 息风止痉有七种，天麻钩藤羚羊角。
>
> 僵蚕全蝎配蜈蚣，地龙利尿平喘热。

羚羊角

【性味功效口诀】

羚羊角擅息肝风,木火能清目能明。

清热解毒疗温病,壮热发斑药到灵。

【功能主治与临床应用】

功效	主治	临床应用	配伍
平肝息风	肝风内动,惊痫抽搐,妊娠子痫,高热痉厥,癫痫发狂。肝阳上亢所致头痛眩晕	清肝热,平息肝风,止痉挛,为治**肝风内动、惊痫抽搐**之要药,有平抑肝阳作用	因其清热力强,故尤宜于温热病热邪炽盛,热极动风之高热神昏、痉厥抽搐,常与**钩藤、菊花、白芍**等清热平肝药配伍。治癫痫发狂,可与**钩藤、天竺黄、郁金**等息风止痉、化痰开窍药同用。治疗肝阳上亢所致之头晕目眩、烦躁失眠、头痛如劈等症,常与**石决明、龟甲、生地黄**等同用
清肝明目	肝火上炎,目赤翳障	善清肝火而明目,用于**肝火上炎之头痛目赤、羞明流泪、目生翳障**	常与**决明子、夏枯草、龙胆**等同用
清热解毒	温热病壮热神昏,温毒发斑,痈肿疮毒	有清心凉肝、泻火解毒之功,能清热解毒,用治**热毒炽盛,疮疡肿痛**	用于温热病壮热神昏,谵语躁狂,甚或痉厥抽搐,常与**生石膏、寒水石、麝香**等配伍;治疗温毒发斑,多**与生地黄、赤芍、大青叶**等清热凉血、解毒之品同用;用治热毒炽盛,疮疡肿痛,可与**黄连、栀子、金银花**等药同用

【**药性**】咸,寒。归肝、心经。

【**用法用量**】

1. 煎服,1~3g,宜另煎 2 小时以上。

2. 磨汁或研粉服,每次 0.3~0.6g。

【**使用注意**】本品性寒,脾虚慢惊者忌用。

紫雪丹及紫雪颗粒

见"青木香"项下。

钩藤

【**性味功效口诀**】

钩藤甘凉平肝阳,入煎后下要记牢。

头痛眩晕清肝热,息风止痉肝风消。

【**功能主治与临床应用**】

功效	主治	临床应用	配伍
息风定惊	肝风内动,惊痫抽搐,高热惊厥	长于清心包之火,泻肝经之热,有息风止痉作用,为治**肝风内动,惊痫抽搐**之常用药,尤宜于**热极生风,四肢抽搐及小儿高热惊厥**等	治疗小儿急惊风,壮热神昏、牙关紧闭、手足抽搐,可配伍**天麻、全蝎、僵蚕**等;治疗温热病热极生风,痉挛抽搐,多与**羚羊角、白芍、菊花**等同用;治疗妊娠子痫,可与**龟甲、鳖甲、天麻**等滋阴潜阳之品同用
清热平肝	肝阳上亢,头痛眩晕	既能清肝热,又能平肝阳,故可用治**肝火上攻**或**肝阳上亢之头胀头痛、眩晕**等症	属肝火上攻者,常与**夏枯草、龙胆、栀子**等配伍;属肝阳上亢者,常与**天麻、石决明、牛膝**等药同用

【药性】甘,凉。归肝、心包经。

【用法用量】

1. 煎服,3~12g。

2. 其有效成分钩藤碱加热易被破坏,故需后下,不宜久煎,一般不超过15分钟。

天麻钩藤饮及天麻钩藤颗粒

见"益母草"项下。

⊱ 天麻 ⊰

【性味功效口诀】

赤箭天麻向天高,息风止痉已动摇。

平抑肝阳头眩定,祛风通络效用高。

【功能主治与临床应用】

功效	主治	临床应用	配伍
息风止痉	小儿惊风,癫痫抽搐,破伤风	擅息风止痉,且味甘质润,药性平和,故治疗**肝风内动,惊痫抽搐**,不论寒热虚实,皆可配伍应用	治疗小儿急惊风,可配伍**钩藤、全蝎、僵蚕**等;治疗小儿脾虚慢惊,则与**人参、白术、僵蚕**等配伍;用治小儿诸惊,可与**全蝎、制天南星、僵蚕**等同用;治疗破伤风,痉挛抽搐、角弓反张,可与**天南星、白附子、防风**等药配伍
平抑肝阳	肝阳上亢,头痛眩晕	既息肝风,又平肝阳,善治**多种原因之眩晕、头痛**,为止眩晕之良药	治疗肝阳上亢之眩晕、头痛,常与**钩藤、石决明、牛膝**等同用;用治风痰上扰之眩晕、头痛,痰多胸闷者,常与**半夏、茯苓、白术**等健脾燥湿之品同用;治疗头风头痛,头晕欲倒者,可配等量川芎为丸

续表

功效	主治	临床应用	配伍
祛风通络	手足不遂，肢体麻木，风湿痹痛	既息内风，又祛外风，并能通经络、止痛	用治中风手足不遂，筋骨疼痛等，可与**没药、制乌头、麝香**等药配伍；治疗风湿痹痛，肢体麻木，关节屈伸不利者，多与**秦艽、羌活、桑枝**等祛风湿药同用

【药性】甘，平。归肝经。

【用法用量】煎服，3~10g。

天麻钩藤饮及天麻钩藤颗粒

见"益母草"项下。

全蝎

【性味功效口诀】

　　息风止痉药全虫，解毒散结气力雄。

　　血肉之品有毒性，通络止痛擅搜风。

【功能主治与临床应用】

功效	主治	临床应用	配伍
息风镇痉	肝风内动，痉挛抽搐，小儿惊风，中风口㖞，半身不遂，破伤风	性善走窜，既平息肝风，又搜风通络，长于**息风止痉**，为治痉挛抽搐之要药	用治各种原因之惊风、痉挛抽搐，常与**蜈蚣**同用；治疗小儿急惊风高热、神昏、抽搐，常与**羚羊角、钩藤、天麻**等清热、息风止痉之品配伍；用治小儿慢惊风抽搐，常与**党参、白**

功效	主治	临床应用	配伍
			术、**天麻**等益气健脾药同用；用治痰迷癫痫抽搐，可与**郁金**、**白矾**各等份，研细末服；治疗破伤风痉挛抽搐、角弓反张，可与**蜈蚣**、**钩藤**、**天南星**等配伍；治疗风中经络，口眼㖞斜，可与**僵蚕**、**白附子**同用
攻毒散结	疮疡，瘰疬	能以毒攻毒，解毒而散结消肿	本品配伍**马钱子**、**半夏**、**五灵脂**等(即《经验方》小金散)，共为细末，制成片剂，用治瘰疬、瘿瘤
通络止痛	风湿顽痹，偏正头痛	善通络止痛，用于头痛及风湿顽痹	对风寒湿痹日久不愈，筋脉拘挛，甚则关节变形之顽痹，常配伍**川乌**、**蕲蛇**、**没药**等祛风通络、活血舒筋之品；治疗顽固性偏正头痛，多与**天麻**、**蜈蚣**、川芎等祛风止痛药同用，亦可单用研末吞服

【**药性**】辛,平。有毒。归肝经。

【**用法用量**】煎服,3~6g;外用适量。

【**使用注意**】本品有毒,用量不宜过大。孕妇禁用。

牵正散及复方牵正膏

见"白附子"项下。

蜈蚣

【性味功效口诀】

蜈蚣走窜入肝经,功同全蝎力更猛。

息风止痉防抽搐,通络止痛散毒结。

【功能主治与临床应用】

功效	主治	临床应用	配伍
息风镇痉	肝风内动,痉挛抽搐,小儿惊风,中风口喎,半身不遂,破伤风	功同全蝎而力更强,二者常相须为用,协同增效,与全蝎均为息风要药,两药常同用,治疗各种原因引起的痉挛抽搐	治小儿撮口,手足抽搐,可配伍全蝎、钩藤、僵蚕等;治疗破伤风,角弓反张,多配伍天南星、防风等
攻毒散结	疮疡,瘰疬,蛇虫咬伤	以毒攻毒,味辛又能散结	与雄黄、猪胆汁配伍,制膏外敷
通络止痛	风湿顽痹,顽固性偏正头痛	有较强的搜风、通络止痛作用,治疗顽痹疼痛	常与独活、威灵仙、川乌等祛风除湿、通络止痛药同用;对久治不愈的顽固性偏正头痛,可与天麻、川芎、僵蚕等配伍

【药性】辛,温。有毒。归肝经。

【用法用量】

1. 煎服,3~5g。

2. 研末冲服,每次 0.6~1g。

3. 外用适量。

【使用注意】

1. 本品有毒,用量不宜过大。

2. 孕妇禁用。

蜈蚣钱

【方药组成口诀】

蜈蚣钱要用桐油,蜈蚣作为主要药。

独活白芷与甘草,祛风拔毒又去腐。

【组成】桐油二两　独活一钱　白芷一钱　甘草一钱　蜈蚣一钱

【方解】

君	蜈蚣	息风镇痉,通络止痛,攻毒散结
臣	白芷	解表散寒,祛风止痛,宣通鼻窍,燥湿止带,消肿排脓
佐	独活	祛风除湿,通痹止痛,解表
使	甘草	补脾益气,清热解毒,祛痰止咳,缓急止痛,调和诸药

【功能主治】祛风拔毒,去腐生肌。主治臁疮多年,黑腐臭烂作痛,诸药不效者。

❧ 地龙 ❧

【性味功效口诀】

地龙药在土中生,咸寒清热擅息风。

痹病赖之通经络,平喘利尿上下行。

【功能主治与临床应用】

功效	主治	临床应用	配伍
清热定惊	高热神昏,惊痫抽搐,癫狂	善于**清热息风、定惊止痉**,故适用于**热极生风**所致的**神昏谵语、痉挛抽搐**以及小儿惊风、癫狂	治温热病热极生风,神昏、痉挛抽搐之症,多配伍**钩藤、牛黄、全蝎**等清热、息风止痉药;治疗小儿惊风,高热、惊厥抽搐,可将本品研烂,同**朱砂**作丸服用;治疗狂躁癫痫,可单用鲜品,加食盐搅拌化水后服用

续表

功效	主治	临床应用	配伍
通络	关节痹痛,肢体麻木,半身不遂	性善走窜,长于通经络,用于**经络不利,肢体麻木,半身不遂**;又能止痹痛,用于**风湿痹痛**,兼热者尤宜	因药性寒凉,故以治疗关节红肿热痛、屈伸不利之热痹多用,可配伍**防己、秦艽、忍冬藤**等祛风湿热药;如用治风寒湿痹,肢体关节麻木、疼痛尤甚、屈伸不利等症,则应与**川乌、草乌、天南星**等祛风散寒、通络止痛药配伍。治疗气虚血滞,中风半身不遂、口眼㖞斜等症,常与**黄芪、当归、川芎**等补气活血之品配伍
平喘	肺热喘咳	能清肺泄热而平喘,用于**肺热喘哮**	用治邪热壅肺,肺失肃降之喘息不止,喉中哮鸣有声者,可单味研末内服,或配伍**麻黄、苦杏仁、黄芩**等加强清肺化痰、止咳平喘之功
利尿	湿热水肿,小便不利或尿闭不通	能清热结而利水道,用于**热结膀胱,小便不利,尿闭不通**	治疗湿热水肿,可与**泽泻、木通、芦根**等清热利水药配伍;用于热结膀胱,小便不利,甚则尿闭不通,可单用,或配伍**车前子、滑石、萹蓄**等利尿通淋之品

【**药性**】咸,寒。归肝、脾、膀胱经。

【**用法用量**】煎服,5~10g。

【**使用注意**】本品咸寒能伤脾胃,故无实热及脾胃虚弱者忌服。

小金丹

【方药组成口诀】

> 小金专主治阴疽,鳖磨乌龙灵乳储。
>
> 墨炭胶香归没药,阴疽流注乳癌除。

【组成】白胶香—两五钱 草乌制—两五钱 五灵脂—两五钱 地龙—两五钱 木鳖—两五钱 乳香去油,净末,七钱五分 没药去油,净末,七钱五分 归身去油,净末,七钱五分 麝香三钱 墨炭—钱二分

【方解】

君	草乌	温经散寒,除湿通络	二药相配,则解散寒凝之力益彰	诸药合方,重在温通消散,以丸剂取峻药缓用之效,共奏温散寒湿、祛瘀止痛、消肿散结之功
	木鳖子	散结消痰,攻毒疗疮		
臣	白胶香	散瘀定痛,活血消痈		
	乳香			
	没药			
	当归	活血补血,使破瘀而不耗血		
	五灵脂	散瘀化滞,活血通络		
	麝香			
	地龙			
	墨炭	色黑入血,消肿化痰		

【功能主治】化痰祛湿,祛痰通络。主治寒湿痰瘀,阻滞凝结证。

【临床常用中成药】

小金丸(胶囊)

散结消肿,化瘀止痛。用于痰气凝滞所致的瘰疬、瘿瘤、乳岩、乳癖,症见肌肤或肌肤下肿块一处或数处、推之能动,或骨及骨关节肿大、皮色不变、肿硬作痛。

1. 小金丸　丸剂,一次 1.2~3g,打碎后服,一日 2 次;小儿酌减。
2. 小金胶囊　胶囊剂,一次 4~10 粒,一日 2 次;小儿酌减。

【选方要点】流注、痰核、瘰疬、乳岩、横痃、贴骨疽等。

【使用注意】

1. 孕妇、哺乳期妇女及疮疡阳证者禁用。
2. 脾胃虚弱者、肝肾功能不全者慎用。
3. 不宜长期使用。
4. 忌食辛辣、油腻及海鲜等发物。

僵蚕

【性味功效口诀】

白僵蚕,气味腥,息内风,止痉痛。

风热上攻力可平,化痰散结止痛能。

【功能主治与临床应用】

功效	主治	临床应用	配伍
息风止痉	肝风夹痰,惊痫抽搐,小儿急惊风,破伤风;中风口眼㖞斜	长于**息风止痉**,兼能化痰定惊,用于**肝风或痰热之惊痫抽搐**,对**惊风、癫痫而夹痰热者**尤为适宜;有祛风、化痰、通络之效,用于**风中经络,口眼㖞斜、痉挛抽搐之症**	治疗小儿痰热急惊风,常与**全蝎、牛黄、胆南星**等清热化痰、息风止痉药配伍;治小儿脾虚久泻、慢惊抽搐,又与**人参、白术、天麻**等益气健脾、息风止痉药同用;用治破伤风痉挛抽搐、角弓反张者,则与**全蝎、蜈蚣、钩藤**等药配伍;用于风中经络,口眼㖞斜、痉挛抽搐之症,常与**全蝎、白附子**同用

续表

功效	主治	临床应用	配伍
祛风止痛	风热上攻之头痛、目赤、咽痛、风疹瘙痒等	能疏散风热而止痛,用于**肝经风热上攻之头痛目赤、咽痛、牙痛**;有祛风止痒之效,用于**风疹瘙痒**	用治肝经风热上攻之头痛、目赤肿痛、迎风流泪等症,常与**桑叶、木贼、荆芥**等疏风清热之品配伍;用治风热上攻,咽喉肿痛、声音嘶哑者,可与**薄荷、桔梗、甘草**等同用;治疗风疹瘙痒,可配伍**蝉蜕、薄荷、防风**等祛风止痒药,亦可单用研末服用
化痰散结	瘰疬痰核、发颐痄腮	解毒散结。可用治**瘰疬痰核之证**,用于**发颐痄腮**	多与**浙贝母、夏枯草、连翘**等清热、化痰、散结药同用;治疗发颐、痄腮、乳痛、疔疮,可配伍**金银花、板蓝根、蒲公英**等清热解毒药

【**药性**】咸、辛,平。归肝、肺、胃经。

【**用法用量**】煎服,5~10g。

【**使用注意**】本品一般多制用,散风热宜生用。

乌药顺气汤

【**方药组成口诀**】

乌药顺气芎芷姜,橘红枳桔及麻黄。

僵蚕炙草姜煎服,中气厥逆此方详。

【**组成**】乌药二钱　橘红二钱　麻黄去根节,一钱　川芎一钱　白芷一钱
枳壳炒,一钱　桔梗一钱　炮姜五分　僵蚕炒,五分　甘草炙,五分　生姜三片
大枣一枚

【方解】

君	乌药	行降逆气	为君药	诸药相配,共奏顺气祛风化痰之功
臣	陈皮	助君药理气,以调顺逆气	四药合用,升降并用,调畅气机,共为臣药	
	枳壳			
	麻黄	宣通肺气		
	桔梗			
佐	白芷	散风		
	川芎	行气活血,祛风止痛		
	僵蚕	祛风化痰散结		
	炮姜	温经通阳		
	生姜	调补中焦		
	大枣	调补中焦		
使	甘草	调和诸药		

【功能主治】顺气,祛风,化痰。主治中气证。

【选方要点】突然昏厥,不省人事,牙关紧急,四肢逆冷,脉沉伏等;或中风而见遍身顽麻,骨节疼痛,步履艰难,语言謇涩,口眼㖞斜,喉中气急有痰者。

【使用注意】孕妇不可服。

其他常用中成药

药名	组成	功用	主治	用法用量	剂型规格
芎菊上清丸	川芎、菊花、黄芩、栀子、炒蔓荆子、黄连、薄荷、连翘、荆芥穗、羌活、藁本、桔梗、防风、甘草、白芷	清热解表,散风止痛	外感风邪引起的恶风身热、偏正头痛、鼻流清涕、牙疼喉痛	口服。一次6g,一日2次	丸剂:每袋6g,每盒12袋

续表

药名	组成	功用	主治	用法用量	剂型规格
正天丸	钩藤、白芍、川芎、当归、地黄、白芷、防风、羌活、桃仁、红花、细辛、独活、麻黄、黑顺片、鸡血藤	疏风活血，养血平肝，通络止痛	外感风邪、瘀血阻络、血虚失养、肝阳上亢引起的偏头痛、紧张性头痛、神经性头痛、颈椎病型头痛、经前头痛	口服。一次6g，一日2~3次，15天为一疗程	丸剂：每瓶装60g或每袋装6g
脑立清丸	磁石、赭石、珍珠母、清半夏、酒曲、酒曲（炒）、牛膝、薄荷脑、冰片、猪胆汁（或猪胆粉）	平肝潜阳，醒脑安神	肝阳上亢所致的头晕目眩、耳鸣口苦、心烦难寐	口服。一次10丸，一日2次	丸剂：每10丸重1.1g
松龄血脉康胶囊	鲜松叶、葛根、珍珠层粉	平肝潜阳，镇心安神	肝阳上亢所致的头痛、眩晕、急躁易怒、心悸、失眠	口服。一次3粒，一日3次，或遵医嘱	胶囊剂：每粒装0.5g

第十六章　开窍药

【含义】凡以**开窍醒神**为主要功效,常用以治疗**闭证神昏**的药物,称为开窍药。因具辛香走窜之性,又称芳香开窍药。

【药性功效】本类药物辛香走窜,皆入**心经**,具有通关开窍、醒脑回苏的功效。

【适用范围】主要适用于温病热陷心包、痰浊蒙蔽清窍之神昏谵语,以及惊风、癫痫、中风等猝然昏厥、痉挛抽搐。部分开窍药兼治血瘀气滞,心腹疼痛,经闭癥瘕,目赤咽肿,痈疽疔疮等。

【主要药物口诀】

> 味辛芳香开窍药,此类麝香最为高。
>
> 冰片菖蒲苏合香,还有安息行气血。

❧　麝香　❧

【性味功效口诀】

> 好麝香是当门子,开窍醒神救闭使。
>
> 活血通经走窜速,止痛催产须记之。

【功能主治与临床应用】

功效	主治	临床应用	配伍
开窍醒神	热病神昏,中风痰厥,气闭暴厥,中恶昏迷	有极强的开窍通闭之功,可用于**各种原因所致的闭证神昏**,为醒神回苏之要药。无论**寒闭、热闭**,用之皆效,尤宜于**寒闭神昏**	用治温病热陷心包、痰热蒙蔽心窍、小儿惊风及中风痰厥等热闭神昏,常配伍**牛黄、冰片、朱砂**等,组成凉开之剂;治中风卒昏、中恶胸腹满痛等寒浊或痰湿阻闭心窍之寒闭神昏,常配伍**苏合香、檀香、安息香**等,组成温开之剂

续表

功效	主治	临床应用	配伍
活血通经	血瘀经闭,癥瘕,胸痹心痛,心腹暴痛,跌扑伤痛,痹痛麻木,难产死胎	开通走窜,可行血中之瘀滞,开经络之壅遏,具有活血通经、止痛之功	用治血瘀经闭,常与**丹参**、**桃仁**、**红花**等药同用;若癥瘕痞块等血瘀重症,可与**水蛭**、**虻虫**、**三棱**等配伍;本品开心脉,祛瘀滞,为治心腹暴痛之佳品,常配伍川芎、**三七**、**木香**等;治偏正头痛,日久不愈者,常与**赤芍**、**川芎**、**桃仁**等配伍;本品又为伤科要药,善于活血祛瘀、消肿止痛,治跌扑肿痛、骨折扭挫,常与**乳香**、**没药**、**红花**等配伍,无论内服、外用均可;用治风寒湿痹,疼痛不已,顽固不愈者,可配伍**独活**、**威灵仙**、**桑寄生**等祛风湿、通经络之品;此外,本品辛香走窜,力达胞宫,有活血通经、催生下胎之效,可用治难产死胎、胞衣不下,常与**肉桂**配伍
消肿止痛	痈肿,瘰疬,咽喉肿痛	有良好的活血散结、消肿止痛作用,内服、外用均可	治疮疡肿毒,常与**雄黄**、**乳香**、**没药**同用;治瘰疬,可与**木鳖子**、**乳香**、**没药**等配伍;治咽喉肿痛,可与**牛黄**、**蟾酥**、**珍珠**等配伍

【**药性**】辛,温。归心、脾经。

【**用法用量**】

1. 0.03~0.1g,多入丸、散用。

2. 外用适量。

【**使用注意**】孕妇禁用。

紫金锭

【方药组成口诀】

紫金锭用麝朱雄,慈戟千金五倍同。

太乙玉枢名又别,祛痰逐秽及惊风。

【组成】雄黄一两 五倍子捶碎,洗净,焙,三两 山慈菇去皮,洗净,焙,二两 红芽大戟去皮,洗净,焙干燥,一两半 千金子去壳,研,去油取霜,一两 朱砂五钱 麝香三钱

【方解】

君	山慈菇	化痰解毒,消肿散结	二者解毒辟秽透窍	诸药合用,芳香泻下,以毒辟秽;少佐收涩,以防滑脱,共奏辟秽化痰以开窍、解毒消肿以止痛之功
	麝香	芳香开窍,辟秽解毒,行气止痛		
臣	千金子霜	泻下逐水,杀虫攻毒	二药皆能以毒攻毒,荡涤肠胃,攻逐痰浊,使邪毒速从下去,用为臣药	
	红大戟	泻下逐水,消肿散结		
佐	五倍子	化痰解毒,涩肠止泻	与臣药相配,使泻下而无滑脱之虞,涩肠而无留邪之弊	
	雄黄	辟秽解毒,化痰消肿		
	朱砂	重镇安神		

【功能主治】辟秽解毒,化痰开窍,消肿止痛。主治秽恶痰浊闭阻之证。

【临床常用中成药】

紫金锭(散)

辟瘟解毒,消肿止痛。用于中暑,脘腹胀痛,恶心呕吐,痢疾泄泻,小儿痰厥;外治疔疮疖肿,痄腮,丹毒,喉风。

1. 紫金锭 锭剂,一次 0.6~1.5g,一日 2 次;外用,醋磨调敷患处。

2. 紫金散　散剂,一次 1.5g,一日 2 次;外用,醋调敷患处。

【选方要点】脘腹胀闷疼痛,恶心呕吐,泄泻,痢疾,舌苔厚腻或浊腻,以及痰厥。外敷疔疮疖肿毒,虫咬损伤,无名肿毒及痄腮、丹毒、喉风等。

【使用注意】

1. 因其含雄黄、朱砂等峻烈有毒之品,性猛峻烈,故不宜过量、久用。

2. 孕妇忌用。

冰片

【性味功效口诀】

冰片清凉可开窍,透达醒神热闭疗。

清热可止诸般痛,耗散之品用须巧。

【功能主治与临床应用】

功效	主治	临床应用	配伍
开窍醒神	热病神昏,惊厥,中风痰厥,气郁暴厥,中恶昏迷	开窍醒神,功似麝香力弱,无论寒闭、热闭皆可应用。因其性微寒,为凉开之品,故以治热闭神昏更宜	如治痰热内闭、热病神昏、暑热卒厥等热闭神昏,常与牛黄、麝香、黄连等配伍;若属寒闭神昏,常与苏合香、安息香、麝香等温开药配伍
清热止痛	胸痹心痛,目赤肿痛,口舌生疮,咽喉肿痛,耳道流脓;疮疡肿痛,久溃不敛,烧烫伤	用治冠心病、心绞痛;有良好的泻火解毒、清热止痛之功,为五官科常用药;有清热解毒、防腐生肌作用	用治冠心病心绞痛,可与川芎或丹参等配伍;治疗目赤肿痛,单用点眼即可,或与炉甘石、硼砂、熊胆粉等制成点眼药水;治疗咽喉肿痛、口舌生疮、牙龈肿痛,常与硼砂、朱砂、玄明粉等配伍,或研

续表

功效	主治	临床应用	配伍
			细末,吹敷患处;治疗风热喉痹,《濒湖集简方》以之与灯心草、黄柏、白矾共为末,吹患处;治疮疡溃后不敛,可配伍牛黄、珍珠、炉甘石等;或与象皮、血竭、乳香等同用;治烧烫伤,可与朱砂、香油制成药膏外用

【药性】辛、苦,微寒。归心、脾、肺经。

【用法用量】0.15~0.3g(天然冰片:0.3~0.9g),入丸、散用。外用适量,研粉点敷患处。

【使用注意】孕妇慎用。

六神丸及六神丸

见"珍珠"项下。

❧ 石菖蒲 ❧

【性味功效口诀】

开窍醒神石菖蒲,宁心安神力不输。

化湿和胃中焦畅,祛风能将痹痛除。

【功能主治与临床应用】

功效	主治	临床应用	配伍
开窍豁痰	痰蒙清窍,神昏癫痫	芳香走窜,善于化湿、豁痰、辟秽而开窍醒神,擅治痰湿秽浊之邪蒙蔽清窍所致之神志昏乱	治疗中风痰迷心窍,神志昏乱,舌强不能语,常与半夏、天南星、陈皮等燥湿化痰药同用;若治痰热

续表

功效	主治	临床应用	配伍
			蒙蔽,高热、神昏谵语者,常与**郁金、半夏、竹沥**等配伍;治痰热癫痫抽搐,可与**枳实、竹茹、黄连**等配伍
醒神益智	健忘失眠,耳鸣耳聋	开心窍,具有宁心安神益智、聪耳明目之功	治健忘证,常与**人参、茯苓**等配伍;治劳心过度、心神失养所致的失眠、多梦、心悸怔忡,常与**人参、白术、龙眼肉**等配伍;治心肾两虚所致耳鸣耳聋、头昏、心悸,常与**菟丝子、女贞子、五味子**等配伍;若湿浊蒙蔽,见头晕、嗜睡、健忘、耳鸣、耳聋等症,又常与**茯苓、远志、龙骨**等配伍
化湿和胃	湿阻中焦,脘痞不饥,噤口下痢	具有化湿醒脾和胃之功	用治湿浊中阻,脘痞不饥,常与**砂仁、苍术、厚朴**等配伍;若治湿热蕴伏之身热吐利、胸脘痞闷、舌苔黄腻者,可与**黄连、厚朴**等配伍;若治湿热毒盛,水谷不纳、里急后重之噤口痢,又常与**黄连、茯苓、石莲子**等配伍

【**药性**】辛、苦,温。归心、胃经。

【**用法用量**】煎服,3~10g,鲜品加倍。

【**使用注意**】凡阴亏血虚及精滑多汗者,均不宜服。

还少丹及还少丹

见"小茴香"项下。

❧ 苏合香 ❧

【性味功效口诀】

开窍醒神苏合香,芳香辛散秽浊消。

散寒止痛止腹痛,不入煎剂要记牢。

【功能主治与临床应用】

功效	主治	临床应用	配伍
开窍醒神,辟秽	中风痰厥,猝然昏倒,惊痫	有开窍醒神之效,作用与麝香相似而力稍逊,且长于温通、辟秽,故为治**面青、身凉、苔白、脉迟之寒闭神昏**的要药	治疗中风痰厥,猝然昏倒,惊痫等属于寒邪、痰浊内闭者,常配伍**麝香、安息香、檀香**等
止痛	胸痹心痛,胸腹冷痛	可收化浊开郁、祛寒止痛之效	治寒凝气滞、心脉不通之胸痹心痛,可与**冰片、檀香**等配伍;治疗痰浊寒凝之胸脘痞满冷痛,常与**檀香、冰片**等同用

【药性】辛,温。归心、脾经。

【用法用量】0.3~1g,宜入丸、散服。

【使用注意】本品辛香温燥,故阴虚火旺者慎服。

苏合香丸

【方药组成口诀】

苏合香丸麝息香,木丁沉附荜檀香。

牛冰白术朱诃乳,寒实气闭急须尝。

【组成】吃力伽—两　光明砂研,—两　麝香当门子,—两　诃黎勒皮—两香附子_{中白,一两}　沉香_{重者,一两}　青木香_{一两}　丁香_{一两}　安息香_{一两}　白檀香_{一两}　荜茇_{上者,一两}　犀角（水牛角代）_{一两}　熏陆香_{半两}　苏合香_{半两}　龙脑香_{半两}

【方解】

君	苏合香	芳香开窍,启闭醒神,辟秽化浊	四药合用,既善芳香开窍,又能行气止痛,故共为君药	全方配伍,主辛香温散,兼补涩寒清,共奏芳香开窍、行气止痛之功,故善治痰迷心窍所致的痰厥昏迷、中风偏瘫、肢体不利,以及中暑、心胃气痛
	麝香			
	冰片			
	安息香			
臣	沉香	降气温中,温肾纳气	上述诸药,行气解郁,散寒止痛,理气活血,共为臣药	
	白檀香	行气和胃		
	熏陆香（乳香）	调气活血定痛		
	青木香	行气止痛		
	丁香	温中降逆,治心腹冷痛		
	香附	疏肝行气止痛		
佐	荜茇	辛热	配合诸香温中散寒止痛	
	吃力伽（白术）	补气健脾、燥湿化浊	二药一补一敛,防辛散走窜太过,耗气伤正,均为佐药	
	诃子	温涩敛气		
	朱砂	镇心安神	二者药性虽寒,但与大队温热之品相伍,则不悖温通开窍之旨	
	犀角（水牛角代）	清心解毒		

【功能主治】芳香开窍,行气止痛。主治寒闭证。

【临床常用中成药】

苏合香丸

芳香开窍,行气止痛。用于痰迷心窍所致的痰厥昏迷、中风偏瘫、肢体不利,以及中暑、心胃气痛。

苏合香丸　大蜜丸,口服,一次 1 丸,一日 1~2 次。

【选方要点】突然昏倒,牙关紧闭,不省人事,苔白,脉迟。亦治心腹卒痛,甚则昏厥,属寒凝气滞者。

【使用注意】

1. 孕妇禁用。

2. 热病、阳闭、脱证不宜使用。

3. 中风病正气不足者慎用,或配合扶正中药服用。

4. 因其含朱砂,且易耗伤正气,故不宜过量或长期服用,肝肾功能不全者慎用。

5. 急性脑血管病服用本品,应结合其他抢救措施。

6. 对中风昏迷者宜鼻饲给药。

7. 服药期间,忌食辛辣、生冷、油腻食物。

安息香

【性味功效口诀】

通闭开窍安息香,辛香苦泄辟秽浊。

行气活血止瘀痛,性平不偏寒热宜。

【功能主治与临床应用】

功效	主治	临床应用	配伍
开窍醒神	闭证神昏	有开窍辟秽醒神之功,又因其性平,故用于闭证神昏,无论寒闭、热闭皆宜	治寒湿冷气,中霍乱阴证者,配伍人参、附子
行气活血,止痛	心腹冷痛,产后血瘀以及小儿腹痛等	有行气活血、祛瘀止痛之效,用于气滞血瘀之心腹诸痛	治妇人产后血晕,血胀,口噤垂死者,常配伍五灵脂

【药性】辛、苦,平。归心、脾经。

【用法用量】0.6~1.5g,多入丸、散服。

【使用注意】本品辛香苦燥,故阴虚火旺者慎服。

至宝丹及局方至宝散

见"琥珀"项下。

其他常用中成药

药名	组成	功用	主治	用法用量	剂型规格
紫雪散	石膏、北寒水石、滑石、磁石、玄参、木香、沉香、升麻、甘草、丁香、芒硝(制)、硝石(精制)、水牛角浓缩粉、羚羊角、人工麝香、朱砂	清热开窍,止痉安神	热入心包、热动肝风证	口服。散剂:一次1.5~3g,一日2次。周岁小儿一次0.3g,五岁以内小儿每增一岁递增0.3g,一日1次,五岁以上小儿酌情服用	散剂:每瓶(袋)装1.5g
局方至宝散	水牛角浓缩粉、牛黄、玳瑁、人工麝香、朱砂、雄黄、琥珀、安息香、冰片	清热解毒,开窍镇惊	热病属热入心包、热盛动风证	口服。散剂:一次2g,一日1次。小儿三岁以内一次0.5g,四岁至六岁一次1g,或遵医嘱	散剂:每瓶(袋)装2g
万氏牛黄清心丸	牛黄、朱砂、黄连、栀子、郁金、黄芩	清热解毒,镇惊安神	热入心包、热盛动风证	口服。一次2丸(每丸重1.5g),或一次1丸(每丸重3g),一日2~3次	大蜜丸:每丸重1.5g或3g;浓缩丸:每4丸相当于原药材1.5g

第十七章　补虚药

【含义】凡能补虚扶弱,纠正人体气血阴阳虚衰的病理偏向,以治疗**虚证**为主的药物,称为补虚药。

【分类】补虚药分为补气药、补阳药、补血药和补阴药四类。

【药性功效】大多有**甘味**,具有补虚作用,其补虚作用有补气、补阳、补血与补阴的不同。

分类	性味	功能	主治
补气药	多甘温或甘平	补气	肺脾气虚证
补阳药	味多甘、辛、咸,性多温热	补阳	肾阳虚证、脾肾阳虚证、肝肾不足、肺肾两虚证
补血药	甘温	补血	心肝血虚证
补阴药	多甘寒	补阴	阴液亏虚症

【适用范围】适用于各种虚证,包括气虚证、阳虚证、血虚证和阴虚证。

第一节　补气药

【主要药物口诀】

> 人参党参太子参,甘草蜂蜜西洋参。
> 白术大枣白扁豆,山药饴糖和黄芪。

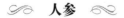 **人参**

【性味功效口诀】

> 人参本是大补元,补脾益肺把虚填。
> 生津止渴安神志,祛邪全赖补气全。

【功能主治与临床应用】

功效	主治	临床应用	配伍
大补元气	元气欲脱证,亡阳证,气随血脱证	能大补元气,复脉固脱,为拯危救脱要药,适用于**因大汗、大泻、大失血或大病、久病所致元气虚极欲脱,气短神疲,脉微欲绝的危重证候**,单用有效	治亡阳气脱效佳,常配以附子
补脾益肺	脾气亏虚证,肺气不足证,肾不咳喘证,兼治心气虚	能补脾调中,鼓舞脾气,益肺气,助生化之源	为补肺要药,常与**五味子、黄芪、紫菀**等配伍;亦为补脾要药,常与**白术、茯苓**等配伍;具有补肺益肾而定喘咳的功效,治肺肾两虚,动辄气喘甚效,常与**蛤蚧**配伍
生津养血	热病气虚津伤口渴证,消渴证,气血两虚证	补脾益肺,助运化,输精微,使气旺津生,以达益气生津止渴之效	治热伤气津者,常与**知母、石膏**同用;配伍**麦冬、五味子**可益气养阴、生津止渴,为治气阴两虚之口渴、多汗以及消渴所常用;配伍**白术、当归、熟地黄**等补气以生血、养血
安神益智	气血不足,心神不安证	大补元气、安神益智	治气血不足,常与**酸枣仁、当归**等配伍
扶正祛邪	气虚外感表证	用于**气虚外感或里实热结而正气亏虚之证**	与具有解表、攻下作用的中药相配伍

【药性】甘、微苦,微温。归脾、肺、心、肾经。

【用法用量】

1. 内服,3~9g,宜文火另煎,将参汁加入其他药汁饮服。

2. 研末吞服每次2g,日服2次。

3. 如挽救虚脱,当用大量15~30g,煎汁分数次灌服。

【使用注意】

1. 阴虚阳亢、骨蒸潮热、血热吐衄、肝阳上升、目赤头晕、肺有实热或痰气壅滞的咳嗽,以及一切火郁内实之证均忌服。

2. 反藜芦,畏五灵脂,恶皂荚,均忌同用。

3. 服人参,防其太热助火,可配伍地黄、天冬等凉润药;防其碍气作胀,可配伍陈皮、砂仁等理气药。

4. 服人参不宜喝茶和吃萝卜,以免影响药力。

四君子汤

【方药组成口诀】

参术苓草四君汤,益气健脾功无量。

增益陈夏名六君,健脾化痰又理气。

除却半夏名异功,或加香砂胃寒祛。

保元汤方性甘温,参草桂芪四味存。

【组成】人参三钱　白术三钱　茯苓三钱　甘草炙,两钱

【方解】

君	人参	甘温,益气,健脾养胃	大补脾胃之气	四药配伍,重在健补脾胃之气,兼司运化之职,温而不燥,补中兼渗,为平补脾胃之良方
臣	白术	益气健脾燥湿	白术与人参相须,益气补脾之力更强;苓、术相配,则健脾祛湿之功益著	
佐	茯苓	健脾渗湿		
使	甘草	益气和中,调和诸药	既加强人参、白术益气补中之功,又能调和诸药	

【功能主治】益气健脾。主治脾胃气虚证。

八珍汤

【方药组成口诀】

气血双补八珍丸,四君四物八味全。

四君益气健脾胃,四物补血和血奇。

【组成】 人参—两　白术—两　白茯苓—两　当归—两　川芎—两
白芍—两　熟地黄—两　甘草炙,一两

【方解】

君	人参	甘温,补气生血	人参大补五脏元气,熟地黄补血滋阴	全方甘温质润相伍,专于温补,共奏补益气血之功,故善治气血两虚所致的面色萎黄、饮食减少、四肢倦怠
	熟地黄	益气养血		
臣	白术	补气健脾	助人参益气补脾	
	当归	补血和血		
佐	茯苓	健脾养心	助熟地黄滋养心肝	
	白芍	养血敛阴		
	川芎	活血行气	使熟地黄、当归、白芍补而不滞	
使	甘草	益气和中,调和诸药	达到调和的功效	

【功能主治】 益气补血。主治气血两虚证。

党参

【性味功效口诀】

党参道地出上党,补中益气此药良。

生津养血力不逊,药食两用百家尝。

【功能主治与临床应用】

功效	主治	临床应用	配伍
补中益气	脾胃气虚证,肺气虚证,气虚感冒	不燥不腻,善补中益气,为常用的补中益气之良药,有补益肺气、定喘止咳之效	常与白术、茯苓等同用;用以治疗脾肺气虚的轻证,常与黄芪、蛤蚧等同用
生津养血	气津两亏证,气血两虚证	既能补气,又能生津;有补益气血的功效	常用于气虚不能生血,或血虚无以化气的气血两虚证,常与黄芪、白术、当归、熟地黄等同用;与麦冬、五味子、黄芪等同用,有补气生津作用

【药性】甘,平。归脾、肺经。

【用法用量】

1. 煎服,9~30g。

2. 党参补益脾肺与人参相似而力较弱,常代替古方中的人参,若代替人参,可用人参用量的4倍。

【使用注意】

1. 气滞、肝火盛者忌用,对于邪盛而正不虚者不宜使用。

2. 党参对虚寒证最为适用,如属实证、热证不宜单独应用。

黄芪

【性味功效口诀】

　　黄芪药是补气魁,升阳固表可益卫。

　　利水消肿因气转,托疮生肌阴证回。

【功能主治与临床应用】

功效	主治	临床应用	配伍
补气升阳	脾胃气虚证,气虚下陷证,气不行血证,气不摄血证,气不生津证,气虚发热证,气虚血瘀之半身不遂证	能补气以生血,又善升阳举陷、行滞通痹、生津止渴	为补气升阳之要药,长于治疗脾虚中气下陷之久泻脱肛,内脏下垂。常与人参、升麻、柴胡等配伍;用于补气通痹,常与桂枝、芍药等配伍;常与人参、白术等配伍以补气摄血
益卫固表	脾肺气虚证,表虚自汗证,气虚感冒证,阴虚盗汗证	能补肺脾之气、益卫气以固表止汗	与人参、紫菀、五味子等配伍可用于补益肺气;益卫固表,常与牡蛎、麻黄根等同用;治阴虚盗汗,常与生地黄、黄柏等同用;治气虚感冒,常与白术、防风等配伍
利水消肿	气虚水肿	有补脾益气、利尿消肿之功	治脾虚水湿失运,浮肿尿少者,常与白术、茯苓等健脾利水药配伍
托疮生肌	虚证疮疡	有良好的补气养血之功,使正气旺盛,达到托毒排脓、生肌敛疮之效	治疮疡中期,正虚毒盛,疮形平塌,难溃难腐者,常配伍人参、当归、升麻、白芷等补益气血、解毒排脓药;治疮疡后期,因气血亏虚,脓水清稀,疮口难敛者,常与人参、当归、肉桂等补益气血、温通血脉药配伍

【药性】甘,微温。归肺、脾经。

【用法用量】

1. 内服,9~30g,大量 30~60g。

2. 益气补中宜蜜炙用,用治其他疾病多生用。

【使用注意】凡表虚邪盛、内有积滞、阴虚阳亢、疮疡初起或溃后热毒尚盛等证,均不宜使用。

当归补血汤

【方药组成口诀】

当归补血重黄芪,芪归用量五比一。

补气生血代表剂,血虚发热此方宜。

【组成】黄芪一两　　当归二钱

【方解】

君	黄芪	补气生血行滞	重用为君药,黄芪量大力宏,补气固表,助生血,气旺血生	二药相伍,药简效宏,重用甘温以补气,阳生阴长以生血,则诸症自除,善治血虚、气血两虚之证
臣	当归	养血活营、补而不滞	为补血要药,得黄芪生血之助,使阴血渐充,则虚热自退,故为臣药	

【功能主治】补气生血。主治血虚阳浮发热证。

【临床常用中成药】

当归补血口服液(丸、胶囊)

补养气血。用于气血两虚证。

1. 当归补血口服液　口服液剂,一次 10ml,一日 2 次。

2. 当归补血丸　大蜜丸或水蜜丸,一次 1 丸,一日 2 次。

3. 当归补血胶囊　胶囊剂,每次 5 粒,一日 2 次。

【选方要点】肌热面赤,烦渴欲饮,脉洪大而虚,重按无力。亦治妇人经期、产后血虚发热头痛；或疮疡溃后，久不愈合者。

【使用注意】

1. 月经提前量多，色深红或经前、经期腹痛拒按，乳房胀痛者不宜服用。

2. 感冒、阴虚火旺者慎用。

3. 高血压患者慎用。

4. 服药期间，宜食清淡易消化食物，忌油腻食物。

◈◈ 白术 ◈◈

【性味功效口诀】

> 白术补气健中土，燥湿利水痰饮除。
>
> 固表可止气虚汗，胎动不安赖之固。

【功能主治与临床应用】

功效	主治	临床应用	配伍
补气健脾	脾虚湿盛证，脾虚食积证	能和中益气，健运脾胃，为治脾虚诸证之要药	补气健脾，常与人参、茯苓、甘草等品同用
燥湿利水	痰饮者，水肿者	既可补气健脾，又能燥湿利水，为治痰饮、水肿之良药	
固表止汗	气虚自汗，气虚感冒等	有益气健脾、固表止汗之效	气虚兼内热者，可配伍黄芩以清热安胎，兼有气滞胸胀满者，可与紫苏梗、砂仁等配伍；用于固表止汗，宜与黄芪、防风等配伍
安胎	各种胎动不安之证	有安胎之功	气血亏虚胎动不安者，宜人参、黄芪、当归等配伍；肾虚胎元不固，可与杜仲、阿胶等配伍

【**药性**】苦、甘,温。归脾、胃经。

【**用法用量**】

1. 内服,6~12g。

2. 本品燥湿利水宜生用,补气健脾宜炒用,健脾止泻宜炒焦用。

【**使用注意**】

1. 气滞胀闷者忌用。

2. 本品易燥湿伤阴,如属阴虚内热或津液亏耗,燥渴、便秘者,均不宜服。

玉屏风散

【**方药组成口诀**】

玉屏风散芪术防,表虚气弱汗多尝。

益气固表止汗神,体虚易感可预防。

【**组成**】防风一两　黄芪二两　白术炒,二两

【**方解**】

君	黄芪	甘温,补气固表止汗	内可大补脾肺之气,外可固表止汗,为君药	全方重用芪、术,少用防风配伍,补中有散,补不敛邪,共奏益气、固表、止汗之功
臣	白术	益气健脾、固表止汗	协黄芪以益气固表实卫,君臣相合,使气旺表实,汗不得外泄,风邪不易内侵	
佐	防风	辛润,祛风解表	与君臣药相伍,补敛中寓散泄;黄芪得防风,固表而不留邪;防风得黄芪,祛邪而不伤正	

【**功能主治**】益气、固表、止汗。主治表虚自汗。

【临床常用中成药】

玉屏风胶囊(颗粒、口服液)

益气,固表,止汗。用于表虚不固所致的自汗,症见自汗恶风、面色㿠白,或体虚易感风邪者。

1. 玉屏风胶囊　胶囊剂,一次 2 粒,一日 3 次。

2. 玉屏风颗粒　颗粒剂,开水冲化,一次 1 袋,一日 3 次。

3. 玉屏风口服液　口服液剂,一次 10ml,一日 3 次。

【选方要点】本方以汗出恶风,面色㿠白,舌淡,苔薄白,脉浮虚为选方要点,亦可用治虚人腠理不固,易感风邪。

【使用注意】

1. 热病汗出、阴虚盗汗者慎用。

2. 宜饭前服用。

3. 服药期间饮食宜清淡,忌油腻食物。

❧ 山药 ❧

【性味功效口诀】

怀山药能益气阴,擅补三阴水土金。

固精止带有奇效,药食常用保安身。

【功能主治与临床应用】

功效	主治	临床应用	配伍
益气养阴	肺气虚证,肺阴虚证	**补脾气,益脾阴**	能补肺气,兼能滋肺阴,治疗气虚重症,可与人参、**白术**等配伍
补脾肺肾	脾肺肾气虚证、气阴两虚证(消渴),肺虚喘咳	既**补脾肺肾**之气,又**益脾肺肾**之阴,有**生津止渴**之效	补脾肺肾之气阴,常与**黄芪**、**天花粉**、**知母**等同用;治肺虚久咳或虚喘,可与太子参、**南沙参**等同用;治疗消渴病气阴两虚者,常与**黄芪**、**天花粉**、**知母**等配伍

续表

功效	主治	临床应用	配伍
固精止带	肾气虚证（尿频），肾阴虚证	既**补肾之气**，又滋**肾之阴**，并能固涩**肾精、止泻止带**	治疗肾气虚、肾阴虚等证，与山**茱萸、熟地黄**等配伍

【药性】甘，平。归脾、肺、肾经。

【用法用量】

1. 内服，15~30g，大剂量 60~250g；研末吞服，每次 6~10g。

2. 补阴生津宜生用，健脾止泻宜炒用。

【使用注意】本品养阴能助湿，故湿盛中满或有积滞者不宜单独用。

完带汤

【方药组成口诀】

完带汤中用白术，山药人参白芍辅。

苍术车前黑芥穗，陈皮甘草与柴胡。

【组成】白术一两　山药一两　人参二钱　白芍五钱　车前子三钱　苍术三钱　甘草炙，一钱　陈皮五分　黑芥穗五分　柴胡五分

【方解】

君	白术	补脾祛湿	重用白术、山药为君，使脾气健运，湿浊得消	诸药相配，使脾气健旺，肝气条达，清阳得升，湿浊得化，则带下自止
	山药	补脾祛湿，固肾止带		
臣	人参	补中益气	人参助君药补脾之力，苍术祛湿化浊之力，车前子令湿浊从小便分利	
	苍术	燥湿运脾		
	白芍	柔肝理脾		
	车前子	利湿清热		
佐	陈皮	理气燥湿	陈皮既可使补药补而不滞，又可行气以化湿	
	柴胡	辛散，得白术则升发脾胃清阳，配伍白芍则疏肝解郁		
	荆芥穗			
使	甘草	调药和中	调和诸药	

【功能主治】本方为治疗脾虚肝郁、湿浊带下的常用方剂。以带下色白,清稀如涕,面色㿠白,倦怠便溏,舌淡苔白,脉缓或濡弱为辨证要点。

【临证加减】临症中若兼湿热,带下兼黄色者,加黄柏、龙胆以清热燥湿;兼有寒湿,小腹疼痛者,加炮姜、盐茴香以温中散寒;腰膝酸软者,加杜仲、续断以补益肝肾;日久病滑脱者,加龙骨、牡蛎以固涩止带。

【使用注意】带下证属湿热下注者,非本方所宜。

甘草

【性味功效口诀】

甘草百药拜国老,益气补中健脾好。

祛痰止咳缓急痛,清热解毒生用巧。

调和药性得平正,相须为用配大枣。

【功能主治与临床应用】

功效	主治	临床应用	配伍
补脾益气	脾气虚证,心气虚证	**补益心气,益气复脉**	主要用于心气不足而致脉结代,心动悸者,常与**人参、白术、黄芪**等配伍;若属气血两虚所制者,常与**人参、阿胶、生地黄**等配伍
祛痰止咳	治咳嗽,寒热虚实多种咳嗽,有痰无痰均宜	既能**祛痰止咳**,又能**益气润肺**	治风寒咳喘,可与**麻黄、苦杏仁**等配伍;治寒痰咳喘,可与**干姜、细辛**等配伍;治疗湿痰咳嗽,可与**半夏、茯苓**等配伍;治肺虚咳嗽,可与**黄芪、太子参**等配伍

续表

功效	主治	临床应用	配伍
缓急止痛	脾虚肝旺的挛急作痛或阴血不足的四肢拘挛疼痛	缓解、四肢挛急作痛	血虚、血瘀、寒凝等多种原因所致的、四肢挛急作痛,与**白芍**配伍
清热解毒	痈肿疮毒,咽喉肿痛,多种热毒症	长于解毒,临床应用十分广泛	治热毒上攻,咽喉肿痛,若红肿不甚者,可单用或与**桔梗**配伍;红肿较甚者,宜与**射干、山豆根、牛蒡子**等配伍
调和药性	缓解药物毒性、烈性	有"国老"之称,缓解芒硝、大黄刺激胃肠引起的腹痛,亦缓其峻下之势,使之泻不伤正;缓和黄芩、黄连的寒性,使之寒不伤阳;缓和干姜、附子温燥之性,使之热不伤阴	与**石膏、知母**配伍,可防其寒凉伤胃;与**附子、干姜**配伍可防其温燥伤阴,并可降低附子的毒性;与**人参、黄芪**等配伍,以调和脾胃,使补虚药效缓慢持久

【**药性**】甘,平。归心、肺、脾、胃经。

【**用法用量**】

1. 内服,2~10g。

2. 清热解毒宜生用,补中缓急、益气复脉宜蜜炙用;尿道疾病可用甘草梢。

【**使用注意**】

1. 反大戟、芫花、甘遂、海藻,均忌同用。

2. 本品有助湿壅气之弊,能令人中满,故湿盛而胸腹胀满、水肿者忌服。

3. 久服较大剂量甘草,易引起水肿,使用也当注意。

养心汤

【方药组成口诀】

养心汤用草芪参,二茯芎归柏子寻。

夏曲远志兼桂味,再加酸枣总宁心。

【组成】黄芪炙半两　白茯苓半两　茯神半两　半夏曲半两　当归半两　川芎半两　远志取肉,姜汁淹,焙,一分　肉桂一分　柏子仁一分　酸枣仁浸,去皮,隔纸炒香,一分　北五味子一分　人参一分　甘草炙,四钱

【方解】

君	当归	补血养心	当归补血养心,为君药	本方为治心虚血少,神志不安证之常用方,诸药合用,共奏补血养心之功
臣	黄芪	补脾益气	参、芪使气血生化有源,则心血虚得补,共为臣药	
	人参	补益心气		
	酸枣仁	补血养心安神		
	柏子仁			
佐	茯苓	补益心脾,宁心安神	既助黄芪益气补脾,以资气血生化之源,又能益智宁心安神	
	茯神			
	远志	安神益智		
	五味子	收敛心气,防止心气耗散		
	肉桂	可温化阳气,加强补血养心之功		
	半夏曲	去痰涎		
	川芎	活血行气,使诸药补而不滞		
佐使	甘草	补益心气,调和诸药	为佐使药	

【功能主治】临床主治心虚血少,心神不宁证。本方以精神恍惚,心悸易惊,失眠健忘,倦怠食少,舌淡苔白,脉细弱为其辨证要点。

【使用注意】痰热内扰,阴虚火旺者,不宜使用本方。

西洋参

【性味功效口诀】

西洋参渡大洋来,性与人参略偏乖。

补气养阴一模样,清火生津是良材。

【功能主治与临床应用】

功效	主治	临床应用	配伍
补气养阴	气阴两虚之证,气虚阴亏症	**益气救脱**,善补心、肺、脾气,养心、肺、脾阴,清肺热	清火养阴生津,常与**麦冬、五味子**等配伍;能补肺气,兼能养肺阴,清肺火,可与**玉竹、麦冬、川贝母**等配伍
清热生津	热伤气津之身热汗多、口渴心烦等	有良好的**补气养阴、清火生津**之效	常与**西瓜翠衣、淡竹叶、麦冬**等配伍;治消渴病气阴两伤之证,可与**黄芪、山药、天花粉**等配伍

【药性】甘、微苦,凉。归心、肺、肾经。

【用法用量】内服,3~6g,另煎兑服;入丸、散剂,每次0.5~1g。

【使用注意】

1. 反藜芦。

2. 中阳衰微,胃有寒湿者忌服。

3. 忌铁器及火炒。

清暑益气汤

【方药组成口诀】

清暑益气参草芪,当归麦味青陈皮。

曲柏葛根苍白术,升麻泽泻姜枣随。

【组成】西洋参一钱六分　石斛五钱　麦冬三钱　黄连一钱　淡竹叶两钱　荷梗五钱　知母两钱　甘草一钱　粳米五钱　西瓜翠衣一两

【方解】

君	西瓜翠衣	清热解暑	西瓜翠衣止渴利小便,西洋参益气养阴,共为君药	诸药合用,具有清暑益气、养阴生津之功,使暑热得清,气津得复,诸症自除
	西洋参	益气生津、养阴清热		
臣	荷梗	清热解暑	荷梗助西瓜翠衣清热解暑,石斛助西洋参养阴清热、益胃生津,麦冬助西洋参养阴生津,共为臣药	
	石斛	养阴清热、益胃生津		
	麦冬	养阴生津		
佐	黄连	苦寒泻火	黄连助清热祛暑之力,知母、淡竹叶清热除烦,共为佐药	
	知母	清热除烦、泻火滋阴		
	淡竹叶	清热除烦		
使	甘草	益胃和中	为使药	
	粳米			

【功能主治】临床中主治暑热气津两伤证。本方以身热汗多,口渴心烦,小便短赤,体倦少气,精神不振,脉虚数为辨证要点。

【使用注意】本方因有滋腻之品,故暑病夹湿者不宜使用。

∽ 太子参 ∼

【性味功效口诀】

　　太子参是孩儿参,气阴双补脾肺气。

　　本性和缓渐着力,补气生津慢养人。

【功能主治与临床应用】

功效	主治	临床应用	配伍
益气健脾	脾虚体倦，食欲不振，病后虚弱，气阴不足	有**补脾气**，**养胃阴**之效，**性平偏凉**，为补气药中的一味清补之品	治脾气虚弱、胃阴不足的食少倦怠、口干舌燥者，可与**山药**、**石斛**等配伍
生津润肺	自汗口渴、肺燥干咳	**养阴生津**，**补肺气**、**润肺燥**	作用平和，多作病后调补之药，常与**黄芪**、**五味子**、**麦冬**等配伍；治肺脏气阴不足，常与**沙参**、**麦冬**、**知母**等配伍

【药性】甘、微苦，平。归脾、肺经。

【用法用量】内服，9~30g。

【使用注意】邪实正不虚者慎用。

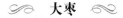

大枣

【性味功效口诀】

　　大枣药食两用能，健脾益气擅补中。

　　养血安神心经入，药性得缓中焦平。

【功能主治与临床应用】

功效	主治	临床应用	配伍
补中益气	用于脾虚食少，乏力便溏之证	**能补脾益气**、**调补脾胃**	治疗脾虚食少，可与**黄芪**、**党参**、**白术**等配伍
养血安神	心阴不足，用于血虚萎黄、妇女脏躁、神志不安之证	**养心血**、**安心神**	心中烦乱，睡眠不安者，常与**小麦**、**甘草**等同用；治血虚面色萎黄，多与**熟地黄**、**当归**、**酸枣仁**等配伍

续表

功效	主治	临床应用	配伍
缓和药性	与大戟、芫花、甘遂等药性峻烈或有毒药物同用	有保护胃气,缓和其毒烈药性之效	缓和葶苈子、甘遂、大戟、芫花等药物的毒烈药性

【药性】甘,温。归脾、胃、心经。

【用法用量】6~15g(2~5枚),掰开煎汤服;或去皮核捣烂为丸服。

【使用注意】本品助湿生热,令人中满,故湿盛胀满、食积、虫积、龋齿作痛,以及痰热咳嗽者均忌服。

大柴胡汤

【方药组成口诀】

大柴胡汤用大黄,枳实芩夏白芍将。

煎加姜枣兼表里,妙法内攻并外攘。

【组成】柴胡半斤　黄芩三两　芍药三两　半夏半升　生姜五两　枳实四枚　大枣十二枚　大黄二两

【方解】

君	柴胡	疏解少阳半表之邪	二药合用,和解清热,以解少阳之邪	本方和解之中兼泻阳明,表里同治,使少阳得解,热结得下,内外诸证自除
臣	黄芩	清泄胆胃之热		
	大黄	泻热通腑、祛瘀利胆	轻用大黄配伍枳实以内泻阳明热结	
	枳实	行气破结		
佐	芍药	柔肝缓急止痛	与大黄相配伍可治腹中实痛,与枳实相配伍可以理气和血,以解心下急痛	

续表

佐	半夏	和胃降逆	配伍大量生姜,和胃降逆止呕	
使	大枣	和中益气	调和诸药,共使药	
	生姜	降逆止呕		

【功能主治】临床中主治少阳阳明合病。本方以往来寒热,胸胁苦满,呕不止,郁郁微烦,心下痞硬,或心下满痛,大便不解或协热下利,舌苔黄,脉弦数有力为辨证要点。

【使用注意】

1. 此药治伤寒内热里实,若身体疼痛,是表证未解,不可服之。

2. 热除,不宜遽服补药,仍忌羊肉、腰子、酒,并难化之物。避房事。

3. 本方为少阳阳明合病而设,单纯少阳证或阳明证及少阳阳明合病而阳明尚未热结成实者均非本方所宜。

❦ 白扁豆 ❦

【性味功效口诀】

扁豆健脾入药食,中焦水沃可除之。

豆衣豆花均消暑,芬芳透达散表湿。

【功能主治与临床应用】

功效	主治	临床应用	配伍
健脾化湿	脾虚湿盛证	**补脾**不腻,**除湿**不燥,为**健脾养胃、化湿和中之良药**	治脾虚湿滞,常配伍人参、白术、茯苓等
和中消暑	暑湿吐泻、胸闷腹胀	**调和脾胃,解暑**	宜与香薷、厚朴等配伍;治暑湿吐泻,可与荷叶、滑石等配伍

【药性】甘,微温。归脾、胃经。

【用法用量】

1. 内服,9~15g。

2. 和中消暑、解毒宜生用,健脾化湿、止泻止带宜炒用。

【使用注意】本品生用有毒,生品研末服宜慎。

三物香薷饮

【方药组成口诀】

> 三物香薷豆朴先,若云热盛加黄连。
>
> 或加苓草名五物,利湿祛暑木瓜宣。
>
> 再加参芪与陈术,兼治内伤十味全。
>
> 二香合人香苏饮,仍有藿薷香葛传。

【组成】香薷一斤　　白扁豆半斤　　厚朴姜制,半斤

【方解】

君	香薷	既能发汗解表散寒,又能祛暑化湿和中,是夏月解表化湿之要药	辛散皮肤之蒸,温解心腹之凝结,主下气,除烦热,定霍乱,止呕吐,疗腹痛,散水肿,调中温胃,最解暑气,为君药	三药合用,共奏散寒解表、化湿和中之功
臣	厚朴	行气除满,内化湿滞	宽中散满,能除湿邪而通行滞气,为臣药	
佐	白扁豆	健脾化湿,消暑	健脾和中,消暑化湿,寓匡正御邪之意耳,为佐药	

【功能主治】临床中主治夏月乘凉饮冷,外感于寒,内伤于湿证。本方以恶寒发热,无汗头痛,头重身倦,腹痛吐泻,胸闷,舌苔白腻,脉浮等为辨证要点。

【使用注意】如发热、汗出、不恶寒、心烦口渴者,不宜服用。

蜂蜜

【性味功效口诀】

采得百花成蜜后,补中益气味甘甜。

润肺止咳滋阴力,清解热毒保人全。

通便可润肠中燥,缓和药性炼为丸。

【功能主治与临床应用】

功效	主治	临床应用	配伍
补中缓急	脾气虚弱,疼痛	润养,既能**益气补中**,又可**缓急止痛**	补气兼止痛,可单用,或与**白芍**、**甘草**等配伍
润肺止咳	肺虚燥咳	**补益肺气、润肺止咳**	燥邪伤肺,干咳无痰或痰少而黏者,宜与**阿胶**、**桑叶**、**川贝母**等配伍;治虚劳咳嗽日久,气阴耗伤,可单用,亦可与**人参**、**生地黄**等配伍
解毒	解乌头毒	**解乌头类药毒**,降低其毒性	大剂量服用本品,有一定的解毒作用
润肠通便	肠燥便秘	质润滑利,能**滑肠通便**	可单用冲服,或与**地黄**、**当归**、**火麻仁**等配伍,亦可制成栓剂,以通导大便
缓和药性	炮制药物使用,加工蜜丸使用	矫味和黏性,补养和**缓和药性**的作用	多作为滋补的丸剂、膏剂的赋形剂,或作为炮炙某些补益药的辅料
外用生肌敛疮	疮疡不敛,烧烫伤	**生肌敛疮**	外敷患处,外用生肌敛疮之效

【药性】甘,平。归肺、脾、大肠经。

【用法用量】

1. 煎服或冲服,15~30g;外用适量。

2. 制丸剂、膏剂或栓剂等,随方适量。

【使用注意】凡湿阻中满、湿热痰滞,便溏或泄泻者宜慎用。

蜜煎

【方药组成口诀】

> 蜜煎导法通大便,或将猪胆灌肛中。
>
> 不欲苦寒伤胃腑,阳明无热勿轻攻。

【组成】食蜜七合

【方解】

功效	主治	临床应用	配伍
蜂蜜	小便利,大便秘者	润肠通便,蜜能润肠,热能行气,皂能通窍	对于内无热邪之虚性便秘,可用此法,免伤胃气

【功能主治】临床中主治津亏便秘。本方以津液不足,大便燥结为辨证要点。

【使用注意】寒热证便秘均可使用,适用于病后或老年、新产,因肠胃津液不足,大便秘结,体虚不任攻下者,以天然蜂蜜(即不含糖蜂蜜)效果最佳。

饴糖

【性味功效口诀】

> 饴糖味甘众皆知,甘能补养脾气虚。
>
> 缓急止痛消腹痛,肺燥需润止咳嗽。

【功能主治与临床应用】

功效	主治	临床应用	配伍
补中益气	脾胃虚寒证,脾气虚证	补益中气	治脾胃虚弱,常与**桂枝**、**白芍**、**甘草**等同用;气虚甚者,宜与**黄芪**、**大枣**、**甘草**等配伍
缓急止痛	中虚里急,疼痛	止痛	治疗中虚寒盛而脘腹痛甚者,与**干姜**、**花椒**等配伍
润肺止咳	肺虚燥咳	**补虚润肺止咳**,治肺虚久咳,干咳痰少,少气乏力者	可与**人参**、阿胶、苦杏仁等配伍

【药性】甘,温。归脾、胃、肺经。

【用法用量】烊化冲服,每次15~20g。

【使用注意】本品甘温,易助热生湿,故湿阻中满、湿热内蕴及痰湿甚者忌服。

小建中汤

【方药组成口诀】

小建中汤芍药多,桂枝甘草姜枣和。

更加饴糖补中气,虚劳腹痛服之瘥。

【组成】饴糖一升 桂枝三两 白芍六两 生姜三两 大枣十二枚 甘草炙,二两

【方解】

君	饴糖	温中补虚、润燥,又可缓急止痛	重用甘温质润之饴糖温补中焦、止痛	全方配伍,辛甘化阳,酸甘化阴,温中补虚缓急之中,蕴有柔肝理脾,
臣	桂枝	温阳气,祛寒邪	两药合用,助君药调和阴阳	
	白芍	养阴和营,缓肝急止腹痛		

续表

				益阴和阳之意,用之可使中气强健,阴阳气血生化有源,共奏温中补虚、缓急止痛之功
佐	生姜	温胃散寒	两药合用,辛甘健脾益胃,升腾中焦生发之气	
	大枣	补脾益气		
使	甘草	益气和中、调和诸药		

【功能主治】临床中主治中焦虚寒,肝脾不和证。本方以虚劳里急、腹痛喜按,或心中悸动、虚烦不宁、面色无华,或手足烦热,咽干口燥,舌淡苔薄自,脉沉等为辨证要点。

【使用注意】

1. 阴虚火旺之胃脘疼痛忌用。

2. 呕吐或中满者不宜使用。

【临床常用中成药】

小建中合剂

温中补虚,缓急止痛。用于脾胃虚寒所致的疼痛、喜温喜按、嘈杂吞酸、食少;胃及十二指肠溃疡见上述证候者。

小建中合剂　合剂,一次 20~30ml,一日 3 次,用时摇匀。

【选方要点】腹中拘急疼痛,喜温喜按,神疲乏力,虚怯少气;或心中悸动,虚烦不宁,面色无华;或伴四肢酸楚,手足烦热,咽干口燥。舌淡苔白,脉细弦。

【使用注意】阴虚内热胃痛者忌用。

其他常用中成药

药名	组成	功用	主治	用法用量	剂型规格
六君子丸	党参、白术（麸炒）、茯苓、姜半夏、陈皮、炙甘草、生姜、大枣	补脾益气,燥湿化痰	脾胃虚弱,食量不多,气虚痰多,腹胀便溏	口服。一次9g,一日2次	水丸:每包重9g
香砂六君子丸	广木香、西砂仁、炒党参、炒白术、茯苓、炙甘草、炒广皮、制半夏	益气健脾,和胃	脾虚气滞,消化不良,嗳气食少,胀满,大便溏泄	口服。水丸:一次6~9g,一日2~3次	水丸:每瓶装60g
启脾丸	人参、麸炒白术、茯苓、甘草、陈皮、山药、莲子（炒）、炒山楂、六神曲（炒）、炒麦芽、泽泻	健脾和胃	脾胃虚弱,消化不良,腹胀便溏	口服。一次1丸,一日2~3次;三岁以内小儿酌减	丸剂:每丸重3g
薯蓣丸	薯蓣、当归、桂枝、神曲、干地黄、大豆黄卷、甘草、人参、川芎、芍药、白术、麦冬、苦杏仁、柴胡、桔梗、茯苓、阿胶、干姜、白蔹、防风、大枣（为膏）	调理脾胃,益气和营	气血两虚,脾肺不足所致的虚劳、胃脘痛、痹病、闭经、月经不调	口服。一次2丸,一日2次	丸剂:每丸重3g

药名	组成	功用	主治	用法用量	剂型规格
人参固本丸	地黄(洗)、熟地黄(洗再蒸)、山茱萸(酒炙)、山药、茯苓、泽泻、牡丹皮、天冬(去皮)、麦冬(去心)、人参	滋阴益气,固本培元	阴虚气弱,虚劳咳嗽,心悸气短,骨蒸潮热,腰酸耳鸣,遗精盗汗,大便干燥	口服。大蜜丸一次1丸,水蜜丸一次6g,一日2次	大蜜丸:每丸重9g;水蜜丸:每100粒重10g
参芪降糖胶囊(片)	人参茎叶总皂苷、黄芪、地黄、山药、天花粉、覆盆子、麦冬、五味子、枸杞子、泽泻、茯苓	益气养阴,健脾补肾	气阴两虚所致的消渴病,用于2型糖尿病	口服。胶囊剂:一次3粒,一日3次,1个月为1个疗程;治疗前症状较重者,每次用量可达8粒,一日3次。片剂:一次3片,一日3次	胶囊剂:每粒装0.35g片剂:每片重0.35g
养胃舒胶囊(颗粒)	党参、陈皮、黄精(蒸)、山药、玄参、乌梅、山楂、北沙参、干姜、菟丝子、白术(炒)、辅料为二氧化硅、淀粉、滑石粉	扶正固体,滋阴养胃,调理中焦,行气消导	用于慢性萎缩性胃炎、慢性胃炎所引起的胃脘热胀痛,手足心热,口干、口苦,纳差,消瘦等症	口服。胶囊剂:一次3粒,一日2次。颗粒剂:一次1~2袋,一日2次	胶囊剂:每粒装0.4g;颗粒剂:每袋装10g

第二节　补阳药

【含义】以**补肾阳**为主要功效，主治**阳虚证**的药物，称为补阳药。

【药性功效】本类药物味多甘、辛、咸，药性多温热，主入肾经。补阳药补肾化阳，能补助一身之元阳，从而消除或改善全身阳虚诸证。

【适用范围】本类药主要用于肾阳不足，畏寒肢冷，腰膝酸软，性欲淡漠，阳痿早泄，精寒不育或宫冷不孕，尿频遗尿；脾肾阳虚，五更泄泻，或阳虚水泛之水肿；肝肾不足，精血亏虚之眩晕耳鸣，须发早白，筋骨痿软，或小儿发育不良，囟门不合，齿迟行迟；肺肾两虚，肾不纳气之虚喘以及肾阳亏虚，下元虚冷，崩漏带下等证。

【主要药物口诀】

> 补助阳气有鹿茸，补骨续断肉苁蓉。
>
> 蛤蚧益智淫羊藿，锁阳骨碎补杜仲。
>
> 巴戟菟丝紫河车，冬虫夏草沙苑子。

∽ 鹿茸 ∾

【性味功效口诀】

> 血肉有情鹿角茸，填补肾亏益真精。
>
> 强筋健骨补羸弱，通督全赖日光明。

【功能主治与临床应用】

功效	主治	临床应用	配伍
补肾阳、益精血	肾阳虚证、精血亏虚之头晕耳鸣、腰膝酸软、阳痿遗精等	甘咸温，入肝肾经，禀纯阳之性，为**温肾壮阳，补督脉，益精血**的要药。本品可单用或配入复方	治精血耗尽，可与**当归**、**熟地黄**、**枸杞子**等配伍；治元气不足，阳痿早泄、宫冷不孕等，可与**人参**、**黄芪**、**当归**等配伍

续表

功效	主治	临床应用	配伍
强筋骨	肾虚骨软,小儿发育不良,骨折久不愈合等	有良好的补肝肾,益精血而强筋骨之效	治小儿发育不良之骨软行迟、囟门不合等,多与**五加皮、熟地黄、山茱萸**等同用;治骨折后期,愈合不良,可与**骨碎补、续断、自然铜**等配伍
调冲任,托疮毒	冲任虚寒、崩漏带下、疮疡久不收敛	**固冲止带、托毒生肌**	调冲任,多与**山茱萸、龙骨、续断**等配伍;托疮毒常与**熟地黄、肉桂、白芥子**等配伍

【**药性**】甘、咸,温。归肾、肝经。

【**用法用量**】1~2g,研细末,一日3次分服;或入丸、散,随方配制。

【**使用注意**】

1. 服用鹿茸,宜从小量开始,缓缓增加,不宜骤用大量,以免阳升风动,头晕目赤,或伤阴动血,吐衄下血。

2. 本品性偏补阳,凡阴虚火旺,血分有热,或肺有痰热及有胃火者忌服。

3. 外感热病者禁用。

补血荣筋丸

【**方药组成口诀**】

补血荣筋用熟地,鹿茸五味菟丝子。

天麻苁蓉膝木瓜,痿软无力此方宜。

【**组成**】肉苁蓉　牛膝　天麻　木瓜　鹿茸　熟地黄　菟丝子　五味子各等分

【方解】

君	鹿茸	壮肾阳以振生气,又能益精血,强筋骨	方中熟地黄、肉苁蓉、五味子滋阴补肾,养血暖肝;鹿茸、菟丝子、牛膝、杜仲补肝肾,壮筋骨;天麻、木瓜祛风湿,舒筋通络止痛。滋补肝肾,祛风湿,舒筋通络止痛作用以白蜜之润下,以参汤之补使血气得力则精髓内充,而肝藏受荫,筋络得养,筋痿无不健旺矣
臣	肉苁蓉	本品润燥温肝,可补肾阳,益精血	
	菟丝子	补益肝肾,固精缩尿	
佐	天麻	息风止痉,平抑肝阳,祛风通络,散风湿以发肝阳	
	木瓜	舒经活络以醒脾	
	熟地黄	熟地黄功能养血滋阴,益精填髓,以补阴滋肾使肝血得生	
	五味子	收敛固涩,益气生津,补肾宁心	
使	牛膝	补肝肾,强筋骨	

【功能主治】临床中用于久痹之肝肾不足,筋脉失养证。本方以阴血衰弱,不能养筋,筋缓不能自主,肢体痿软无力为辨证要点。

【临证加减】肾气虚,腰膝酸软,乏力较著,加鹿角霜、续断、狗脊;阳虚,畏寒肢冷,关节疼痛拘急,加附子、干姜、巴戟天,或合用阳和汤加减;肝肾阴亏,腰膝疼痛,低热心烦,或午后潮热,加龟板、熟地黄、女贞子,或合用河车大造丸加减。

【使用注意】饮食宜清淡,少盐少油腻;调情志,保持心情愉快;应保证睡眠的质量。

∽ 肉苁蓉 ∽

【性味功效口诀】

肉苁蓉,补肾阳,咸入肾,精血益。

药性缓和质地软,润肠津枯便秘通。

【功能主治与临床应用】

功效	主治	临床应用	配伍
补肾阳，益精血	肾阳亏虚，精血不足证。男性阳痿不育，女性宫寒不孕，遗精滑精，腰膝酸软、筋骨无力	本品有补肾阳、益精血的功效，但作用从容和缓、难求速效	治阳痿不举，遗精遗尿，与杜仲、菟丝子、续断等配伍；治肾虚骨痿，不能起动，可与杜仲、巴戟肉、紫河车等配伍
润肠通便	精血不足，肠燥津枯便秘	甘咸质润，入大肠能润肠通便	治肾气虚弱、大便不通，与当归、牛膝、泽泻等配伍；治发汗太过、津液耗伤而致大便秘结，可与沉香、麻子仁等配伍

【药性】甘、咸，温。归肾、大肠经。

【用法用量】煎服，6~10g。

【使用注意】

1. 本品易助阳上火、易滑肠，故阴虚火旺及大便泄泻者不宜服。

2. 肠胃实热之大便秘结者不宜服用。

济川煎

【方药组成口诀】

济川归膝肉苁蓉，泽泻升麻枳壳从。

肾虚精亏肠中燥，寓通于补法堪宗。

【组成】当归三至五钱　牛膝二钱　肉苁蓉酒洗去咸、二至三钱　泽泻一钱半　升麻五至七分或一钱　枳壳一钱

【方解】

君	肉苁蓉	味甘咸性温,温肾益精,润燥滑肠	以温肾益精,润肠通便为主,为君药	诸药合用,既可温肾益精治其本,又能润肠通便以治标。补中有泻,降中有升,具有"寓通于补之中、寄降于升之内"的配伍特点
臣	当归	养血和血,辛润通便	当归补血润燥,润肠通便牛膝补益肝肾,壮腰膝,性善下行,共为臣药	
	牛膝	补益肝肾,壮腰膝,性善下行		
佐	枳壳	下气宽肠而助通便	枳壳下气宽肠而助通便;泽泻渗利小便而泄肾浊;炒用升麻以升清阳,以上共为佐药	
	泽泻	渗利小便而泄肾浊		
	升麻	炒用升麻以升清阳,清阳升则浊阴自降,相反相成,以助通便之效		

【功能主治】临床中主治肾阳虚弱,精津不足证。本方以大便秘结,小便清长,腰膝酸软,背冷畏寒,舌淡苔白,脉沉迟为辨证要点。

【临证加减】气虚者,加人参、黄芪;若有火,加黄芩;肾虚者,去枳壳,加熟地黄;若肠燥便秘日久,去泽泻,加锁阳、火麻仁。

【使用注意】

1. 凡热邪伤津及阴虚者忌用。

2. 热结便秘者不宜用。

淫羊藿

【性味功效口诀】

淫羊藿辛,阴起阳兴。

坚筋益骨,志强力增。

【功能主治与临床应用】

功效	主治	临床应用	配伍
补肾阳	肾阳虚证,适用于肾阳虚证之阳痿不育、宫寒不孕、遗精遗尿	有温肾壮阳、益精起痿之良效	单用有效,亦可与其他补肾壮阳药同用,治肾虚阳痿遗精,可与**肉苁蓉、巴戟天、杜仲**等配伍
强筋骨,祛风湿	风湿痹证,筋骨痿软,麻木拘挛	本品能**补肝肾,强筋骨,散寒、祛风湿**	治风寒湿痹,尤宜于久病累及肝肾,或素体肾阳不足、筋骨不健而患风湿痹症者,常与**威灵仙、巴戟天、附子**同用

【药性】辛、甘,温。归肝、肾经。

【用法用量】煎服,6~10g。

【使用注意】本品辛甘温燥,伤阴助火,故阴虚火旺及湿热痹痛者忌服。

～ 杜仲 ～

【性味功效口诀】

杜仲树皮断多丝,肝肾亏虚补益之。

强筋健骨止疼痛,安胎降压亦可资。

【功能主治与临床应用】

功效	主治	临床应用	配伍
补肝肾	肾虚阳痿、腰膝酸软,精冷不固,小便余沥,	善**补肝肾而强筋骨**,暖下元、降血压	治肾虚腰痛,常与**胡桃肉、补骨脂**配伍;治肾虚阳痿、精冷不固、小便频数,常与**鹿茸、菟丝子、山**

续表

功效	主治	临床应用	配伍
	肝肾不足、头晕目眩等,高血压病属肝肾亏虚者		**茱萸**等配伍;治肝肾不足、头晕目眩,可与**牛膝**、**枸杞子**、**女贞子**等同用
强筋骨	风湿腰痛冷重、下肢痿弱,妇女经期腰痛、外伤腰痛等	有**肾虚腰痛标本兼治**的功效	治风湿腰痛冷重,与**独活**、**桑寄生**、**细辛**等同用;治外伤腰痛,可与**川芎**、**苏木**、**丹参**等同用;治妇女经期腰痛,可与**当归**、**川芎**、**白芍**等配伍
安胎	肝肾不足之胎动不安	具**补肝肾,调冲任,固经安胎**之效	治肝肾亏虚、胎动不安、胎漏下血或滑胎,单用或与**桑寄生**、**续断**、**山药**等配伍

【**药性**】甘,温。归肝、肾经。

【**用法用量**】煎服,6~10g。可泡酒服用,炒用疗效较佳。

【**使用注意**】本品为温补之剂,阴虚火旺者慎用。

独活寄生汤及独活寄生丸

见"细辛"项下。

续断

【**性味功效口诀**】

续断常与杜仲行,补肝养肾合力功。

强筋健骨疗伤用,安胎止血亦专能。

【功能主治与临床应用】

功效	主治	临床应用	配伍
补肝肾	肝肾不足、肾虚亏虚的腰膝酸软,兼风湿痹痛	善补肝肾、强筋骨,可达标本兼治之功	肝肾亏虚、筋骨不健,常与**杜仲、牛膝、五加皮**等配伍;治肝肾不足兼风湿痹痛,可与**桑寄生、狗脊、杜仲**等配伍
强筋骨	筋骨痿弱、跌扑损伤	**辛散温通、活血祛瘀**	治筋缩疼痛,可与**当归、木瓜、白芍**等配伍
安胎	肾虚胎动不安	有**补肝肾,调冲任,止血安胎**之效	治胎漏下血、胎动不安、滑胎证,与**桑寄生、阿胶、菟丝子**等配伍
止血	肝肾不足的崩漏经多,连续不断,胎漏下血		治崩漏、月经过多,可与**黄芪、地榆、艾叶**等同用
疗伤续筋	跌扑损伤,筋断骨折	**行血脉,消肿止痛,续筋疗伤**,为伤科常用药	治跌打损伤、淤血肿痛,与**桃仁、穿山甲、苏木**等同用

【药性】苦、辛,微温。归肝、肾经。

【用法用量】内服,9~15g;崩漏下血宜炒用;外用适量,研末敷患处。

【使用注意】风湿热痹者忌服。

柏子仁丸

【方药组成口诀】

柏子仁丸熟地黄,牛膝续断泽兰芳。

卷柏加之通血脉,经枯血少肾肝匡。

【组成】柏子仁_{五钱}　牛膝_{五钱}　卷柏_{五钱}　泽兰_{二两}　续断_{二两}
熟地黄_{三两}

【方解】

君	柏子仁	养心安神	
臣	熟地黄	补肝肾益冲任	阴血不充为本方主证
	牛膝		
	续断		
佐	卷柏	活血通经	
	泽兰		

【功能主治】临床中主治闭经。本方以女子血少神衰,形体羸瘦,月经停闭,阴虚血弱,水少火盛,经候微少,渐生潮热,脉象微数为辨证要点。

∽ 补骨脂 ∽

【性味功效口诀】

补肾助阳补骨脂,固精缩尿赖补虚。

暖脾可止五更泻,气不归根纳定之。

【功能主治与临床应用】

功效	主治	临床应用	配伍
补肾助阳	肾阳不足、阳痿不孕、腰膝冷痛	辛苦温燥、温肾助阳、补肾强腰	治肾虚阳痿,可与菟丝子、胡桃肉、沉香等同用;治肾阳之腰膝冷痛等,可与杜仲、胡桃肉同用
固精缩尿	肾虚不固的遗精滑精、遗尿尿频等	补肾助阳、固精缩尿。本品可单用,亦可随证配伍他药	治滑精,可与补骨脂等同用;治小儿遗尿,可单用;治肾气虚冷,小便无度,可与小茴香配伍

续表

功效	主治	临床应用	配伍
暖脾止泻	脾肾阳虚五更泻	温补脾肾、收涩止泻	治脾肾虚寒所致五更泄泻,与五味子、肉豆蔻、吴茱萸配伍
纳气平喘	虚喘	补肾阳、纳气平喘	治虚喘,与沉香、肉桂、附子配伍
外用消风祛斑	外治白癜风、斑秃	消风祛斑	将本品研末用酒制成酊剂,外涂患处

【药性】苦、辛,温。归肾、脾经。

【用法用量】内服,6~10g;入丸、散,每次1.5~3g。外用适量;内服多炒用,外治多生用,外用20%~30%酊剂涂患处。

【使用注意】本品温燥,能伤阴助火,故阴虚火旺及大便燥结者忌服。

四神丸

【方药组成口诀】

四神故纸与吴萸,肉蔻五味四般须。

大枣百枚姜八两,五更肾泄火衰扶。

【组成】肉豆蔻二两 补骨脂四两 五味子二两 吴茱萸浸,炒,一两

【方解】

君	补骨脂	苦辛温补涩纳,善补肾助阳、温脾止泻,恰中病的,故为君药	补骨脂温肾暖脾为君药	全方配伍,温补固涩,共奏温肾散寒、涩肠止泻之功,温肾暖脾,肾泻自愈
臣	肉豆蔻	辛温燥散涩敛,善温脾暖胃、涩肠止泻	肉豆蔻可助君药温脾止泻,故为臣药	
佐	吴茱萸	温肝肾脾以散寒,助阳止泻	二药相合,助君臣药温肾散寒、温脾止泻,故为佐药	
	五味子	酸涩性温,善固肾益气、涩精止泻		

续表

	大枣	甘温,善补脾益胃	二者同用,能健脾开胃,以增进药力,故共为佐药	
佐	生姜	辛散微温,善暖胃散寒		

【功能主治】临床中主治脾肾阳虚之肾泄证。本方以肾阳不足所致的五更泄泻,症见肠鸣腹胀,不思饮食,食不消化,或久泻不愈,腹痛喜温,腰酸肢冷,神疲乏力,舌淡,苔薄白,脉沉迟无力为辨证要点。

【临床常用中成药】

四神丸(片)

温肾散寒,涩肠止泻。用于肾阳不足所致的泄泻,症见肠鸣腹胀、五更泄泻、食少不化、久泻不止、面黄肢冷。

1. 四神丸 水丸,口服。一次 9g,一日 1~2 次。

2. 四神片 片剂,口服。一次 4 片,一日 2 次。

【选方要点】五更泄泻,不思饮食,腰酸肢冷,舌淡,苔薄白,脉沉迟无力。

【使用注意】湿热痢疾、湿热泄泻者忌用。忌食生冷、油腻食物。

❧ 益智 ❧

【性味功效口诀】

益智好似连翘头,辛温香燥肾阳补。

温补固涩精与尿,温脾开胃又摄唾。

【功能主治与临床应用】

功效	主治	临床应用	配伍
暖肾固精缩尿	肾阳不足,遗精白浊、遗尿、小便频数	**补肾助阳**,且性兼收涩,尤善于**固精缩尿**	治梦遗滑精,常与**乌药**、**山药**等同用;治下焦虚寒,小便频数,以**益智**、**乌药**等份为末,山药糊丸

续表

功效	主治	临床应用	配伍
温脾止泻摄唾	脾寒泄泻,腹痛吐泻及多涎喜唾	**暖肾温脾止泻,开胃摄唾之效**	治脾胃虚寒,冷痛,呕吐泄泻,常与干姜、吴茱萸、小茴香等同用;治中气虚寒,食少,多涎唾,可单用或与六君子汤等同用

【**药性**】辛,温。归脾、肾经。

【**用法用量**】煎服,3~10g。

【**使用注意**】本品温燥而易伤阴,故阴虚火旺及有湿热者忌服。

缩泉丸

【**方药组成口诀**】

　　　　缩泉丸治小便频,膀胱虚寒遗尿斟。

　　　　乌药益智各等分,山药糊丸效更珍。

【**组成**】天台乌药_{细锉}　益智_{大者,去皮,炒,各等分}

【**方解**】

君	益智	温肾固精,缩尿止遗	辛温香燥,温补固涩,盐炒后辛燥之性减缓而温涩之能却增,善温肾阳、缩小便,治肾气虚寒之遗尿、尿频,故为君药	三药合用,温固而不燥热,温涩并行,补肾散寒固精,健脾益气缩尿,共奏温肾祛寒、缩尿止遗之功,故善治肾虚所致的小便频数、夜间遗尿
臣	乌药	温肾散寒,疏通气机	辛温香散,善温肾气、散膀胱冷气而助气化,以增君药的温肾缩尿之功,故为臣药	
佐	山药	健脾补肾,固涩精气	甘平补涩,善益气养阴、固精缩尿,既助君臣药之力,又制其温燥,故为佐药	

【功能主治】临床中主治肾虚所致的小便频数、夜间遗尿。本方以小便频数，或遗尿不禁，舌淡，脉沉弱为辨证要点。

【临床常用中成药】

缩泉丸

补肾缩尿。用于肾虚所致的小便频数、夜间遗尿。

缩泉丸　水丸，一次 3~6g，一日 3 次。

【选方要点】小便频数，或遗尿不禁，舌淡，脉沉弱。

【使用注意】

1. 肝经湿热所致的遗尿与膀胱湿热所致的小便频数忌用。

2. 服药期间，饮食宜清淡，忌饮酒，忌食辛辣、生冷及冰镇食物。

∽ 蛤蚧 ∽

【性味功效口诀】

紫河车与蛤蚧虫，补精助阳血肉情。

肝肾两虚可填益，虚喘纳气俱均能。

【功能主治与临床应用】

功效	主治	临床应用	配伍
补肺益肾、助阳益精	肾阳不足、精血亏虚的阳痿遗精	**助肾壮阳，益精血，固本培元，助阳道**的功效	单用或者与**益智、巴戟天、补骨脂**等同用
纳气定喘	肺肾两虚之喘嗽	**善补肺肾之气而纳气平喘，助肾阳，定喘咳**，为治虚喘劳嗽之佳品	治虚劳咳嗽，常与川贝母、**紫菀**、苦杏仁等同用；治肺肾虚喘，可与**人参、贝母、苦杏仁**等同用

【药性】咸，平。归肺、肾经。

【用法用量】内服，3~6g。研末服每次 1~2g，一日 3 次；亦可浸酒服用。

【使用注意】外感风寒及痰饮喘咳者不宜服。

人参蛤蚧散

【方药组成口诀】

人参蛤蚧作散服,杏苓桑皮草二母,

肺肾气虚蕴痰热,咳喘痰血一并除。

【组成】蛤蚧新好者,用汤洗十遍,慢火内炙令香,研细末,一对,十两 人参 茯苓 知母 贝母去心,煨过,汤洗 桑白皮各二两 甘草炙,五两 苦杏仁去汤洗,去皮尖,烂煮令香,取出,研,六两

【方解】

君	蛤蚧	血肉有情,甘咸微温,入肺肾,为补肺肾、定喘嗽之峻品	二药相伍,补虚定喘之力彰,共为君药	诸药相伍,肺脾肾同调,重在肺肾;补清降共施,主以补降,共成补肺肾、化痰热、定喘嗽之功
	人参	大补肺脾之气		
臣	苦杏仁	降肺化痰以平喘	合茯苓助君补虚健脾以生金,共为臣药	
	茯苓	健脾渗湿,以杜生痰之源		
	甘草	益气补中		
佐	桑白皮	清肺润燥,化痰止咳	桑白皮配苦杏仁又能宣肃肺气,通调水道,合茯苓之渗利,利水湿以消水肿	
	知母			
	贝母			
使	甘草	调和诸药,亦为使药		

【功能主治】本方为治疗肺肾两虚,痰热咳喘之常用方。以咳喘时久,呼多吸少,痰稠色黄,脉浮虚为辨证要点。

菟丝子

【性味功效口诀】

补阳益阴菟丝子,明目兼能泄利止。

生津消渴亦堪用,安胎肾虚妄动时。

【功能主治与临床应用】

功效	主治	临床应用	配伍
补益肝肾、固精缩尿	肾阴虚、肾阳虚证,肾虚腰膝酸痛、阳痿、滑精、尿频、白带过多	补肾阳、益肾阴,又能固精、缩尿、止带	治肾虚腰痛,可与**牛膝**、**杜仲**、**山药**等配伍;治阳痿遗精,可与**枸杞子**、**覆盆子**、**车前子**等配伍;治小便过多,可与**肉苁蓉**、**鹿茸**等同用;治遗精、白浊,可与**沙苑子**,**芡实**等配伍
养肝明目	肝肾不足之目昏耳鸣	益肾养肝,使精血上注而明目	常与**熟地黄**、**车前子**、**枸杞子**等配伍
止泻	脾肾虚泻	温肾补脾而止虚泻	治脾虚便溏,与**补骨脂**、**白术**、**肉豆蔻**等配伍
安胎	肝肾不足之胎动不安	补肝肾、安固胎元	补肝肾安胎,与**续断**、**桑寄生**、**阿胶**等配伍
外用消风祛斑	白癜风	外用治白癜风	可酒浸外涂

【药性】辛、甘,平。归肝、肾、脾经。

【用法用量】内服,6~12g。外用适量。

【使用注意】本品虽为平补之药,但偏于补阳,所以阴虚火旺,大便燥结、小便短赤者,均不宜服。

左归饮

【方药组成口诀】

左归萸地药苓从,杞草齐成壮水功;

若要为丸除苓草,更加龟鹿二胶从;

菟丝牛膝均采用,精血能充效无穷;

虚火上炎阴失守,去涂鹿胶益门冬。

【组成】熟地黄两钱至二两 山药两钱 枸杞子两钱 炙甘草一钱 茯苓一钱五分 山茱萸一至两钱

【方解】

君	熟地黄	甘温滋肾以填真阴	重用熟地黄为君	诸药合用,共奏润肺止咳之功
臣	山茱萸	养肝肾	合君药以加强滋肾阴而养肝血之效	
	枸杞子			
佐	山药	益阴健脾滋肾	合而有滋肾养肝益脾之功	
	茯苓	益气健脾		
	甘草			

【功能主治】本方为补益肾阴,用于真阴不足之证常用方,临床上以腰酸遗泄,咽干,舌尖红,脉细数为辨证要点。

【临证加减】临证中如肺热而烦者,加麦冬二钱;血滞者,加牡丹皮二钱;心热而躁者,加玄参二钱;脾热易饥者,加芍药二钱;肾热骨蒸多汗者,加地骨皮二钱;血热妄动者,加生地黄二三钱;阴虚不宁者,加女贞子二钱;上实下虚者,加牛膝二钱以导之;血虚而燥者,加当归二钱。

【使用注意】

1. 脾胃虚寒、大便溏稀者不宜服。

2. 肾阳不足所引起的阳痿、早泄者不宜服。

左归丸

【方药组成口诀】

左归丸用大熟地,枸杞黄肉薯牛膝。

龟鹿二胶菟丝入,补阴填精功效奇。

【组成】大怀熟地黄八两 山药炒,四两 枸杞子四两 山茱萸肉四两 川牛膝酒洗,蒸熟,三两 滑精者不用 菟丝子制,四两 鹿胶敲碎,炒珠,四两 龟胶切碎,炒珠,四两,无火者不必用

【方解】

君	熟地黄	甘补微温,善滋补肾阴、填精益髓	补真阴之不足,为君药	
臣	龟甲胶	咸甘性凉,善滋阴补髓	四药合用,既辅助君药,以增滋阴补肾、生精填髓之效;又兼滋养肾阴、固精止遗,故共为臣药	全方配伍,专于滋补,共奏滋肾补阴之功,故善治真阴不足所致的腰酸膝软、盗汗遗精、神疲口燥等
	鹿角胶	甘咸性温,能温补肝肾、益精养血		
	山茱萸	酸甘微温,善补益肝肾阴阳、固秘精气		
	山药	甘补涩敛性平,补脾益阴,又滋肾固精		
佐	枸杞子	甘补性平,善补肝肾、益精血	二药相合,助君臣药增滋阴补肾、生精填髓之效,共为佐药	
	菟丝子	辛甘平而润敛,善补肝肾、助精髓		
	牛膝	酸甘性平,苦泄下行,善补肝肾、强腰膝	以助君臣药之力;又活血化瘀,使诸药补而不滞;还能引诸药直达下焦,故为使药	

【功能主治】临床中为治疗真阴不足证常用方,本方以头晕目眩,腰酸腿软,遗精滑泄,自汗盗汗,口燥舌干,舌红少苔,脉细为辨证要点。

【临床常用中成药】

左归丸

滋肾补阴。用于真阴不足,腰酸膝软,盗汗遗精,神疲口燥。

左归丸　水蜜丸,一次 9g,一日 2~3 次。

【选方要点】腰酸腿软,遗精滑泄,自汗盗汗,舌红少苔,脉细。

【使用注意】

1. 肾阳亏虚、命门火衰、阳虚腰痛以及外感寒湿、跌扑外伤、气滞血瘀所致腰痛者慎用。

2. 孕妇慎用。

3. 治疗期间,不宜食用辛辣、油腻食物。

❧ 巴戟天 ❧

【性味功效口诀】

　　巴戟天,甘能补,温肾阳,强筋骨。

　　腰膝强健阳气旺,辛温行散祛风湿。

【功能主治与临床应用】

功效	主治	临床应用	配伍
补肾阳,强筋骨	肾阳不足之阳痿遗精、宫寒不孕、月经不调、少腹冷痛	甘温质润,温润不燥,能温肾壮阳,益精血,强筋骨	治肾阳虚弱,命门火衰之阳痿不育,可与淫羊藿、仙茅、枸杞子等配伍;治下元虚冷,宫冷不孕,可与肉桂、吴茱萸、艾叶等配伍
祛风湿	肾阳虚兼风湿之证,或风湿久痹累及肝肾、筋骨不健、腰膝酸软	既可补阳益精血而强筋骨,又能祛风除湿	治肾虚阳痿,腰膝酸软,可与肉苁蓉、杜仲、菟丝子等同用;治风冷腰胯疼痛,可配伍羌活、杜仲、五加皮等

【**药性**】甘、辛,微温。归肾、肝经。

【**用法用量**】煎服,3~10g。

【**使用注意**】阴虚火旺及有热者不宜服。

地黄饮子

【**方药组成口诀**】

地黄饮子山茱斛,麦味菖蒲远志茯。

苁蓉桂附巴戟天,少入薄荷姜枣服。

【**组成**】熟干地黄_{六钱} 巴戟天_{去心,三钱} 山茱萸_{三钱} 石斛_{三钱} 肉苁蓉_{酒浸,焙三钱} 附子_{炮,两钱} 五味子_{两钱} 官桂_{两钱} 白茯苓_{两钱} 麦冬_{去心,两钱} 菖蒲_{两钱} 远志_{去心,两钱}

【**方解**】

君	熟地黄	滋补肾阴、填补肾精	四药相伍,阴阳并补,温肾填精,共为君药	综观全方,标本兼治,阴阳并补,上下同治,而补虚治下为主,诸药合用,共奏滋肾阴、补肾阳、开窍化痰之功
君	山茱萸	滋补肾阴、填补肾精	四药相伍,阴阳并补,温肾填精,共为君药	
君	肉苁蓉	温壮肾阳	四药相伍,阴阳并补,温肾填精,共为君药	
君	巴戟天	温壮肾阳	四药相伍,阴阳并补,温肾填精,共为君药	
臣	附子	温养下元,摄纳浮阳,引火归元	增温补肾阳之力	
臣	肉桂	温养下元,摄纳浮阳,引火归元	增温补肾阳之力	
臣	石斛	滋养肺肾,金水相生,壮水以济火	育阴以配阳,与君药相伍,以增补肾阴、益肾精之力	
臣	麦冬	滋养肺肾,金水相生,壮水以济火	育阴以配阳,与君药相伍,以增补肾阴、益肾精之力	
臣	五味子	滋养肺肾,金水相生,壮水以济火	育阴以配阳,与君药相伍,以增补肾阴、益肾精之力	
佐	石菖蒲	开窍化痰,交通心肾	助解郁开窍之力,共为佐药	
佐	远志	开窍化痰,交通心肾	助解郁开窍之力,共为佐药	
佐	茯苓	开窍化痰,交通心肾	助解郁开窍之力,共为佐药	
佐	薄荷	轻清疏散	助解郁开窍之力,共为佐药	
佐使	生姜	和中调药,功兼佐使,和气血		
佐使	大枣	和中调药,功兼佐使,和气血		

【功能主治】临床中主治下元虚衰,痰浊上泛之喑痱证之代表方。本方以舌强不能言,足废不能用,口干不欲饮,足冷面赤,脉沉细弱为辨证要点。

【使用注意】气火升逆或肝阳偏亢者禁用。

锁阳

【性味功效口诀】

锁阳功效如其名,肾阳不足精血虚。

质润通便润肠燥,温补肾阳精血益。

【功能主治与临床应用】

功效	主治	临床应用	配伍
补肾阳,益精血	肾阳不足、精血亏虚之阳痿、不孕、下肢痿软、筋骨无力	**补肾阳、益精血**	治肾虚筋骨痿弱,配伍**龟甲、熟地黄**等;治阳痿、不孕,常与**巴戟天、补骨脂、菟丝子**等配伍
润肠通便	精血亏虚的肠燥便秘	**甘温质润,益精养血,润燥滑肠**	可单用熬膏服或与**火麻仁、肉苁蓉、生地黄**等配伍

【药性】甘,温。归肝、肾、大肠经。

【用法用量】煎服,5~10g。

【使用注意】阴虚阳亢、脾虚泄泻、实热便秘者不宜使用。

骨碎补

【性味功效口诀】

跌打损伤骨碎补,活血疗伤续筋骨。

肾虚腰痛久泻下,枯燥温通肾阳补。

【功能主治与临床应用】

功效	主治	临床应用	配伍
补肾	肾虚腰痛脚弱，耳鸣耳聋，牙痛，肾虚久泻	**性温入肾，能益肾强骨**	治腰膝疼痛，可与**桑寄生**、**独活**、**威灵仙**等配伍；治耳鸣、牙痛，可与**菟丝子**、**山药**等配伍
活血，续筋骨	跌打损伤、筋伤骨折	**活血止痛**、**续筋接骨**，为伤科常用药，尤宜于骨折伤筋之证	可与**续断**、**乳香**、**没药**等配伍
外用祛风消斑	斑秃、白癜风	**外治斑秃、白癜风**	适量，捣敷或研末调敷；或浸酒搽

【药性】苦，温。归肝、肾经。

【用法用量】煎服，3~9g。外用适量，研末调敷或鲜品捣敷，亦可浸酒擦患处。

【使用注意】本品性温助火，阴虚有热者慎用。

～✇ 冬虫夏草 ✇～

【性味功效口诀】

冬虫夏草实在宝，补肾益肺定喘好。

止血化痰虚劳用，辨伪存真记要高。

【功能主治与临床应用】

功效	主治	临床应用	配伍
补肾益肺	肺肾两虚之喘嗽，肾虚精亏	**补肾助阳，益精起痿**	可单用浸酒服，或与**淫羊藿、杜仲、巴戟天**等配伍

续表

功效	主治	临床应用	配伍
止血化痰	虚劳久嗽,痰中带血,干咳痰黏等	甘平,既**补肺肾**之气,又**益肺肾**之阴、**止血化痰**、**止咳平喘**	治劳嗽咯血,干咳痰黏,可单用或与**沙参、川贝母、阿胶**等配伍;治肺肾两虚,气虚作喘者,可与**人参、黄芪、胡桃肉**等配伍

【药性】甘,平。归肺、肾经。

【用法用量】煎汤或炖服,3~9g。研末服每次 1~2g,一日 3 次。

【使用注意】

1. 阴虚火旺者不宜单独应用。

2. 有表邪者不宜用。

∽ 紫河车 ∽

【性味功效口诀】

紫河车与蛤蚧虫,补精助阳血肉情。

肝肾两虚可填益,虚喘纳气俱均能。

【功能主治与临床应用】

功效	主治	临床应用	配伍
补精益气养血	精气血不足证,气血两虚证,如神疲乏力、不孕不育、面色萎黄,食少气短等	**温肾阳、益精血、益气养血**	治肾阳虚衰,精血不足之目昏耳鸣、男子遗精,可与**龟甲、杜仲、牛膝**等配伍;治面色萎黄、消瘦乏力、产后少乳,可单用或与**人参、黄芪、当归**等配伍
补肺肾、定喘嗽	肾阳虚证,肺肾两虚之虚喘久嗽等	**善补益肺肾、纳气平喘**	治肺肾两虚喘证,与**人参、蛤蚧、冬虫夏草**等配伍

【药性】甘、咸,温。归肺、肝、肾经。

【用法用量】研末或装胶囊吞服,每次 2~3g,一日 2~3 次,重症用量加倍。

如用鲜胎盘,每次半个至 1 个,水煮服食,一周 2~3 次。

【使用注意】阴虚内热者不宜单独应用。

河车大造丸

【方药组成口诀】

> 河车大造膝苁蓉,二地天冬杜柏从。
>
> 五味锁阳归杞子,真元虚弱此方宗。

【组成】紫河车一具　牛膝　淡苁蓉　天冬　黄柏　五味子　锁阳　当归各七钱　熟地黄二两　地黄　枸杞子各一两五钱　杜仲一两

【方解】

君	紫河车	为血肉有情之品,补气、养血、填精补肾	诸药相合,益气养血,阴阳双补,寒热并用,为大补真元之良方,共奏滋阴填精,补养肺肾之功
臣	熟地黄	滋阴养血	
	枸杞子		
佐	当归	和血养阴	
	天冬	滋补肺肾而止咳	
	地黄	降火滋阴而退虚热	
	杜仲	温补肾阳,强壮筋骨	
	锁阳		
	牛膝		
	肉苁蓉		
	五味子	滋肾涩精、敛肺止咳	
	黄柏	降火滋阴而退虚热	

【功能主治】临床中治疗肺肾阴亏,元气内伤之虚劳咳嗽,潮热骨蒸,盗汗遗精等症。本方以干咳少痰,痰中夹血,头晕耳鸣,腰膝酸软,五心烦热,舌红少苔,脉细数等为辨证要点。

❧ 沙苑子 ❧

【性味功效口诀】

沙苑子是潼蒺藜,性降而补益肾气。

固精养肝兼明目,泄精虚劳服之宜。

【功能主治与临床应用】

功效	主治	临床应用	配伍
补肾固精	肾虚阳痿,遗精早泄,尿频白浊等	入肾经,善补肾固精而止遗	治肾虚遗精滑泄,常与**龙骨**、**牡蛎**、**莲子**等配伍;治肾虚腰痛,常与**杜仲**、**续断**、**桑寄生**等配伍
养肝明目	肝肾不足之视物昏花等	入肝经,善养肝血而明目	与**枸杞子**、**菟丝子**、**菊花**等配伍

【药性】甘,温。归肝、肾经。

【用法用量】煎服,9~15g。

【使用注意】本品温补固涩,阴虚火旺及小便不利者忌服。

金锁固精丸及金锁固精丸

见"龙骨"项下。

其他常用中成药

药名	组成	功用	主治	用法用量	剂型规格
五子衍宗丸（片剂、口服液）	枸杞子、菟丝子（炒）、覆盆子、五味子（蒸）、车前子（盐炒）	补肾益精	肾虚精亏所致的阳痿不育、遗精早泄、腰痛、尿后余沥	口服。丸剂：水蜜丸一次6g，小蜜丸一次9g，大蜜丸一次1丸，一日2次。片剂：一次6片，一日3次。口服液：一次半支~1支，一日2次	大蜜丸：每丸重9g。糖衣片：片芯重0.3g。口服液：每支装10ml
青蛾丸	杜仲（盐炒）、补骨脂（盐炒）、核桃仁（炒）、大蒜	补肾强腰	用于肾虚腰痛，起坐不利，膝软乏力	口服。水蜜丸一次6~9g，大蜜丸一次1丸，一日2~3次	大蜜丸每丸重9g

第三节　补血药

【含义】以补血为主要功效，主治**血虚证**的药物，称为补血药。

【药性功效】本类药物甘温质润，主入心肝经。具有补血作用。

【适用范围】主要用于各种血虚证。证见面色苍白或萎黄，唇爪苍白，眩晕耳鸣，心悸怔忡，失眠健忘，或月经愆期，量少色淡，甚则闭经，舌淡脉细等。有的兼能滋养肝肾，也可用治肝肾精血亏虚所致的眩晕耳鸣、腰膝酸软、须发早白等。

【主要药物口诀】

甘温质润治血虚，当归熟地何首乌。

白芍阿胶龙眼肉，色白心悸诸药须。

❧ 当归 ❧

【性味功效口诀】

十女当归九用之,补血活血化瘀滞,

润肠通便多油润,调经越水至如时。

【功能主治与临床应用】

功效	主治	临床应用	配伍
补血	血虚偏寒者,血虚萎黄、头晕等	甘温质润,功专**补血养血**,为补血要药	治气血两虚,常配伍**黄芪、人参**补气生血;治血虚萎黄、心悸失眠,常与**熟地黄、白芍、川芎**配伍
活血	血瘀诸证,跌打损伤,瘀血作痛,虚寒性腹痛,疮疡肿痛	**既善补血活血止痛,又能散寒,活血消肿止痛、生肌**	治疗血虚血瘀寒凝之腹痛,配伍**桂枝、白芍、生姜**等;治月经不调、经闭,常与**白芍、川芎、熟地黄**配伍
润肠通便	血虚肠燥便秘	**养血润肠通便**	与**肉苁蓉、牛膝、升麻**等配伍;亦可与**生何首乌、火麻仁、桃仁**等配伍
调经止痛	血虚、血瘀之月经不调、经闭、痛经等证	**补血、活血,又能调经止痛**	常与补血调经药同用,既为补血之要剂,又为妇科调经的基础方

【药性】甘、辛,温。归肝、心、脾经。

【用法用量】煎服,6~12g。一般生用,加强活血则酒炒用。补血用当归身,止血用当归头,破血用当归尾,和血(补血活血)用全当归。

【使用注意】湿盛中满、大便泄泻者忌服。

生化汤

【方药组成口诀】

生化汤宜产后尝,归芎桃草酒炮姜。

恶露不行少腹痛,温养活血最见长。

【组成】全当归八钱　川芎三钱　桃仁去皮尖、研,十四枚两钱　干姜炮黑,五分　甘草炙,五分

【方解】

君	当归	甘补温润,辛温行散,善补血活血、祛瘀生新、调经止痛	最适合产后虚、寒、瘀之病机,故重用为君药	全方配伍,养血与活血并用,甘补温通,祛瘀生新,共奏养血祛瘀、温经止痛之功,故治产后受寒、寒凝瘀滞所致的产后病
臣	川芎	辛温行散,入血走气,善活血祛瘀、行气止痛	二药合用,助君药活血祛瘀止痛,以治恶露不行,故为臣药	
	桃仁	苦泄性平,善活血通经、祛瘀生新		
佐	干姜	其苦辛温散,微涩收敛,善温经散寒止痛,故为佐药		
使	甘草	甘缓性平,既补中缓急,又调和诸药,故为使药		

【功能主治】临床中主治血虚寒凝、瘀血阻滞证,为妇女产后常用方剂。本方以产后恶露不行,小腹冷痛为辨证要点。

【使用注意】本方药性温燥,如血热而有瘀滞者,则非本方所宜。

【临床常用中成药】

生化丸

养血祛瘀。用于产后受寒、寒凝血瘀所致的产后病,症见恶露不

行或行而不畅、夹有血块、小腹冷痛。

生化丸　大蜜丸,一次 1 丸,一日 3 次。

【选方要点】产后恶露不行,小腹冷痛,脉弦或迟细。

【使用注意】

1. 血热证者不宜使用。

2. 产后出血量多者慎用,孕妇慎用。

3. 方中含有甘草,不宜与京大戟、芫花、甘遂同用。

❧ 熟地黄 ❧

【性味功效口诀】

熟地补血质纯阴,味厚补血益精神。

填髓长肌能生血,过用腻膈记要真。

【功能主治与临床应用】

功效	主治	临床应用	配伍
补血滋阴	血虚诸证,肝肾阴虚诸证,阴血双亏诸证	补血要药,常用于**血虚诸证及妇女月经不调,肾阴不足**的潮热、盗汗、遗精、消渴	治血虚萎黄、眩晕,常与当归、白芍、川芎配伍;治气血两虚,常与人参、当归等配伍;治肝肾阴虚,骨蒸潮热等,常与**知母、黄柏、山茱萸**等配伍
益精填髓	精血亏虚之证,精血亏虚的腰酸脚软、头晕眼花、耳聋耳鸣、须发早白	**养血滋阴,补精益髓**	治精血亏虚的腰酸脚软,常与**何首乌、牛膝、菟丝子**等配伍;治肝肾不足、精血亏虚所致五迟五软,可与**锁阳、狗脊**等配伍

【药性】甘,微温。归肝、肾经。

【用法用量】内服,9~15g,大剂量可用 30~60g。宜与健脾胃药如砂仁、陈皮等同用。熟地黄炭用于止血。

【使用注意】

1. 本品滋腻,较生地黄更甚,能助湿滞气,妨碍消化,凡气滞痰多、胀满、食少便溏者忌服。

2. 若重用久服,宜于陈皮、砂仁等同用,以免滋腻碍胃。

六味地黄丸

【方药组成口诀】

六味地黄益肾肝,萸薯丹泽地苓专。

阴虚火旺加知柏,养肝明目杞菊煎。

若加五味成都气,再入麦冬长寿丸。

【组成】熟地黄炒,八钱　山茱萸四钱　干山药四钱　泽泻三钱　牡丹皮三钱　茯苓去皮,三钱

【方解】

君	熟地黄	甘补微温,善滋补肾阴、填精益髓,故重用为君药		全方配伍,三补三泻,共奏滋阴补肾之功,故善治肾阴亏损所致的头晕耳鸣、腰膝酸软、骨蒸潮热、盗汗遗精、消渴
臣	山茱萸	酸甘微温,善补益肝肾、收敛固涩	二药相合,既助君药滋养肾阴,又能固精止汗,故共为臣药	
	山药	甘补涩敛性平,补肾固精,又补脾以助后天生化之源		
佐	泽泻	甘淡渗利性寒,善泄相火、渗利湿浊,防熟地黄之滋腻	三药相合,能清降相火、渗利湿浊、健脾,使君臣药填补真阴而不腻,清降虚火而不燥,固肾涩精而不滞,故共为佐药	
	茯苓	甘补淡渗性平,善健脾、渗利水湿		
	牡丹皮	辛散苦泄微寒,善清泻肝火、退虚热		

【功能主治】临床中主治肾阴精不足证。本方以腰膝酸软,头晕目眩,耳鸣耳聋,盗汗,遗精,消渴,骨蒸潮热,手足心热,口燥咽干,牙齿动摇,足跟作痛,小便淋沥,以及小儿囟门不合,舌红少苔,脉沉细数为辨证要点。

【临证加减】

1. 知柏地黄丸即六味地黄丸加知母、黄柏。本方滋阴泻火之力较强,用于阴虚火旺,骨蒸潮热,盗汗咽痛者,配清热解毒药,可用于慢性泌尿系感染;配凉血止血药可用于隐匿性血尿等。

2. 杞菊地黄丸即六味地黄丸加枸杞子、菊花。本方重在滋补肝肾以明目,用于肝肾阴虚所致的头晕、目眩、视物昏花、两目干涩等,或高血压病属于阴虚阳亢者。

3. 明目地黄丸即杞菊地黄丸加当归、白芍、白蒺藜、石决明,更能加强养肝明目的作用。

4. 麦味地黄丸即六味地黄丸加麦冬、五味子。用于肺肾两虚之咳嗽咯血者。

5. 七味都气丸即六味地黄丸加五味子。用于肾不纳气之虚喘。

【临床常用中成药】

六味地黄丸(胶囊、颗粒、口服液、片、软胶囊)

滋阴补肾。用于肾阴亏损,头晕耳鸣,腰膝酸软,骨蒸潮热,盗汗遗精,消渴。

1. 六味地黄丸　丸剂,水蜜丸一次 6g,小蜜丸一次 9g,大蜜丸一次 1 丸,一日 2 次;浓缩丸一次 8 丸,一日 3 次。

2. 六味地黄胶囊　胶囊剂,一次 1 粒(0.3g)或一次 2 粒(0.5g),一日 2 次。

3. 六味地黄颗粒　颗粒剂,一次 5g,一日 2 次。

4. 六味地黄口服液　口服液剂,一次 10ml,一日 2 次;儿童酌减或遵医嘱。

5. 六味地黄片　片剂,一次 8 片,一日 2 次。

6. 六味地黄软胶囊　软胶囊剂,一次 3 粒,一日 2 次。

【选方要点】腰膝酸软,头晕目眩,盗汗,遗精,消渴,骨蒸潮热,舌红少苔,脉沉细数。

【使用注意】

1. 体实、阳虚、感冒、脾虚、气滞、食少纳呆者慎用。
2. 服药期间,忌食辛辣、油腻等不易消化食物。
3. 不宜在服药期间服感冒药。

四物汤

【方药组成口诀】

四物地芍与归芎,血家百病此方通。

八珍合入四君子,气血双疗功独崇。

再加黄芪与肉桂,十全大补补方雄。

【组成】白芍药三钱　川当归三钱　熟地黄四钱　川芎二钱

【方解】

君	熟地黄	甘补质润,善补血滋阴,填精益髓,乃滋阴补血之要药	白芍与熟地黄、当归同用,则养血滋阴、和营补虚之力更著	全方配伍,补中兼行,补血不滞血,行血不破血,共奏补血调经之功,故善治血虚所致的面色萎黄、头晕眼花、心悸气短及月经不调
臣	当归	甘补辛散温通,善补血活血、调经止痛,既助熟地黄补血,又行经脉之滞		
佐	白芍	甘补酸敛微寒,善养血柔肝、缓急止痛		
	川芎	辛散温通,善活血行气止痛	与当归同用,能活血行滞、调经止痛	

【功能主治】临床中主治营血虚滞证。本方以头晕目眩,心悸失眠,面色无华,妇人月经不调,量少或经闭不行,脐腹作痛,甚或瘕块硬结,舌淡,口唇、爪甲色淡,脉细弦或细涩为辨证要点。

【临证加减】若痛经,可加香附 12g、延胡索 10g;兼有气虚者,加入党参 18g、黄芪 18g；若血虚有寒者,则加肉桂粉 4g、炮姜 4 片；若出现崩漏,则加入茜草根 8g、艾叶 10g、阿胶 10g。

【临床常用中成药】

四物合剂

补血调经。用于血虚所致的面色萎黄、头晕眼花、心悸气短及月经不调。

四物合剂　合剂,一次 10~15ml,一日 3 次。

【选方要点】头晕目眩,或妇人月经不调,量少或经闭不行,舌淡,脉细弦或细涩。

【使用注意】阴虚发热、血崩气脱之证不宜服用。

ᜄ 何首乌 ᜄ

【性味功效口诀】

补益精血何首乌,肝肾亏耗可补足。

润肠通便肠中秘,截疟解毒分生熟。

【功能主治与临床应用】

功效	主治	临床应用	配伍
补益精血	精血亏虚诸证;须发早白	**补血养肝,益精固肾,乌须发,强筋骨**,不寒,不燥,不腻,为滋补良药	治血虚萎黄,常与熟地黄、当归、酸枣仁等同用;治腰膝酸软,头晕昏花,常与当归、枸杞子等同用;治月经不调及崩漏,可与当归、白芍、熟地黄等同用
润肠通便	血虚肠燥便秘	**润肠**	可与肉苁蓉、当归、火麻仁等同用
截疟解毒	久疟,瘰疬等	**解毒、消痈截疟**	治疟疾,可与人参、当归同用;治疮毒,可与苦参等同用

【**药性**】苦、甘、涩，微温。归肝、心、肾经。

【**用法用量**】煎服，制何首乌 6~12g，生何首乌 3~6g；或入丸、散。补益精血宜用制首乌；截疟解毒宜用生首乌。

【**使用注意**】

1. 本品可能引起肝损伤、刺激肠胃的风险，不宜长期、大量服用。
2. 大便溏泄及湿痰较重者不宜服。

七宝美髯丹

【**方药组成口诀**】

> 七宝美髯何首乌，菟丝牛膝茯苓俱。
>
> 骨脂枸杞当归合，专益肝肾精血虚。

【**组成**】赤白何首乌 米泔水浸三四日，瓷片刮去皮，用淘净黑豆二升，以砂锅木幅铺豆及首乌，重重铺盖，蒸之。豆熟取出，去豆曝干，换豆再蒸，如此九次，曝干，为末，各一斤 赤白茯苓 去皮，研末，以水淘去筋膜及浮者，取沉者捻块，以人乳十碗浸匀，晒干，研末，各一斤 牛膝 去苗，酒浸一日。同何首乌第七次蒸之，至第九次止，晒干，八两 当归 酒浸，晒，八两 枸杞子 酒浸，晒，八两 菟丝子 酒浸生芽；研烂，晒 补骨脂 以黑芝麻炒香，四两

【**方解**】

君	赤白何首乌	补肝肾，益精血，乌须发，壮筋骨	平补肝肾，滋补精血，佐以温阳，久服无偏胜之弊
臣	赤白茯苓	补脾益气，宁心安神，以人乳制用，其滋补之力尤佳	
佐	枸杞子	补肝肾，益精血	
	菟丝子		
	当归	补血养肝	
	牛膝	补肝肾，坚筋骨，活血脉	
	补骨脂	补肾温阳，固精止遗，兼有"阳中求阴"之意	

【功能主治】临床中主治肝肾不足证,为治疗肝肾不足所致须发早白之常用药。本方以须发早白,脱发,齿牙动摇,腰膝酸软,梦遗滑精,肾虚不育等为辨证要点。

【临床常用中成药】

七宝美髯丸（颗粒、口服液）

滋补肝肾。用于肝肾不足所致的须发早白、遗精早泄、头眩耳鸣、腰酸背痛。

1. 七宝美髯丸　水蜜丸,一次 1 丸,一日 2 次。

2. 七宝美髯颗粒　颗粒剂,开水送服,一次 8g,一日 2 次。

3. 七宝美髯口服液　口服液剂,一次 10ml,一日 2 次。

【选方要点】须发早白,脱发,齿牙动摇,腰膝酸软,梦遗滑精,肾虚不育。

【使用注意】

1. 本方配制忌用铁器。

2. 阴虚阳亢者慎用。

❧　白芍　❧

【性味功效口诀】

白芍入血可调经,敛阴止汗擅和营。

柔肝止痛甘草配,平抑肝阳酸敛中。

【功能主治与临床应用】

功效	主治	临床应用	配伍
养血调经	血虚之月经不调、痛经适宜	养血柔肝,调经止痛	收敛肝阴以养血,常与熟地黄、当归等配伍
敛阴止汗	阴虚盗汗,营卫不和之自汗等	敛阴、和营而止汗	与温经通阳的桂枝等配伍可敛阴和营

续表

功效	主治	临床应用	配伍
柔肝止痛	肝脾不和之胸胁疼痛或四肢挛急疼痛等	养肝阴,调肝气,平肝阳,缓急止痛	养血柔肝而止痛,常与**柴胡**、**当归**等配伍
平抑肝阳	肝阳上亢证		养血敛阴,平抑肝阳,常与**牛膝**、**赭石**、**龙骨**、**牡蛎**等配伍

【药性】苦、酸,微寒。归肝、脾经。

【用法用量】煎服,6~15g,大量 15~30g。欲其平肝、敛阴多生用,养血调经、柔肝止痛多炒用或酒炒用。

【使用注意】

1. 不宜与藜芦同用。

2. 治疗阳衰虚寒之证不宜单独应用。

大定风珠

【方药组成口诀】

大定风珠鸡子黄,胶芍三甲五味裹。

麦冬地黄麻仁草,滋阴息风是妙方。

【组成】生白芍六钱　阿胶三钱　生龟板四钱　干地黄六钱　麻仁二钱　五味子二钱　生牡蛎四钱　麦冬连心,六钱　炙甘草四钱　鸡子黄生,二枚　鳖甲生,四钱

【方解】

| 君 | 鸡子黄 | 为血肉有情之品,滋阴养血为君药 | 鸡子黄味甘入脾,上通心气,下达肾气,滋阴润燥,养血息风;阿胶为血肉有情之品,补血滋阴,为滋阴补血要药,二药合用,滋阴息风,共为君药 | 血肉有情之品与滋养潜镇合方,寓息风于滋养之中,共成"酸甘咸法" |
| | 阿胶 | | | |

续表

臣	生白芍	滋水涵木,柔肝濡筋,为臣药	养阴柔肝,阴虚则阳浮	
	干地黄			
	麦冬			
佐	龟板	潜镇之品,滋阴潜阳,重镇息风	协助君臣以加强滋阴息风之功	
	鳖甲			
	牡蛎			
	麻仁	养阴润燥		
	五味子	味酸善收,与滋阴药相伍则收敛真阴		
使	甘草	调和诸药		

【功能主治】临床中为治疗阴虚风动证的代表方。本方以手足瘛疭,形消神倦,舌绛少苔,脉气虚弱,时时欲脱者为辨证要点。

【选方要点】手足瘛疭,形消神倦,舌绛少苔,脉气虚弱。

【使用注意】邪热内盛之痉挛抽搐,忌用本方。

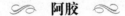

阿胶

【性味功效口诀】

阿胶品出东阿地,有情之品补血虚。

诸般出血皆可用,滋阴润燥疗烦悸。

【功能主治与临床应用】

功效	主治	临床应用	配伍
补血	血虚证	**甘平质润,善能补血,为**补血之佳品	单用本品即效,亦与**熟地黄、当归、白芍**等配伍
止血	出血证,长于治妇科出血及咳血等	**止血**	单用即可,多与其他药物配伍以增效。治中焦虚寒,脾不统血之吐血、便血、崩漏等,可与**白术、灶心土、附子**等配伍
滋阴润燥	阴虚火旺之心悸、失眠、心烦等	**滋阴润燥**	热病伤阴之心烦失眠及阴虚风动,手足瘈疭等,常与**黄连、白芍**等配伍

【药性】甘,平。归肺、肝、肾经。

【用法用量】内服,3~9g;用开水或黄酒化服;入汤剂应烊化冲服。止血宜蒲黄炒,清肺宜蛤蚧炒。

【使用注意】本品性质黏腻,有碍消化;故脾胃虚弱,不思饮食,或纳食不消,以及呕吐、泄泻者均忌服。

阿胶鸡子黄汤

见"络石藤"项下。

❧ 龙眼肉 ❧

【性味功效口诀】

龙眼肉,桂圆精。

补心脾,气血生。

【功能主治与临床应用】

功效	主治	临床应用	配伍
补心脾，益气血	心脾气血两虚证之心悸怔忡、健忘失眠、血虚萎黄等	**补益心脾，养血安神，为**性质平和的滋补良药	常与**当归、人参、酸枣仁**等同用，主治心肝阴血亏虚，心失所养，神不守舍之心悸失眠

【药性】甘，温。归心、脾经。

【用法用量】内服，9~15g，大剂量 30~60g。亦可熬膏、浸酒，或入丸、散。

【使用注意】湿阻中焦或有痰饮、痰火者忌服。

归脾汤及归脾丸

见"远志"项下。

其他常用中成药

药名	组成	功用	主治	用法用量	剂型规格
乌鸡白凤丸（片）	乌鸡（去毛、爪、肠）、当归、白芍、熟地黄、人参、黄芪、山药、丹参、鹿角、川芎、桑螵蛸、香附（醋炙）等味	补气养血，调经止带	气血两虚，身体瘦弱，腰膝酸软，月经不调，崩漏带下	口服。丸剂：水蜜丸一次 6g，小蜜丸一次 9g，大蜜丸一次 1 丸，一日 2 次。片剂：一次 2 片，一日 2 次	丸剂：大蜜丸每丸重 9g；片剂：每片重 0.5g

第四节 补阴药

【含义】以滋养阴液,生津润燥为主要功效,兼能清热,主治阴虚津亏证的药物,称为补阴药。

【药性功效】本类药的性味以甘寒为主,能清热者,可有苦味。其中能补肺胃之阴者,主要归肺胃经;能滋养肝肾之阴者,主要归肝肾经;少数药能养心阴,可归心经。具有补阴作用,并多兼润燥和清热之效。

【适用范围】主治肺阴虚、胃(脾)阴虚、肝阴虚、肾阴虚、心阴虚证。

【主要药物口诀】

南北沙参治阴虚,天冬麦冬并石斛。

鳖甲龟甲枸杞子,百合桑椹与玉竹。

∽ 南沙参 ∽

【性味功效口诀】

养阴清肺沙参功,益胃生津亦堪行。

须知南北效有异,补气化痰南沙参。

【功能主治与临床应用】

功效	主治	临床应用	配伍
养阴清肺	肺阴虚证		常与麦冬、知母、川贝母等配伍
益气,化痰	气阴两伤及痰燥咳嗽,肺胃阴虚有热诸证,兼气虚或夹痰者尤宜	味甘能补,微寒清凉,清肺养阴、益气祛痰	
益胃生津	胃阴虚证	益胃生津,并清胃热	多与玉竹、麦冬、地黄等药配伍

【药性】甘,微寒。归肺、胃经。

【用法用量】内服,9~15g;鲜者 15~30g。

【使用注意】

1. 虚寒证者忌服。

2. 不宜与藜芦同用。

沙参麦冬饮

【方药组成口诀】

> 沙参麦冬饮豆桑,玉竹甘花共合方。
>
> 秋燥耗伤肺胃液,苔光干咳此堪尝。

【组成】沙参三钱　生扁豆一钱五分　冬桑叶一钱五分　玉竹二钱
生甘草二钱　天花粉一钱五分　麦冬三钱

【方解】

君	沙参	甘寒入肺胃经,以清肺热,养肺阴且养胃阴,生津液	诸药相配,使肺胃之阴得复,燥热之气得除,清不过寒,润不呆滞,共奏清养肺胃,育阴生津之效
	麦冬		
臣	天花粉	滋养肺胃之阴,清热生津止渴,两药相配可加强君药养阴生津、清热润燥之功	
	玉竹		
佐	白扁豆	益气健脾,培土生金	
	桑叶	质轻性寒,滋阴润燥,清宣肺中燥热	
佐使	甘草	和中调药	

【功能主治】临床中治疗秋燥伤肺,肺胃阴伤证。本方以症见咽干口燥,或身热,或干咳,舌红少苔,脉细数等为辨证要点。

【临证加减】如见久热久咳,加地骨皮、贝母;颧红潮热,加银柴胡、黄芩;咯血,加侧柏叶、仙鹤草、白及、三七;气虚,加山药、人参;阴虚甚,加玄参、生地黄等。

北沙参

【性味功效口诀】

养阴清肺沙参功,益胃生津亦堪行。

须知南北效有异,补气化痰南沙参。

【功能主治与临床应用】

功效	主治	临床应用	配伍
养阴清肺	肺阴虚证	养肺阴、清燥热	常与知母、川贝母、麦冬等配伍
益胃生津	胃阴虚证	养胃阴,清胃热,生津液	用于胃阴虚有热,常与石斛、玉竹、乌梅等配伍

【药性】甘、微苦,微寒。归肺、胃经。

【用法用量】内服,5~12g;鲜者 15~30g。

【使用注意】

1. 反藜芦。

2. 虚寒证者忌服。

一贯煎

【方药组成口诀】

一贯煎中用地黄,沙参枸杞麦冬裹。

当归川楝水煎服,阴虚肝郁是妙方。

【组成】北沙参三钱　麦冬三钱　当归身三钱　地黄六钱　枸杞子三钱　川楝子二钱

【方解】

君	地黄	滋阴养血以补肝肾	滋阴养血、补益肝肾，内寓滋水涵木之意	全方肝肾肺胃兼顾，旨在涵木；甘寒少佐辛疏，以适肝性，诸药合用，诚为滋阴疏肝之名方
臣	当归	补血滋阴柔肝	配合君药滋阴养血生津以柔肝为臣	
	枸杞子			
	北沙参	滋养肺胃，养阴生津		
	麦冬			
佐	川楝子	疏肝泄热，理气止痛，	疏泄肝气，顺其条达之性，而无劫阴之弊	

【功能主治】临床中治疗疝气瘕聚、肝肾阴虚、肝气郁滞证。本方以胸脘胁痛，吞酸吐苦，咽干口燥，舌红少津，脉细弱或虚弦为辨证要点。

【临证加减】口苦干燥者，加黄连。

【使用注意】肝郁脾虚停湿者不宜使用。

∽ 麦冬 ∽

【性味功效口诀】

麦门冬药一寸长，养阴能润肺津伤。

益胃生津此药好，清心安神亦可尝。

【功能主治与临床应用】

功效	主治	临床应用	配伍
养阴润肺	肺阴虚证	养肺阴、清肺热、润肺燥而止咳	用于阴虚肺燥有热，与阿胶、桑叶、苦杏仁等配伍
益胃生津	胃阴虚证，消渴证	益胃生津、清热润燥，为治胃阴不足诸证之佳品	常与地黄、玉竹、沙参等配伍
清心除烦	心阴虚证	养阴清心，除烦安神	与黄连、生地黄、玄参等品配伍

【药性】甘、微苦，微寒。归心、肺、胃经。

【用法用量】内服，6~12g。清养肺胃之阴多去心用；滋阴清心火多连心用。

【使用注意】风寒感冒或有痰饮湿浊咳嗽，以及脾胃虚寒泄泻者均忌服。

麦门冬汤

【方药组成口诀】

> 麦门冬汤用人参，枣草粳米半夏存。
>
> 肺痿咳逆因虚火，清养肺胃此方珍。

【组成】麦冬七升　半夏一升　人参三两　甘草二两　粳米三合　大枣十二枚

【方解】

君	麦冬	甘寒清润，入肺胃两经，养阴生津，滋液润燥，以清虚热	重用麦冬甘寒清润，滋润肺胃之阴而清虚热，为君药	本方药仅六味，主从有序，润降得宜，生胃阴而润肺燥，下逆气而止浊唾，亦为补土生金，虚则补母之法
臣	人参	益气生津、补益脾肺		
佐	半夏	降逆下气，化其痰涎	与大量麦冬配伍则其燥性被制，降逆化痰之功犹存，且麦冬得半夏之伍则滋而不腻，起到相反相成的效果	
	粳米	益胃气，养胃阴，中气充盛，则津液自能上归于肺，肺胃气逆		
	大枣			
使	甘草	润肺利咽，调和诸药，兼以为使	润肺利咽，调和诸药	

【功能主治】临床中治疗虚热肺痿、胃阴不足证。本方以咳嗽气喘，咽喉不利，咯痰不爽，或咳唾涎沫，口干咽燥，舌红少苔，脉虚数。或呕吐，纳少，呃逆，口渴咽干，舌红少苔，脉虚数为辨证要点。

【使用注意】虚寒肺痿，本方不宜。

❧ 石斛 ❧

【性味功效口诀】

石斛养胃可生津,滋阴清热益羸人。

明目强腰入肾经,金钗石斛上品真。

【功能主治与临床应用】

功效	主治	临床应用	配伍
养胃生津	胃阴不足证	入胃经,能养胃阴、生津液	胃热阴虚之胃脘隐痛或灼痛,可单用煎汤代茶或配伍麦冬、竹茹、白芍等
滋阴清热	阴虚津亏、虚热不退	入肾经,能滋肾阴、清虚热	常与地骨皮、黄柏、麦冬等配伍
明目强腰	肝肾亏虚之视物昏花,腰膝酸软等	滋阴清热、明目、强腰	常与枸杞子、熟地黄、菟丝子等配伍

【药性】甘,微寒。归胃、肾经。

【用法用量】煎服,6~12g;鲜用 15~30g。入汤剂较好,宜先煎。

【使用注意】

1. 本品甘凉又能助湿,如湿温、湿热尚未化燥者忌服。

2. 本品味甘能敛邪,使邪不外达,故温热病不宜早用。

白茯苓丸

【方药组成口诀】

白茯苓丸治肾消,花粉黄连草薢调。

二参熟地覆盆子,石斛蛇床脏腔要。

【组成】白茯苓—两　天花粉—两　黄连—两　草薢—两　人参—两　玄参—两　熟地黄—两　覆盆子—两　石斛七钱五分　蛇床子七钱五分　鸡内金三十具,微炒

【方解】

君	熟地黄	滋补肾阴	诸药相合,共奏补肾清热,生津润燥之功
	白茯苓	补脾益胃,助脾健运,使阴津生化有源,且又淡渗利湿,导热从小便去	
臣	玄参	助熟地黄滋补肾阴,并清虚热	
	石斛	甘寒,养胃阴,生津液,滋肾阴,清虚热	
	黄连	清胃热	
	天花粉	清热生津止渴	
佐	人参	益气补脾,生津止渴	
	萆薢	清热利湿去浊	
	覆盆子	益肾固精缩尿	
	蛇床子	温肾壮阳,以助气化	
	鸡内金	运脾健胃,消食除热,且止小便数	
佐使	磁石	取其性重坠,引诸药入肾,补肾益精,有佐使之用	

　　【功能主治】临床中主治肾消。本方以两腿渐细,腿脚无力,口渴多饮,小便频数,尿浑如膏脂,味甘等为辨证要点。

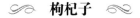

枸杞子

【性味功效口诀】

　　　　枸杞上品出中宁,滋阴益肾目能明。
　　　　润肺阴虚劳嗽用,药食兼效味中精。

【功能主治与临床应用】

功效	主治	临床应用	配伍
补肝肾	肝肾阴虚之头晕目眩、腰膝酸软、不孕不育、消渴等	**补肝肾,益精血,明目,止渴**之效,为滋补肝肾、养血补精之良药	单用熬膏服
明目	肝血不足之视物昏花		治目暗昏花,与**熟地黄、山茱萸、菊花等**配伍

【药性】甘,平。归肝、肾经。

【用法用量】内服,6~12g。亦可熬膏、浸酒,或入丸、散。

【使用注意】因能滋阴润燥,脾虚便溏者不宜用。

右归饮

【方药组成口诀】

右归丸中地附桂,山药茱萸菟丝归。

杜仲鹿胶枸杞子,益火之源此方魁。

【组成】熟地黄八两　山药炒,四两　山茱萸微炒,三两　枸杞子微炒,四两　菟丝子制,四两　鹿角胶炒珠,四两　杜仲姜汤炒,四两　肉桂二两渐可加至四两　当归三两　制附子自二两渐可加至五六两

【方解】

君	肉桂	辛甘大热,善补火助阳、引火归元	三药相合,既温补肾阳,又填精益髓,故共为君药	全方配伍,温补又涩敛,共奏温补肾阳、填精止遗之功,故善治肾
	制附子	辛大热有毒,善补火助阳		
	鹿角胶	甘咸性温,善壮肾阳、益精血		

续表

臣	杜仲	甘温而补,善补肝肾、强腰膝	五药合用,阴阳双补,兼能收敛,辅助君药温补肾精、固精止遗,故共为臣药	阳不足、命门火衰所致的腰膝酸冷、精神不振、怯寒畏冷、阳痿遗精、大便溏薄、尿频而清等
	菟丝子	辛甘性平,质润敛涩,善补肾助阳、固精止遗		
	山茱萸	酸甘微温,既温补肝肾,又固精止遗		
	熟地黄	甘补质润微温,善滋阴填精益髓		
	枸杞子	甘平质润,善滋阴补肾,兼助肾阳		
佐	当归	辛散甘补温通,善补血活血,以求精血互生	二药相合,助君臣药补阴血,故共为佐药	
	山药	甘平兼涩,能益气养阴、健脾补肾、固精止遗		

【功能主治】临床中治疗肾阳不足,命门火衰证。本方以年老或久病气衰神疲,畏寒肢冷,腰膝软弱,阳痿遗精,或阳衰无子,或饮食减少,大便不实,或小便自遗,舌淡苔白,脉沉而迟为辨证要点。

【临床常用中成药】

右归丸(胶囊)

温补肾阳,填精止遗。用于肾阳不足,命门火衰,腰膝酸冷,精神不振,怯寒畏冷,阳痿遗精,大便溏薄,尿频而清。

1. 右归丸 丸剂,小蜜丸一次 9g,大蜜丸一次 1 丸,一日 3 次。

2. 右归胶囊 胶囊剂,一次 4 粒,一日 3 次。

【选方要点】年老或久病气衰神疲,畏寒肢冷,阳痿遗精,或阳衰无子,舌淡苔白,脉沉而迟。

【使用注意】

1. 因其含大热有毒的附子,故中病即止,不可过量或久服。

2. 阴虚火旺、心肾不交、湿热下注而扰动精室者,湿热下注所致阳痿者,以及暑湿、湿热、食滞伤胃和肝气乘脾所致泄泻者慎用;孕妇慎用。

3. 服药期间,忌生冷饮食,慎房事。

龟甲

【性味功效口诀】

龟甲滋阴潜阳能,益肾健骨血肉情。

养心安神惊悸止,生用制用记分明。

【功能主治与临床应用】

功效	主治	临床应用	配伍
滋阴潜阳	阴虚阳亢证,热病伤阴之虚风内动证,阴虚骨蒸潮热等	既能滋补肝肾之阴而退内热,又可潜降肝阳而息内风	常与天冬、白芍、牡蛎等同用;治阴虚风动,常与阿胶、鳖甲、生地黄等配伍
益肾健骨	肾虚骨软	补血滋阴,益肾健骨	常与熟地黄、知母、锁阳等配伍;也可与紫河车、鹿茸、当归等配伍
养血宁心	失眠、健忘、惊悸等	养血补心	常与石菖蒲、远志、龙骨等品配伍
固经止崩	崩漏经多	滋补肾阴以固冲任、清热止血	常与地黄、黄芩、地榆等配伍

【药性】咸、甘,微寒。归肝、肾、心经。

【用法用量】煎服,9~24g;宜打碎先煎。

【使用注意】

1. 本品为咸寒之物,只适用于阴虚有热之证,故脾胃虚寒者忌服。

2. 孕妇慎用。

大补阴丸

【方药组成口诀】

大补阴丸熟地黄,龟板知柏合成方。

脊髓蒸熟蜜和丸,滋阴降火效力强。

【组成】黄柏炒褐色,四两　知母酒浸,炒,四两　熟地黄酒蒸,六两　龟板酥炙,六两　猪脊髓八两

【方解】

君	熟地黄	滋阴潜阳,壮水制火,即所谓培其本,共为君药	诸药合用,培本清源,使真阴得养,虚火内清,成为滋阴降火治法的代表方
	龟板		
臣	黄柏	黄柏泻相火以坚阴,知母苦寒降火,保存阴液,即所谓清其源	
	知母		
佐使	猪脊髓	填精益髓,既能助熟地黄、龟板以滋阴,又能制黄柏之苦燥,为佐使	

【功能主治】临床中主治阴虚火旺证。本方以骨蒸潮热,盗汗遗精,咳嗽咯血,心烦易怒,足膝疼热,舌红少苔,尺脉数而有力为辨证要点。

【临床常用中成药】

大补阴丸

滋阴降火。用于阴虚火旺,潮热盗汗,咳嗽咯血,耳鸣遗精。

大补阴丸　水蜜丸,一次 6g,一日 2~3 次;大蜜丸,一次 1 丸,一日 2 次。

【选方要点】骨蒸潮热,盗汗遗精,咳嗽咯血,心烦易怒,足膝疼热或痿软,或烦热易饥,舌红少苔,尺脉数而有力。

【使用注意】

1. 感冒、气虚发热、火热实证、脾胃虚弱、痰湿内阻、胀满、食少便溏者慎用。

2. 服药期间,忌食辛辣、油腻食物。

龟鹿二仙胶

【方药组成口诀】

> 龟鹿二仙最守真,补人三宝气精神。
>
> 人参枸杞和龟鹿,益寿延年实可珍。

【组成】鹿角用新鲜麋鹿杀角,解的不用,马鹿角不用,去角脑梢,角二寸绝断,劈开净用十斤　龟板去弦,洗净,捶碎,五斤　人参十五两　枸杞子三十两

【方解】

君	鹿角	甘咸性温,能温肾阳、强筋骨、益精血	二药相合,善温肾补阳、补精养血,故共为君药	全方配伍,主以血肉有情之品,阴阳并补,气血兼顾,共奏温肾益精、补气养血之功,故善治肾虚精亏所致的腰膝酸软、遗精、阳痿
	龟甲	咸寒质重,善滋阴补肾、养血		
臣	枸杞子	甘平,善滋补肾肝、益精	助君药补肾益精之功	
	人参	大补元气、健补脾胃	助后天气血生化之源	

【功能主治】临床中主治真元虚损,精血不足证,为阴阳并补之常用方。本方以全身瘦削,阳痿遗精,两目昏花,腰膝酸软,久不孕育为辨证要点。

【临床常用中成药】

龟鹿二仙膏

温肾补精,补气养血。用于肾虚精亏所致的腰膝酸软、遗精、阳痿。

龟鹿二仙膏 煎膏剂,一次 15~20g,一日 3 次。

【选方要点】全身瘦削,阳痿遗精,两目昏花,腰膝酸软,久不孕育。

【使用注意】

1. 感冒及脾胃虚弱者慎用。

2. 阴虚火旺者忌用。

∽ 鳖甲 ∽

【性味功效口诀】

鳖甲退热除蒸能,生用制用记分明。

同时滋阴潜阳可,软坚散结效不同。

【功能主治与临床应用】

功效	主治	临床应用	配伍
滋阴潜阳退热除蒸	热病伤阴之虚风内动,阴虚阳亢证,阴虚骨蒸发热	滋阴清热,潜阳息风	温病后期,常与**牡丹皮**、**地黄**、**青蒿**等品配伍;骨蒸劳热,常与**秦艽**、**地骨皮**等配伍
软坚散结	疟母、癥瘕、痰核瘰疬等	软坚散结	常与**牡丹皮**、**桃仁**、**土鳖虫**等药配伍

【药性】咸,微寒。归肝、肾经。

【用法用量】煎服,9~24g;宜打碎先煎。滋阴潜阳宜生用,软坚散结宜醋制用。

【使用注意】本品咸寒滋阴,能伤脾胃,且可通经散结,所以脾胃虚寒,食少便溏者及孕妇均忌服。

青蒿鳖甲汤

【方药组成口诀】

青蒿鳖甲知地丹,热伏阴分此方攀。

夜热早凉无汗者,从里达表服之安。

【组成】 青蒿二钱　鳖甲五钱　细地黄四钱　知母二钱　牡丹皮三钱

【方解】

君	鳖甲	咸寒,直入阴分,滋阴退热,入络搜邪	两药相配,滋阴清热,内清外透,使阴分伏热宣泄而解,共为君药	诸药合用,共奏养阴透热之功
	青蒿	苦辛而寒,其气芳香,清热透络,引邪外出		
臣	地黄	甘寒,滋阴凉血	共助鳖甲以养阴退虚热,为臣药	
	知母	苦寒质润,滋阴降火		
佐	牡丹皮	辛苦性凉,泄血中伏火,为佐药		

【功能主治】 临床中治温病后期邪伏阴分证。本方以夜热早凉,热退无汗,舌红苔少,脉细数为辨证要点。

【使用注意】

1. 阴虚欲作抽搐者,不宜使用本方。

2. 青蒿不耐高温,入汤剂宜后入或以沸药汁泡服。

❧ 天冬 ❧

【性味功效口诀】

天冬常配麦冬用,清肺降火力更强。

滋阴润燥亦有效,须与麦冬论短长。

【功能主治与临床应用】

功效	主治	临床应用	配伍
清肺生津	肺热咳、肺燥咳、阴虚劳嗽	**养阴清肺,润燥,止咳之功效**	治内热消渴,常与**生地黄、人参**等配伍;治津亏肠燥便秘,宜与**生地黄、当归、生何首乌**等配伍
滋阴润燥	治肝肾阴虚所致的阴虚阳亢、阴虚内热、阴虚风动证	**滋肾阴、清降虚火、生津润燥**	常与**龟甲、白芍、牡蛎**等配伍

【药性】甘、苦,寒。归肺、肾经。

【用法用量】煎服,6~12g。亦可熬膏,或入丸、散,或入酒剂。

【使用注意】

1. 脾胃虚寒,食少便溏者忌服。

2. 外感风寒、痰湿咳嗽者忌服。

活血润燥生津饮

【方药组成口诀】

活血润燥生津饮,二冬熟地兼瓜蒌。

桃仁红花及归芍,利秘通幽善泽枯。

【组成】天冬八分 麦冬八分 瓜蒌八分 熟地黄 当归一钱 白芍一钱 桃仁五分 红花五分

【方解】

君	熟地黄	滋阴养血润燥		诸药合用,能滋阴养血、润燥生津,活血通便,对内燥血枯之皮肤枯槁有润泽之功
	当归	活血,且润肠通便		
臣	白芍	助君益阴养血润燥	白芍助君药益阴养血润燥;天冬、麦冬、瓜蒌滋阴润燥,兼能生津,润肠通便	
	天冬	滋阴润燥,兼能生津,润肠通便		
	麦冬			
	瓜蒌			
佐	桃仁	润肠通便	活血祛瘀	
	红花	活血祛瘀		

【功能主治】临床中治内燥血枯证。本方以津液枯少,大便秘结、皮肤干燥、口干等为辨证要点。

玉竹

【性味功效口诀】

> 玉竹滋阴润肺燥,生津可补胃液亏。
> 生用解表散邪气,阴虚外感赖之回。

【功能主治与临床应用】

功效	主治	临床应用	配伍
滋阴润肺	用于阴虚燥咳、虚劳久嗽等	**甘平,柔润多液。入肺经,能滋肺阴而润肺止咳**	治虚火上炎,咯血,可配伍**麦冬、生地黄、川贝母**等;治阴虚肺燥干咳,常配伍**沙参、麦冬、桑叶**等
生津益胃	胃阴不足之口干舌燥、饥不欲食等	入胃经,能**养胃阴而生津止渴**	用于胃阴虚有热,常与北**沙参、麦冬**等配伍
生用表散邪气	阴虚感冒,阴虚之体感受风温及冬温咳嗽,咽干痰结等	发散邪气	常与**白薇、薄荷、淡豆豉**等配伍

【药性】甘,微寒。归肺、胃经。

【用法用量】内服,6~12g。

【使用注意】本品虽性质平和,作用缓慢,但毕竟为滋阴润燥的药物,故脾虚而有痰湿者忌服。

加减葳蕤汤

见"白薇"项下。

❧ 百合 ❧

【性味功效口诀】

百合养阴可润肺,清心安神补不足。

燥咳能止津液回,烦悸可消益心主。

【功能主治与临床应用】

功效	主治	临床应用	配伍
养阴润肺	肺阴虚证较重者	肺经,能养阴清肺、润肺止咳	治肺虚久咳,劳嗽咯血,常与生地黄、玄参、川贝母等配伍
清心安神	心阴不足之心烦失眠、神志恍惚	入心经,能清心除烦、安神定志	治虚热上扰,可与麦冬、酸枣仁、丹参等配伍;养心肺,又能清心肺,安神,常与知母、生地黄等配伍

【药性】甘,寒。归心、肺经。

【用法用量】煎服,6~12g。清心宜生用;润肺蜜炙用。

【使用注意】本品为寒润之物,故风寒咳嗽或中寒便溏者忌服。

百合固金汤

【方药组成口诀】

百合固金二地黄,玄参贝母桔甘藏。

麦冬芍药当归配,喘咳痰血肺家伤。

【组成】熟地黄三钱　地黄三钱　归身三钱　白芍一钱　甘草一钱
桔梗八分　玄参八分　贝母一钱半　麦冬一钱半　百合一钱半

【方解】

君	地黄	滋阴补肾,凉血止血,共为君药	主以甘寒,肺肾同治,金水相生,润中寓清
	熟地黄		
臣	百合	养阴润肺,化痰止咳,同为臣药	
	麦冬		
	贝母		
佐	玄参	养阴凉血降火	
	当归	养血益阴	
	白芍		
	桔梗	祛痰止咳	
使	甘草	和中调药,并合桔梗利咽	

　　【功能主治】临床中治疗肺肾阴亏,虚火上炎证。本方以咳嗽气喘,痰中带血,咽喉燥痛,头晕目眩,午后潮热,舌红少苔,脉细数为辨证要点。

　　【使用注意】证属脾虚便溏者,本方不宜。

❧ 桑椹 ❧

【性味功效口诀】

桑椹子,品味佳,滋阴补血效堪夸。

桑椹生津止消渴,润燥通肠宜两家。

【功能主治与临床应用】

功效	主治	临床应用	配伍
滋阴补血	阴血不足之眩晕、目暗、耳鸣、失眠、须发早白、腰酸等	善滋补阴血,治阴血亏虚诸证之效	宜熬膏常服,或与**熟地黄**、**何首乌**等药配伍

续表

功效	主治	临床应用	配伍
生津	消渴	**养胃生津**,治津伤口渴与消渴之效	可鲜品食用,亦可随证配伍
润肠	便秘	**润肠通便**,治肠燥便秘之效	

【药性】甘、酸,寒。归心、肝、肾经。

【用法用量】煎服,9~15g。桑椹膏 15~30g,温水冲服。亦可生啖或浸酒。

【使用注意】脾胃虚寒,大便溏泄者忌用。

桑椹密膏

【方药组成口诀】

桑椹密膏民间方,桑椹蜂蜜共煎尝。

滋阴尤宜老年者,血虚津枯便秘康。

【组成】鲜桑椹_{三十二两}　蜂蜜_{九两半}

【方解】

君	桑椹	滋阴补血,生津润肠	两药相配伍,具有滋阴养血,润肠通便的功效
佐	蜂蜜	补中润燥	

【功能主治】临床中治血虚津枯的便秘,特别对老年体虚、气血虚亏者久服有良效。本方以便秘为辨证要点。

其他常用中成药

药名	组成	功用	主治	用法用量	剂型规格
知柏地黄丸	知母、黄柏、熟地黄、山药、山茱萸（制）、牡丹皮、茯苓、泽泻。辅料为蜂蜜	滋阴降火	阴虚火旺,潮热盗汗,口干咽痛,耳鸣遗精,小便短赤	口服。水蜜丸一次6g,小蜜丸一次9g,大蜜丸一次1丸,一日2次。浓缩丸一次8丸,一日3次	大蜜丸:每丸重9g。浓缩丸:每10丸重1.7g
麦味地黄丸（口服液）	麦冬、五味子、熟地黄、酒萸肉、牡丹皮、山药、茯苓、泽泻。辅料为蜂蜜	滋肾养肺	肺肾阴亏,潮热盗汗,咽干咳血,眩晕耳鸣,腰膝酸软,消渴	口服。丸剂:水蜜丸一次6g,小蜜丸一次9g,大蜜丸一次1丸,一日2次。口服液:一次10ml,一日2次	大蜜丸:每丸重9g;口服液:每支装10ml
杞菊地黄丸	熟地黄、山茱萸（制）、山药、牡丹皮、茯苓、泽泻、知母、黄柏	滋肾养肝	肝肾阴亏,眩晕耳鸣,羞明畏光,迎风流泪,视物昏花	口服。丸剂:水蜜丸一次6g,小蜜丸一次9g,大蜜丸一次1丸,一日2次。浓缩丸:一次8丸,一日3次	大蜜丸:每丸重9g;浓缩丸:每8丸相当于原药材3g
玉泉丸	葛根、天花粉、地黄、麦冬、五味子、甘草	清热养阴,生津止渴	阴虚内热所致的消渴,症见多饮、多食、多尿;2型糖尿病见上述证候者	口服。一次6g,一日4次;7岁以上一次3g,3~7岁小儿一次2g	每10丸重1.5g

药名	组成	功用	主治	用法用量	剂型规格
人参养荣丸	人参、白术(土炒)、茯苓、炙黄芪、当归、熟地黄、白芍(麸炒)、陈皮、远志(制)、肉桂、五味子(酒蒸)、炙甘草	温补气血	心脾不足,气血两亏,形瘦神疲,食少便溏,病后虚弱	口服。水蜜丸一次6g,大蜜丸一次1丸,一日1~2次	大蜜丸:每丸重9g
十全大补丸	党参、白术(炒)、茯苓、熟地黄、当归、白芍(酒炒)、川芎、炙黄芪、肉桂、炙甘草	温补气血	气血两虚,面色苍白,气短心悸,头晕自汗,体倦乏力,四肢不温,月经量多	口服。丸剂:浓缩丸一次8~10丸,水蜜丸一次6g,大蜜丸一次1丸,小蜜丸一次9g,一日2~3次	浓缩丸:8丸相当于原生药3g;大蜜丸:每丸重9g;小蜜丸:每10丸重2g
健脾生血颗粒(片)	党参、茯苓、白术(炒)、鸡内金(炒)、硫酸亚铁等	健脾和胃,养血安神	脾胃虚弱及心脾两虚所致的血虚证,症见面色萎黄㿠白、食少纳呆、胀闷、大便不调、烦躁多汗、倦怠乏力、舌胖色淡、苔薄白、脉细弱。缺铁性贫血见上述证候者	口服。饭后服。一日3次。或遵医嘱,四周为一疗程。颗粒剂:周岁以内每次2.5g;一岁至三岁每次5g;三岁至五岁每次7.5g;五岁至十二岁每次10g;成人每次15g。片剂:成人一次3片,一日3次	颗粒剂:每袋装5g;片剂:每片重0.6g

续表

药名	组成	功用	主治	用法用量	剂型规格
耳聋左慈丸	磁石(煅)、熟地黄、山茱萸(制)、山药、牡丹皮、泽泻、茯苓、竹叶柴胡	滋肾平肝	肝肾阴虚所致的耳鸣耳聋、头晕目眩	口服。水蜜丸一次 6g,小蜜丸一次 9g,大蜜丸一次 1 丸,一日 2 次	水蜜丸:每 10 丸重 1g,或每 15 丸重 3g;大蜜丸:每丸重 9g

第十八章　收涩药

【含义】以**收敛固涩**为主要功效,主治**各种滑脱病证**的药物,称为收涩药,又称固涩药。

【分类】收涩药分为固表止汗药、敛肺涩肠药和固精缩尿止带药三类。

【药性功效】本类药能外散表邪,治疗表证。故一般有**辛味**,归**肺经**,并具有升浮之性。

分类	性味	功能	主治
固表止汗药	多甘平,性收敛	收敛止汗,部分兼有益气、除热	**自汗、盗汗证**,兼治虚热不退,骨蒸劳热等
敛肺涩肠药	酸涩收敛	涩肠止泻,兼能止血,敛肺止咳	**久泻、久痢**,宜于久泻久痢便血者,兼治肺虚喘咳,久治不愈或肺肾两虚之虚喘
固精缩尿止带	收敛固涩	固精缩尿止带,部分兼有补肾、止血	**肾虚不固之滑脱证**,兼治崩漏出血,便血

【适用范围】本类药主要适用于外感表证,症见恶寒,发热,脉浮者。

【主要药物口诀】

收敛固涩赤石脂,乌梅五倍五味子。

桑海螵蛸莲子肉,椿皮诃子覆盆子。

小麦麻黄根罂粟,茱萸豆蔻并芡实。

五味子

【性味功效口诀】

> 五味子药分南北,敛肺止咳不一般。
> 固表能将汗多止,滋肾固精心神安。
> 缩尿止渴有能力,涩肠止泻功效全。

【功能主治与临床应用】

功效	主治	临床应用	配伍
敛肺止咳喘	肺肾两虚咳喘	味酸,敛肺止咳喘、补肺肾气	治肺虚久咳,可与罂粟壳配伍;治肺肾两虚喘咳,常与山茱萸、熟地黄、山药等配伍
敛肺固表止汗	阳虚自汗,阴虚盗汗	敛汗,亦能补心、肺之气,对虚汗证治标又治本	可与麻黄根、牡蛎等配伍
滋肾固精缩尿止渴	肾虚遗精、滑精;津亏口渴	补肾固精、补气生津	治滑精者,可与桑螵蛸、附子、龙骨等配伍;治梦遗者,常与麦冬、山茱萸、熟地黄等配伍
涩肠止泻	脾肾两虚,五更泄泻	补脾肾,涩肠止泻	治五更泄泻,与补骨脂、肉豆蔻、吴茱萸配伍
宁心安神	阴虚不足或心肾不交之心悸、失眠、健忘	宁心安神	常与麦冬、丹参、地黄、酸枣仁等配伍

【药性】酸、甘,温。归肾、肺、心经。

【用法用量】煎服,2~6g。研末服,每次 1~3g。

【使用注意】本品酸涩收敛性强,凡表邪未解,内有实热及痧疹初发者慎用。

生脉散

【方药组成口诀】

生脉麦味与人参,保肺清心治暑淫。

气少汗多兼口渴,病危脉绝急煎斟。

【组成】人参三钱　麦冬三钱　五味子二钱

【方解】

君	人参	性味甘温,大补元气、生津止渴	人参、麦冬相伍,其益气养阴之功益著	甘温甘寒佐酸收,补敛气阴以复脉,皆入肺经,一补一润一敛,既可补气阴之虚,又可敛气阴之散,故肺虚久咳之证宜用本方
臣	麦冬	冬甘寒养阴,清热生津,且润肺止咳		
佐	五味子	敛肺止渴、止汗	配伍人参则补固正气,配伍麦冬则收敛阴津	

【功能主治】临床中治疗温热、暑热耗气伤阴证和久咳伤肺、气阴两虚证。本方以汗多神疲,体倦乏力,气短懒言,咽干口渴,舌干红少苔,脉虚数或干咳少痰,短气自汗,口干舌燥,脉虚细为辨证要点。

【临床常用中成药】

生脉饮(胶囊)

益气复脉,养阴生津。用于气阴两亏,心悸气短,脉微自汗。

1. 生脉饮　口服液剂,一次 10ml,一日 3 次。

2. 生脉胶囊　胶囊剂,一次 3 粒,一日 3 次。

【选方要点】汗多神疲,体倦乏力,气短懒言,咽干口渴,舌干红少苔,脉虚数。或干咳少痰,短气自汗,口干舌燥,脉虚细。

【使用注意】

1. 在治疗期间,心绞痛持续发作者,宜加用硝酸酯类药,若出现剧烈心绞痛、心肌梗死,见气促、汗出、面色苍白者,应及时救治。

2. 里实证及表证未解者慎用。

3. 忌食辛辣、油腻食物。

乌梅

【性味功效口诀】

> 乌梅醋制味更酸,敛肺止咳金脏安。
>
> 涩肠止泻日久病,止渴生津症能瘥。
>
> 为炭收敛止血效,安蛔止痛乌梅丸。

【功能主治与临床应用】

功效	主治	临床应用	配伍
敛肺止咳	肺虚久咳	味酸,上能敛肺气以止咳	治久咳,与**罂粟壳、苦杏仁、川贝母**等配伍
涩肠止泻	久泻久痢	下能**涩大肠以止泻**	治久泻久痢,可与**罂粟壳、诃子**等配伍
生津止渴	津伤口渴、虚热消渴	味酸能**生津止渴**	治虚热消渴,可单用煎服或与**天花粉、麦冬、人参**等配伍
安蛔止痛	蛔厥腹痛	**安蛔止痛**	常与**细辛、川椒、黄连**等配伍
固崩止血	崩漏下血	止血	炒炭能止血

【药性】酸、涩,平。归肝、脾、肺、大肠经。

【用法用量】煎服,6~12g,大剂量 30~60g。外用适量,捣烂或炒炭研末外敷。止泻、止血宜炒炭。

【使用注意】外有表邪及内有实热积滞者均不宜服。

乌梅丸

【方药组成口诀】

乌梅丸用细辛桂,人参附子椒姜继。

黄连黄柏及当归,温脏安蛔寒厥剂。

【组成】乌梅三百枚　细辛六两　干姜十两　黄连十六两　当归四两　附子炮,去皮,六两　蜀椒炒香,四两　桂枝六两　人参六两　黄柏六两

【方解】

君	乌梅	安蛔,使蛔静痛止,重用为君药		酸苦辛并进,则蛔静伏而下;寒热供甘温,则和肠胃扶正,全方有温脏安蛔,寒热并治,邪正兼顾之功
臣	蜀椒	味辛性温,温脏而驱蛔		
	细辛			
	黄连	味苦性寒,清热下蛔		
	黄柏			
佐	附子	助其温脏祛寒伏蛔之力	养血通脉,以除四肢厥冷,亦有利于温脏安蛔	
	干姜			
	桂枝			
	人参	益气补血,扶助正气		
	当归			

【功能主治】临床中治疗蛔厥证。本方以腹痛时作,手足厥冷,烦闷呕吐,时发时止,得食即呕,常自吐蛔或久泻、久痢为辨证要点。

【使用注意】

1. 肾脏病患者、孕妇、新生儿禁用。

2. 服用期间,忌生冷、油腻。

椿皮

【性味功效口诀】

清热燥湿椿树皮,收涩止带止泻痢。

味涩收敛可止血,蛔虫疮癣杀虫积。

【功能主治与临床应用】

功效	主治	临床应用	配伍
清热燥湿,收涩止带,止血	赤白带下,崩漏经多,便血痔血	止带	治湿热下注,可与**黄柏**、**泽泻**等配伍;治崩漏,常与**黄芩**、**白芍**等配伍;治便血痔血,可与**地榆**、**槐花**、侧柏叶等配伍
止泻	久泻久痢,湿热泻痢	**苦寒可清热燥湿,味涩能涩肠**	治久泻久痢,可与**肉豆蔻**、**诃子**等配伍;治湿热泻痢,可与**黄连**、**黄芩**、**秦皮**等配伍

【药性】苦、涩,寒。归大肠、胃、肝经。

【用法用量】煎服,6~9g。外用适量。

【使用注意】脾胃虚寒者慎用。

固经丸

【方药组成口诀】

固经丸用龟甲君,黄柏椿皮香附群。

黄芩芍药酒丸服,漏下崩中色黑殷。

【组成】黄芩一两　白芍一两　龟甲一两　椿根皮七钱　黄柏三钱
香附二钱半

【方解】

君	龟甲	滋阴养血,潜阳降火		诸药合用,壮水制火,滋阴清热,止血固经,血热得清,而经血可止
	黄芩	清热凉血以止血		
臣	白芍	益阴敛营	助君药清热止血固经	
	黄柏	清泻虚热		
	椿根皮	清热收敛止血		
佐	香附	疏肝解郁而调血	防止血留瘀	

【功能主治】临床中治疗阴虚内热,迫血妄行之崩漏月经过多的常用方。本方以经行不止,崩中漏下,血色深红,兼夹紫黑瘀块,心胸烦热,腹痛溲赤,舌红,脉弦数为辨证要点。

【临床常用中成药】

固经丸

滋阴清热、固经止带。用于阴虚血热所致的月经先期,症见经血量多、色紫黑,以及赤白带下。

固经丸　水丸,口服。一次 6g,一日 2 次。

【选方要点】经行不止,崩中漏下,血色深红,兼夹紫黑瘀块,脉弦数。

【使用注意】

1. 内有瘀血者不宜用,以防苦寒留瘀,实证瘀滞者亦不宜使用。

2. 孕妇及脾胃虚寒者慎用。

3. 服药期间忌食辛辣、油腻。

赤石脂

【性味功效口诀】

赤石脂药可涩肠,收敛止血效力强。

敛疮生肌疡能愈,诸君勿忘桃花汤。

【功能主治与临床应用】

功效	主治	临床应用	配伍
涩肠止泻	久泻、久痢	酸涩质重,最善固涩下焦滑脱	治泻痢日久,常与**禹余粮**配伍;治虚寒下痢,常与**干姜、粳米**配伍
收敛止血	崩漏便血	质重入于下焦、**收敛止血**,止带	治崩漏,可与**海螵蛸、侧柏叶**等配伍;配伍**鹿角霜、芡实**等药,可固冲止带
敛疮生肌	疮疡久溃、湿疮浓水	**味酸涩**,外用能**收湿敛疮生肌**	治疮疡久溃,可与**煅龙骨、乳香、没药**等配伍;治湿疮浓水,可与**五倍子、枯矾**等研末外敷

【药性】甘、酸、涩,温。归大肠、胃经。

【用法用量】煎服,9~12g。外用适量,研细末撒患处或调敷。

【使用注意】

1. 本品性温,有湿热积滞者慎用。

2. 质重沉降,孕妇慎用。

3. 不宜与肉桂同用。

桃花汤

【方药组成口诀】

> 桃花汤中石脂宜,干姜粳米共用之。
>
> 为涩虚寒少阴痢,热邪滞下切难施。

【组成】赤石脂—半全用,一半筛末,一斤　干姜—两　粳米—升

【方解】

君	赤石脂	酸涩,固涩下焦,涩肠止痢	以重涩之赤石脂为主药,入下焦血分而固脱	涩温并用,以涩为主,粳米甘温,佐赤石脂、干姜而润肠胃,三药合用,共奏温中散寒、涩肠止痢之功
臣	干姜	姜辛温,温中散寒	暖下焦气分而补虚,与赤石脂相配,标本兼治	
佐	粳米	甘缓性平,养胃和中	佐以上二药而健脾和胃	

【功能主治】本方为脾肾阳衰,寒湿中阻,络脉不固,统摄无权,致大肠滑脱不禁之下利即虚寒痢的常用方。以下痢不止,或滑脱不禁,便脓血,色暗,腹痛喜温喜按,舌淡苔白,口淡不渴,脉迟弱或微细为辨证要点。

～ 莲子肉 ～

【性味功效口诀】

补脾止泻石莲子,益肾固精滑能止。

养心安神凭交济,亦食亦药久用之。

【功能主治与临床应用】

功效	主治	临床应用	配伍
补脾止泻	久泻虚象显著者	味甘涩性平,入脾经,**补脾止泻**	治脾虚食欲不振及久泻,常与**人参、茯苓、白术**等配伍
益肾固精止带	肾虚遗精滑精	**补肾固精**	治遗精滑精,常与**芡实、龙骨**等配伍;治脾虚带下,常与**茯苓、白术**等配伍;治脾肾两虚,带下清稀,常与**芡实、山茱萸、山药**等配伍

续表

功效	主治	临床应用	配伍
养心安神	心肾不交之心悸失眠	归心经，**养心安神**	常与**酸枣仁、茯神远志**等配伍

【药性】甘、涩，平。归脾、肾、心经。

【用法用量】煎服，6~15g；去心打碎用。本品既能补益，又有收敛之功，最益脾胃，兼能养心益肾，素有"脾果"之称，药食两用。

清心莲子饮

【方药组成口诀】

清心莲子石莲参，地骨柴胡赤茯苓。

芪草麦冬车前子，躁烦消渴及崩淋。

【组成】黄芩半两　麦冬去心,半两　地骨皮半两　车前子半两　甘草炙,半两　柴胡半两　石莲肉去心,七钱半　白茯苓七钱半　黄芪蜜炙,七钱半　人参七钱半,上锉散

【方解】

君	石莲肉	清心火、除湿热	清心火而下交于肾	全方虚实兼顾，使气阴恢复，心火清宁，心肾交通，湿热分消，诸症自除
臣	地骨皮	清泄虚热	助君药泻火益气，清退虚热	
佐	黄芩	补益阳气	虚实兼顾，标本同治	
	柴胡	散肝胆相火		
佐使	麦冬	清心肺之火	清利膀胱湿热	
	人参	益气养阴生津		
	黄芪	清利下焦湿热		
	茯苓			
	车前子			
	甘草	和中调和药性		

【功能主治】本方主治心火偏旺,气阴两虚,湿热下注证。以遗精淋浊,血崩带下,遇劳则发;或肾阴不足,口舌干燥,烦躁发热为辨证要点。

山茱萸

【性味功效口诀】

补益肝肾山茱萸,固精止遗有强力。

冲任能固崩漏少,收敛固涩气脱愈。

【功能主治与临床应用】

功效	主治	临床应用	配伍
补益肝肾	肝肾阴虚,命门火衰,肾阳虚阳痿	**酸涩微温,入肝、肾经,既善温补肝肾,补肾阳,又补肾精**	治肝肾阴虚,常与**熟地黄、山药**等配伍;治肾虚阳痿,常与**鹿茸、补骨脂、淫羊藿**等药配伍
固精止遗	遗精滑精,遗尿尿频	**味酸,能补肾固精,敛汗**	治肾虚遗精滑精,常与**熟地黄、山药**等配伍;治遗尿尿频,常与**沙苑子、覆盆子、桑螵蛸**等配伍
固冲任	崩漏、月经过多	**固崩止血**	治脾虚崩漏,常与**龙骨、黄芪、白术**等配伍;治肝肾不足崩漏,常与**熟地黄、白芍、当归**等配伍;治带下不止,可与**莲子、芡实**等药配伍
收敛固涩	元气虚脱	**收敛止汗,固涩滑脱**	治大汗欲脱或久病虚脱者,常与**人参、附子、龙骨**等配伍

【药性】酸、涩,微温。归肝、肾经。

【用法用量】煎服,6~12g。急救固脱,20~30g。

【使用注意】本品温补收敛,故命门火炽,素有湿热及小便不利者不宜用。

肾气丸

【方药组成口诀】

　　《金匮》肾气治肾虚,熟地怀药及山萸。

　　　丹皮苓泽加附桂,引火归元热下趋。

【组成】干地黄八两　薯蓣四两　山茱萸四两　泽泻三两　茯苓三两
牡丹皮三两　桂枝一两　附子炮,一两

【方解】

君	附子	温阳补火	附子大辛大热,桂枝辛甘而温,温通阳气,二药相合,补肾阳,助气化,共为君药	重用"三补三泻"以益精填浊,少佐温热助阳,以"少火生气"诸药合用,助阳之弱以化水,滋阴之虚以生气,使肾阳振奋,气化复常,则诸症自除
	桂枝	温助肾阳,温化痰饮,调血分之滞		
臣	薯蓣	健脾气,固肾精	重用干地黄滋阴补肾生精,配伍山茱萸、山药补肝养脾益精,阴生则阳长,同为臣药	
	干地黄	补肾填精益髓		
	山茱萸	补肝肾,涩精气		
佐	茯苓	健脾益肾	茯苓、泽泻配伍有利水渗湿、通调水道之功,三味寓泻于补,俾邪去而补药得力,并制诸滋阴药碍湿之虞,俱为佐药	
	泽泻	利湿泄浊		
	牡丹皮	活血散瘀,降相火而制虚阳浮动		

【功能主治】本方为补肾助阳化气的常用方。以腰痛脚软,少腹拘急,阳痿早泄,舌淡而胖,脉虚弱,尺部沉细为辨证要点。

【使用注意】阴虚火旺之遗精滑泄者,忌用本方。

桑螵蛸

【性味功效口诀】

螳螂卵鞘桑螵蛸,功擅固精缩遗尿。

补肾助阳亦佳品,此品用之多良效。

【功能主治与临床应用】

功效	主治	临床应用	配伍
固精缩尿	肾虚遗精、滑精,遗尿尿频,白浊	补肾固精缩尿	治肾虚遗精,常与龙骨、五味子、制附子等配伍;治遗尿尿频、小便白浊,可与远志、龙骨、石菖蒲等药配伍
补肾助阳	肾虚阳痿	补肾壮阳	治阳痿不育,可与鹿茸、菟丝子、肉苁蓉等药配伍

【药性】甘、咸,平。归肝、肾经。

【用法用量】内服,5~10g,宜入丸、散剂。

【使用注意】阴虚多火、膀胱有热而小便短数者忌服。

桑螵蛸散

【方药组成口诀】

桑螵蛸散治便数,参苓龙骨同龟壳。

菖蒲远志及当归,补肾宁心健忘觉。

【组成】桑螵蛸一两 远志一两 菖蒲一两 龙骨一两 人参一两 茯神一两 当归一两 龟甲一两

【方解】

君	桑螵蛸	补肾固精、收涩止遗	固精补肾,为君药	心肾两虚为本方主证,全方共奏交通心肾、涩精止遗之功
	龟甲	养血滋阴,益肾养肝		
臣	龙骨	涩精宁心安神	桑螵蛸得龙骨则固精止遗之力增;龙骨配龟板则益阴潜阳,安神之功著;菖蒲善开心窍;远志安神定志,且通肾气,上达于心,如此则心肾相交	
	菖蒲	交通心肾		
	远志			
佐	茯神	养心安神	补益气血	
	人参	双补气血,资助化源		
	当归			

【功能主治】本方主治心肾两虚证。临床以小便频数,或尿如米泔色,或遗尿,或遗精,心神恍惚,健忘,舌淡苔白,脉细弱为辨证要点。

【使用注意】下焦湿热以致小便短赤涩痛者或相火妄动之尿频遗尿、遗精滑泄者忌用。

∽ 海螵蛸 ∽

【性味功效口诀】

海螵蛸是乌贼骨,固精并止带下苦。

收敛止血出上下,制酸止痛解胃苦。

收湿敛疮亦有效,生用煅用分清楚。

【功能主治与临床应用】

功效	主治	临床应用	配伍
固精止带	遗精,带下	固精止带	治遗精滑精,常与山茱萸、菟丝子、沙苑子等配伍;治带下清稀者,常与山药、芡实等药配伍;治赤白带下,可与白芷、椿皮等配伍
收敛止血	崩漏,吐血,便血及外伤出血	咸入血,涩固脱,性微温,入肝肾经,收涩,止血	治崩漏,常与茜草、五倍子等配伍;治吐血、便血者,常与白及等份为末服
制酸止痛	胃痛吐酸	制酸止痛	治胃痛吐酸,常与延胡索、白及、瓦楞子等配伍
收湿敛疮	湿疮、湿疹,溃疡不敛等	收湿敛疮	治湿疮、湿疹,可与黄柏、青黛、煅石膏等配伍;治溃疡多脓,可单用或与煅石膏、枯矾、冰片等配伍

【药性】咸、涩,温。归脾、肾经。

【用法用量】煎服,5~10g;研末吞服,每次1.5~3g。外用适量,研末调敷或撒敷。

【使用注意】本品性温,故阴虚多热者不宜。

固冲汤

见"茜草"项下。

∽ 诃子 ∽

【性味功效口诀】

诃子酸涩敛肺肠,生用敛肺止咳逆。

下气清火利咽音,煨用涩肠又止泻。

【功能主治与临床应用】

功效	主治	临床应用	配伍
涩肠止泻	久泻,久痢,脱肛	煨用**善涩肠止泻**,兼下气**消胀**;可单用	治久泻久痢属虚寒者,可与**干姜**、**罂粟壳**等配伍;治中气下陷之脱肛,可配伍**黄芪**、**升麻**、**人参**等;治肠风下血,与**防风**、**秦艽**、**白芷**等配伍
敛肺下气止咳	久咳,肺虚喘咳	生用既能**敛肺气**、**止咳逆**,又能**下气降火**、**利咽开音**	治久咳、失音,可与**人参**、**五味子**等配伍
降火利咽开音	咽痛,失音		常与**硼砂**、**青黛**、**冰片**等蜜丸噙化

【药性】苦、酸、涩,平。归肺、大肠经。

【用法用量】煎服,3~10g。涩肠止泻宜煨用,敛肺止咳,利咽开音宜生用。

【使用注意】凡外有表邪、内有实热积滞者不宜使用。

诃子散

【方药组成口诀】

> 诃子散用治寒泻,炮姜粟壳橘红也。
>
> 河间木香诃草连,仍用术芍煎汤下。
>
> 二者药异治略同,亦主脱肛便血者。

【组成】煨诃子七分　炮姜六分　罂粟壳五分　橘红五分

【方解】

君	诃子	酸涩止泻固脱	肾虚不固,虚寒泄泻为本方主证,达涩肠止泻,固肾收脱之效
	罂粟壳	固肾涩肠	
臣	炮姜	温中散寒而补脾阳	
	橘红	升阳调气,以固气脱(泄泻),亦收形脱(脱肛)	

【功能主治】本方主治虚寒泄泻。临床以肠鸣腹痛，米谷不化，脱肛不收，或久痢，便脓为辨证要点。

肉豆蔻

【性味功效口诀】

肉果真名肉豆蔻，暖脾涩肠止泻强。

温中行气亦止痛，四神丸里占一方。

【功能主治与临床应用】

功效	主治	临床应用	配伍
暖脾涩肠止泻	脾胃虚寒，久泻不止；脾肾阳虚，五更泄泻	**温中行气**，治虚寒气滞，实为标本兼顾之品	可治脾肾阳虚，五更泄泻者，与补骨脂、**五味子**、吴茱萸配伍；治脾胃虚寒之久泻、久痢，常与**人参**、白术、诃子等药配伍
温中行气止痛	胃寒胀痛	**温中涩肠止泻**	治虚寒久泻，常与**木香**、干姜、半夏等配伍

【药性】辛，温。归脾、胃、大肠经。

【用法用量】煎服，3~10g；入散剂，每次 0.5~1g。煨熟去油可增强温中止泻功能。

【使用注意】本品温中固涩，故湿热泻痢者忌用。

健脾丸

【方药组成口诀】

健脾参术苓草陈，肉蔻香连合砂仁。

楂肉山药曲麦炒，消补兼施此方寻。

【组成】白术炒，二两半　木香另研，七钱半　黄连酒炒，七钱半　甘草七钱半　白茯苓去皮，二两　人参一两五钱　神曲炒，一两　陈皮一两　砂仁一两　麦芽炒，一两　山楂取肉，一两　山药一两　肉豆蔻面裹，纸包槌去油，一两

【方解】

君	茯苓	甘淡补渗,药性平和,善健脾渗湿止泻	重用白术、茯苓,健脾渗湿以止泻,为君药	诸药合用,补虚中兼消散,共奏健脾养胃、消食止泻之功,消补兼施,使脾虚得健,食积得消,湿祛热清,诸证自除。故善治脾胃气虚所致的泄泻,症见腹胀便泻、面黄肌瘦、食少倦怠、小便短少等症
	炒白术	甘温苦燥,善补气健脾、燥湿利水而止泻		
臣	人参	甘补微苦,微温不热,补气力强,善补脾气而治脾虚气弱之证	既助君药益气健脾,又除湿止泻	
	甘草	甘补性平,能补脾益气		
	炒山药	甘补性平而涩,药力平和,善补脾气、益脾阴、止泄泻,补中健脾	健脾止泻	
	肉豆蔻			
	炒山楂	甘酸微温	善消食化积、运脾健胃	
	神曲	甘平		
	麦芽			
佐	砂仁	辛散苦泄性温,善理脾胃气滞,行气宽中,理气和胃		
	木香			
	陈皮			
	黄连	苦泄性寒,善清大肠积热,厚肠止泻	清热燥湿以解湿热	

　　【功能主治】本方为治脾虚食停、生湿化热的常用方,主治脾虚食积证。以食少难消,痞闷,大便溏薄,倦怠乏力,苔腻微黄,脉虚弱为辨证要点。

　　【使用注意】食积实证,不宜使用本方。

【临床常用中成药】

健脾康儿片

健脾养胃,消食止泻。用于脾胃气虚所致的泄泻,症见腹胀便泻、面黄肌瘦、食少倦怠、小便短少。

健脾康儿片　片剂,周岁以内一次 1~2 片,一岁至三岁一次 2~4 片,三岁以上一次 5~6 片,一日 2 次。

【选方要点】食少难消,痞闷,大便溏薄,倦怠乏力,苔腻微黄,脉虚弱。

【使用注意】

1. 湿热泄泻者慎用。

2. 服药期间,饮食宜清淡,选择易消化食物,注意补充体液,防止脱水。

芡实

【性味功效口诀】

芡实性平入脾肾,补而不腻益肾精。

健脾止泻甘能补,涩不留湿湿邪祛。

【功能主治与临床应用】

功效	主治	临床应用	配伍
益肾固精	肾虚不固之腰膝酸软,遗精滑精	**益肾兼固精**,但涩而不留湿	治遗精滑精,常与**莲子**、**牡蛎**等配伍
除湿止带	带下病		用治湿热下注之带下黄浊臭秽,常与**黄柏**、车前子等配伍
补脾止泻	脾虚久泻	**补脾兼能祛湿**,但补而不腻	治脾虚久泻,常与**白术**、**茯苓**、**白扁豆**等药配伍

【药性】甘、涩，平。归脾、肾经。

【用法用量】煎服，9~15g。

八珍糕

【方药组成口诀】

八珍糕与小儿宜，参术苓陈豆薏依。

怀药芡莲糯粳米，健脾益胃又何疑。

【组成】党参三两　白术二两　茯苓六两　白扁豆六两　薏苡仁六两　怀山药六两　芡实六两　莲子肉六两　陈皮一两五钱　糯米五升　粳米五升

【方解】

君	党参	健脾益胃、益气和中	脾胃虚弱为本方主证，诸药配伍，平补脾胃而兼涩肠止泻，补中有涩，为其配伍特点
臣	白术	健脾利湿	
	茯苓		
	薏苡仁		
	白扁豆		
	怀山药	健脾止泻	
	芡实		
	莲子肉		
佐	陈皮	行气燥湿	
	糯米	健脾强胃	
	粳米		

【功能主治】本方主治小儿脾胃虚弱证。以脾虚食少、消化不良、形瘦色黄、大便溏泄、少气无力、舌淡苔白、脉细微为其辨证要点。

❧ 覆盆子 ❧

【性味功效口诀】

收敛固涩覆盆子，固精缩尿滑脱止。

肾虚阳痿兼补阳,肝肾不足目暗明。

【功能主治与临床应用】

功效	主治	临床应用	配伍
益肾固精缩尿	遗精滑精,遗尿尿频	味甘酸,性温,补肾固精	治肾虚遗精、滑精,常与**枸杞子**、**菟丝子**、**五味子**等配伍;治肾虚遗尿、尿频者,可与**桑螵蛸**、补骨脂、益智等配伍
养肝明目	肝肾不足,目暗不明	补肝肾明目	可单用或与**枸杞子**、**桑椹**、**菟丝子**等配伍

【药性】甘、酸,温。归肝、肾、膀胱经。

【用法用量】煎服,6~12g。

【使用注意】本品性温固涩,故肾虚有火之小便短涩者忌服。

白茯苓丸

见“石斛”项下。

❀ 浮小麦 ❀

【性味功效口诀】

麻黄根、浮小麦,糯稻根须三药全。

固表止汗功一样,稻根亦退虚热安。

【功能主治与临床应用】

功效	主治	临床应用	配伍
固表止汗	体虚自汗、盗汗	甘能益气养阴,凉能除热,又能止汗,治虚汗,**养心敛汗,固表止汗**	治气虚自汗,可与**黄芪**、**煅牡蛎**、**麻黄根**等配伍;治阴虚盗汗,可与**五味子**、**麦冬**、**地骨皮**等配伍
除热益气	阴虚发热	**益气阴、除虚热**	常与**玄参**、**麦冬**、**生地黄**等配伍

【药性】甘,凉。归心经。

【用法用量】煎服,15~30g。研末服,3~5g。

甘麦大枣汤

【方药组成口诀】

《金匮》甘麦大枣汤,妇人脏躁喜悲伤。

精神恍惚常欲哭,养心安神效力彰。

【组成】甘草三两　小麦一升　大枣十枚

【方解】

君	小麦	其甘凉入心,益心气,养心阴,安心神,除心烦	养心气而安心神为君	甘平质润,乃"肝苦急,急食甘以缓之"之法,三药合用,甘润滋养,平躁缓急,为清补兼施之剂,以达养心安神,和中缓急之效
臣	甘草	甘平,补养心气,和中缓急	和中缓急为臣	
佐使	大枣	甘温质润,益气和中,润燥缓急	**补益中气**,并润脏躁为佐使	

【功能主治】本方主治脏躁的代表方。临床以精神恍惚,喜悲伤欲哭,不能自主,心中烦乱,睡眠不安,甚则言行失常,呵欠频作,舌淡红少苔,脉细略数为辨证要点。

【临证加减】若心烦不眠,舌红少苔,阴虚较明显者,加生地黄、百合以滋养心阴;头目眩晕,脉弦细,肝血不足者,加酸枣仁、当归以养肝补血安神。若失眠症状较重,或月经量少、色淡,淋漓不绝者,可与归脾汤合用;若舌红苔少,有明显阴虚内热之象者,可与六味地黄丸合用;若虚烦不眠,多梦,头晕目眩,脉弦细,肝血不足者,可与酸枣仁汤合用;若精神恍惚,健忘,失眠症状明显,舌红苔少,脉细数,心阴不足、心肾不交者,可与天王补心丹合用;若失眠症状明显,舌苔黄,兼有痰热内蕴者,可与温胆汤合用;若心境不佳,烦乱不安,呵欠频作,肝郁明显者,可与逍遥散或丹栀逍遥散合用。

【使用注意】湿浊内盛者、心火亢盛者不宜用。

⋙ 五倍子 ⋙

【性味功效口诀】

酸涩收敛五倍子,敛肺降火涩肠精。

自汗盗汗均敛去,收湿敛疮又止血。

【功能主治与临床应用】

功效	主治	临床应用	配伍
敛肺降火	肺虚久咳	味酸涩,敛肺降火	治肺虚久咳,常与**五味子、罂粟壳**等配伍;治肺热咳嗽,可与**瓜蒌、黄芩、浙贝母**等配伍
固精止遗	遗精滑精	涩肠固精	治遗精滑精,常与**龙骨、牡蛎**等配伍
敛汗止血	自汗盗汗,便血痔血,外伤出血	敛汗止血	治自汗、盗汗,可单用研末,或与其他收敛止汗药配伍;治便血痔血,可与**槐花、地榆**等配伍
收湿敛疮	疮肿,湿疮	收湿敛疮	可单味或配合**枯矾**研末外敷或煎汤熏洗
涩肠止泻	久泻久痢	涩肠止泻	治久泻久痢,可与**诃子、五味子**配伍

【药性】酸、涩,寒。归肺、大肠、肾经。

【用法用量】煎汤,3~6g;入丸、散;煎汤熏洗。

【使用注意】

1. 用量过大令人心烦。

2. 湿热泻痢者忌用。

固冲汤

见"茜草"项下。

❦　麻黄根　❦

【性味功效口诀】

麻黄根、浮小麦,糯稻根须三药全。

固表止汗功一样,稻根亦退虚热安。

【功能主治与临床应用】

功效	主治	临床应用	配伍
固表止汗	气虚自汗,阴虚盗汗	甘、涩、平,入心肺经,能行肌表、实卫气、固腠理、闭毛窍,为敛肺固表止汗之要药	治气虚自汗,可与黄芪、牡蛎等配伍;治阴虚盗汗,可与生地黄、熟地黄、当归等配伍;治产后虚汗不止,常与当归、黄芪等配伍

【药性】甘、涩,平。归心、肺经。

【用法用量】内服,3~10g。外用适量,研粉撒扑。用治自汗,盗汗。

【使用注意】本品功专止汗,有表邪者忌服。

柏子仁丸

见"续断"项下。

❦　罂粟壳　❦

【性味功效口诀】

罂粟壳名御米壳,涩肠止泻效力高。

> 敛肺止咳久不愈,止痛全赖麻醉效。
> 此物久用瘾君子,诸君莫可等闲瞧。

【功能主治与临床应用】

功效	主治	临床应用	配伍
涩肠止泻	久泻久痢	**涩肠止泻**之功亦强,为涩肠止泻之圣药	治脾虚久泻,可与**白术**、**诃子**等配伍;治脾虚中寒,久痢不止者,常与**肉豆蔻**、**诃子**等配伍;治脾肾两虚久泻,可与**苍术**、**人参**、**乌梅**等配伍
敛肺止咳	肺虚久咳	**味酸涩,敛肺止咳**	治肺虚久咳,可单用,或与**乌梅**、**诃子**等配伍
止痛	各种疼痛	**善于止痛**	治多种疼痛,单用有效或配入复方使用

【药性】酸、涩、平;有毒。归肺、大肠、肾经。

【用法用量】煎服,3~6g,或入丸、散。止咳可蜜炙用;止泻、止痛可醋炒用。

【使用注意】

1. 本品有毒,不宜过量及持续服用。
2. 本品易成瘾,不宜常服。
3. 孕妇及儿童禁用。
4. 运动员慎用。
5. 本品酸涩收敛,故咳嗽及腹泻初起者不宜用。

真人养脏汤

【方药组成口诀】

> 真人养脏诃粟壳,肉蔻当归桂木香。
> 术芍参甘为涩剂,久泻脱肛早煎尝。

【组成】人参六钱 当归去芦,六钱 白术焙,六钱 肉豆蔻面裹,煨,

半两　肉桂_{去粗皮八钱}　甘草_{炙,八钱}　白芍_{一两六钱}　木香_{不见火,一两六钱}
诃子_{去核,一两二钱}　罂粟壳_{去蒂萼,蜜炙,三两六钱}

【方解】

君	罂粟壳	涩肠止泻		标本兼治,重在治标;脾肾兼顾,补脾为主;涩中寓通,补而不滞,达涩肠固脱,温补脾肾之效
臣	肉豆蔻	温中涩肠		
	诃子	功专涩肠止泻		
佐	肉桂	温肾暖脾	三药合用温补脾肾以治本	
	人参	补气健脾		
	白术			
	当归	养血和血	共成调气和血,既治下痢腹痛后重,又使全方涩补不滞	
	白芍			
	木香	调气醒脾		
佐使	甘草	益气和中,调和诸药		

【功能主治】本方主治久泻久痢,脾肾虚寒证。临床以泻痢无度,滑脱不禁,甚至脱肛坠下,脐腹疼痛,喜温喜按,倦怠食少,舌淡苔白,脉迟细为辨证要点。

【临证加减】脾肾虚寒,手足不温者,可加附子以温肾暖脾;脱肛坠下者,加升麻、黄芪以益气升陷。慢性肠炎日久不愈属脾肾虚寒者,可随证加减用之。

【使用注意】

1. 不宜久服。

2. 积滞热毒泻痢者,禁用。

3. 服用本方期间忌食生冷、油腻、鱼腥之物。

其他常用中成药

药名	组成	功用	主治	用法用量	剂型规格
固本益肠片	党参、黄芪、延胡索、白术、补骨脂、山药、炮姜、白芍、赤石脂等十四味药	健脾温肾,涩肠止泻	脾肾阳虚所致的泄泻,症见腹痛绵绵、大便清稀或有黏液及黏液血便、食少腹胀、腰酸乏力、形寒肢冷、舌淡苔白、脉虚;慢性肠炎见上述证候者	口服。一次小片8片,大片4片,一日3次。30天为1个疗程,连服2~3个疗程	片剂:小片每片重0.32g,大片每片重0.6g。薄膜衣片:大片每片重0.62g
妇科千金片(胶囊)	千斤拔、金樱根、穿心莲、功劳木、单面针、当归、鸡血藤、党参	清热除湿,益气化瘀	用于湿热瘀阻所致的带下病、腹痛,症见带下量多、色黄质稠、臭秽,小腹疼痛,腰骶酸痛,神疲乏力;慢性盆腔炎、子宫内膜炎、慢性宫颈炎见上述证候者	糖衣片或薄膜衣片:口服,一次6片,一日3次;硬胶囊剂:口服,一次2粒,一日3次,14天为1个疗程;温开水送下	糖衣片或薄膜衣片:18片×4板(千金);硬胶囊剂:每粒装0.4g

第十九章　涌吐药

【含义】凡以**促使呕吐**为主要功效,常用以治疗**毒物、宿食、痰涎**等停滞在胃脘或胸膈以上所致病证的药物,称为涌吐药,也称催吐药。

【药性功效】涌吐药味多**酸苦**,归**胃经**。具有涌吐毒物、宿食、痰涎的作用。

【适用范围】主要适用于误食毒物,停留胃中,未被吸收;或宿食停滞不化,尚未入肠,胃脘胀痛;或痰涎壅盛,阻于胸膈或咽喉,呼吸急促;或痰浊上涌,蒙蔽清窍,癫痫发狂等证。

【主要药物口诀】

> 涌吐又名催吐药,常山瓜蒂功用高,
>
> 味酸苦辛归胃经,还有藜芦服之效。

∽ 常山 ∽

【性味功效口诀】

> 本经有药名常山,截疟效力堪非凡。
>
> 并有祛痰涌吐效,邪从上出正自安。

【功能主治与临床应用】

功效	主治	临床应用	配伍
涌吐痰涎	痰饮停聚,胸膈痞塞	善于开泄痰结,其性上行,能引吐胸中痰饮,适用于**痰饮停聚,胸膈壅塞,不欲饮食,欲吐而不能吐者**	治疗呕吐常以本品配甘草,水煎和蜜温服

续表

功效	主治	临床应用	配伍
截疟	疟疾	善于祛痰而截疟,为治**疟疾**之要药	若治疟疾寒热往来,或二三日一发者,可与**槟榔、厚朴、草豆蔻**等同用;若虚人久疟不止者,可与**黄芪、人参、何首乌**等同用;治疗疟久不愈而成疟母者,则与**鳖甲、三棱、莪术**等同用

【**药性**】苦、辛,寒。有毒。归肝、心、肺经。

【**用法用量**】煎服,5~9g。涌吐可生用,截疟宜酒制用。治疗疟疾应在寒热发作前半天或 2 小时服用为宜。

【**使用注意**】本品有催吐副作用,用量不宜过大;孕妇及体虚者慎用。

达原饮

【**方药组成口诀**】

达原饮用槟朴芩,芍甘知母草果并。

邪伏膜原寒热作,开膜辟秽化浊行。

【**组成**】槟榔_{二钱}　厚朴_{一钱}　草果仁_{五分}　知母_{一钱}　芍药_{一钱}　黄芩_{一钱}　甘草_{五分}

【**方解**】

君	槟榔	破滞气,消痰癖	三药味辛气烈,直达膜原,逐邪外出	诸药相伍,苦温芳化与苦寒清热之中少佐酸甘,透达膜原而不伤阴,可使秽浊得化,热毒得清,则邪气溃散,
臣	厚朴	芳香化浊,理气祛湿		
	草果	辛香化浊,辟秽止呕		
佐	黄芩	清热燥湿		
	白芍	清热滋阴,防辛燥药之耗散阴津		
	知母			

续表

使	甘草	生用甘草清热解毒,调和诸药		速离膜原,故以"达原饮"名之。为治瘟疫秽浊毒邪伏于膜原证之主方

【功能主治】开达膜原,辟秽化浊。主治瘟疫或疟疾,邪伏膜原证,症见憎寒壮热,或一日3次,或一日1次,发无定时,胸闷呕恶,头痛,烦躁,舌红,舌苔垢腻,或如积粉,脉弦数。

【选方要点】憎寒壮热,发无定时,胸闷呕恶,头痛,烦躁,舌红,舌苔垢腻,或如积粉,脉弦数。

瓜蒂

【性味功效口诀】

　　甜瓜蒂儿分外苦,鲜用痰湿可涌吐。

　　祛湿退黄引邪出,正气不虚记清楚。

【功能主治与临床应用】

功效	主治	临床应用	配伍
涌吐痰食	风痰、宿食停滞、食物中毒	能催吐壅塞之痰,或未化之食,或误食之毒物。治疗**宿食停滞胃脘,胸脘痞硬,气逆上冲者**,或误食毒物不久,尚停留于胃者;**风痰内扰,上蒙清窍,发为癫痫,发狂欲走者**,或**痰涎涌喉,喉痹喘息者**	凡宿食停滞胃脘,胸脘痞硬,气逆上冲者,或误食毒物不久,尚停留于胃者,皆可单用本品取吐,或与赤小豆为散,用香豉煎汁和服,共奏涌吐之效

续表

功效	主治	临床应用	配伍
祛湿退黄	湿热黄疸	用于湿热黄疸。本品单用研末吹入鼻中,令鼻中流出黄水,引去湿热之邪而退黄,用于**湿热黄疸**	治瘀黄黄疸及暴急黄,常配伍丁香、赤小豆

【药性】苦,寒。有毒。归心、胃、胆经。

【用法用量】煎服,2.5~5g;入丸、散服,每次0.3~1.0g。外用适量,研末吹鼻,待鼻中流出黄水即可停药。

【使用注意】孕妇,体虚、心脏病、吐血、咳血、胃弱及上部无实邪者忌用。

瓜蒂散

【方药组成口诀】

瓜蒂散中赤小豆,豆豉汁调酸苦凑。

逐邪涌吐功最捷,胸脘痰食服之瘥。

【组成】瓜蒂熬黄,一分　赤小豆一分

【方解】

君	瓜蒂	苦寒有小毒,能涌吐痰涎宿食		三药合用,涌吐痰涎宿食,宣越胸中陈腐之邪就近从上而解。如此则上焦得通,气机得畅,痞硬可消,胸中可和。若服之不吐,可"少少加服,得快吐乃止",唯恐伤气耗液也。全方酸苦相须,意在涌泄,佐以安中,使吐不伤胃
臣	赤小豆	酸平	与瓜蒂相须为用,酸苦涌泄,善吐胸脘实邪,为臣药	
佐使	淡豆豉	以淡豆豉煎汤调服,既可宣解胸中邪气、利于涌吐,又可安中护胃,使催吐而不伤胃气		

【功能主治】涌吐痰涎宿食。主治痰涎、宿食壅滞胸脘证。症见胸中痞硬，烦懊不安，欲吐不出，气上冲咽喉不得息，寸脉微浮。

【使用注意】方中瓜蒂苦寒有毒，催吐力峻，易伤胃气，体虚者应慎用；若宿食已离胃入肠，或痰涎不在胸膈，亦应禁用。服瓜蒂散而吐不止者，可服麝香 0.03~0.06g，或丁香 0.3~0.6g 以解之。

∽ 藜芦 ∽

【性味功效口诀】

藜芦有毒药力猛，涌吐风痰味辛苦。

杀虫灭虱疗疥癣，诸参辛芍叛藜芦。

【功能主治与临床应用】

功效	主治	临床应用	配伍
涌吐风痰	中风，癫痫，喉痹，误食毒物	服催吐作用强，善于涌吐风痰，用治**中风、癫痫、喉痹诸证见痰涎壅盛者**	可与**瓜蒂、防风**研末为散服，以涌吐风痰；治诸风痰饮，可与**郁金**研末，温浆水和服探吐；治中风不语，喉中如曳锯，口中涎沫，可配伍**天南星**研末为丸，温酒服
杀虫	疥癣，白秃，头虱，体虱	外用能杀虫止痒，治**疥癣、白秃**，以本品研末，油调涂之	治诸疮疮，经久生虫，可配伍**白矾、松脂、雄黄、苦参**等，先以**藜芦、苦参**为末，入猪脂，煎沸，去渣，入他药末搅匀，外涂患处；治头虱，用藜芦研末掺毛发

【药性】辛、苦，寒。有毒。归肺、胃、肝经。

【用法用量】内服 0.3~0.6g，入丸、散，温水送服以催吐；外用适量，研末，油调涂。

【使用注意】

1. 本品体虚者及孕妇禁用。

2. 不宜与人参、党参、西洋参、南沙参、北沙参、丹参、玄参、苦参、细辛、白芍、赤芍同用。

3. 因其治疗量与中毒量接近,内服易产生毒性反应,故现代临床已很少作为涌吐药使用,而主要作为农作物及蚊蝇的杀虫剂。

三圣散

【方药组成口诀】

> 三圣散中有藜芦,瓜蒂防风薤汁入。
>
> 胸中浊痰尽可祛,食物中毒能吐出。

【组成】防风去芦,三两　瓜蒂剥净碾破,以纸卷定,连纸锉细,去纸,用粗罗子罗过,另放末,将滓炒微黄,次入末一处,同炒黄用,三两　藜芦去苗及心,加减用之。或一两,或半两,或一分

【方解】

君	藜芦	涌吐风痰,杀虫
臣	瓜蒂	涌吐痰食,祛湿退黄
佐	防风	解表祛风,胜湿止痉

【功能主治】涌吐风痰。主治中风闭证,口眼㖞斜或不省人事,牙关紧闭,脉浮滑实;癫痫,浊痰壅塞胸中,上逆时发;误食毒物,停于上脘。

第二十章　攻毒杀虫止痒药

【含义】以**攻毒消肿**、**杀虫止痒**为主要功效,常用以治疗**疮疡肿毒**、**湿疹疥癣瘙痒**等病证的药物,称为攻毒杀虫止痒药。

【药性功效】以外用为主,兼可内服。本类药物以攻毒疗疮,解毒杀虫,燥湿止痒为主要作用。

【适用范围】攻毒杀虫止痒药主要适用于某些外科、皮肤科及五官科病证,如疮痈疔毒,疥癣,湿疹湿疮,聤耳,梅毒及虫蛇咬伤等。

【主要药物口诀】

> 攻毒杀虫用雄黄,白矾蛇床子硫黄。
>
> 消肿止痒常外用,疮痈聤耳用之康。

❧ 雄黄 ❧

【性味功效口诀】

> 矿中有药名雄黄,内服外用杀虫强。
>
> 蛇毒可解疥癣效,此药有毒莫妄尝。

【功能主治与临床应用】

功效	主治	临床应用	配伍
解毒杀虫	痈肿疔疮,湿疹疥癣,蛇虫咬伤	外用或内服均能以毒攻毒而解毒杀虫疗疮	治痈肿疔疮多外用,可单用或入复方,如可与**白矾**同用;或配伍**乳香**、**没药**、**麝香**为丸。《肘后备急方》用本品与**黄连**、**松脂**、**发灰**为末,猪脂为膏外涂,治疗疥癣;用治蛇虫咬伤,轻者单用本品香油调涂患处;重者内外兼施,如《瑞竹堂经验方》以之与**五灵脂**共为细末,酒调灌服,并外敷

续表

功效	主治	临床应用	配伍
燥湿祛痰，截疟	虫积腹痛，惊痫,疟疾	传统用治**虫积腹痛、惊痫、疟疾**等,但现代临床已较少使用	

【药性】辛,温。有毒。归肝、大肠经。

【用法用量】以外用为主,内服忌火煅。外用适量,研末撒敷或调敷。入丸、散服,每次 0.05~0.1g。

【使用注意】孕妇忌服。切忌火煅。

紫金锭及紫金锭

见"麝香"项下。

✧ 硫黄 ✧

【性味功效口诀】

　　硫黄本身火中精,功能补火助阳兴。

　　解毒杀虫止痒效,阳气虚秘赖之通。

【功能主治与临床应用】

功效	主治	临床应用	配伍
解毒疗疮，杀虫止痒	疥癣, 秃疮, 湿疹, 阴疽恶疮	外用有解毒疗疮、杀虫止痒之功,尤为治**疥疮**之要药	治疥疮,《肘后备急方》单取硫黄为末,麻油调涂;《圣济总录》以之与**风化石灰、铅丹、腻粉**共研末,生油调涂。治顽癣瘙痒,可**与轻粉、斑蝥、冰片**为末,同香油、面粉为膏,涂敷患处。治阴疽恶疮顽硬者,可与荞麦面、白面为末贴敷患处

续表

功效	主治	临床应用	配伍
内服补火助阳通便	阳痿,虚喘冷哮,虚寒便秘等	入肾经能补命门之火而助元阳。可用于**肾阳衰微,下元虚冷诸证**	如《太平惠民和剂局方》金液丹即单用硫黄治腰冷膝弱、失精遗溺等；治肾虚阳痿,可与**鹿茸、补骨脂、蛇床子**等同用；治肾不纳气之喘促,常与**附子、肉桂、沉香**等同用；治虚冷便秘,常与**半夏**同用

【**药性**】酸,温。有毒。归肾、大肠经。

【**用法用量**】外用适量,研末油调敷患处。内服 1.5~3g,炮制后入丸、散服。

【**使用注意**】阴虚火旺者忌服；孕妇慎用；不宜与芒硝、玄明粉同用。

黑锡丹

【**方药组成口诀**】

黑锡丹能镇肾寒,硫黄入锡结成团。

胡芦故纸茴沉木,桂附金铃肉蔻丸。

【**组成**】沉香_镑,一两　附子_{炮,去皮、脐},一两　胡芦巴_{酒浸,炒},一两　阳起石_{研细,水飞},一两　小茴香_{舶上者,炒},一两　补骨脂_{酒浸,炒},一两　肉豆蔻_{面裹,煨},一两　川楝子_{蒸,去皮、核},一两　木香一两　肉桂_{去皮},半两　黑锡_{去滓},二两　硫黄_{透明者,结砂子},二两

【**方解**】

君	黑锡	镇摄浮阳,降逆平喘	配合成方,共奏温壮元阳,镇纳浮阳之功
	硫黄	温补命门,暖肾消寒	
臣	附子	温肾助阳,引火归元,使虚阳复归肾中	
	肉桂		

续表

臣	胡芦巴	温命门,除冷气,能接纳下归之虚阳	
	补骨脂		
	阳起石		
佐	小茴香	温中调气,降逆除痰,兼能暖肾	
	沉香		
	肉豆蔻		
	川楝子	既能监制诸药,又有疏利肝气之用	

【功能主治】温壮下元,镇纳浮阳。主治包括:

1. 真阳不足,肾不纳气,浊阴上泛,上盛下虚(上盛,指痰涎上壅于肺;下虚,指肾阳虚衰)。症见上气喘促,四肢厥逆,冷汗不止,舌淡苔白,脉沉微等。

2. 奔豚,即气从小腹上冲胸,胸胁脘腹胀痛。亦治寒疝腹痛,肠鸣滑泄,男子阳痿精冷,女子血海虚寒等证。

【临床常用中成药】

黑锡丹

升降阴阳,坠痰定喘。用于真元亏惫,上盛下虚,痰壅气喘,胸腹冷痛。

黑锡丹　水丸,用姜汤或淡盐汤送服。一次 1.5g,一日 1~2 次。

【选方要点】上气喘促,四肢厥逆,冷汗不止,舌淡苔白,脉沉微等。

∽ 白矾 ∽

【性味功效口诀】

白矾燥湿止瘙痒,止血止泻退黄疸。

解毒杀虫需外用,内服清热化风痰。

【功能主治与临床应用】

功效	主治	临床应用	配伍
解毒杀虫,燥湿止痒(外用)	湿疹,疥癣,脱肛,痔疮,疮疡,聤耳流脓	外用善于解毒杀虫、收湿止痒,尤宜于**疮面湿烂或瘙痒者**	治湿疹瘙痒,可与**雄黄**为末,浓茶调敷;治疥癣瘙痒,可与**硫黄、轻粉**等同用;治疗肿恶疮,可与**黄丹**研末外用;治口疮、聤耳、鼻息肉、酒糟鼻者,可单用或配伍**硫黄、乳香**等同用;治疗痔疮,可与**五倍子、地榆、槐花**等煎汤熏洗患处
止血止泻(内服)	便血,衄血,崩漏,久泻久痢	能入肝经血分,有收敛止血作用,可用治多种**出血证**;有涩肠止泻作用,治疗**久泻久痢**	治疗久泻久痢与**诃子、肉豆蔻**等配伍;治衄血不止,《圣济总录》以枯矾研末吹鼻;治崩漏,可与**五倍子、地榆**同用;治金疮出血,用**生矾、煅矾**配松香研末,外敷伤处
祛除风痰(内服)	癫痫发狂	能祛除风痰,治**痰壅心窍,癫痫发狂**	常与**郁金**为末,**薄荷**糊丸服
退黄	湿热黄疸	**湿热黄疸**	可与**硝石**配伍,治女劳疸

【药性】酸、涩,寒。归肺、脾、肝、大肠经。

【用法用量】内服,0.6~1.5g,入丸、散服。外用适量,研末敷或化水洗患处。

【使用注意】体虚胃弱及无湿热痰火者禁用。

白金丸

【方药组成口诀】

　　　　白金丸子治癫狂,心窍痰迷恶血戕,

　　　　七两郁金川出者,明矾三两合成方。

【组成】白矾_{三两} 郁金_{七两,须四川蝉腹者为真}

【方解】

| 君 | 白矾 | 消痰燥湿,软顽痰 | 属寒凉清降开通剂,宜于气 |
| 臣 | 郁金 | 解郁行气,开结气 | 郁痰阻之实证 |

【功能主治】豁痰开窍,清热凉肝。主治痰迷心窍之癫狂。

【临床常用中成药】

白金丸

具有豁痰通窍,清心安神的功效。用于痰气壅塞,癫痫发狂,猝然昏倒,口吐涎沫。

白金丸 口服,一次 6~9g,一日 2 次;用石菖蒲汤或温开水送服。

【选方要点】临床应用以神志失常或不清,或癫或狂,脉弦滑,舌苔腻,或咽喉肿痛为辨证要点。

蛇床子

【性味功效口诀】

杀虫止痒蛇床子,辛苦温燥寒湿痹。

主以祛邪兼扶正,温肾壮阳入肾经。

【功能主治与临床应用】

功效	主治	临床应用	配伍
杀虫止痒	阴部湿痒,湿疹,疥癣	本品辛苦温燥,功善燥湿杀虫,用于**阴部湿痒、湿疹、湿疮、疥癣**	常与**苦参、黄柏、白矾**等配伍,且较多外用
燥湿祛风	寒湿带下,湿痹腰痛	本品性温,能散寒祛风,用于**寒湿带下及腰痛**	治带下、腰痛,尤宜于寒湿兼肾虚所致者,常与**山药、杜仲、牛膝**等同用

功效	主治	临床应用	配伍
温肾壮阳	肾虚阳痿，宫冷不孕	本品专入肾经，能温肾壮阳，用于**肾虚阳痿、宫冷不孕**	亦可配伍**当归、枸杞子、淫羊藿**等治疗阳痿无子

【**药性**】辛、苦，温。有小毒。归肾经。

【**用法用量**】内服，3~10g。外用适量，多煎汤熏洗，或研末调敷。

【**使用注意**】阴虚火旺及下焦有湿热者不宜内服。

白茯苓丸

见"石斛"项下。

第二十一章　拔毒化腐生肌药

【含义】凡以**拔毒化腐、生肌敛疮**为主要功效,常用以治疗**痈疽疮疡溃后脓出不畅或久不收口**为主的药物,称为拔毒化腐生肌药。

【药性功效】本类药物多为矿石类,多具毒性,以外用为主,具有拔毒化腐排脓、收湿生肌敛疮的功效。

【适用范围】主要适用于痈疽疮疡溃后脓出不畅,或溃后腐肉不去,新肉难生,伤口难以生肌愈合之证,以及癌肿、梅毒等。部分药物还可用于湿疹,疥癣瘙痒,咽喉肿痛,口舌生疮,目赤翳障,耳疮等。

【主要药物口诀】

> 拔毒化腐有斑蝥,去腐排脓用升药。
>
> 蟾酥马钱止痛用,生肌敛疮功效高。

∽ 斑蝥 ∽

【性味功效口诀】

> 本经有药名斑蝥,破血散结癥瘕消。
>
> 攻毒蚀疮疗恶疾,毒烈刺激用须炮。

【功能主治与临床应用】

功效	主治	临床应用	配伍
破血逐瘀,散结消癥,攻毒蚀疮	癥瘕、瘀滞经闭	本品辛行温通,入血分,能**破血逐瘀,通行经脉,消癥散结**,常用于**瘀血重症**	治血瘀经闭,癥瘕积聚,常配伍桃仁、**大黄**等
	顽癣,赘疣,瘰疬,痈疽不溃,恶疮死肌等	本品**辛散有毒**,外用有**以毒攻毒、消肿散结**之功	治顽癣,以本品微炒研末,蜂蜜调敷;治痈疽肿硬不破,本品研末,和蒜捣膏贴之,可攻毒拔脓;治瘰疬,瘘疮,常配伍白矾、**白砒、青黛**等,研末外掺

【药性】辛,热。有大毒。归肝、胃、肾经。

【用法用量】内服,0.03~0.06g,炮制后多入丸、散用。外用适量,研末或浸酒、醋,或制油膏涂敷患处,不宜大面积用。

【使用注意】本品有大毒,内服宜慎,孕妇禁用。外用对皮肤、黏膜有很强的刺激作用,能引起皮肤发红、灼热、起疱,甚至腐烂,故不宜久敷和大面积使用。

蟾酥

【性味功效口诀】

蟾酥药从蟾蜍来,能辟秽浊把窍开。

解毒止痛疗恶疮,刺激之品记心怀。

【功能主治与临床应用】

功效	主治	临床应用	配伍
解毒,止痛	痈疽疔疮,咽喉肿痛,牙痛	本品有良好的**解毒消肿**、**麻醉止痛**作用,可外用及内服	治痈疽恶疮,与**雄黄**、**朱砂**等配伍;治咽喉肿痛及痈疖,常与**牛黄**、**冰片**等同用;治风虫牙痛,单用本品研细少许点患处。传统常用本品与**生川乌**、**生南星**、**生半夏**为末,烧酒调敷患处,作麻药使用
开窍醒神	中暑神昏,痧胀腹痛吐泻	本品**辛温走窜**,有**辟秽化浊**、**开窍醒神之功**,嗅之亦能催嚏	治疗伤于暑湿秽浊或饮食不洁而致痧胀腹痛,吐泻不止,甚至昏厥,可与**麝香**、丁香、**雄黄**等药同用,用时研末吹入鼻中取嚏

【药性】辛,温。有毒。归心经。

【用法用量】内服,0.015~0.03g,多入丸、散用。外用适量。

【使用注意】本品有毒,内服切勿过量;孕妇慎用;外用不可入目。

梅花点舌丹及梅花点舌丸

见"熊胆"项下。

❧ 马钱子 ❧

【性味功效口诀】

　　苦泄温通马钱子,散结消肿疗疮毒。

　　大毒攻毒通络痛,内服小量外用敷。

【功能主治与临床应用】

功效	主治	临床应用	配伍
散结消肿	跌打损伤,骨折肿痛;痈疽疮毒,咽喉肿痛	本品性善通行,功善止痛,为伤科疗伤止痛要药;本品味苦降泄,能散结消肿,且毒性大而能攻毒止痛,可用于**痈疽、恶疮、丹毒、咽喉肿痛**等	治跌打损伤,骨折肿痛,常配伍**麻黄、乳香、没药**等,等份为丸,如九分散;亦可配伍**乳香、红花、血竭**等;治碰撞损伤、瘀血肿痛,常配伍**红花、生半夏、骨碎补**等,加醋煎汤,熏洗患处。治痈疽疮毒,多作外用,单用即可;治喉痹肿痛,可与**山豆根**等为末吹喉
通络止痛	风湿顽痹,麻木瘫痪	本品善**搜筋骨间风湿,开通经络,透达关节,止痛力强**,为治疗**风湿顽痹、拘挛疼痛、麻木瘫痪**之常用药	配伍**麻黄、乳香、全蝎**等治疗风湿顽痹

【药性】苦,温。有大毒。归肝、脾经。

【用法用量】0.3~0.6g,炮制后入丸、散用。

【使用注意】孕妇禁用;不宜多服、久服及生用,运动员慎用,有毒成分能经皮肤吸收,故外用不宜大面积涂敷。

马钱子散

【方药组成口诀】

马钱子散用地龙,细研粉末黄酒送。

祛风除湿通经络,周身疼痛最有功。

【组成】马钱子_{沙烫,适量} 地龙_{去土焙黄,三两}

【方解】

君	马钱子	通络止痛、散结消肿
臣	地龙	通络

【功能主治】祛风湿,通经络。主治因风、寒、湿引起的臂痛腰痛,周身疼痛及肢体萎缩。

【临床常用中成药】

马钱子散

祛风湿,通经络的功效。用于风湿闭阻所致痹病,症见关节疼痛,痹痛腰疼,肢体肌肉萎缩。

马钱子散 散剂,每晚用黄酒或开水送服。一次 0.2g,如无反应,可增至 0.4g,最大服量不超过 0.6g。老幼及体弱者酌减。

【选方要点】臂痛腰痛,周身疼痛及肢体萎缩。

【使用注意】

1. 本品含毒性药,不可多服。

2. 服药后约 1 小时可能出现汗出周身、发痒、哆嗦等反应,反应严重者可请医生处理。

3. 孕妇、身体虚弱者、十三岁以下儿童,以及心脏病、严重气管炎、单纯性高血压患者禁服。

4. 忌食生冷食物。

升药

【性味功效口诀】

火硝白矾合水银,等分升华三仙丹。

研细入药陈久良,排脓拔毒力量强。

【功能主治与临床应用】

功效	主治	临床应用	配伍
排脓拔毒,去腐生肌	主治痈疽溃后,脓出不畅,或腐肉不去,新肉难生;常与收湿敛疮的煅石膏同用	痈疽溃烂,脓出不畅,腐肉不去,新肉难生。本品**辛热,毒大力猛**,虽入肺、脾经,但多作外用。功善**拔毒去腐**,为治疮疡溃烂、腐肉不去之要药	常与收湿敛疮的煅石膏同用。升药与煅石膏的用量比为1:9者称九一丹,拔毒力较轻而收湿生肌力较强

【药性】辛,热。有大毒。归肺、脾经。

【用法用量】外用适量,本品只供外用,不能内服。不用纯品,多配煅石膏外用。用时研极细粉末,干掺或调敷,或以药捻蘸药粉使用。

【使用注意】本品有大毒,外用亦不可过量或持续使用。外疡腐肉已去或脓水已尽者,不宜用。

其他常用中成药

药名	组成	功用	主治	用法用量	剂型规格
紫草膏	紫草、当归、防风、地黄、白芷、乳香、没药	化腐生肌	疮疡,痈疽已溃	外用。摊于纱布上贴患处,每隔1~2日换药一次	每支装20g

参考文献

［1］国家药典委员会.中华人民共和国药典:2020年版［M］.北京:中国医药科技出版社,2020.

［2］王绵之.方剂学［M］.贵阳:贵州人民出版社,1991.

［3］颜正华.中药学［M］.北京:人民卫生出版社,1991.

［4］王永炎.中医内科学［M］.上海:上海科学技术出版社,2014.

［5］杜守颖,崔瑛.成成药学［M］.2版.北京:人民卫生出版社,2016.

［6］肖永庆.中华医学百科全书(中医药学中药炮制学)［M］.北京:中国协和医科大学出版社,2016.

［7］翟华强,王燕平,商洪才,等.国医大师金世元中成药学讲稿［M］.北京:人民卫生出版社,2018.

［8］翟华强,王燕平,王永炎.中医临床药学的现状与未来［J］.中国中药杂志,2013,38(3):459-461.

［9］翟华强,王燕平,金世元,等.高等院校培养中药调剂人才的传承与创新［J］.中医杂志,2013,54(15):1349-1350.

［10］翟华强,刘芳,刘梅.2019国家执业药师资格考试辅导讲义:中药学专业知识(二)［M］.北京:人民卫生出版社,2019.

［11］翟华强,王燕平.临床常用方剂与中成药［M］.北京:人民卫生出版社,2020.

［12］钟赣生,杨柏灿.中药学［M］.5版.北京:中国中医药出版社,2021.

［13］李冀,左铮云.方剂学［M］.5版.北京:中国中医药出版社,2021.

［14］翟华强,安冬青,王燕平.中医药学概论［M］.2版.北京:中国中医药出版社,2019.

［15］翟华强,董志颖,郑敏霞.中药调剂学［M］.2版.北京:中国中医药出版社,2020.

69